Kohlhammer

Die Herausgeberinnen

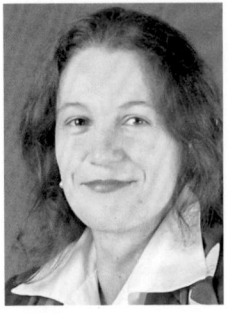

Prof. Dr. phil. Maria Borcsa
Professorin für Klinische Psychologie an der der Hochschule Nordhausen; Institut für Sozialmedizin, Rehabilitationswissenschaften und Versorgungsforschung.

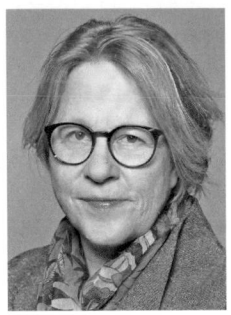

Dr. med. Bettina Wilms
Chefärztin der Klinik für Psychiatrie, Psychotherapie und Psychosomatik am Carl von Basedow-Klinikum Saalekreis.

Maria Borcsa
Bettina Wilms
(Hrsg.)

Systemische Therapie

Anwendungsbereiche in der
psychiatrisch-psychotherapeutischen
Versorgung

Verlag W. Kohlhammer

Dieses Werk einschließlich aller seiner Teile ist urheberrechtlich geschützt. Jede Verwendung außerhalb der engen Grenzen des Urheberrechts ist ohne Zustimmung des Verlags unzulässig und strafbar. Das gilt insbesondere für Vervielfältigungen, Übersetzungen, Mikroverfilmungen und für die Einspeicherung und Verarbeitung in elektronischen Systemen.

Pharmakologische Daten, d. h. u. a. Angaben von Medikamenten, ihren Dosierungen und Applikationen, verändern sich fortlaufend durch klinische Erfahrung, pharmakologische Forschung und Änderung von Produktionsverfahren. Verlag und Autoren haben große Sorgfalt darauf gelegt, dass alle in diesem Buch gemachten Angaben dem derzeitigen Wissensstand entsprechen. Da jedoch die Medizin als Wissenschaft ständig im Fluss ist, da menschliche Irrtümer und Druckfehler nie völlig auszuschließen sind, können Verlag und Autoren hierfür jedoch keine Gewähr und Haftung übernehmen. Jeder Benutzer ist daher dringend angehalten, die gemachten Angaben, insbesondere in Hinsicht auf Arzneimittelnamen, enthaltene Wirkstoffe, spezifische Anwendungsbereiche und Dosierungen anhand des Medikamentenbeipackzettels und der entsprechenden Fachinformationen zu überprüfen und in eigener Verantwortung im Bereich der Patientenversorgung zu handeln. Aufgrund der Auswahl häufig angewendeter Arzneimittel besteht kein Anspruch auf Vollständigkeit.

Die Wiedergabe von Warenbezeichnungen, Handelsnamen und sonstigen Kennzeichen in diesem Buch berechtigt nicht zu der Annahme, dass diese von jedermann frei benutzt werden dürfen. Vielmehr kann es sich auch dann um eingetragene Warenzeichen oder sonstige geschützte Kennzeichen handeln, wenn sie nicht eigens als solche gekennzeichnet sind.

Es konnten nicht alle Rechtsinhaber von Abbildungen ermittelt werden. Sollte dem Verlag gegenüber der Nachweis der Rechtsinhaberschaft geführt werden, wird das branchenübliche Honorar nachträglich gezahlt.

Dieses Werk enthält Hinweise/Links zu externen Websites Dritter, auf deren Inhalt der Verlag keinen Einfluss hat und die der Haftung der jeweiligen Seitenanbieter oder -betreiber unterliegen. Zum Zeitpunkt der Verlinkung wurden die externen Websites auf mögliche Rechtsverstöße überprüft und dabei keine Rechtsverletzung festgestellt. Ohne konkrete Hinweise auf eine solche Rechtsverletzung ist eine permanente inhaltliche Kontrolle der verlinkten Seiten nicht zumutbar. Sollten jedoch Rechtsverletzungen bekannt werden, werden die betroffenen externen Links soweit möglich unverzüglich entfernt.

1. Auflage 2024

Alle Rechte vorbehalten
© W. Kohlhammer GmbH, Stuttgart
Gesamtherstellung: W. Kohlhammer GmbH, Stuttgart

Print:
ISBN 978-3-17-041162-3

E-Book-Formate:
pdf: ISBN 978-3-17-041163-0
epub: ISBN 978-3-17-041164-7

Geleitwort: Eine psychiatrische Perspektive

von Sven Speerforck und Georg Schomerus

Wenn ein Buch über Psychotherapie so umfassend und differenziert wie dieses ist, dann bleibt kaum etwas zu wünschen. Wenn es noch dazu eines über Systemische Psychotherapie ist, gilt das umso mehr. An vielen Stellen in der psychiatrisch-psychotherapeutischen Versorgung zeigt die Systemische Therapie, wie sie die klinische Arbeit verbessern kann. Es gibt in Deutschland mittlerweile eine ganze Reihe psychiatrischer Kliniken, die systemisch arbeiten. Aber auch wenn die Systemische Therapie in Teilen der deutschen psychiatrisch-psychotherapeutischen Versorgungslandschaft angekommen ist, an den Universitäten und Universitätskliniken ist sie das bislang leider kaum. Der Systemischen Therapie in Medizinstudium und Facharztweiterbildung ein Schattendasein zu attestieren, wäre, angesichts des Raums, den andere Richtlinienverfahren dort einnehmen, euphemistisch. Die scheinbar genaue Passung von diagnostischen Kategorien der Klassifikationssysteme und den entsprechenden verhaltenstherapeutischen Interventionen verführt nach wie vor offenbar zu einem eher rezeptartigen Verständnis von Psychotherapie, das sich zwar auf den ersten Blick leichter vermitteln lässt, aber der Komplexität einer individuellen Situation oft nicht gerecht werden kann. Weniger manualisierte, offenere Therapieverfahren wie die Systemische Therapie fordern ein an Krankheitsbildern und spezifischen Interventionen ausgerichtetes Curriculum immer wieder heraus – und noch immer wird diese Herausforderung oft abgelehnt, ohne einen genaueren Blick auf die Potenziale und Möglichkeiten zu wagen, die sie bietet. So mag ein gewisser Teil der aktuell vorhandenen Leerstelle zu erklären sein. Einer Facharztweiterbildung mit dem psychotherapeutischen Schwerpunkt »Systemische Therapie«, oder einer psychologisch-psychotherapeutischen Weiterbildung in Systemischer Therapie stellen sich vielen jungen Kolleginnen und Kollegen noch immer große institutionelle, zeitliche und finanziellen Hürden in den Weg. Deshalb finden auch heute viele interessierte medizinisch-psychotherapeutische Praktikerinnen und Praktiker erst über Umwege in die Systemische Therapie. Trotz dieser Hindernisse gewinnt die Systemische Therapie an Popularität, und das aus guten Gründen. Weil sich etwa im Versorgungsalltag zeigt, wie hilfreich es ist, das Umfeld der Klientinnen und Klienten als zentrale Einflussgröße auf das Krankheitserleben einbeziehen zu können. Weil in der Praxis evident ist, wie wertvoll es ist, Psychotherapie für die Einbeziehung von Angehörigen und Netzwerken zu öffnen. Und wie kraftvoll die entpathologisierende und ressourcenorientierte Haltung der Systemischen Therapie Menschen gegenüber ist. Die Umwege und Hürden, die für systemische Weiterbildungen auf sich genommen werden, zeugen jedenfalls von der Gravitationskraft eines Verfahrens, das sich komplexen Realitäten multiperspektivisch und unter Einbeziehung unterschiedlichster Schnittstellen stellt.

Geleitwort: Eine psychiatrische Perspektive

Gute Psychiatrie lebt davon, Komplexität anzuerkennen und aufzugreifen. Das Konzept des biopsychosozialen Modells mag abgegriffen klingen, doch beschreibt es treffend und anhaltend aktuell, dass ein individuelles Krankheitsverständnis und ein angemessener Behandlungsansatz Pauschalisierungen vermeiden und viele Betrachtungswinkel einnehmen können muss. Gerade an den Universitäten mit den Universitätskliniken und dem neuen psychotherapeutischen Studium müsste diese Vielfalt der Ebenen und Interdependenzen geübt und vorgelebt werden. Auch deshalb wäre mehr systemisches Denken in der universitären Vermittlung von Psychotherapie notwendig.

Umso wichtiger erscheint dieses Buch. Es nähert sich den möglichen Anwendungsbereichen Systemischer Therapie in der psychiatrisch-psychotherapeutischen Versorgung aus der Vogelperspektive, ohne die nötige Detailschärfe vermissen zu lassen. Gelungen ist hier nicht nur die bislang einzigartige Sammlung von Aufgaben und Voraussetzungen systemisch-psychotherapeutischer Arbeit in Deutschland – von Haltungen über Finanzierungsmodelle bis hin zu Schnittstellenproblematiken. Verschiedene Anwendungsmöglichkeiten in der psychiatrisch-psychotherapeutischen Versorgung werden praxisnah und wissenschaftlich fundiert beleuchtet: So gelingt es, Implikationen der systemischen Arbeit nicht nur für verschiedene Institutionen wie Krankenhäuser und Praxen, sondern auch für verschiedene Herausforderungen wie Prävention, Notfälle und Rehabilitation umfassend herauszuarbeiten. Eine besondere Stärke des Buches ist dabei, ganz im Sinne der systemischen Idee, die methodische und praktische Vielfalt und Interdisziplinarität innerhalb der Autorinnen und Autoren. Den Herausgeberinnen ist es nicht nur gelungen, ausgewiesene Expertinnen und Experten aus Praxis und Wissenschaft zu versammeln, sondern darüber hinaus auch die internationale Praxis und vor allem die NutzerInnenperspektive zu berücksichtigen.

Dieses Buch hat es gewagt, einen Rahmen für Systemische Therapie in der deutschen Versorgungslandschaft zu beschreiben. Weiterentwicklungen komplexer Versorgungssysteme erscheinen oft unmöglich, weil gewachsene Strukturen ihren ganz eigenen Gesetzmäßigkeiten folgen und Veränderungen immer auch Widerstände hervorrufen. Einen geschmeidigen Umgang mit Widerstand aber hat die systemische Schule immer wieder bewiesen, wahrscheinlich weil sie ihn als Teil eines jeden Veränderungsprozesses und als zu berücksichtigende Information über Bedürfnisse anzunehmen und umzuwandeln weiß.»Widerstand ist eine Bedürfnisinformation« ist einer der vielen klugen systemischen Denkansätze, mit denen althergebrachtes therapeutisches Wissen neu gedacht wird. Das vorliegende Buch zeigt, wie systemisches Denken den Bedürfnissen von Versorgungspraxis und -theorie begegnen und gerecht werden kann. Ganz im Sinne der systemischen Idee ist es ein wichtiger Schritt, um Unmöglichkeiten etwas möglicher erscheinen zu lassen.

Geleitwort: Eine systemische Perspektive

von Arist v. Schlippe

Systemische Praxis hat ihre Wurzeln in der Psychiatrie, darauf verweist gleich das erste Kapitel dieses Buches eindrücklich. Etwa ab den 1950er Jahren wagten es erfahrene und mutige Fachleute, die eng gesteckten Grenzen, die damals für Psychotherapie und Psychiatrie bestanden, zu überschreiten – und da damals Psychotherapie noch nicht in dem Maße in der Gesellschaft angekommen war wie heute, waren diese Therapeutinnen und Therapeuten vor allem mit schweren und sehr schweren Störungsbildern konfrontiert. Und hier machten sie immer wieder die Erfahrung, dass die damaligen Konzepte mit ihrer Fokussierung auf die Einzelperson und ihre Psychodynamik professionelle »Scheuklappen« mit sich brachten, die ihre Arbeit erschwerten. Die Erfahrung, dass »Patienten Familien haben« (so der Titel eines der Bücher aus der Zeit)[1], wurde als bahnbrechend erlebt, viele uneinfühlbare Erlebens- und Verhaltensweisen ließen sich in einem weiter gefassten Kontext anders und besser verstehen. Die Familientherapie wurde als innovative Arbeitsform hoffähig, wenngleich sie umstritten blieb und sie sich selbst manchmal durch vorschnell verkündete Omnipotenz dieses anderen, neuen Vorgehens nicht nur Freunde machte.

Doch der weite Blick überzeugte auch andere sogenannte Therapie-»Schulen« und Verfahren, sodass Familientherapie dort ebenfalls als Setting übernommen wurde. Die aus den frühen Anfängen heraus entstandene »systemische« Familientherapie entwickelte sich dagegen (insbesondere in Deutschland) eigenständig zur Systemischen Therapie weiter. Die ursprünglich eher pragmatischen Ansätze stießen auf der Suche nach einer theoretischen Heimat auf zahlreiche interessante Vordenker wie etwa Gregory Bateson und Spencer Brown, auf die unterschiedlichen Systemtheorien und auf narrative Ansätze. All dies ist im Buch ausführlich beschrieben und soll hier nicht vorweggenommen werden. Nur so viel: Die Systemische Therapie bzw. weitergehend die systemische Praxis, löste sich hierzulande immer mehr von dem ursprünglichen Fokus auf die Familie und konzentrierte sich auf die Frage, wie eigentlich das, was in sozialen Zusammenhängen als »Wirklichkeit« erlebt wird, durch diese sozialen Zusammenhänge erst entsteht. Statt sich mit Phänomenen zu befassen, fragte sie danach, welche sozialen Prozesse den zu beobachtenden Phänomenen zugrunde liegen und wie wir als Beobachter daran beteiligt sind, das zu sehen, was wir sehen.

---

1 Richardson HR (1945) Patients have Families. New York: The Commonwealth Fund.

Die mit diesen erkenntnistheoretischen Wurzeln verbundene »Skepsis gegenüber Gewissheiten«[2] führt bis heute dazu, dass systemische Praxis zu einigen theoretischen Zugängen zu seelischen und sozialen Lebenswelten in einem kritischen Verhältnis steht. Wer davon ausgeht, dass jede Aussage von einem Beobachter gemacht wird und damit zwangsläufig einem »blinden Fleck« unterliegt, steht essentialistischen Beschreibungen der Dinge kritisch gegenüber. Nichts ist, wie es ist, ohne dass es von jemandem und für jemanden beschrieben wird – in Anlehnung an das berühmte Wittgenstein-Wort: »Alles, was wir sehen, könnte auch anders sein. Alles, was wir überhaupt beschreiben können, könnte auch anders sein«.[3] Es ist nun zwar müßig, sich daran abzuarbeiten, ob das Ding, auf dem der eigene Computer gerade steht, nicht beobachterunabhängig ein Tisch »ist«. Wesentlich einleuchtender ist es, sich Fragen nach möglichen anderen Beschreibungen bei Phänomenen zu stellen, die wir uns ohne die Verwendung des »Kulturwerkzeugs Sprache« nicht vorstellen können[4].

Die Tradition, psychiatrische Phänomene bzw. auffälliges, störendes Erleben und Verhalten als »Krankheit« zu bezeichnen, sie also dem Bereich der Medizin zuzuordnen, war vor mehr als hundert Jahren ein eindeutiger Fortschritt. Menschen, die an sich selbst oder an ihrer Umgebung litten, und die mit ihrem Schmerz auf eine Weise umgingen, dass sie »störten«, sich uneinfühlbar anders verhielten und so den Erwartungen der Umwelt nicht entsprachen, wurden nicht mehr einfach weggesperrt oder mit demütigenden Qualen »zur Vernunft« gebracht. Stattdessen wurden sie in den Händen der Medizin zu Patienten. Über die Jahrzehnte erlebten die Fachleute, dass es eine gute und moralisch richtige Entscheidung war, diese Phänomene in den Gesamtrahmen der Medizin zu stellen und als Krankheit zu behandeln.

Aus systemischer Sicht tut sich in dem Zusammenhang jedoch ein Spannungsfeld auf. Es betrifft die Frage, was eigentlich geschieht, wenn wir psychische Phänomene mit dem Begriff »Krankheit« belegen. Systemische Ansätze stehen hier, vor allem seit sie zu einem ernstzunehmenden Faktor im Versorgungssystem geworden sind, im kritischen und oft genug auch heftigen Dialog mit anderen Denkschulen. Sie versuchen, wie gesagt, immer wieder, die Bedingungen der Erzeugung sozialer Phänomene zu hinterfragen und kritisch gegenüber der Macht der Sprache zu sein: Beschreibungen verändern das Beschriebene, sie greifen in die Phänomene ein, die sie scheinbar nur objektiv beschreiben. Das führt zu einer ständig kritischen Frage an sich selbst: was richten meine Beschreibungen bei den Betroffenen an, sind sie geeignet, die »Anzahl der Möglichkeiten« zu vergrößern (eine der Forderungen Heinz v. Försters)[5]? So bleibt systemische Praxis auch sich selbst gegenüber in der Position der Beobachtung und des Hinterfragens. Natürlich muss sie im Gesundheitssystem anschlussfähig sein – und doch sieht sie immer wieder da Fragezeichen,

---

2 Pörksen B (2015) Ethik der Erkenntnistheorie. In: Ders. (Hrsg.) Schlüsselwerke des Konstruktivismus. 2. Aufl. Berlin/New York: Springer. S. 309–329. Das Zitat findet sich auf S. 327.
3 Tractatus logico-philosophicus. Frankfurt: Edition Suhrkamp 1968. S. 91.
4 Kriz J (2017) Subjekt und Lebenswelt. Göttingen: Vandenhoeck & Ruprecht.
5 v. Foerster H (1988) Abbau und Aufbau. In: Simon F (Hrsg.) Lebende Systeme. Berlin/New York: Springer. S. 19–33. Das Zitat findet sich auf S. 33.

wo in anderen Theoriesprachen klare Ausrufezeichen scheinbar unverrückbare Wahrheiten beschließen.

Wenn Phänomene »auch anders sein« könnten, dann gilt dies auch für psychische Phänomene, mit denen sich die Psychiatrie befasst. Wie sinnvoll ist es, die biologisch verwurzelte Metapher »Krankheit« zu nutzen, um Phänomene zu bezeichnen, die ohne Sprache, ohne die Art, wie Menschen miteinander und mit sich selbst sprechen, nicht denkbar sind, wie Depression, Angststörungen, Sucht? Was wäre, wenn wir stattdessen zumindest sagen würden, dass jemand »als krank beschrieben« wird – und damit ein Feld von neuen Fragen eröffnen, etwa Fragen danach, wer diesen Begriff benutzt, wer nicht; welche anderen Beschreibungen es noch gibt und zu welchen Konsequenzen sie führen würden. Zugleich kann aber das Plädoyer, Kulturphänomene anders als mit biologischen Begriffen zu beschreiben, in unserem Versorgungssystem auch gefährlich sein. Es kann dazu führen, dass Zugänge zu Versorgung begrenzt oder gekappt werden. Skylla und Charybdis: wie kann man anschlussfähig bleiben, ohne die eigene Form des Denkens aufzugeben und sich so zu verbiegen, dass man sich selbst am Ende nicht mehr wiedererkennt?

Genau in diesem Spannungsfeld erscheint nun dieses Buch. Anders als man vielleicht von einem Werk, in dessen Titel der Begriff »Psychiatrie« auftaucht, erwarten würde, geht es hier nicht um Störungsbilder, Diagnosekriterien, Nosologien und Ätiologien usw. Stattdessen geht es vorrangig um die Frage, wie systemische Perspektiven in den Behandlungsalltag eingeführt werden können, wie »Schnittstellen der Auftragslagen« identifizierbar werden, welche innovativen Versorgungsformen denkbar sind, wie präventive Rahmenbedingungen aussehen könnten u. v. a. m. Eindrücklich wird die große Bandbreite aufgezeigt, wie Kooperation in psychiatrischen Arbeitsfeldern auch dann möglich wird, wenn die Kooperationspartner kein »systemisches Glaubensbekenntnis« ablegen (schließlich wäre es ja auch keine sehr systemische Idee, den anderen unbedingt von der eigenen Wahrheit überzeugen zu wollen). Und auch wenn im Buch immer wieder der Begriff »psychische Krankheit« ohne Anführungszeichen geschrieben wird, findet sich der Geist der Unabhängigkeit des Denkens, der unideologischen Experimentierfreude und zugleich der großen Bandbreite professioneller Erfahrung in den Kapiteln dieses facettenreichen Buches wieder. Die Grundsätze der »Respektlosigkeit«[6] gegenüber jeder Beschreibung, zugleich des Respekts gegenüber Menschen und ihrem Erleben, sowie der aufgeschlossenen Neugier auf andere Möglichkeiten ziehen sich durch dieses Buch hindurch. Ich bin überzeugt, dass die Leserinnen und Leser sich davon anstecken lassen werden. Die Metabotschaft ist nicht: »Mach alles genau so, wie es hier steht!« Ich verstehe sie so: »Lass dich anstecken davon, was wir hier an Erfahrungen und Sichtweisen zusammengetragen haben – und bleibe zugleich kritisch. Lass dich nicht hindern, aktiv neue Wege zu beschreiten, wenn sie dir und denen, die bei dir Hilfe suchen, sinnvoll erscheinen!«

---

6 Cecchin G, Lane G, Ray WA (1992) Vom strategischen Vorgehen zur Nicht-Intervention. Für mehr Eigenständigkeit in der Systemischen Praxis. Familiendynamik 17(01): S. 3–18.

Inhaltsverzeichnis

Geleitwort: Eine psychiatrische Perspektive 5
von Sven Speerforck und Georg Schomerus

Geleitwort: Eine systemische Perspektive 7
von Arist v. Schlippe

Zur Einführung 15
Maria Borcsa, Bettina Wilms

I   Voraussetzungen

1   **Historischer Anschluss und Positionsbestimmung** 21
Ulrike Borst

2   **Systemische Haltung, Orientierung und Kooperation** 43
Cornelia Oestereich

3   **Schnittstellen der Auftragslagen** 63
Bettina Wilms, Maria Borcsa

4   **Innovative Versorgungsformen und Finanzierung** 74
Arno Deister, Bettina Wilms

5   **Risiken und Nebenwirkungen in der systemisch-psychotherapeutischen Versorgungspraxis** 94
Matthias Ochs, Maria Borcsa

II   Auftragslagen

6   **Systemische Prävention** 111
Inken Barth, Christina Hunger-Schoppe, Nina Immel

| 7 | **Systemische Therapie in der psychotherapeutischen Niederlassung** .... | 131 |

Sebastian Baumann

| 8 | **Psychiatrie mit den Mitteln des Krankenhauses: Reale Visionen** .... | 151 |

Bettina Wilms, Arno Deister

| 9 | **Systemische Therapie in der psychiatrischen Regelversorgung** .... | 167 |

Wolfgang Dillo

| 10 | **Notfall und Krise** .... | 183 |

Urs Hepp, Ulrike Borst

| 11 | **Systemische Gemeindepsychiatrie** .... | 200 |

Nils Greve

| 12 | **Systemische Rehabilitation** .... | 219 |

Werner Geigges

| 13 | **Recovery und systemische Arbeit: eine Nutzendenperspektive** | 240 |

Elke Prestin

III Internationale Konzepte

| 14 | **Ein Beispiel aus Norwegen: Best Practice durch die Integration von Forschung und klinischer Praxis** .... | 261 |

Terje Tilden, Mariane Borge Skakstad, Maria Borcsa, Kristoffer Whittaker

| 15 | **Ein Beispiel aus Polen: Familientherapie, Paartherapie und systemische Konsultationen – Die Abteilung für Familientherapie an der Psychiatrischen Klinik für Erwachsene der Universität Krakau** .... | 279 |

Mariusz Furgał, Katarzyna Gdowska, Maria Borcsa

| 16 | **Ein Beispiel aus Griechenland: Systemische (Multi-) Familientherapie nach einer psychotischen Krise – Zusammenarbeit zwischen universitären, öffentlichen und gemeinnützigen psychiatrischen Diensten** .... | 294 |

Valeria Pomini, Afrodite Zartaloudi, Dimitris Galanis, Afrodite Ferentzaki, Maria Borcsa, Mirjana Selakovic

IV Verzeichnisse

Autorinnen und Autoren **319**

Sachwortregister **325**

Zur Einführung

Maria Borcsa, Bettina Wilms

Systemische Therapie ist in der psychiatrisch-psychotherapeutischen Versorgung angekommen. Systemische Therapie gehört mittlerweile zu den meistgefragten Qualifikationen im Bereich der psychosozialen und ärztlichen Versorgung. Sie wird von Angehörigen unterschiedlicher Berufsgruppen ausgeübt, entsprechend der interdisziplinären Ausrichtung des systemischen Ansatzes. Seitdem der Wissenschaftliche Beirat Psychotherapie (WBP) im Dezember 2008 die Systemische Therapie als wissenschaftlich anerkanntes Psychotherapie-Verfahren bestätigt hat, können Psychologen und Psychologinnen eine Ausbildung zum/zur Psychotherapeuten/in in diesem Vertiefungsgebiet absolvieren. In immer mehr Bundesländern ist inzwischen auch eine Facharztweiterbildung im Gebiet Psychiatrie und Psychotherapie mit dem Schwerpunkt Systemische Therapie möglich.

Weitet man den Blick historisch und geografisch, so muss man jedoch genauer formulieren: Systemische Therapie ist in der psychiatrisch-psychotherapeutischen Versorgung *in Deutschland* angekommen (Borcsa 2016). Wie in diesem Band deutlich wird, haben sich zentrale systemische Konzepte in psychiatrischen Kontexten entwickelt, und dies sowohl aus Gründen der therapeutischen Effizienz, als auch der professionellen Ethik. Systemisches Arbeiten ist international in der psychiatrisch-psychotherapeutischen Versorgung präsent (zur Übersicht siehe: Mariotti et al. 2022; Pereira und Linares 2018) und gut beforscht (Ochs et al. 2020; Tilden und Wampold 2017).

Da Gesundheitssysteme nach wie vor nationalen Gesetzgebungen unterliegen, wird mit diesem Band erstmalig ein Überblick zu Anwendungsbereichen, den Sichtweisen der Nutzenden und Entwicklungschancen Systemischer Therapie in der psychiatrisch-psychotherapeutischen Versorgung in Deutschland gegeben. Dies ist zur Einordnung des nun hinzugekommenen dritten psychotherapeutischen Richtlinienverfahrens in ein Gesamtsystem der mentalen Gesundheitsversorgung von hoher Relevanz. In Folge soll in Kürze zusammengefasst werden, welche Besonderheiten sich hieraus ergeben, sowohl im Hinblick auf die systemische Praxis als auch im Hinblick auf die psychiatrisch-psychotherapeutische Versorgung.

Professionelle Kulturen

Auch in hochspezialisierten Arbeitsfeldern wie der Gesundheitsversorgung ist eine ganzheitliche Perspektive, wie sie von dem Psychiater George Libman Engel vor bald 50 Jahren publiziert wurde, nach wie vor relevant (Engel 1977; Adler 2009). Das biopsychosoziale Modell steht im direkten Zusammenhang zu Systemtheorien, wie sie naturgemäß für die Systemische Therapie grundlegend sind. Nichtsdestotrotz sind konkrete Entwicklungen in der Gesundheitsversorgung immer auch von anderen Aspekten mitbestimmt (Gesetzeslagen, Finanzierungsoptionen etc.), die gerade auch aus einer systemischen Perspektive nicht unterschätzt werden dürfen.

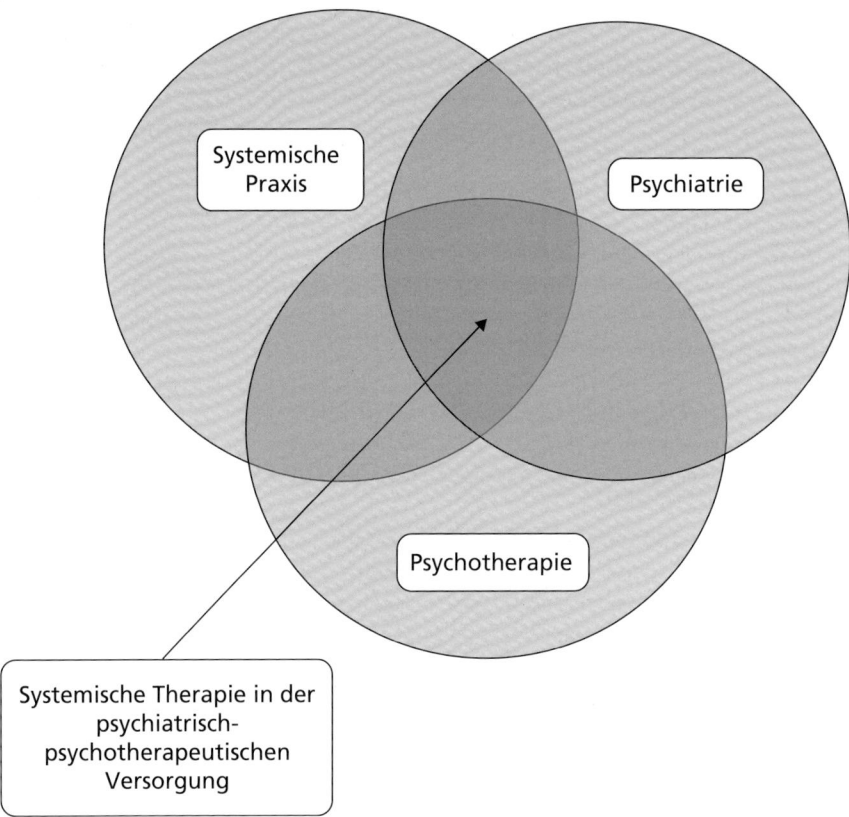

Abb. 1: Systemische Therapie in der psychiatrisch-psychotherapeutischen Versorgung

Diese gesellschaftlichen Systembereiche wirken ineinander und ermöglichen – das ist ihre Kernaufgabe – bestimmte Handlungsoptionen und verschließen andere. So muss für Deutschland konstatiert werden, dass sich systemische Praxis im weiteren Sinne insbesondere in anderen Fachgebieten etablieren konnte (beispielsweise in der Familien- und Organisationsberatung, als systemische Supervision in psychosozialen und klinischen Arbeitsfeldern etc.), während sich die psychiatrisch-psychotherapeutische Versorgung strukturell von Systemischer Psychotherapie lange Zeit abgegrenzt hielt. So ist eine Parallelentwicklung von professionellen Kulturen, die in sich selbst vielstimmig waren und sind, festzustellen. Dieser Band stellt sich der Aufgabe, einen Teilbereich dieser Kulturen (wieder) zusammenzuführen und ihre Schnittmenge zu explizieren (▶ Abb. 1).

Sprache und Konzepte

Ideengeschichtlich entwickeln sich neue Konzepte und Theorien zumeist in Abgrenzung zu bestehenden, dominanten Diskursen. Diese Entwicklung geht einher mit einer wahrgenommenen Notwendigkeit, bestehende Sprachregelungen einer Überprüfung zu unterziehen und sie gegebenenfalls mit einer veränderten Semantik zu versehen oder aber Neologismen zu bilden. Dieser Prozess gründet auf einer anderen Haltung zu den benannten Aspekten und versucht, genau diese veränderte Haltung im Diskurs anzuzeigen. Einige Beispiele sind das Nutzen der Begriffe »Klient« und »Klientin« versus »Patient« und »Patientin«, der Umgang mit dem Konzept der »Diagnose« und/oder das verstärkte Formulieren in verbalisierten Begriffen (z. B. Ver-handeln versus Be-handeln), um die soziale Praxis anzuzeigen, die in jede professionelle Handlung eingeschrieben ist.[1]

Betrachten wir das professionelle systemische Feld, so wie es sich uns hier und heute zeigt, so ist festzuhalten, dass diese Sprachregelungen – wie alle Sprachregelungen – einerseits Anschlussmöglichkeiten eröffnen, andere aber eher verschließen. Ein gutes Beispiel ist die Normalität, im Kontext systemischer Arbeit von »Klienten« oder »Kunden« zu sprechen und sich dem Begriff des »Patienten« eher zu verschließen: Mittlerweile ist der implizite ökonomische Sprachrahmen, der sich hier mit in den semantischen Raum einschreibt, zu kritisieren, gerade wenn es um öffentliche Versorgung geht, oder wenn sich »ein Kunde« eine »Dienstleistung« (z. B. in einer privaten Klinik) nicht leisten kann.

Auch der fließende Übergang von »Beratung« und »Therapie« im systemischen Kontext ist im Zusammenhang einer veränderten Haltung zu sehen. Wir als Herausgeberinnen verweisen allerdings darauf, dass Beratung und Therapie eher Auftragslagen abbilden und eine Differenz der beiden Begriffe im Rahmen der psychiatrisch-psychotherapeutischen Versorgung sehr wohl seine Berechtigung hat. Die Schnittstellen der Auftragslagen, die sich in der Gesundheitsversorgung immer

---

1 Auch in diesem Sinne will das vorliegende Werk eine gendersensible Sprache verwenden. Um gleichzeitig eine maximale Lesbarkeit zu behalten, werden in den Kapiteln je nach Verfasser oder Verfasserin entweder das generische Maskulinum oder Femininum verwendet. Die Leserinnen und Leser sind eingeladen, diesen beständigen Perspektivwechsel zwischen weiblichen und männlichen Akteuren mitzuvollziehen.

wieder ergeben, viel stärker in den Blick zu nehmen, ist für uns eine hieraus zu ziehende Schlussfolgerung.

Ausblick und Dank

Systemische Therapie in der psychiatrisch-psychotherapeutischen Versorgung ist ein Feld, das sich anschlussfähig zeigt an sozialpsychiatrische Traditionen, das aber auch die biologische Ebene von Krankheit und Gesundheit nicht vernachlässigen darf. Sie ist aufgrund der unterschiedlichen Professionsgeschichten der Psychiatrie und Psychotherapie einerseits und der systemischen Praxis andererseits ein Spannungsfeld, das noch einige Zeit von allen Beteiligten Ambiguitätstoleranz erfordern wird.

Um diesen Band veröffentlichen zu können, war ein langer Weg nötig; dies gilt sowohl für die systemische Community als auch für die psychotherapeutisch-psychiatrische Versorgungslandschaft. Er ist in einer epidemiologischen und politischen Krisenzeit entstanden. Allen Autorinnen und Autoren, die sich bereit erklärt haben an diesem Projekt geduldig mitzuwirken, möchten wir unseren Dank aussprechen. Dem Kohlhammer Verlag, der die Bereitschaft zur Publikation aufrechterhalten hat – trotz einer Zeit, da sich die Papierpreise verdreifacht haben – gebührt unsere besondere Achtung.

Und Ihnen, liebe Leserin, lieber Leser, danken wir für Ihr Interesse.

Referenzen

Adler RH (2009) Engel's biopsychosocial model is still relevant today. Journal of Psychosomatic Research 67 (6): 607–611. https://doi.org/10.1016/j.jpsychores.2009.08.008.

Borcsa M (2016) Systemische (Familien-)Therapie und staatliche Gesundheitssysteme in Europa. Ein Überblick. *Familiendynamik* 41(1): 24–33.

Engel GL (1977) The need for a new model: a challenge for biomedicine. Science 1296: 129–137. CrossRef.

Mariotti M, Saba G, Stratton P (Hrsg.) (2022) Handbook of systemic approaches to psychotherapy manuals: integrating research, practice, and training. Cham: Springer International. https://doi.org/10.1007/978-3-030-73640-8

Ochs M, Borcsa M, Schweitzer J (Hrsg.) (2020) Systemic research in individual, couple, and family therapy and counseling. Cham: Springer International. https://doi.org/10.1007/978-3-030-36560-8

Pereira R, Linares JL (Hrsg.) (2018) Clinical interventions in systemic couple and family therapy. Cham: Springer International. https://doi.org/10.1007/978-3-319-78521-9

Tilden T, Wampold BE (Hrsg.) (2017) Routine outcome monitoring in couple and family therapy. The empirically informed therapist. Cham: Springer International. https://doi.org/10.1007/978-3-319-50675-3.

I Voraussetzungen

1 Historischer Anschluss und Positionsbestimmung

Ulrike Borst

1.1 Einleitung

Die Systemische Therapie hat Wurzeln in vielen Wissenschaftsbereichen. Wesentliche Ursprünge sind in ▶ Abb. 1.1 dargestellt.

Die Familientherapie als Vorläufer der Systemischen Therapie wurde in der Psychiatrie entwickelt. Die Familien sogenannter Index-Patientinnen wurden in deren Therapie einbezogen, und bald wurde klar, dass bei psychischen Störungen eines Familienmitglieds die Interaktionen und die Kommunikation in der Familie zwar nicht ursächlich für die Erstmanifestation sein müssen, aber deutlich dazu beitragen, dass die Störung aufrechterhalten bleibt. Am meisten nutzte (und nutzt auch heute noch) die Therapie, wenn relevante Personen des Umfelds einbezogen werden. Wer relevant ist, bestimmt inzwischen die Patientin – im systemischen Kontext lieber »Klientin« genannt – zumeist selbst (▶ Kap. 13).

Nach einer Phase, in der einer Forschungsstrategie Vorrang gegeben wurde, die strukturell eher zur Pharmako- als zur Psychotherapie passt, und in der die daraus abgeleiteten Behandlungsleitlinien – nicht verwunderlich – rein zahlenmäßig mehr medikamentöse als psychotherapeutische Interventionen empfahlen, ist heute in den Empfehlungen der Behandlungsleitlinien wieder vermehrt davon die Rede, dass Angehörige einbezogen werden sollen.[1] In Zeiten, wo die Kostenträger von Hilfen sich lieber gegeneinander abgrenzen als integrativ und System-übergreifend zu handeln (▶ Kap. 4), muss der Begriff *Therapie* aber wieder vermehrt verwendet werden, um anzuzeigen, dass das Gesundheitssystem in der Pflicht ist, sobald mindestens ein Familienmitglied eine krankheitswertige Symptomatik aufweist. Häufig können von einer Familientherapie auch weitere Familienmitglieder profitieren. Zudem kann auch präventiv viel bewirkt werden, wenn die psychische Störung der Index-Patientinnen mit Familientherapie behandelt wird – denn damit kann die Resilienz der ganzen Familie gestärkt und die Entwicklung eventuell beteiligter Kinder gefördert werden.

Diese Argumentationslinie wird im vorliegenden Kapitel nachgezeichnet. Schlussendlich wird dafür plädiert, statt der Symptome die Lebenswelt der Patientinnen in den Blick zu nehmen, eine systemisch orientierte Sozialpsychiatrie in Forschung, Lehre und Praxis zu betreiben und die Institutionen samt ihren darin arbeitenden Teams entsprechend weiterzubilden.

---

1 Wie das geschehen soll, wird derzeit jedoch noch nicht ausreichend erläutert (IQWiG 2017).

I Voraussetzungen

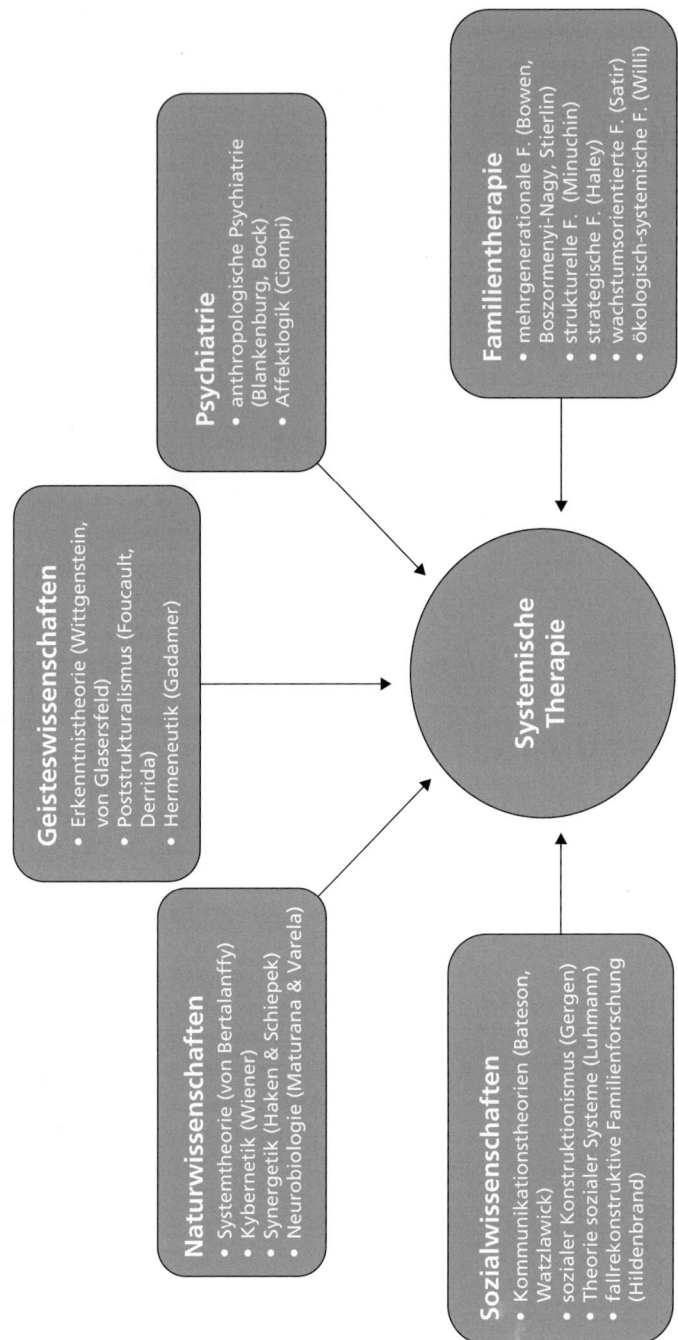

Abb. 1.1: Wurzeln der Systemischen Therapie

1.2 Geschichte der Familientherapie (1945–1980)

1.2.1 Erste Beispiele aus Psychiatrie und Schizophrenieforschung (1945–1970)

Bereits die Psychoanalyse kannte und betonte die Bedeutung der Familie für psychische Krankheit und Gesundheit (*Sigmund Freud*[2]), allerdings wurde die Familie für die Therapie bzw. die Analyse als eher hinderlich betrachtet. Viele Pionierinnen der Familientherapie hatten einen psychoanalytischen Hintergrund (*Salvador Minuchin, Nathan Ackerman, Iwan Boszormenyi-Nagy, Murray Bowen, Mara Selvini-Palazzoli, Helm Stierlin*), rückten aber ab Ende der 1940er Jahre deutlich von deren Haltung und Methoden ab und gründeten Familientherapie-Zentren und -Institute.

Mitte der 1950er Jahre begannen Therapeutinnen, allen voran *Frieda Fromm-Reichmann*, und Forscherinnen (z. B. *Lyman Wynne, Gregory Bateson, Paul Watzlawick*), ihre Beobachtungen zur Kommunikation und zu den Interaktionen in Familien psychisch erkrankter Menschen, insbesondere von Menschen mit psychotischem Erleben, zu beschreiben. Die therapeutischen Überlegungen waren von der humanistischen Psychologie (*Jacob Levy Moreno, Fritz Perls, Carl Rogers*; darauf aufbauend *Virginia Satir*) geprägt.

Parallel zur Familientherapie entwickelte sich in vielen verschiedenen Wissenschaftszweigen systemtheoretisches Denken, zunächst unter dem Begriff der Kybernetik. Zirkularität wurde zum Schlagwort. So war denn auch der ursprüngliche Titel der Macy-Konferenzen (1946–1953), die für die Entwicklung der Kybernetik bahnbrechend waren: »*Circular Causal and Feedback Mechanisms in Biological and Social Systems*«. Ziel der Konferenzen war es, eine allgemeine Wissenschaft zur Funktionsweise des menschlichen Geistes (Kognitionswissenschaft) zu begründen. Die Konferenzen befassten sich mit neuronalen Netzen, Kommunikation und Sprache, digitalen Computern, Neurophysiologie, Mustererkennung, Kindheitstraumata, Gruppendynamik und Gruppenkommunikation. Zur Kerngruppe gehörten Forscherinnen unter anderem aus Anthropologie (*Gregory Bateson, Margaret Mead*), Biophysik (*Heinz von Foerster*), Mathematik (*Norbert Wiener*), Soziologie (*Paul Lazarsfeld*), Psychiatrie (*Warren McCulloch, Lawrence Kubie*) und Psychologie (*Kurt Lewin*). Diskutiert wurde hier ein Verständnis von Kausalität, das dem Alltagsverständnis entgegengesetzt ist: Ursache und Wirkung stehen in vernetzten Systemen nicht in einem linearen Zusammenhang. Eine Wirkung kann auf »die Ursache« zirkulär zurückwirken, eine Wirkung kann an anderen Stellen im System auftauchen als gedacht und eine kleine Ursache kann große Wirkung zeigen, während ein starker Veränderungsimpuls möglicherweise keine Wirkung zeigt.

In Physik (*Werner Heisenberg*), Biologie (*Umberto Maturana*) und Chemie (*Ilya Prigogine*), in den Wirtschaftswissenschaften, in der Klimaforschung entdeckte man das scheinbar chaotische, nicht sicher vorhersagbare und doch regel- und musterhafte Verhalten von Systemen, die aus mehreren Elementen und ihren Beziehungen

---

2 Hier und im Folgenden sind alle Namen, die ohne Quellenverweis genannt werden, kursiv gesetzt.

bestehen. Die Kybernetik schien transdisziplinär in der Lage, diese Phänomene abzubilden und zu erklären. In einer ersten Phase (Kybernetik I) ging es dabei noch um eine Theorie sozialer Systeme, deren zentrales Konzept das der Homöostase war. Im Laufe der Zeit wurde jedoch immer deutlicher, dass die Beobachterin, trotz aller Bemühungen um Objektivität, Teil des Geschehens ist, und die Kybernetik wurde immer mehr eine Theorie über die Beobachterin (Kybernetik II).

Am engsten verwoben waren Systemtheorie und Familientherapie zunächst an zwei Orten in den USA: am *Mental Research Institute* (MRI) in Palo Alto, Kalifornien und an der *Child Guidance Clinic*, Philadelphia, PA.

In Palo Alto arbeitete eine Forschergruppe aus Psychiaterinnen, Psychologinnen und Sozialarbeiterinnen. Das Institut wurde im Jahr 1959 von *Don D. Jackson* gegründet. Die Gruppe betrachtete nicht mehr einzelne Individuen, sondern beschäftigte sich mit deren Entwicklung durch Interaktion mit ihrer Umwelt, was zu der damaligen Zeit neu und ungewöhnlich war. Inspiriert von Gregory Bateson, der bereits seit dem Jahr 1954 zu Besonderheiten »schizophrener« Kommunikation geforscht hatte, untersuchte die Gruppe anfangs die Interaktionen in Familien, in denen ein Mitglied eine Schizophrenie-Diagnose hatte. Aus der Arbeit entstanden Schlüsselwerke zur menschlichen Kommunikation (Watzlawick et al. 1967) und zur lösungsorientierten (Familien-) Therapie (*focused problem resolution*, Jackson 1968; *strategische Therapie*, Haley et al. 1963). Konzepte zur Metakommunikation, Doppelbindung und paradoxer Kommunikation sowie zur Interpunktion von Sequenzen kommunikativer Äußerungen wurden entwickelt. Grundlage der Therapie war die Annahme, dass Probleme aufgrund der bisher versuchten Lösungen einerseits, sowie der Beziehungen zu sich selbst, anderen Menschen und der Welt andererseits, aufrechterhalten wurden. *Paul Watzlawick* wurde ganz besonders durch seine »Anleitung zum Unglücklichsein« bekannt: Hier beschreibt er, wie Menschen sich selbst das Leben schwer machen, Probleme erzeugen und diese »erfolgreich« aufrechterhalten können. Sehr stark von der Gruppe beeinflusst wurden die sogenannten Paradoxen Interventionen, die von der Mailänder Gruppe (s. u.) um *Mara Selvini Palazzoli* angewendet wurden.

Der Kinderpsychiater *Salvador Minuchin* hatte im Jahr 1957 begonnen, mit verhaltensauffälligen Jugendlichen aus den New Yorker Suburbs zu arbeiten. Er stellte bald fest, dass er mit einsichtsorientieren Methoden nicht weiterkam und fing an, die Familien einzubeziehen und aktionsorientierte Methoden anzuwenden. Im Jahr 1965 wurde er Leiter der *Child Guidance Clinic* in Philadelphia, die sich im Laufe der folgenden zehn Jahre zu einem großen Familientherapie-Ausbildungszentrum entwickelte. Die hier praktizierte Familientherapie, die *strukturelle Familientherapie* (Minuchin 1976), befasste sich mit den Grenzen familiärer Subsysteme, Regeln, Hierarchien, Koalitionen und Allianzen. Die normativen Vorstellungen, die den recht direktiven Interventionen zugrunde liegen, sind den heutigen (konstruktivistisch geprägten) systemischen Therapeutinnen zwar fremd; dennoch hat der Ansatz seine Berechtigung nicht verloren. Auch heute noch wird die Familientherapeutin hellhörig, wenn etwa die Tochter ihre Mutter »bemuttert«, der Sohn sich mit der Mutter gegen den Vater verbündet, oder ein Vater seine Konflikte mit seiner Frau mit der Tochter, aber nicht mit seiner Frau bespricht. Man kann sogar sagen:

Das Fehlen von Familienstrukturen schafft vielfältige, nicht nur psychopathologische Probleme, deren Lösung mittels struktureller Familientherapie gelingt.

1.2.2 Pioniere in den USA, in Italien, England und Deutschland (1970–1980)

In den 1970er Jahren entwickelten sich mehrere Stränge der Familientherapie, die sich nicht gegenseitig ausschlossen, deren Protagonist(inn)en aber doch ihre Grundüberzeugungen charismatisch, kämpferisch und kontrovers in die Welt trugen.

Die psychoanalytisch orientierte Familientherapie fokussierte Loyalitäten und Bindungen, Dreiecksbeziehungen, Delegationen, Ausstoßung und Ablösung. *Murray Bowen* war einer der ersten, der systemtheoretische Konzepte in der Untersuchung von Familiendynamiken anwandte. Er dokumentierte seine Arbeit mit den Familien zweier Patienten mit Schizophrenie-Diagnose auf Video und entwickelte seine Theorie (Bowen 1978) unter anderem anhand dieses Materials. *Helm Stierlin* bezeichnete mit dem Terminus »bezogene Individuation« die Entwicklungsaufgabe Jugendlicher in diesen Spannungsverhältnissen (z. B. Stierlin 1978). Methodisch wurde und wird mit dem Genogramm, das möglichst über mindestens drei Generationen erhoben wird, gearbeitet, um Hypothesen zu Familienmustern bilden zu können (McGoldrick et al. 2009).

Die verhaltenstherapeutischen Familieninterventionen entstanden auf dem Boden der Schizophrenieforschung, die zeigte, dass Familieninteraktionen häufig den Verlauf einer schizophrenen Erkrankung beeinflussen. Hohe ausgedrückte Emotionalität, high expressed emotion (HEE) der Angehörigen erhöht das Rückfallrisiko unabhängig von der Medikation auf das Doppelte (z. B. Falloon and McGill 1985). Ursächlich für die Entstehung einer psychotischen Störung ist HEE jedoch nicht, und mit der Zeit fragte man sich in der Fachwelt eher, wie Eltern es schaffen, trotz massiv gestörten Verhaltens ihres adoleszenten Kindes ruhig und gelassen zu bleiben. Heute ist die sogenannte Psychoedukation, also Information über die Erkrankung und Anleitung zu einem ruhigen Umgang, ein wichtiger und gut erforschter Teil der verhaltenstherapeutischen Behandlung (Bäuml und Pitschel-Walz 2018).

Die wachstums- und erlebnisorientierte Familientherapie nach *Virginia Satir* (1973) setzt auf die Entwicklung des Selbstwerts und die gegenseitige Wertschätzung in der Familie. Skulpturarbeit – bspw. der inneren Anteile, der Familie, des gegenwärtigen und des gewünschten Zustands – sind eine wichtige Methode zur Veranschaulichung und Veränderung der inneren Motive und Schemata sowie der Familienbeziehungen.

Die Mailänder Gruppe um *Mara Selvini-Palazzoli, Giulia Prata, Gianfranco Cecchin* und *Luigi Boscolo* (1977) prägte den systemisch-familientherapeutischen Diskurs in mehreren Phasen. In einer ersten Phase, noch der Kybernetik I zuzuordnen, entwickelte die Gruppe die Idee der Zirkularität von Ursache-Wirkungs-Zusammenhängen, das Zwei-Kammer-System mit Familiengespräch und Kolleginnen (»Team«) hinter dem Einwegspiegel, paradoxe Verschreibungen und machtvolle Schlussinterventionen. Nach der Trennung des Teams begannen *Luigi Boscolo* und

Gianfranco Cecchin die Familientherapie an den Erkenntnissen der Kybernetik II auszurichten.

Zusammenfassend lässt sich sagen, dass die Pioniere und Pionierinnen der Familientherapie ihre Theorien und Konzepte in einem Klima systemtheoretischer, transdisziplinärer Aufbruchstimmung, aber immer in der praktischen Arbeit mit realen Patientinnen entwickelten. Ihre Klientel prägte die Theorie mindestens ebenso stark wie die Systemtheorie im Hintergrund. Vor dem jeweiligen Kontext verwundert es nicht, dass

- Watzlawick und Wynne zur Kommunikation in Familien mit einem psychotischen Mitglied,
- Minuchin und Weakland zu Strukturen in Familien mit verhaltensauffälligen Jugendlichen,
- Satir zur Entwicklung von Selbstwert bei einer Vielzahl von Patientinnen mit verschiedensten Diagnosen,
- Selvini Palazzoli zunächst zur Kommunikation in Familien mit einem essgestörten Mitglied, später – zusammen mit Prata, Cecchin und Boscolo – zu Struktur und Kommunikation in Familien mit einem als psychotisch bezeichneten Mitglied, meist in der Adoleszenz,
- Stierlin zu Bindung und Autonomie bei jugendlichen Ausreißern

forschten und lehrten und so zu ihren weltweit gefeierten Publikationen kamen.

1.2.3 Familientherapie aus Sicht der Angehörigen

In den Anfängen der Familientherapie wurde den Eltern – teilweise durch forsches Hypothetisieren und Besser-Wissen der Therapierenden – zusätzliches Leid zugefügt, indem ihnen die Schuld an den psychischen Problemen ihrer Kinder gegeben wurde. Erst mit der Zeit setzte sich ein partnerschaftliches Verständnis der Familientherapie durch: die Therapeutin begibt sich zusammen mit der Familie auf die Suche nach Lösungen; der Einwegspiegel verschwindet, Transparenz der Behandlung wird angestrebt (▶ Kap. 13)[3].

---

3 Auch heute noch scheinen machtvolle Interventionen einen gewissen Reiz auszuüben. So ist die Aufstellungsarbeit nach Bert Hellinger bis heute ein Publikumsmagnet, obwohl die Fachgesellschaften vor den Risiken warnen (z. B. Systemische Gesellschaft 2004).

1.3 Von der Familientherapie zur systemischen Perspektive (1980–heute)

1.3.1 Vom Setting zum Verfahren

Während anfangs noch ganz klar war, dass möglichst die ganze Familie zu den therapeutischen Sitzungen kommen sollte, und Familientherapie vor allem durch das Setting bestimmt war, wurde systemisches Denken ab den 1980er Jahren immer stärker durch erkenntnistheoretische Fragen und Antworten geprägt. Es spielte für die Einordnung in die Kategorie *Systemische Therapie* bald eine untergeordnete Rolle, in welchem Setting die Systemtheorie mit ihrem Handwerkszeug angewandt wurde, und in die Weiterentwicklung der Therapietheorie wurden zunehmend die systemtheoretischen Überlegungen anderer Wissenschaftsdisziplinen mit einbezogen (Reiter et al. 1997). Heute gibt es nicht wenige systemische Therapeutinnen, die überwiegend oder sogar ausschließlich im Einzel-Setting arbeiten und somit eine Kernkompetenz systemisch ausgebildeter Therapeutinnen, nämlich die Gesprächsführung im Mehrpersonen-Setting, aufgegeben haben. Für diese durchaus besorgniserregende Entwicklung ist sicher auch der erhöhte Aufwand der Mehrpersonen-Gespräche verantwortlich, der entsprechend abgegolten werden müsste.

1.3.2 Erkenntnistheoretischer Hintergrund

Die Protagonistinnen systemischer Therapie fingen vor dem Hintergrund der Kybernetik zweiter Ordnung an, sich selbst und ihre Rolle systemisch zu verstehen. Die Therapeutin wurde jetzt als Teil des Therapiesystems aufgefasst und nicht mehr als neutrale, objektive Beobachterin. Das Zwei-Kammer-System änderte sich grundlegend und wurde zur Methode des Reflecting Team (*Tom Andersen*): Es waren nicht mehr die Experten hinter dem Einwegspiegel, der Familie sagten, was an ihnen gestört ist, sondern Personen im selben Raum, die auf respektvolle, wertschätzende Weise laut nachdachten. Heute würde zwar jeder systemisch denkende Mensch die Notwendigkeit fortlaufender Reflexion der eigenen Rolle bestätigen, im Arbeitsalltag klinischer Teams schleicht sich aber immer wieder und allzu leicht eine allein die Patientin fokussierende (»Aber sie hat doch ein ADHS«), paternalistische (»Sie braucht zwar xy, weiß es aber nicht«), defizitorientierte (»Sie kann einfach nicht ...«) Haltung ein, die zumeist vorhandene Muster und Strukturen im Gesundheitssystem abbildet (▶ Kap. 2).

Die Erkenntnistheorie des Konstruktivismus (*Heinz von Foerster, Ernst von Glasersfeld*) geht davon aus, dass der Mensch der Realität aktiv Bedeutung zuweist. Für Psychotherapie und Familientherapie bedeutet das, dass man nicht davon spricht, wie etwas »ist«, sondern danach fragt, wie etwas gesehen wird und welche Bedeutung es für die Beobachterin hat. Entsprechend sind Probleme nicht einfach da, sondern entstehen durch die Art, Ereignisse wahrzunehmen und ihnen Bedeutung zuzuweisen.

I Voraussetzungen

Der soziale Konstruktionismus (*Kenneth J. Gergen*) betont dagegen die soziale Eingebundenheit allen Wissens und aller Erfahrung. Er geht der Frage nach, wie Menschen gemeinsam mit anderen, im Diskurs, Wirklichkeit und Sinn erzeugen. In der Therapie geht es demnach nicht um die Suche nach der einen und einzigen Wahrheit, sondern um eine Polyphonie (*Mikhail Bakhtin*) vieler Stimmen und Sichtweisen, die gerade durch ihre Vielfalt helfen, die Möglichkeiten des Handelns zu erweitern. Menschen oder Systeme werden also nicht bewusst und zielgerichtet in eine Richtung zu verändern versucht, sondern es wird vielmehr ein Rahmen zur Verfügung gestellt, in dem Veränderungen möglich werden.

Heute scheint bei manchen Therapeutinnen eine übertrieben konstruktivistische Haltung gelegentlich zu verhindern, dass die psychischen Phänomene, unter denen Menschen leiden, gesehen werden (wollen).

1.3.3 Problem und Lösung – ausschließlich in Kommunikation?

Eine zentrale Aussage der narrativen Ansätze ist: Erst die Kommunikation eines Systems über ein Problem erzeugt ein »Problemsystem« (*Harlene Anderson, Harry Goolishian*); dementsprechend wird nicht die Person als Problem betrachtet, sondern einzig die Kommunikation im System (*Michael White, David Epston*) Reden über Probleme schafft Probleme, Reden über Lösungen dagegen kreiert Lösungen. Am direktesten wird diese Annahme in der lösungsorientierten Therapie (*Steve de Shazer*) umgesetzt, indem die Aufmerksamkeit ausschließlich auf Lösungen gelenkt wird. In den narrativen Ansätzen dagegen werden die Erzählungen allmählich verändert, indem das Problem zunächst getrennt von der Person betrachtet (»externalisiert«) wird, dann nach Ausnahmen in den ansonsten defizitorientierten erzählten Ereignissen und Erfahrungen gefragt wird und diese Ausnahmen dann zu einem neuen, stabilen Gerüst der Identität werden. Heute scheint eine übertriebene Lösungsorientierung manche Therapeutinnen davon abzuhalten, erst einmal verstehen zu wollen, worunter eine Patientin leidet. Auf der anderen Seite stehen Ansätze wie die »Wiedereinführung in die Kommunikation« (*Arnold Retzer*) und der »Offene Dialog« (*Jaakko Seikkula, Volkmar Aderhold*), in denen Therapeutinnen versuchen zu verstehen, was der Patientin Probleme bereitet und welche Konflikte (noch) nicht gelöst werden können (▶ Kap. 1.4.3).

1.3.4 Theorie komplexer dynamischer Systeme

Hier geht es um die Synergetik als Wissenschaft von der Selbstorganisation (*Hermann Haken, Günter Schiepek, Jürgen Kriz*). Das Gehirn und seine Leistungen, Psychotherapie, soziale Mehrpersonensysteme und Organisationen werden im Hinblick auf ihre selbstorganisierenden Dynamiken untersucht.

Ausgangsthema ist in vielfältiger Weise die Ordnung. Dies steht in einer gestalttheoretischen Tradition: Einsichten oder komplexere Kompetenzen entstehen gestalthaft und in Form von Entwicklungssprüngen. »Die relevanten Bedingungen des Lernens oder der Entwicklung [...] mögen sich kontinuierlich verändern, die Ordnungen dagegen sprunghaft« (Haken und Schiepek 2006, S. 48). In menschlichen Systemen können wir die Kontrollparameter nicht genau kennen. Sie liegen im Inneren des Systems bzw. werden von diesem selbst erzeugt, und »... die Übergänge zwischen den Ordnern ereignen sich ohne gezielte Manipulation der Parameter« (Haken und Schiepek 2006, S. 135).

Psychotherapie wird verstanden »als prozessuales Schaffen von Bedingungen für die Möglichkeit von Ordnungs-Ordnungs-Übergängen zwischen Kognitions-Emotions-Verhaltens-Mustern eines biopsychosozialen Systems in einem (als Psychotherapie definierten) professionellen Kontext« (Haken und Schiepek 2006, S. 327). Der Strukturierung dieses Prozesses dienen sieben Generische Prinzipien (Stabilitätsbedingungen, Sinnbezug, Energetisierung, Destabilisierung/Fluktuationsverstärkung, »Kairos«/Resonanz/Synchronisation, gezielte Symmetriebrechung und Re-Stabilisierung), die hier nur stichwortartig aufgezählt werden können. Es gibt diese Momente, in denen sich etwas ändert; planbar sind sie nicht, aber die Therapeutin »steuert bei« (Loth 2017). An konkreten Therapieverläufen lassen sich diese Generischen Prinzipien gut zeigen (Rufer 2016).

Die Personzentrierte Systemtheorie (Kriz 2017) ist eine Variante der Synergetik. Sie ergänzt einen für die Psychotherapie ganz wesentlichen Punkt, indem sie vier Prozessebenen definiert, die in zirkulärer Weise miteinander verbunden sind. Die interpersonelle Prozessebene ist diejenige, die in der Systemischen Therapie bisher im Fokus war; nun rückt mit der intrapsychischen und der körperlichen Prozessebene die Person wieder ins Zentrum des Interesses, und diese drei Ebenen werden in enger Verbindung mit der gesellschaftlichen und kulturellen Prozessebene stehend gesehen.

Heute entstehen aus diesen Theorien explizite Therapietheorien der Systemischen Therapie (Borst 2020), die im Rahmen der sozialrechtlichen Anerkennung und der neuen Approbationsweiterbildungen grundlegend sind.

1.3.5 Grundhaltung der Systemischen Therapie

Aus dem bisher Gesagten ergeben sich folgende Bausteine einer Grundhaltung:

- Jeder Mensch steht zu seiner Umwelt in einer Wechselwirkungsbeziehung: Er wird von der Umgebung beeinflusst und ist gleichzeitig selbst aktiv darin, seine Umgebung zu gestalten. Auch biografisch gesehen lautet eine Frage (frei nach Sartre): »Was macht der Mensch aus dem, was die Verhältnisse aus ihm gemacht haben?« Es geht für jeden Menschen in seiner Entwicklung darum, »Vorgegebenes« zu »Aufgegebenem« zu machen. Das »Vorgegebene« ist auch geprägt von der individuellen und familiären Biografie der Betroffenen (z. B. Bindungsmuster, Traumatisierungen, Familiengeschichte).
- »Gesundes« wie auch »gestörtes« Verhalten und Erleben ist geprägt vom sozialen Umfeld, insbesondere der aktuell stattfindenden Kommunikation und Interaktion, und wirkt auch wieder auf diese zurück. Interaktionsmuster, die sich in jeder dauerhaften Beziehung entwickeln, verfestigen sich durch wechselseitige Ver-

stärkung. Den problematischen Fall nennt man einen Teufelskreis. Solche Muster entstehen unbeabsichtigt und sind oft sehr stabil und veränderungsresistent. Die wechselseitige Verflochtenheit impliziert jedoch nicht, dass alle Beteiligten gleich viel Macht haben. Insofern müssen auch das soziale und materielle Umfeld, die historische Zeit und die Kultur sowie Entwicklungsstand, Gesundheit und Biologie berücksichtigt werden.

- Als Problem gilt ein bestimmtes dauerhaftes Verhalten oder Erleben, unter dem die Betreffende selbst und/oder ihre Umgebung leiden. Unter einem Symptom wird eine mehr oder weniger sinnvolle und verstehbare Reaktion auf die Lebenswelt der Patientinnen verstanden, die sich nicht anders Ausdruck verschaffen kann. Aus systemischer Sicht ist das Symptom ein Lösungsversuch: es stabilisiert das in die Krise geratene System und wird gleichzeitig als »Hilferuf« des Systems verstanden. Bei der Beurteilung von Verhalten als mehr oder minder problematisch spielt nicht nur das »objektiv« Beobachtbare eine Rolle, sondern auch die Ideen und Bedeutungen, die Handlungen zugeschrieben werden.
- Zur Lösung des Problems ist entweder eine entsprechende Veränderung einer oder mehrerer Verhaltensweisen innerhalb des Interaktionssystems oder eine Veränderung der inneren Muster und Bewertungen des Verhaltens durch die Betreffenden notwendig.
- Aufgabe der Therapeutin ist es, Klientinnen in den anstehenden Veränderungen zu unterstützen. Ob die »Interventionen« die angestrebte Wirkung haben, ist jedoch kaum vorherzusagen, da das Klientsystem selbstorganisiert ist und äußere Anstöße entsprechend verarbeitet. Wenn leidbringende Denk-, Fühl- und Verhaltensmuster irritiert (»verstört«) werden, ist schon ein wichtiger Schritt zur Veränderung gemacht; das Erproben und Ausbilden neuer Muster erfolgt dann zu einem großen Teil auch außerhalb des Therapieraums. Im gesamten Änderungsprozess wird die therapierende Person aber selbst Teil des Systems.
- Die Therapeutin bemüht sich dabei nicht nur um Neutralität, sondern um Allparteilichkeit. Jede am Gespräch Beteiligte soll am Ende der Sitzung sagen können: »Die Therapeutin stand auch auf meiner Seite.« Da die Sichtweise der Therapeutin aber geprägt ist durch Geschlecht, Kultur, Gesellschaft und die persönliche (Familien-)Geschichte, erscheint die Arbeit an sich selbst durch Eigentherapie, Selbsterfahrung und Supervision unerlässlich.

1.4 Parallele Entwicklungen der Psychiatrie seit dem Jahr 1965

1.4.1 Die Kunst des Verstehens

Anfang der 1960er Jahre entstanden erste Überlegungen dazu, auf welche Weise die Verwahranstalten als »totale Institutionen« (Goffman 1961) dazu beitrugen, dass ihre »Insassen« sich als schwer gestört und in ihrem Gestörtsein als unverständlich erwiesen. Innerhalb des Fachgebiets der Psychiatrie gab es nun Entwicklungen, die sich gegenseitig beeinflussten und dazu führten, dass Patientinnen immer öfter für mündig, prinzipiell verstehbar und weniger »chronisch krank« gehalten wurden: die gesunden Anteile der Patientinnen wurden stärker beachtet, psychiatrische Institutionen kritisch gesehen, in Studien zu Langzeitverläufen auch gute Verläufe entdeckt. Die Psychotherapie differenzierte sich weiter, im Trialog (Bombosch et al. 2007) wurde das Gespräch zwischen Betroffenen, Angehörigen und Professionellen gesucht. Dass – ebenfalls parallel dazu – manche Vertreterinnen der biologischen Psychiatrie zu ganz gegensätzlichen Schlussfolgerungen kamen, halten wir für ein Missverstehen des biopsychosozialen Modells in seinen Weiterentwicklungen (vgl. Aderhold und Borst 2009), das zu einer unangemessenen Vorrangstellung biologischer Erklärungen psychischer Phänomene führte und zusammen mit den seit ICD-10 ätiologiefreien Diagnoseregeln zu einer unzulässigen Verkürzung der Patientinnen-Lebensläufe auf Krankengeschichten führt.

Dem heutigen systemischen Verständnis psychischer Erkrankung kommt dagegen viel näher, was uns die frühere, phänomenologisch-anthropologisch geprägte Psychiatrie gelehrt hat. Deren Protagonisten, z. B. *Karl Jaspers*, *Klaus Conrad* und *Wolfgang Blankenburg*, haben versucht zu verstehen, wie Seelisches aus Seelischem hervorgeht.

Heute sorgen Psychiatrieerfahrene mit Büchern (z. B. Utschakowski et al. 2016), Vorträgen und professioneller Peer-Arbeit dafür, dass auf dem Weg aus psychischer Krankheit die Erfahrungen schwerer psychischer Symptomatik nicht geleugnet und vergessen werden. Im Gegenteil: Therapeutisch wirkt, den Sinn dieser Erfahrungen zu erschließen. Genesung (»Recovery«, ▶ Kap. 13), auch aus »chronischer« Krankheit, wird für möglich gehalten und angestrebt. Aus den gesammelten Erfahrungen können wir schließen, dass die Lebensgeschichte, Krisen und dadurch nötig gewordene Entwicklungen, also der ganze Mensch, im Zentrum des psychotherapeutischen Interesses stehen sollten. Es ist dann überflüssig und unsinnig, von Komorbiditäten im Sinne unabhängiger Krankheiten zu sprechen. Andererseits erscheint es oft als unangemessen auf das Soziale verkürzt, wenn allein die Kommunikation über »das Problem« als problem-konstituierend betrachtet wird.

1.4.2 Antipsychiatrie, Soteria und Gemeinde-/Sozialpsychiatrie

Noch vor der antipsychiatrischen Bewegung gab es an verschiedenen Stellen, zu verschiedenen Zeiten unterschiedliche Formen institutioneller Psychiatrie, auf die Goffmans Kritik an der totalen Institution nicht zutraf. Eine Übersicht gibt Hildenbrand (2019); ein Beispiel – die Psychiatrische Klinik Gütersloh Ende der 1920er-Jahre – sei hier herausgegriffen und kurz mit den Worten eines Protagonisten beschrieben: Es bedürfe einer

> »veränderten Grundeinstellung zur Geisteskrankheit und zum Geisteskranken. Sie liegt darin, dass wir im Kranken nicht mehr in erster Linie das Kranke, das Fehlende, das Abhandengekommene, suchen, sondern den noch gebliebenen Rest des gesunden Menschen,

seine noch gesunden Kräfte und Fähigkeiten, und dass wir versuchen, diesen Rest wieder mit den Notwendigkeiten des Daseins in Einklang zu setzen: dass wir auch ihm wieder Pflichten zuweisen; und zwar nicht Pflichten, die wir etwa willkürlich konstruieren, sondern die sich ganz unmittelbar aus den Rechten und Ansprüchen ergeben, die der Kranke selbst ans Leben stellt. Denn das Leben hat keine logischen Ansprüche, die es sich nicht selbst dauernd erwirbt und erkämpft.« (Simon 1986/1929, S. 167, zitiert in Hildenbrand 2019)

Mitte bis Ende der 1960er Jahre entstand eine gesellschaftskritische, radikal antipsychiatrische Bewegung, die sich gegen die Ausgrenzung und Hospitalisierung psychisch Kranker richtete. Deren Protagonisten, allen voran *Ronald D. Laing* und *David Cooper*, vertraten die Ansicht, psychische Krankheiten seien Erfindungen der Gesellschaft und hätten den Zweck, unbequeme Mitglieder zu etikettieren und auszusondern. Krank sei eigentlich die Gesellschaft selbst. In der Kingsley Hall in London startete im Jahr 1966 das Experiment einer therapeutischen Gemeinschaft, in der sich Hilfesuchende und Helfer ohne professionellen Anspruch zusammentaten. Hier sollte man sich gemäß *Ronald D. Laing* ungestört, aber begleitet mit den eigenen inneren Prozessen beschäftigen können. Die Therapeutische Gemeinschaft, wie sie später etwa von *Maxwell Jones* konzipiert wurde, soll dagegen – pragmatischer formuliert – hierarchisches Gefälle und ein starres Rollenverständnis abbauen. Aus »Behandlung« soll »soziales Lernen« werden. In Italien, wo *Franco Basaglia* die psychiatrischen Institutionen kritisierte und aufzulösen versuchte, wurden Patientinnen nach ihrer »Befreiung« aus den Anstalten zunächst heimat- und wohnsitzlos, bis sie wieder in neue Institutionen, die sogenannten komplementären Einrichtungen einziehen konnten.

Das Modell »Soteria« wurde ebenfalls im Zuge der Antipsychiatrie-Bewegung und der Kritik an der Psychiatrie als »totaler Institution« (Goffman 1961) entwickelt. Sie stellt ein alternatives stationäres Behandlungsmodell für Menschen in psychotischen Krisen dar.

Soteria

Von griech. σωτηρία (»Rettung«), auch: Wohl, Bewahrung, Heil

Die erste Einrichtung dieser Art wurde im Jahr 1971 in Kalifornien (USA) vom Psychiater *Loren Mosher* (* 1933; † 2004) gegründet, musste jedoch nach zwölf Jahren wegen Einstellung staatlicher Hilfen geschlossen werden. Im Jahr 1984 gründete der Schizophrenieforscher *Luc Ciompi* in Bern (Schweiz) die erste Soteria in Europa, seither entstanden in den deutschsprachigen Ländern ca. 15 Soteria-Projekte. In einem alltagsnahen und normalisierenden Kontext (wohnlich, Geborgenheit vermittelnd, emotional entspannend) werden Patientinnen unter möglichst geringer neuroleptischer Medikation durch ihre Psychose begleitet. Wichtige Grundlegungen dieser Therapieform sind der interpersonelle Ansatz (*Harry Stack Sullivan*), die Phänomenologie der Schizophrenie (*Medard Boss*) und die Affektlogik (*Luc Ciompi*).

»Der grundlegende Ansatz ist das ›Dabeisein‹, eine aufmerksame aber nicht aufdringliche Art, sich allmählich in eine andere Person hineinzuversetzen, sodass über die Beziehung eine gemeinsame Bedeutung der psychotischen Erfahrung hergestellt werden kann.« (Mosher 2001, S. 17, zitiert in Ciompi et al. 2001)

Aus der antipsychiatrischen Bewegung, aber auch aus der Notwendigkeit heraus, den Patientinnen staatliche Fürsorge nicht vorzuenthalten, entwickelte sich schließlich das Konzept der gemeindenahen Psychiatrie (teilweise synonym als Sozialpsychiatrie bezeichnet) als vernetzte psychiatrische Versorgung in der Gemeinde. Die Ausgrenzung durch institutionelle Unterbringung sollte so vermieden werden. Eine Vielzahl an Angeboten entstand: Psychiatrische Stationen an allgemeinen Krankenhäusern, Psychiatrische Institutsambulanzen (PIA), Tageskliniken an psychiatrischen Kliniken oder Institutsambulanzen, Sozialpsychiatrische Dienste der Landkreise und Städte teilweise mit Gruppenangeboten, Tagesstätten, Home Treatment (ambulante Betreuung der Kliniken), Arbeitsangebote (Werkstätten für behinderte Menschen, Wiedereingliederungsangebote), Kontakt- und Beratungsstellen von freien Trägern, Betreutes Wohnen, ambulante psychiatrische Pflege.

Heute: Neben den systematisch entwickelten, störungsspezifischen S3-Leitlinien wurde eine S3-Leitlinie »Psychosoziale Therapien bei schweren psychischen Erkrankungen« entwickelt, die in ihrer zweiten Auflage (DGPPN 2018) das heute als äußerst wichtig erachtete Element der Selbsthilfe inklusive der Peer-Arbeit mit aufnimmt. Ein fortbestehendes Problem ist aber, dass Klientinnen der Gemeinde- oder Sozialpsychiatrie sich in der Regel einem Konglomerat an fragmentierten Hilfen gegenübersehen, in dem die personelle Konstanz fehlt und deren Finanzierung unflexibel ist (Greve 2011). Eine Lösung wird in »Komplexleistungen« (s. u., Bock et al. 2021) und in der »gemeindepsychiatrische Basisversorgung« (s. u., Greve 2021) gesehen. Was ebenfalls bleibt, sind zwei Fragen, die schon die Antipsychiatrie so ähnlich gestellt hat, mit neuen Antworten: Ist es nicht die Gesellschaft, die »krank« ist – sodass man sich manchmal fragen muss, ob die Therapie der Anpassung an krank machende Umwelten dient oder im Gegenteil als subversiver Akt zu verstehen ist, in dem Patientinnen lernen, ihren Selbstwert unabhängig von ihrer »Passung« in eine ungesunde Umwelt zu sehen (Maté 2019)? Und wer gilt eigentlich als krank gemäß welchem Diagnosemanual, und wer profitiert davon (Frances 2017)?

1.4.3 Home Treatment, Need Adapted Treatment und Open Dialogue

Skandinavische Ansätze aufsuchender psychiatrischer Behandlung beschränkten sich in der ersten (Projekt-) Phase der 1990er Jahre auf die Behandlung früher Psychosen. Sie werden als »bedürfnisangepasste Behandlung« (need adapted treatment; NAT) bezeichnet (Alanen et al. 1991). Kennzeichnend sind die Netzwerkgespräche (»Versammlungen«) als sofortige und flexible Hilfe unter Einbezug des gesamten sozialen Netzwerks (Familien und weitere Bezugspersonen) von Beginn an, möglichst zuhause bei den Patientinnen, mit einem multiprofessionellen therapeutischen Team.

Diese sogenannten »Versammlungen« wurden später gemäß den Prinzipien des offenen Dialogs (Seikkula und Arnkil 2007) methodisch und inhaltlich verfeinert: Im Dialog tauschen sich Patientinnen und ihre Familien über die Probleme aus und schaffen eine neue Verständnisgrundlage für das spätere Denken und Handeln. Vielstimmigkeit ist erwünscht, Unsicherheit wird toleriert; Sicherheit wird durch die Versammlungen verbessert; Medikation wird erst nach längerer gemeinsamer Abwägung eingesetzt. Die Moderatorinnen unterbrechen gelegentlich das Gespräch für eine Reflexion darüber, was sie sehen und hören, und regen so zu neuen Ideen an.

Zusätzlich wird in vielen Fällen individuelle Psychotherapie angeboten; die Therapeutinnen kommen dann bei Bedarf ebenfalls in die Versammlungen.

Die Ergebnisse vergleichender Kohortenstudien zu diesem Ansatz sind mehr als ermutigend: In den entsprechenden Regionen fanden sich signifikant bessere symptomatische und funktionelle Ergebnisse im Vergleich zu Regionen mit Standardbehandlung, insbesondere geringere Hospitalisierungsraten und Pflegetage-Summen, geringere Mengen verabreichter Antipsychotika und höhere Integration in bezahlte Arbeit oder Ausbildung (Aderhold 2014).

Heute sind solche Ansätze noch zu wenig verbreitet, da es noch vielfältige organisationale und finanzielle Hürden gibt. Dabei weist Home Treatment gute Evidenz auf (▶ Kap. 4), und die Stationsäquivalente Behandlung (StäB) ist seit 2018 im SGB V gesetzlich verankert.

1.4.4 Zwischenresümee: Parallelen und Differenzen

Bevor in Abschnitt 1.5 Ausblicke auf eine zukünftige Entwicklung »systemisch informierter Psychiatrie« und »psychiatrisch informierter Systemischer Therapie« unternommen werden, wird die bis hierher festgestellte, weitgehend parallele, aber in wesentlichen Punkten voneinander abweichende Entwicklung von Gemeinde-/Sozialpsychiatrie und Systemischer Therapie in ▶ Tab. 1.1 zusammengefasst:

Tab. 1.1: Parallelen und Unterschiede in den Entwicklungen der Gemeinde-/Sozialpsychiatrie und der Systemischen Psychiatrie

Entwicklungen der Gemeinde-/Sozialpsychiatrie	Entwicklungen der Systemischen Therapie
Parallelen	
Stärkung der Patientinnenrechte	Kooperationsorientierung (»Verhandeln über Behandlung«)
Antipsychiatrie und Labeling-Ansatz	Erkenntnistheorie (Konstruktivismus, sozialer Konstruktionismus)
Gemeindenähe/psychosoziale Therapien/Home Treatment – mit dem Ziel der Inklusion	familientherapeutische Wurzeln, Lebenswelt- und Netzwerkorientierung
Verstehen/Trialog	Wiedereinführung in die Kommunikation, open dialogue

Tab. 1.1: Parallelen und Unterschiede in den Entwicklungen der Gemeinde-/Sozialpsychiatrie und der Systemischen Psychiatrie – Fortsetzung

Entwicklungen der Gemeinde-/Sozialpsychiatrie	Entwicklungen der Systemischen Therapie
Sinnsuche/Recovery	Personzentrierte Systemtheorie (Selbstorganisation, Sinnattraktoren)
Differenzen	
Patientin (»Leidende«)	Klientin (Kundin)
Teil des Gesundheitssystems	In Deutschland 20 Jahre lang nicht Teil des Gesundheitssystems
Biomedizinische Modelle von Krankheitsentstehung, Heilung und Evidenzbasierung	kontextuelles Modell, Personzentrierung

1.5 Positionsbestimmung

Die Zeiten der »totalen Institutionen« sind nicht vorbei. Psychiatrische Institutionen haben so viele geschriebene und ungeschriebene Regeln, dass eine Patientin sich in deren Gestrüpp verheddern kann und sich die seltsamsten Dinge angewöhnt, um zu »unterleben« (statt zu »überleben«; vgl. Goffman 1961). Psychiatrisches Personal ist zum allergrößten Teil mit all seinem Engagement sehr zu schätzen, stellt aber allzu leicht eine Übermacht dar. Gerade, wenn die Autonomie (wieder-)erlangt werden soll, stehen diese beiden Faktoren dem Ziel entgegen. Wie aber kann eine psychiatrische Institution ihre Totalität ablegen, damit Inklusion tatsächlich gelingt?

Die im Folgenden beschriebenen Schritte 1.5.1 bis 1.5.3 (samt systemischen Bausteinen) können die Psychiatrie zwar nicht revolutionieren, aber zumindest reformieren, indem sie im Rahmen gegebener Strukturen ein pragmatisches Vorgehen ermöglichen und die Arbeit erleichtern. Der Schritt 1.5.4 kann bei entsprechenden neuen Interaktionsmustern tatsächlich eine Revolution bedeuten, indem die Behandlung zu den Patientinnen kommt und die strukturellen Merkmale der totalen Institution tatsächlich entfallen.

1.5.1 Autonomie der Lebenspraxis als Therapieziel

Anders als in Denken und Sprache der evidenzbasierten Medizin, in der die Störungsspezifität, die Symptome (als Krankheitszeichen), die Krankheiten (im Sinne des *Morbus*) und die sogenannten Komorbiditäten im Fokus stehen, sollte der ganze Mensch, sein Gewordensein (im Sinne einer »neuen Schichtenregel« sensu *Jaspers*) und seine Autonomie in den Fokus rücken. Damit sollte einhergehen:

Die Macht der totalen Institution wird gebrochen: Ent-Institutionalisierung ist das Mittel der Wahl, um diesen Zweck zu erreichen; ist das jedoch (vorübergehend) nicht möglich, sollten dringend die Wahlmöglichkeiten im institutionellen Alltag erhöht werden: aus dem Therapieangebot sollte gewählt werden, demokratische Errungenschaften (Gewaltenteilung, Beschwerdemöglichkeiten, freie Meinungsäußerung) hochgehalten werden; die Transparenz von Entscheidungen des Personals sollte maximal sein, die Rollenerfüllung in Familie und Beruf weitestgehend möglich bleiben – bei gleichzeitiger hoher Verbindlichkeit von Vereinbarungen und therapeutischen Beziehungen.

Krisen werden im Biografieverlauf verstanden: Werden psychische Krisen als Zeichen einer bevorstehenden, notwendigen Veränderung begriffen und als einigermaßen sinn- und bedeutungsvolle Ereignisse im Biografieverlauf verstanden, wie es etwa Hildenbrand (2011) darlegt, erübrigt sich oft eine pathologisierende Sicht auf die Symptomatik. Wenn es bei einer »Krisenintervention« bleibt und der betroffene Mensch nach der Krise rasch wieder in seinem Umfeld Fuß fasst, wird es auch nicht zu Chronifizierungen und psychischen Behinderungen kommen.

Chronifizierung wird als psychosoziale Folge akuter Symptomatik verstanden: Wenn dagegen durch langdauernde Arbeitsunfähigkeiten und Verluste anderer Rollen der Weg zurück in Familie und Gesellschaft versperrt ist, wird es unumgänglich, die Folgen der psychischen Krankheit als solche zu benennen, um die Leistungspflicht der Versicherungen auszulösen. Diese Folgen sind nicht zu verwechseln mit chronischer Krankheit und fordern auch dadurch das pathologieorientierte Gesundheitssystems heraus.

Über Behandlung wird verhandelt: Auch und gerade bei unfreiwilligen Behandlungen ist es ein wichtiger Schritt, in Verhandlungen über die Behandlung einzutreten (Beispiele bei Borst und Leherr 2008). Dadurch, dass mit Verhandlungen begonnen wird, wird ein Kooperationsprozess eingeleitet, in dessen Verlauf die Patientin ihr Schicksal wieder in die Hand nimmt. Neugier, dialogische Prinzipien und das Ziel einer autonomen Lebensführung gehören zur systemischen Grundhaltung, die solche Verhandlungen erst ermöglicht.

Die Lebenswelt, Inklusion und Teilhabe dienen als Orientierung: Immer stärker verbreitet sich auch in psychiatrischen Kontexten die Haltung, dass Menschen mit länger anhaltenden psychischen Problemen wieder soweit gesunden können, dass sie am gesellschaftlichen Leben teilhaben können (Recovery-Modell). Stigmatisierung und Selbst-Stigmatisierung könnten hierbei hinderlich sein und werden deswegen in der Therapie thematisiert; dazu kann dann auch gehören, dass die Patientin – eventuell gemeinsam mit der Therapeutin – eine neue Erzählung über ihr Leben entwickelt, die im besten Falle auch für das Umfeld nachvollziehbar ist.

Behandlungskontinuität wird angestrebt: Therapievereinbarungen, die für eine potenzielle nächste Hospitalisierung vorausschauende Regelungen treffen, sind ein Mittel hierfür. Eine personelle Kontinuität ist derzeit wegen institutioneller Grenzen noch schwer zu realisieren, wird aber durch gute Kontakte zu den Zuweisenden bzw. Netzwerkgespräche wesentlich verbessert. Wer eine therapeutische Beziehung zu einer Patientin aufbaut, sollte eine »echte Beziehung« (vgl. Wirkfaktorenforschung, z. B. bei Wampold et al. 2018) anstreben. Dazu gehört ein unter Umständen langjähriges Interesse am Schicksal der Patientinnen.

Emotion, Kognition und Kommunikation werden nicht als getrennte Bereiche psychischer Funktion betrachtet: Die Erkenntnisse der Affektlogik und der Personzentrierten Systemtheorie werden umgesetzt, indem die psychischen Funktionen als voneinander abhängig und als eng verquickt mit interpersonellen und gesellschaftlichen Prozessen gesehen werden. Das bedeutet aber auch, dass die Fallkonzeption und Therapieplanung idiografisch auf die und mit den Patientinnen abgestimmt werden.

1.5.2 Schranken zwischen Hilfen sowie Kostenträgern überwinden

Die Abgrenzung von stationärer und ambulanter Behandlung ist, bedingt durch institutionelle Bedingungen und Unterschiede in der Finanzierung, vielerorts noch sehr scharf. Modelle integrierter Versorgung[4] weichen diese Grenzen auf. Sie sind für die Kostenträger günstiger, sodass einzelne Krankenkassen solche Modelle lancieren und sich ein Markt für Anbieter integrierter Versorgung aufgetan hat. Wichtigster Kritikpunkt an diesem Markt ist, dass von den Anbietern »gute Risiken« bevorzugt werden (▶ Kap. 4).

Unter dem Stichwort Gemeindepsychiatrie sind – neben der Behandlung i. e. S. – auch viele Leistungen subsummiert, die nicht von den Krankenversicherern, sondern von den Kommunen oder von anderen Sozialversicherungsträgern zu finanzieren sind, so z. B. die Eingliederungshilfen. Auch in diesen Sparten gibt es Versuche, etwa mit regionalen Gesamtbudgets in gemeindepsychiatrischen Verbünden (siehe www.bag-gpv.de) und durch Hilfeplankonferenzen die Hilfen besser zu integrieren und an die Bedürfnisse der Klientinnen anzupassen.

In einem großen Modellprojekt (2019–2023) in zwölf Projektregionen wird aktuell erprobt, wie diese Schranken überwunden werden können (Greve 2021). Vision ist, Komplexleistungen für schwer psychisch erkrankte Menschen individuell bedarfs- und bedürfnisgerecht »wie aus einer Hand« erbringen zu können. SGB-übergreifend soll Behandlung, psychosoziale Unterstützung, Rehabilitation und Eingliederungshilfe verbunden werden, so weit wie möglich im gewohnten Lebensumfeld unter Einbeziehung des »sozialen Umfelds«, also der wesentlichen Bezugspersonen. Therapeutisch ist die Behandlung auf Förderung der Selbstbestimmung und sozialen Teilhabe ausgerichtet; Psychotherapie gehört dazu – und natürlich Arbeit im Netzwerk.

Aber auch die solchermaßen verbesserten Strukturen führen nicht zwangsläufig dazu, dass die in ihnen beschäftigten Mitarbeitenden nun autonomie-fördernd und im Netzwerk arbeiten. Hierzu ist eine an ganze Teams gerichtete, möglichst vor Ort stattfindende Weiterbildung nötig, wie sie in den folgenden Beispielen beschrieben ist.

---

4 Der Begriff der integrierten Versorgung ist nicht ganz unproblematisch, da er in Deutschland vor allem im Sinne des § 140 a bis d des Sozialgesetzbuches (SGB) V verwendet wird, in der Schweiz dagegen allgemeiner im Sinne der »sektorübergreifenden« Zusammenarbeit und Kooperation/Koordination verstanden wird.

1.5.3 Teams und Organisation(en) entwickeln

Meine These ist, dass Teams ihre Arbeitsweise nur dann ändern, wenn eine »kritische Masse«, also eine gewisse Anzahl von Personen, das Denken und die Prozeduren zu ändern bereit ist. Bedauerlicherweise führt es in aller Regel nicht zur Veränderung, wenn einzelne Mitarbeiterinnen Fort- oder Weiterbildungen anderswo besuchen. Sie kehren voller Elan an den Arbeitsplatz zurück und bemerken bald frustriert, dass das Beharrungsvermögen des Teams unüberwindlich ist. Ähnlich groß ist das Beharrungsvermögen ganzer Organisationen.

Änderungen fallen leichter, wenn die Umwelt diese fordert und fördert. Die Umwelt der Organisation/Institution wird durch die gesetzlichen und finanziellen Rahmenbedingungen, gesellschaftliche Entwicklungen, den Markt usw. gebildet. Die Umwelt eines Teams wiederum ist die Organisation. Diese beiden Rahmen sind zu bedenken, wenn in einem Team etwas geändert werden soll, und die Qualifizierung der Mitarbeiterinnen hat nur dann eine Wirkung auf die praktische Arbeit, wenn die Rahmenbedingungen es ermöglichen.

Drei Beispiele von In-House-Weiterbildungen mit ganzen bzw. halben (die andere Hälfte versieht den Dienst an den Patientinnen!) Teams sind mir im deutschsprachigen Raum bekannt, eine vierte wäre sinnvoll:

Systemtherapeutische Methoden psychiatrischer Akutversorgung (SYMPA): Unter der Federführung von Jochen Schweitzer und Liz Nicolai werden seit dem Jahr 2002 in einigen deutschen psychiatrischen Kliniken Mitarbeitende aller Berufsgruppen gemeinsam weitergebildet (▶ Kap. 2). Schwerpunkt ist die Akutpsychiatrie, vermittelt wird systemisches Handwerkszeug wie zirkuläres Fragen, Genogrammarbeit, Hypothetisieren und Reflecting Teams. Die begleitende Forschung zeigt, dass die Arbeit von den Therapeutinnen anschließend als leichter und weniger ausbrennend erlebt wird (Schweitzer und Nicolai 2010). Ob die Behandlung nach der Weiterbildung auch bessere Wirkungen bei den Patientinnen erzielt, ist noch offen.

> **SYMPA-Grundprinzipien (vgl. Schweitzer und Nicolai 2010)**
>
> - Kooperation mit der Familie und anderen für die Patientin wichtigen Menschen
> - Respekt gegenüber familiären Bindungen und Loyalitäten
> - Starke reale oder virtuelle Präsenz der Familien auf der Station
> - Gemeinsames kontextuelles Fallverstehen
> - Sorgfältige Auftragsklärung
> - Systemische Selbstreflexion
> - Ressourcen- und Lösungsorientierung
> - Veränderungsoptimismus ohne Veränderungsdruck

Dabei zeigte sich immer wieder, dass die Implementierung systemischer Therapie in der Psychiatrie auch immer in einem zirkulären Prozess Team- und Organisationsentwicklung erfordert und bewirkt.

Systemische Weiterbildung als Beitrag zur Team- und Organisationsentwicklung: In den Psychiatrischen Diensten Thurgau (Schweiz) wurden parallel zum SYMPA-Projekt, aber mit breiterem Fokus, ebenfalls Mitarbeitende aller Berufsgruppen gemeinsam weitergebildet. Fokus war nicht die Akutpsychiatrie, sondern die ganze Organisation mit allen Teams. Eingebettet war die Weiterbildung in ein umfassendes Konzept zur Organisationsentwicklung (Borst und Studer 2007). Als weiteres wichtiges Element dieser Entwicklung erwies sich, die säulenartigen, miteinander wenig verbundenen Hierarchien der Ärzteschaft und der Pflege aufzulösen und die Teams autonomer werden zu lassen.

Dialoge im Netzwerk: Im Gefolge der strukturellen Veränderungen durch integrierte Versorgung und regionale Budgets finden in zahlreichen deutschen und schweizerischen Psychiatrieregionen Weiterbildungen zur Arbeit in Netzwerken nach skandinavischem Vorbild statt (für einen Überblick siehe Aderhold und Borst 2016 und den Beitrag Greve in diesem Band: ▶ Kap. 11). Auch hier ist die Weiterbildung interdisziplinär. Vermittelt werden dialogische Prinzipien einer offenen und nicht-direktiven Gesprächsführung, die zu Lösungen aus dem natürlichen oder professionellen Netzwerk ermutigt.

Multifamilientherapie: Psychoedukative Multifamiliengruppen gibt es zwar mancherorts, aber um die Kraft einer solchen Gruppe für die Selbsthilfe noch besser nutzen zu können, ist eine spezifische Fortbildung sinnvoll. Ein mentalisierungsfördernder Ansatz der Multifamilientherapie entstammt der Kinder- und Jugendpsychiatrie und wird auch vor allem dort angewandt. Denkbar ist eine nutzbringende Anwendung aber auch in der Erwachsenenpsychiatrie (Asen 2018; ▶ Kap. 16).

1.5.4 Die Behandlung kommt zur Patientin

Inklusion müsste nicht erst mühevoll geplant werden, sondern wäre noch gegeben, wenn die psychiatrische Behandlung zuhause bei der Patientin stattfinden und alle sozialen Bezüge, inklusive Ausbildungs- oder Arbeitsplatz, erhalten bleiben würden. Solche Ansätze gibt es im skandinavischen Raum seit dem Jahr 1991 (s. o., NAT), im deutschsprachigen Raum mit den ersten Home Treatment-Konzepten seit dem Jahr 2006, mit der sogenannten Stationsäquivalenten Behandlung (StäB) seit dem Jahr 2018 (siehe auch ▶ Kap. 8).

Aber auch dann, mit deutlich veränderten Prozeduren, muss ein Team die Haltung und das Denken ändern, damit es nicht »die totale Institution nach Hause bringt«. Folgende Punkte müssen überdacht und neugestaltet werden:

- *Wer stellt die Indikation und definiert Therapieziele?* Die betreffende Person sollte jedenfalls mindestens mit der Patientin darüber geredet und daraus einen ersten Therapieplan formuliert haben, besser noch zusätzlich das Team bereits in dieser frühen Phase einbezogen haben.
- *Erlauben die Dienstpläne Bezugspersonenarbeit?* Die Zeit- und Dienstpläne werden schnell so komplex, dass Bezugspersonenarbeit erschwert wird.
- *Wie verhalten wir uns als Gäste in einem fremden Haus?* Wie verhalte ich mich, wenn ich bei einer Zwangsmaßnahme dabei war und später Gast bei dieser Patientin

bin? Und als Mann allein bei einer Patientin? Wo finden somatische Untersuchungen statt? Wie schaffen wir eine vertrauensvolle (Zweier-) Atmosphäre, wann sind die Angehörigen dabei?
- *Berufsgruppen: wer macht was?* Wer »darf« was besprechen (die Familiengeschichte, traumatische Erfahrungen in der Lebensgeschichte, fortdauernde innerfamiliäre Gewalt, Familiengeheimnisse, …)?
- *Wie gehen wir mit Suchtmittelkonsum um?* Fordern wir Abstinenz? Wann brechen wir wegen Konsums die Therapie ab?
- *Wie lange soll die Therapie dauern?* Wird die Dauer vorweg festgelegt auf z. B. vier oder sechs Wochen? Was tun wir, wenn wir befürchten, dass die Therapie eher exkludierend wirkt, indem die Patientin z. B. tagsüber im Bett liegen bleibt?
- *Wer wird noch einbezogen?* Soll z. B. ein Gruppenangebot auch bei anderen Anbietern gemacht werden, obwohl es uns etwas kostet? Gibt es Peers in der Organisation, und wie werden sie eingesetzt? Ab wann »stören« Angehörige und werden gebeten, den Raum zu verlassen?

All diese Fragen sind im Team zu klären, am besten im Rahmen einer begleitenden, gemeinsamen In-House-Fortbildung und/oder durch fortlaufende Supervision. »Systemisch« sollten sowohl Fortbildung als auch Supervision sein: Kompetenzen im Mehrpersonen-Setting fördern, das Erarbeiten eines gemeinsamen Fallverständnisses üben, allparteiliche Haltung und Kooperation fördern, reflektierende Positionen einnehmen. Ganz besonders in diesen neuen Behandlungsmodellen zeigt sich: Systemisches Arbeiten entsteht bei der Arbeit – weder durch Weiterbildung Einzelner noch durch »Beschluss« der Leitung. Defizitorientierung und andere Merkmale totaler Institutionen brechen sich gerne wieder Bahn, wenn nicht ständig das Denken in andere Richtung gebracht wird.

1.5.5 Fazit

Die Systemische Therapie wurde in der Psychiatrie entwickelt, und da muss sie wieder hin. Im Sinne einer verfahrensübergreifenden, methodenintegrierenden, inkludierenden, sozialen Psychiatrie meine ich damit: Die Psychiatrie sollte systemisch informiert arbeiten, und die systemisch gebildeten Fachleute sollten sich wieder vermehrt der psychischen Phänomene annehmen, die von der betroffenen Person zu Beginn der psychischen Krise oftmals noch nicht ausgedrückt werden können.

Referenzen

Alanen YO, Lehtinen K, Räkköläinen V, Aaltonen J (1991) Need-adapted treatment of new schizophrenic patients: Experiences and results of the Turku Project. Acta Psychiatrica Scandinavica 83: 363–372.

Aderhold V (2013) Bedürfnisangepasste Behandlung und offene Dialoge. Psychotherapie-Wissenschaft 3(2): 70–78.
Aderhold V (2017) Das (Un-)Wesen psychischer Krankheiten. Über den aktuellen Zerfall von Krankheitskonstruktionen und den phänomenalen Nutzen der Konstruktionslücke. Familiendynamik 42: 112–120.
Aderhold V, Borst U (2009) Viele Wege in die Psychose. Neue Empirie zur alten Hypothese von Vulnerabilität und Stress. Familiendynamik 34: 370–385.
Asen E (2018) Multifamilien- und Paargruppentherapien. In: Sydow KV und Borst U (Hrsg.) Systemische Therapie in der Praxis. Weinheim: Beltz. S. 385–393.
Bock T, Hurtz R, Klingberg S, Bechdolf A, Haebler DV (2021) Komplizierter Streit um Komplexleistungen für psychisch erkrankte Menschen. Psychiatrische Praxis 48: 51–54.
Bombosch J, Hansen H, Blume J (Hrsg.) (2007) Trialog praktisch: Psychiatrie-Erfahrene, Angehörige und Professionelle gemeinsam auf dem Weg zur demokratischen Psychiatrie. Neumünster: Paranus
Borst U (2020). Systemische Therapietheorie und Fallkonzeption. Familiendynamik 45(2): 96–106. DOI https://doi.org/10.21706/fd-45-2-96
Borst U, Leherr H (2008) Zwangsbehandlung und Verhandlungskultur in der Psychiatrie. Familiendynamik 33: 161–176.
Borst U, Studer K (2007) Navigieren, Driften und Wellenschlagen. Unternehmensentwicklung in einer psychiatrischen Klinik. Organisationsentwicklung 1–2007: 53–60.
Bowen M (1978) Family therapy in clinical practice. New York: Jason Aronson.
Ciompi L, Hoffmann H, Broccard M (Hrsg.) (2001) Wie wirkt Soteria? Eine atypische Psychosenbehandlung kritisch durchleuchtet. Bern: Huber
DGPPN (Hrsg.) (2019) S3-Leitlinie Psychosoziale Therapien bei schweren psychischen Erkrankungen. 2. Aufl. Berlin: Springer. (https://www.awmf.org/uploads/tx_szleitlinien/038-020l_S3_Psychosoziale_Therapien_bei_schweren_psychischen_Erkrankungen_2019-07.pdf, Zugriff am 25.07.2023).
Falloon IRH, McGill CW (1985). Family stress and the course of schizophrenia: a review. In: Falloon IRH (Hrsg.) Family Management of Schizophrenia: A Study of Clinical, Social, Family and Economic Benefits. S. 1–22. New York: Guilford Press.
Frances A (2017) Wer ist krank – und wer nicht? Die entscheidende Rolle psychiatrischer Diagnosen – und ihre gravierenden Mängel. Familiendynamik 42: 102–111.
Goffman E (1973) Asyle. Über die soziale Situation psychiatrischer Patienten und anderer Insassen. Frankfurt a. M.: Edition Suhrkamp.
Greve N (2011) »Gemeindepsychiatrie« – Zum Stand integrierter psychiatrischer und psychosozialer Hilfen. Theorie und Praxis der Sozialen Arbeit 1: 38–43.
Greve N, Bomke P, Kurzewitsch E, Becker T (2021) Versorgungsnetze für Menschen mit psychischen Störungen. In: Klauber J, Wasem J, Beivers A, Mostert C (Hrsg.) Krankenhaus-Report 2021. Versorgungsketten – Der Mensch im Mittelpunkt. Berlin: Springer Open. S. 149–171.
Haken H, Schiepek G (2010) Synergetik in der Psychologie: Selbstorganisation verstehen und gestalten. Göttingen: Hogrefe.
Haley J (1963/1978) Gemeinsamer Nenner Interaktion. Strategien der Psychotherapie. München: Pfeiffer.
Hildenbrand B (2011) Ereignis, Krise und Struktur – ein Konzept von Wandel im Lebenslauf und in Beratung und Therapie. Familiendynamik 36: 92–100.
Hildenbrand B (2019) Begangene und unbegangene Wege aus der totalen Institution. Familiendynamik 44: 188–196.
IQWiG (2017) Systemische Therapie bei Erwachsenen als Psychotherapieverfahren. https://www.iqwig.de/download/n14-02_abschlussbericht_systemische-therapie-bei-erwachsenen_v1-0.pdf. Zugriff am 25.07.2023).
Jackson D (Hrsg.) (1968) Therapy, Communication and Change (Human communication, volume 2). Palo Alto, CA: Science & Behavior Books.
Kriz J (2017) Person und Lebenswelt. Göttingen: Vandenhoeck & Ruprecht.
Loth W (2017) Beisteuern zu hilfreichen Veränderungen – explizite Zugänge, implizite Entwicklungen. Systeme 31: 65–87.

Maté G (2019) Healing as a subversive act. Interconnections vs. Individuals. (https://www.psychotherapynetworker.org/article/healing-subversive-act, Zugriff am 25.07.2023).

McGoldrick M, Gerson R, Petry S (2009) Genogramme in der Familienberatung. 5. Aufl. Bern: Verlag Hans Huber.

Minuchin S (1976) Families and Family Therapy. Cambridge, MA: Harvard University Press.

Reiter L, Brunner EJ, Reiter-Theil S (Hrsg.) (1997) Von der Familientherapie zur systemischen Perspektive. Berlin: Springer.

Rufer M (2012) Erfasse komplex, handle einfach. Systemische Psychotherapie als Praxis der Selbstorganisation – ein Lernbuch. Göttingen: Vandenhoeck & Ruprecht.

Satir V (1973/1994) Familienbehandlung: Kommunikation und Beziehung in Theorie, Erleben und Therapie. 9. Aufl. Freiburg: Lambertus.

Schweitzer J, Nicolai L (2010) SYMPAthische Psychiatrie. Handbuch systemisch familienorientierter Arbeit. Göttingen: Vandenhoeck & Ruprecht.

Seikkula J, Arnkil TE (2007) Dialoge im Netzwerk. Neue Beratungskonzepte für die psychosoziale Praxis. Neumünster: Paranus.

Selvini Palazzoli M, Boscolo L, Cecchin G, Prata G (1977) Paradoxon und Gegenparadoxon. Ein neues Therapiemodell für die Familie mit schizophrener Störung. Stuttgart: Klett-Cotta.

Selvini Palazzoli M, Cirillo S, Selvini M, Sorrentino AM (1992) Die psychotischen Spiele in der Familie. Stuttgart: Klett-Cotta.

Stierlin H (1978) Delegation und Familie. Frankfurt: Suhrkamp.

Systemische Gesellschaft (2004) Potsdamer Erklärung zur systemischen Aufstellungsarbeit. Berlin: Systemische Gesellschaft (https://systemische-gesellschaft.de/wp-content/uploads/2014/01/potsdamer_erklaerg_aufstellarbeit.pdf, Zugriff am 26.2.2023).

Utschakowski J, Sielaff G, Bock T, Winter A (2016) Experten aus Erfahrung. Peerarbeit in der Psychiatrie. Köln: Psychiatrie-Verlag.

Wampold BE, Imel ZE, Flückiger C (2018) Die Psychotherapie-Debatte. Was Psychotherapie wirksam macht. Göttingen: Hogrefe.

Watzlawick P, Beavin JH, Jackson DD (1967/2017) Menschliche Kommunikation – Formen, Störungen, Paradoxien. 13., unveränd. Aufl. Bern: Hogrefe.

2 Systemische Haltung, Orientierung und Kooperation

Cornelia Oestereich

2.1 Einleitung

Das Praxisfeld der Psychiatrie und des psychiatrischen Versorgungssystems ist hochkomplex. Individuumszentrierte Krankheitskonzepte begegnen der Erfahrung, dass sich um die psychische Erkrankung herum ein problemdeterminiertes System (Anderson und Goolishan 1988) bildet. Die Phänomene des als krankhaft gewerteten symptomatischen Verhaltens können das umgebende System sozialer Beziehungen beeinträchtigen (Familie, Angehörige, Kolleginnen, Nachbarschaft etc.) und durch dieses auch beeinflusst werden. Wenn psychiatrische Institutionen, Ärztinnen, gesetzliche Betreuerinnen etc. beteiligt werden, erweitert sich das Problemsystem. Eine systemische Haltung und systemisches Denken und Handeln in diesem komplexen Feld eröffnet durch die Einbeziehung des Systems der Patientinnen und Klientinnen ebenso wie des Versorgungssystems neue Optionen, welche den bisherigen Handlungsspielraum erweitern können. Hier ist vor allem eine zirkuläre Sichtweise des Geschehens, welche die Phänomene zueinander in Beziehung setzt, nützlich.

Systemische Therapie in diesen hochkomplexen Systemen ist in erster Linie systemisches Denken und Handeln. Systemische Sichtweisen unterstellen allem Verhalten, auch dem symptomatischen Verhalten, einen Sinn, wenn es im Kontext des sozialen Systems betrachtet wird.

Fallbeispiel: Frau M.

Frau M. (44), Chemielaborantin, verheiratet, Mutter von zwei Kindern, (11 J., 13 J.) wird mit den Symptomen einer akuten Psychose in die Psychiatrie eingewiesen. Der Ehemann hatte die Kinder in den letzten Monaten mehrfach für einige Tage zu den Großeltern gebracht, weil er sie von seiner Frau nicht gut versorgt sah und sie entlasten wollte. Auch hatte er sich an die Hausärztin gewendet, da er seit längerer Zeit unter der Belastung durch die Erkrankung seiner Frau litt und mit Schlafstörungen und depressiven Verstimmungen reagierte. Die Betreuung der Kinder stellte zudem hohe Anforderungen, da diese Auffälligkeiten in der Schule entwickelt hatten.

Die Patientin hat eine gesetzliche Betreuerin, da sie rezidivierend erkrankt war und bei der Gesundheitssorge Unterstützung benötigte. Die gesetzliche Betreuerin wird auch von Herrn M. als Unterstützung erlebt. Die jetzige Einweisung war aber nach dem im Bundesland geltenden Psychisch-Kranken-Gesetz

(PsychKG) erfolgt, welches die Unterbringung psychisch kranker Menschen wegen Selbst- oder Fremdgefährdung in einer psychiatrischen Klinik regelt. Die Patientin hatte an ihrem Arbeitsplatz in einem chemischen Labor die Kolleginnen durch »leichtsinnigen« Umgang mit Chemikalien akut gefährdet.

Schon längere Zeit hatten Ehemann, die gesetzliche Betreuerin und die behandelnde Ärztin den Verdacht, dass Frau M. die verordneten Psychopharmaka nicht einnahm, es gelang ihnen aber nicht, die Patientin dazu zu bringen, dieses erneut zu tun.

2.1.1 Systemische Ziel- und Auftragsklärung in der Psychiatrie

Wer sind in diesem Fall die Auftraggeberinnen der stationären psychiatrischen Behandlung? Welche Interessen haben die an der psychosozialen Situation der Betroffenen in unterschiedlichem Maße Beteiligten? Welche Ziele verfolgen sie, für sich selbst, für die Patientin, für die Familie oder als Chefin für den Betriebsfrieden und die Mitarbeiterschaft?

- In diesem Fall hat die Patientin selbst zum Zeitpunkt der Aufnahme nur einen einzigen Auftrag an die Behandelnden: Sie will entlassen werden. Sie sieht sich zu Unrecht in die Psychiatrie gebracht. Eine psychiatrisch-psychotherapeutische und medizinische Behandlung jedenfalls will sie nicht.
- Der Ehemann, in Sorge um sich selbst und um die Kinder, kommt zunächst nicht zu Besuch in die Klinik und begründet dieses gegenüber den Therapeutinnen telefonisch damit, dass er Abstand brauche. Wenn seine Frau wieder gesund sei und verspreche, sich ambulant behandeln zu lassen, werde er entscheiden, ob ein weiteres Zusammenleben möglich sei. Sein Auftrag: »Machen Sie meine Frau gesund und sichern Sie mir zu, dass sie regelmäßig ihre Medikamente nehmen wird.«
- Über die Kinder können wir vermuten, dass sie sich wünschen, dass die Mutter nicht immer so laut schreit und schimpft, sondern sich bald wieder so freundlich wie früher verhält, und dass die Eltern sich nicht so viel streiten. Sie möchten wieder mit ihr zu Hause leben.
- Die Chefin fürchtet eine weitere Gefährdung ihres Betriebes und der Mitarbeiterinnen. Sie kann sich eine Gesundung der Patientin nicht vorstellen, sondern möchte eine Möglichkeit finden, das Arbeitsverhältnis zu beenden.
- Die gesetzliche Betreuerin ist besorgt, dass die Patientin nicht erneut motiviert werden kann, ein dicht geknüpftes ambulantes Behandlungsnetz zu akzeptieren. Sie schlägt die Möglichkeit einer Berentung wegen Erwerbsunfähigkeit vor, um ihre Betreute wirtschaftlich abzusichern.
- Das Gericht hat die Patientin wegen Fremdgefährdung eingewiesen. Der durch das Gericht vertretene gesellschaftliche Auftrag an die Psychiatrie lautet, durch psychiatrische Behandlung auch gegen den Willen der Betroffenen Dritte (in diesem Fall die Familie und die Arbeitskolleginnen) davor zu schützen, durch den psychisch kranken Menschen zu Schaden zu kommen.

Weitere (implizite) Aufträge:

- Frau M. hat Eltern und Geschwister. In dieser Familie erklärt man sich die Erkrankung der Tochter und Schwester mit Konflikten in ihrer Ehe. Daher wäre es aus der Sicht der Familie vielleicht besser, wenn sie sich von ihrem Mann trennen und in die Nähe der Eltern ziehen würde.
- Die Nachbarn sind die lauten Streitigkeiten und die nächtlichen Ruhestörungen leid. Sie sähen es gerne, wenn die Vermieterin der Familie die Wohnung kündigen würde, auch wenn ihnen die Familie und besonders die Kinder leidtun.
- Die ambulant behandelnde Psychiaterin hatte zu ihrer Patientin in letzter Zeit keinen Kontakt mehr, da diese die Termine nicht wahrnahm. Sie möchte die ambulante Behandlung gerne fortsetzen, da sie davon ausgeht, dass die Compliance der Patientin wiederhergestellt wäre, wenn die Psychose erneut kompensiert wäre.
- Die Krankenkasse als Kostenträger der Behandlung ist an einem schnellen Erfolg interessiert, an kurzer stationärer Behandlungsdauer und möglichst schneller Wiederherstellung der Arbeitsfähigkeit.
- Wenn das Behandlungs-Setting der Klinik in die Betrachtung einbezogen wird, wird die Situation noch komplexer. Frau M. akzeptiert ihre Einweisung nicht, da sie eine psychische Erkrankung bestreitet. Da sie sich in den ersten Tagen störend verhält, z.B. die Mitpatientinnen belästigt und nachts nicht zur Ruhe kommt, sind die Therapeutinnen verpflichtet, beispielsweise durch milieutherapeutische Strukturierung auf ihr Verhalten einzuwirken und ihr auch beruhigende Medikamente anzubieten. Einer medikamentösen Behandlung gegen ihren ausdrücklichen Willen sind enge rechtliche Grenzen gesetzt.
- Der Rahmen der Behandlung muss auch die Mitpatienten schützen, da diese einen Anspruch auf eine die Gesundung fördernde Umgebung haben. Fremdaggressives Verhalten in der Klinik erfordert gelegentlich psychiatrische Zwangsmaßnahmen. Gegen die Betroffene? Für die Betroffene? Dies ist eine Frage der Perspektive.

2.1.2 Kontextualisierung

In der psychiatrischen Versorgung handelt es sich um gemischte Kontexte, in denen Anliegen der Betroffenen und ihrer Angehörigen, Beobachtung und Diagnostik von symptomatischem Verhalten, Bewertung und Diagnosestellung, Behandlung, Beratung, Versorgung, Betreuung, Schutz und Fürsorge, soziale Kontrolle, Zwang und eigene Motivation einer Patientin zu Veränderungen, oft als Freiwilligkeit benannt, eine gleichermaßen berechtigte Rolle spielen. Die jeweiligen Anteile unterscheiden sich danach, ob wir psychiatrische ambulante Behandlungseinrichtungen betrachten oder teilstationäre und stationäre Institutionen, ob es sich um klinische Einrichtungen handelt oder solche der Wiedereingliederung, der Rehabilitation oder der Pflege. Sie unterscheiden sich darin, ob der Schwerpunkt eher auf Psychiatrie oder Psychotherapie liegt. Sie unterscheiden sich auch danach, ob Patientinnen dort freiwillig Behandlung oder Unterstützung suchen oder ob sie dort untergebracht wurden auf Veranlassung von anderen (durch eine Einweisung ihrer ambulant behandelnden Ärztin, dem Sozialpsychiatrischen Dienst, ihrer gesetzlichen Betreuerin, einem Gericht gemäß PsychKG oder Betreuungsrecht). Es geht zudem um Themen der Compliance, um Motivation, um »Einsichtsfähigkeit«. Seitens der Professionellen geht es vor allem um Herstellung von Kooperation mit den Patientinnen, aber auch mit den Mitgliedern ihres sozialen Bezugssystems. Wenn diese gelingt, kann ein gemeinsames Fallverständnis (Welter-Enderlin und Hildenbrand 2004) erreicht werden und gemeinsam kann die systemische Ziel- und Auftragsklärung gelingen.

2.2 Das Krankheitskonzept der Systemischen Therapie

Das systemische Konzept nimmt eine interaktionale, zirkuläre, kontextuelle Perspektive ein. Das Verständnis von Krankheit geht über eine individuelle Zuschreibung hinaus. Erkrankungen werden als Phänomen einer Interaktion zwischen der körperlichen, psychischen und sozialen Dimension des Lebens verstanden, an der eine oder mehrere Personen so sehr leiden, dass diesem Krankheitswert zugeschrieben wird (Schweitzer und v. Schlippe 2006).

Das systemische Konzept geht vom Menschen als biopsychosoziales System aus und betrachtet den Menschen im Kontext seiner Beziehungen, welche selbstorganisierende Systeme bilden. Für dieses wechselseitige Konstituierungsverhältnis von intrapsychischen, sozialen, kommunikativen sowie kontextuellen Prozessen hat die Systemische Therapie theoretische Modelle und praktische Konzepte entwickelt (Schiepek 1999; v. Sydow et al. 2007; Simon 2011; Levold und Wirsching 2014; v. Sydow und Borst 2018). Dieses soziale Netzwerk umfasst nicht nur Beziehungen von Partnerschaft, Familie, Freunden und Communities, sondern auch den Kontext, also die Umwelt des Systems mit ihren natürlichen, sozioökonomischen, historischen, soziopolitischen und kulturellen Bedingungen.

Das systemische Konzept geht in der Beschreibung der komplexen Welt von einer Vielfalt von Hypothesen anstelle der Suche nach Gewissheit aus, denn nach diesem Verständnis stellt jede Erkenntnis eine mögliche Konstruktion der Wirklichkeit dar. Kontextorientierung und das Prinzip der Beobachtung zweiter Ordnung sind handlungsleitend. Diese besagt, dass jede Beobachterin Teil des Systems ist, da ihre Beschreibungen ebenfalls Konstruktionen darstellen, die Einfluss nehmen und daher in das Verständnis der beobachteten Phänomene einbezogen werden müssen (v. Förster und Pörksen 1998). Es macht einen Unterschied, wer eine psychiatrische Diagnose stellt, wie die Expertin geschult wurde und welchen theoretischen und praktischen Hintergrund sie hat. Pädagoginnen schauen anders auf dieselben Phänomene als Ärztinnen oder Psychologinnen. Pflegende beschreiben die beobachtbaren Phänomene wiederum anders. Auch der kulturelle und soziale Kontext spielt eine Rolle. Die Therapeutinnen gehören daher zum beobachteten System, da ihre Beteiligung eine verändernde Wirkung auf die beobachtbaren Phänomene hat.

Die Prämisse, dass es keine »wahren«, sondern mehr oder weniger passende, subjektive, nützliche Wirklichkeitskonstruktionen gibt, führt zu einem Menschenbild, das die Autonomie und Eigenverantwortlichkeit der Menschen in ihren sozialen Beziehungen ebenso wie ihre jeweiligen subjektiven Wirklichkeitskonstruktionen, also wie sie sich die Welt erklären, respektiert und auf Herstellung von Kooperation setzt. Wegen dieser Vielfalt sollte jede Hypothese in der Therapie diese Mannigfaltigkeit möglichst abbilden. Hypothesen sollten sich nicht nur an überlieferten Erklärungen orientieren, sondern neue Ideen transportieren und so auch zu überraschenden, verstörenden Ideen im therapeutischen Gespräch führen (Oestereich 2022a). Zirkuläres Denken, Kreisförmigkeit, (Cecchin 1988; v. Schlippe und Schweitzer 1997/2012) bedeutet den Abschied von einseitigen Ursache-Wirkungs-Erklärungen und versucht, das Verhalten der Menschen, die in ein System kommunikativ eingebunden sind, als Regelkreis so zu beschreiben, dass diese Eingebundenheit sichtbar wird. Einzelne Ursache-Wirkungs-Hypothesen, welche sich gegenseitig beeinflussen, werden zusammengelegt beschrieben. Der Einfluss dieser Verhaltensweisen aufeinander kann dann zirkulär befragt werden. So werden die gegenseitigen Bedingtheiten in sozialen Systemen für die Beteiligten deutlich und ermöglichen, neue Verhaltensweisen und Lösungen zu erproben.

Im systemischen Konzept werden Erkrankungen auf unterschiedlichen Systemebenen betrachtet: »Kranksein« fokussiert die biomedizinische Ebene und die dort gefundenen Ergebnisse (englisch: »disease«) – das *Ge-lebte Leben*. Auf einer seelischen Beschreibungsebene entspricht »sich krank fühlen« (englisch: »illness«) der Ebene des *Er-lebten Lebens*. »sich krank zeigen« (englisch: »sickness«) spielt sich im sozialen Miteinander ab und entspricht der Ebene des *Er-zählten Lebens*, nämlich wie über die Beschwerden mit anderen kommuniziert wird und welche Bedeutung diesen gegeben wird (Schweitzer und v. Schlippe 2006). Diese Dimensionen stehen in zirkulären Prozessen in ständigem Austausch und beeinflussen einander.

In der Systemischen Therapie werden Diagnosen und andere Zuschreibungen sowie ihre möglichen Implikationen in den therapeutischen Gesprächen reflektiert. Sie können als beobachterabhängige Wirklichkeitskonstruktionen von Professionellen und Hilfesuchenden verstanden werden, die in bestimmten Kontexten Bedeutung erlangen und dort wirksam werden können. Diese Themen werden durch zirkuläre und systemische Fragen eingeführt, können zur Verflüssigung von Erklärungen und Verhalten führen und damit zu einer Erweiterung der Handlungsmöglichkeiten. Diese Herangehensweisen lassen sich in der Psychiatrie in vielen alltäglichen Behandlungssituationen als systemische Interventionen »wie nebenbei« anwenden. In den Visitengesprächen, in der gemeinsamen Behandlungsplanung, in Gesprächen mit Angehörigen können systemische Fragen, zirkuläre wie hypothetische, ins Gespräch einfließen und jeweils neue Perspektiven eröffnen.

Das systemische Konzept betrachtet Unterschiede, die Unterschiede machen (Bateson 1979), also Informationen, welche die Beschreibung von Sachverhalten und Bedeutung ermöglichen – so auch Unterschiede zwischen Individuen, zwischen Familien, zwischen sozialen Gruppen, zwischen Professionen, zwischen Angehörigen unterschiedlicher Ethnien, zwischen Kulturen. Zugleich werden grundlegende

Ähnlichkeiten menschlichen Lebens vorausgesetzt. Demzufolge sollte das systemische Denken eine Perspektive respektvoller und anteilnehmender Neugier (Cecchin 1988) einnehmen.

2.3 Herstellung von Kooperation in komplexen Auftragslagen

Systemisches Denken und Handeln zeigt sich in therapeutischen Haltungen ebenso wie in der Herstellung förderlicher Settings und in therapeutischen Methoden. Die systemtherapeutische Grundhaltung der respektvollen Neugier unterstellt allem Handeln gute Gründe aus der Perspektive des Handelnden. Es geht also darum, nicht-bewertend interessiert daran zu sein, wie die einzelnen Personen ihr Handeln begründen, wie dieses Handeln in einem bestimmten Kontext Sinn macht, welche Lösungen für ein Problem bisher gefunden bzw. versucht wurden. Neben der Gestaltung einer empathischen, respektvollen therapeutischen Beziehung können systemische, zirkuläre Fragen in allen klinischen Situationen eines psychiatrischen Versorgungsalltags angewendet werden:

- »Wie kommt es, dass Sie jetzt hier in der Klinik sind?«
- »Was denken Sie, weshalb haben Ihre Arbeitskolleginnen die Polizei und den Sozialpsychiatrischen Dienst gerufen?«
- »Wenn ich die Kolleginnen fragen würde, was würden sie mir erzählen?«
- »Wie kommt es, dass Ihre Familie vorübergehend zu den Großeltern gezogen ist?«
- »Was meinen Sie, wie schätzt Ihre Betreuerin die Situation ein?«
- »Wenn Ihre Eltern in diesem Gespräch dabei wären, was würden diese mir erzählen?«
- »Was würden sie Ihnen raten?«
- »Und was mir als behandelnder Ärztin?«

Ähnliche Fragen werden auch den anderen Beteiligten gestellt, immer davon ausgehend, dass die Situation sich aus der jeweils anderen Perspektive ganz anders darstellen kann. Die Patientin sollte bei den Gesprächen anwesend sein, damit sie die Perspektive und die Anliegen der anderen Beteiligten erfährt.

Eine systemtherapeutische Haltung der Neutralität (Cecchin 1988), also der Nicht-Bewertung, ist sinnvoll gegenüber den oft widersprüchlichen Zielen und Aufträgen der Beteiligten (▶ Kap. 3). Zunächst geht es darum, die Patientin selbst zur Kooperation einzuladen. Dazu ist es wichtig, Transparenz herzustellen, insbesondere über die eigene professionelle Rolle, die Position in der Institution und die Aufgabe, welche die Professionellen in der Situation jeweils haben. Empfehlenswert ist auch, Transparenz darüber zu schaffen, wie die Situation sich rechtlich darstellt, welche Möglichkeiten eine Patientin hat, darauf Einfluss zu nehmen (z. B. das Recht darauf, Widerspruch gegen eine richterliche Entscheidung einzulegen), Aufklärung über die Konsequenzen, wenn sie sich nicht an die Behandlungsanordnungen oder Regeln der Station halten würde und wenn sie z. B. ihr aggressives Verhalten aus der Aufnahmesituation fortsetzen würde. Eine Möglichkeit des Umgangs ist weiter, den rechtlichen und klinischen Rahmen zu beschreiben: »Die Richterin hat jetzt entschieden, dass Sie in Behandlung bleiben müssen: wie können wir gemeinsam die Situation so gestalten, dass sie für Sie so hilfreich oder so nützlich wie möglich ist?« oder: »Ich gewinne den Eindruck, dass Sie stark von Suizidgedanken gequält werden. Sie sagen, es gelinge Ihnen derzeit nicht, diese zu kontrollieren. Dann bin ich als Ärztin gehalten, Sie davor zu schützen, sich etwas anzutun. In dieser Funktion entscheide ich, Sie auf eine geschütztere Station zu verlegen. Unsere therapeutischen Gespräche werden wir fortsetzen können, wenn Sie sich wieder stabiler fühlen.«

Neutralität und respektvolle Neugier kann weiter bedeuten, sich zu erkundigen, warum beispielsweise der Mann oder die Eltern einer Patientin derzeit einen Besuch auf der Station verweigern, ihre Motivation zu respektieren und Verständnis dafür zu zeigen und gleichzeitig der Patientin gegenüber sowohl die Entscheidung des Partners zu akzeptieren als auch weiter die Einladung an die Angehörigen aufrechtzuerhalten und gelegentlich zu wiederholen, sich am Behandlungsprozess zu beteiligen und zu Gesprächen zu kommen.

Ein wichtiges Thema ist der systemische Umgang mit dem Krankheitskonzept und der Diagnose. Wie erklären sich die Einzelnen das Verhalten der Patientin? Eher als Krankheit, eher als soziale Beziehungsstörung? Eher als Ausdruck eines Konfliktes oder einer schlechten Erziehung? Eher als Charakterfehler oder Stressfolge? Oder andere Erklärungen? Welche Implikationen hat die Diagnose für die einzelnen Systemmitglieder? Welche Auswirkungen auf ihr eigenes Verhalten der Patientin gegenüber folgt aus der jeweiligen Erklärung? Bei all diesen Fragen ist es wichtig, durchgehend eine Vielfalt und Multiperspektivität abzubilden. Das gelingt oft, wenn man im Gespräch durch systemische Fragen auch die vermutete Meinung nicht anwesender, aber zum sozialen Bezugssystem gehörender Personen erfragt.

Die systemische therapeutische Haltung, dass in jedem Menschen, in jedem psychosozialen System, Ressourcen für eine Problemlösung vorhanden sind, erleichtert die Suche nach Lösungen, ermöglicht aber auch Respekt vor Veränderungsentscheidungen, die vielleicht nicht den Vorstellungen der Therapeutinnen entsprechen.

Es geht darum, Handlungsspielräume zu erweitern. Hierzu ist es nützlich, eine Vielfalt von Möglichkeiten, also von Lösungswegen zu suchen und anzubieten. Die Haltung, dass »viele Wege nach Rom führen«, ermöglicht auch die Anerkennung und die Wertschätzung von Entscheidungen, die von den Therapeutinnen nicht unbedingt geteilt werden. So gelingt es auch, Behandlungsabbrüche als berechtigte Lösungsversuche zu betrachten und gemeinsam zu reflektieren. Therapeutinnen können die Patientin dann eher darin unterstützen, unter welchen Bedingungen der Behandlungsabbruch am ehesten erfolgreich sein könnte. Und falls dieser Weg sich als nicht erfolgreich herausstellen sollte, werden die Patientinnen eingeladen, die Behandlung fortzusetzen.

2.3.1 Innere Landkarte und sozialer Konstruktionismus

Systemische Therapeutinnen nehmen in der Psychiatrie eine nicht-bewertende Haltung des Respekts und zugleich der anteilnehmenden Neugier ein. Sie interessieren sich dafür, nach welchen »inneren Landkarten« andere Menschen durch ihr Leben reisen. Sie sollten sich bei den Patientinnen als Expertinnen ihrer selbst erkundigen, wie der jeweilige kontextuelle Hintergrund (familiär, traditionell, sozial, ökonomisch, kulturell, historisch) die »innere Landkarte« neu kartiert. Unter einer »inneren Landkarte« ist die Wechselbeziehung zwischen Vorannahmen, Ideen und Bedeutungen, nach denen Mitglieder eines sozialen Systems ihr Weltbild immer wieder neu kreieren, zu verstehen, sowie den Regeln und Mustern, nach denen ihr soziales System funktioniert. Diese werden in einem gemeinsamen Prozess des kommunikativen Austausches mit anderen Menschen kontinuierlich an den kulturellen, historischen, sozialen oder soziopolitischen Kontext angepasst. Sie sind also nicht statisch. Lebensverändernde Ereignisse wie schwere Erkrankungen, psychische oder soziale Krisen, traumatische Erfahrungen können die »innere Landkarte« verändern.

Wenn hingegen eine Anpassungsanforderung als Zumutung erlebt wird, kann dieser Austausch verlangsamt oder behindert werden, sodass alte »Landkarten«, oft mit großer Kraftaufwendung, aufrechterhalten werden (Oestereich 2022a). Das kann zu Fehlanpassungen führen, die beispielsweise als psychiatrische Symptome, als symptomatisches Verhalten sichtbar werden können.

Das im systemischen Feld entwickelte Konzept des »sozialen Konstruktionismus« (Gergen und Gergen 2009) verweist auf die gemeinschaftlichen Konstruktionen von Wirklichkeit. Die Sinnhaftigkeit dieser Konstruktionen beruht auf sozialen Konventionen, die sich im Laufe der Zeit ändern. Die Worte, mit denen wir unsere Wirklichkeiten kommunizieren, erhalten ihre Bedeutung durch ihren sozialen Gebrauch (Wittgenstein 2003). Dieser ist abhängig von den Umwelten, in denen wir uns bewegen: städtischer oder ländlicher Lebensraum, Alter, Geschlecht, Gender, Familienorganisation, Religion, Erziehung und Ausbildung, wirtschaftlicher und gesellschaftlicher Status, Hautfarbe, politische Ausrichtung, sexuelle Orientierung, Migrationshintergründe usw. Unsere Aussagen über uns, über andere oder über die Welt beruhen auf einer vorher bestehenden Sprache. Diese Sprache basiert auf Beziehungen, wie sie über lange Zeit gepflegt wurden. Gedanken, Gefühle, Interaktionen oder Erfahrungen sind uns nur möglich, weil wir an einer kulturellen Geschichte teilhaben, die uns mit einer Sprache als Werkzeug ausstattet, welche uns erst erlaubt, unsere Welt zu konstruieren.

Gergen (2015) weist darauf hin, dass der Prozess der Bedeutungserzeugung von Menschen als soziale, relationale Wesen nicht nur auf koordiniertes sprachliches Zusammenwirken beschränkt werden sollte. Körperbewegungen, Haltungen, Stimme, Blicke oder Gesten können oft aussagekräftiger sein als der verbale Gehalt. Auch diese gehören wie Sprache zu den individuellen und kulturellen Ausdrucksformen.

2.4 Systemisches Denken und Handeln in psychiatrischen Institutionen

Systemisches Denken ist ressourcenorientiert und erlaubt flexibles Handeln in psychiatrisch-therapeutischen Settings. Vorhandene Kompetenzen und Ressourcen sollten genutzt und einbezogen werden und Settings je nach therapeutischem Bedarf flexibel gestaltet werden. Eine Haltung der Anerkennung und Wertschätzung den Patientinnen und ihren sozialen Bezugssystemen gegenüber ist Grundlage für die Herstellung von Kooperation mit diesen.

Ebenso wichtig ist eine solche Haltung gegenüber den multiprofessionellen Kolleginnen, welche jeweils in unterschiedlichen Settings an gleichermaßen wichtigen psychiatrisch-psychotherapeutischen Behandlungsbausteinen arbeiten und dabei vielleicht ganz unterschiedliche Konzepte anwenden. Im Verlauf verschiedener Behandlungsepisoden werden Patientinnen in unterschiedlichen klinischen Settings wie z. B. offene und geschlossene Akutstationen, psychotherapeutisch ausgerichtete Stationen, Tagesklinik und Ambulanz behandelt. Zum Netzwerk der sozialpsychiatrischen Versorgung gehören auch die nicht klinischen Lebensbereiche der Patientinnen wie das Zuhause (mit oder ohne Unterstützung vor Ort) oder eine therapeutische Wohngemeinschaft oder ein Wohnheim. Es bewährt sich, wenn die Mitarbeitenden sich als an unterschiedlichen Aspekten eines Erkrankungs- bzw. Behandlungsverlaufs Arbeitende verstehen können, welche jeweils einen unverzichtbaren Aspekt eines Behandlungsmosaiks darstellen, statt miteinander zu konkurrieren. Auf hoch strukturierten geschützten Akutstationen bedürfen längerfristige Behandlungsverläufe einer zuverlässigen, tragfähigen therapeutischen Beziehungsgestaltung. Auf einer Therapiestation formulieren Patientinnen eher, welche Arbeit an ihren persönlichen Problemkonstellationen sie sich vorstellen und in welche Richtung sie sich verändern möchten. In der Ergo- oder Kunsttherapie können Patientinnen einen nicht primär auf Sprache beruhenden persönlichen Ausdruck ausprobieren und herausfinden, was ihr Selbstvertrauen stärken kann.

Die multiprofessionellen Teams der unterschiedlichen Behandlungs-Settings haben gleichermaßen die Aufgabe, mit den Patientinnen an den individuellen Erklärungskonzepten zu ihrer Erkrankung, an der Behandlungsakzeptanz, an Motivation und Compliance zu arbeiten, als auch Psychoedukation zur Verfügung zu stellen. Symptome und Verhalten werden im Kontext kommunikativer Wechselwirkungen betrachtet und dabei sollte der institutionelle Kontext ebenso wie die Kommunikation zwischen den verschiedenen Lebenswelten der Patientinnen mit reflektiert werden. Ein symptomatisches Verhalten hat vermutlich in der häuslichen Umgebung oder in einer psychiatrischen Rehabilitationseinrichtung eine andere Auswirkung auf die soziale Umgebung als in einer Klinik, auf einer geschützten Station eine andere als auf einer psychotherapeutisch ausgerichteten. Die Art des kommunikativen Austausches über eine Patientin und ihr Bezugssystem zwischen den Professionellen unterschiedlicher Einrichtungen wird Auswirkungen darauf haben, wie ein Verhalten bewertet wird und welche Behandlungsvorschläge daraus folgen. Interkulturelle Perspektiven sind immer mit zu berücksichtigen und anzusprechen. Eine kontinuierliche Reflektion der multiplen Aspekte des Behandlungssystems gehört zur Fort- und Weiterbildung der Berufsgruppen der multiprofessionellen Teams.

2.4.1 SYMPA – ein praxisorientiertes Forschungsprojekt und seine Auswirkungen auf die Behandlungskultur

Systemisches Denken und Handeln ebenso wie Systemische Therapie ist verbunden mit der sozialpsychiatrischen Versorgung. Anfang der 2000er Jahre entwickelten systemisch orientierte Wissenschaftler der Medizinpsychologie der Universität Heidelberg zusammen mit systemisch engagierten Chefärzten und Chefärztinnen von drei psychiatrischen Versorgungskliniken[5] ein Praxisforschungsprojekt, das in den Jahren 2002 bis 2009 in den drei Kliniken umgesetzt wurde:»Systemische Methoden in der Psychiatrischen Akutversorgung – SYMPA« (Schweitzer et al. 2005). Im Rahmen dieses Projektes wurden die multiprofessionellen Teams zweier Akutstationen einer Klinik gemeinsam mit jeweils zwei Teams aus den beiden anderen psychiatrischen Krankenhäusern systemisch geschult. Auf diesen Stationen wurden systemische Methoden wie systemische Ziel- und Auftragsklärung, Genogrammarbeit, systemische Familiengespräche, Kooperationsgespräche, Angehörigenvisite, Fallbesprechungen mit Reflecting Team, sowie systemische Verhandlungskultur über kontextuelles Krankheitsverständnis, Behandlungsoptionen, Medikation, Freiwilligkeit, Entlassungsperspektiven etc. etabliert und beforscht. In der Zusammenarbeit zwischen den Forschenden und den SYMPA-Teams der drei Kliniken entstand das SYMPA-Handbuch, nach dem ab dem Jahr 2004 gearbeitet wurde (Schweitzer und Nicolai 2010) und welches die Bestandteile systemischer Behandlungskultur auf der Station festlegte und beschrieb, sodass auch neue Mitarbeitende leichter in diese Art des Denkens und Handelns hineinwachsen konnten. Die Auswirkungen des Trainings führten zu Neugier auf diese Form psychiatrischen Arbeitens bei den Kolleginnen anderer Stationen und Kliniken. Nach anfänglicher Skepsis wünschten viele Teams, ebenfalls eine systemische Fortbildung zu erhalten. Follow-up-Studien zeigten auch dreieinhalb Jahre nach Beendigung des Projekts signifikant gute Auswirkungen auf Motivation der Mitarbeitenden und Identifikation mit der Tätigkeit. Es gab einen eindrucksvollen Rückgang von Depersonalisationserleben und Resignation (Zwack und Schweitzer 2008). Das Gefühl von Anerkennung für die eigene Arbeit und gleichberechtigtere Zusammenarbeit unter den Berufsgruppen und Hierarchieebenen verstärkte sich.

Viele psychiatrische Versorgungskliniken haben seither ihre multiprofessionellen Teams teils in In-House-Trainings, teils in Kooperation mit anderen psychiatrischen Einrichtungen des Versorgungsnetzwerkes in systemischer Beratung und Therapie weiterbilden lassen. Diese Qualifizierung verändert die Kommunikationskultur. Sie fördert eine *Ver-handlungskultur* über Aspekte der *Be-handlung* und eine systemische

---

5 Cornelia Oestereich, Wunstorf; Bernward Vieten, Paderborn und Beate Baumgarte, Gummersbach.

Ziel- und Auftragsklärung. Sie ermöglicht allen Berufsgruppen ein neues Verständnis für den Sinnzusammenhang psychiatrischer Symptome.

Der Umgang mit Diagnosen verändert sich. Das Erfordernis einer Behandlungsdiagnose ist im Rahmen von Krankenhausbehandlung nach SGB V geregelt. Diagnosen sind eine begriffliche Zusammenfassung einer Beschreibung von symptomatischem Verhalten, welche in der jeweils gültigen »Internationalen statistischen Klassifikation der Krankheiten und verwandter Gesundheitsprobleme« (ICD-11) festgelegt wurden. Sie sind keine Erklärung für symptomatisches Verhalten und sollen auch keine Bewertung darstellen. Aus systemischer Sicht ist es wichtig, die medizinischen, psychologischen und sozialen Implikationen von Diagnosen mit den Patientinnen und ihren Angehörigen zu reflektieren, um einen souveräneren Umgang damit in ihrem persönlichen Leben zu fördern.

> **Systemischer Umgang mit Diagnosen**
>
> - Kontextualisierung von symptomatischem Verhalten: wie muss sich eine Person wo mit welchen Personen verhalten, damit eine bestimmte Diagnose gestellt wird?
> - Implikationen der Diagnosen mit den Patientinnen und ihren Angehörigen besprechen:
> - Wofür können Diagnosen auch nützlich sein? z. B. Entlastung bringen, Erklärungen bereitstellen, Erwartung anderer zurückweisen, Verantwortung mindern etc.
> - Wofür können Diagnosen hinderlich sein? z. B. Wege versperren, Entwicklung verhindern, Diskriminierung verursachen etc.
> - Implikationen und Konsequenzen antizipieren und reflektieren, um eigene Einflussnahme der Patienten zu ermöglichen.
> - Diskurs ermöglichen zwischen Vor- und Nachteilen der unterschiedlichen Erklärungen des symptomatischen Verhaltens (z. B. »mad« – »sad« – »bad«).
> - Alle Therapieangebote in diesem Kontext betrachten, reflektieren.
> - Wenn medikamentöse Behandlung sinnvoll/erforderlich erscheint (nicht wegen einer Diagnose, sondern wegen des Leidens oder, um das zu beobachtende oder erlebte symptomatische Verhalten zu beeinflussen; denn nicht die Diagnose wird behandelt, sondern die Symptome): so wenig wie möglich, so viel wie nötig, so lange wie sinnvoll. Fachliche Begleitung bei Ausstieg/Absetzen anbieten.

Psychiatrie kann als Ort des Moratoriums in Krisen, bevor neue Lösungen gefunden werden und neue Wege beschritten werden können, verstanden werden. Erklärungen und Hypothesen zu Ursachen der psychischen Erkrankung und der sozialen und kulturellen Kontexte, welche eine Rolle spielen könnten bei der Entstehung der Krise, werden vielfältiger und facettenreicher und es entwickelt sich eine eher fragende Haltung, die sich auch auf unvertraute soziale Gruppen sowie Kultur und Kulturen bezieht.

2.5 Das systemische Gespräch und systemische Methoden im Therapiekontext

Systemische Therapie findet nicht nur in Einzel-Settings statt, sondern besser in einem Mehrpersonen-Setting, z. B. einer Familie oder einem sozialen Unterstützungssystem, einer Peer Group oder einem Kooperationssystem von beteiligten Professionellen. Eine solche Mehrpersonen-Perspektive hat sich gerade auch für psychiatrisch-psychotherapeutische Kontexte als nützlich erwiesen (Oestereich 2001, 2010, 2022a).

Zur Umsetzung des systemischen Konzeptes wurde ein reichhaltiges Methodenrepertoire entwickelt.

2.5.1 Zirkularität und zirkuläres Fragen

Im systemischen Gespräch werden Problembeschreibungen und die Beziehungen auf der Grundlage einer möglichst großen Vielfalt von Hypothesen zirkulär befragt. Das Mailänder Familientherapieteam um Selvini Palazzoli entwickelte eine fragende Haltung der Gesprächsführung, welche besonders geeignet ist, gleichzeitig Informationen zu erhalten wie auch in das System hineinzugeben (Selvini Palazzoli et al. 1981) sowie Zirkularität herzustellen (Simon und Rech-Simon 2013). Ziel ist, zugeschriebene Eigenschaften und Rollen zu verflüssigen. Linear kausale Zuschreibungen werden durch die Vielfalt der eingeführten Hypothesen vermieden. Im System bisher bevorzugte (Problem-)Beschreibungen und Erklärungen können dadurch aufgeweicht werden. Dies ermöglicht ein Umdeuten (»Reframing«) des bisher Gedachten. »Innere Landkarten« werden erfragt, Beziehungsmuster beleuchtet. Beobachtete Veränderungen werden kontextualisiert, in Beziehung gesetzt zu den beteiligten Personen, zu Zeitpunkten, zu Ereignissen. Statt auf Defizite und Pathologien wird die Aufmerksamkeit auf Ressourcen, Kompetenzen und Entwicklung gelenkt. Hypothetisch werden so neue Wahlmöglichkeiten eingeführt und neue Zukunftsbilder entworfen.

Es gibt aber auch eine Reihe von szenischen Methoden, mit denen das Klientinnensystem nicht nur auf einer kognitiven Ebene angesprochen wird, sondern auch im körperlichen und räumlichen Erleben.

2.5.2 Setting der systemischen Gespräche, Ziel- und Auftragsklärung

Um therapeutisch wirksam zu sein, empfiehlt es sich, dem Anliegen der Patientinnen einen wertschätzenden Gesprächsrahmen zu geben. Dazu gehört die Entscheidung, in welchem Rahmen das Gespräch stattfinden soll (Angehörigenvisite, Familiengespräch, im Rahmen einer Fallbesprechung, ambulante Familientherapie), wer es führen soll, wer teilnehmen sollte und eingeladen wird. Um gut an die Patientin und ihr System anzuschließen, hat es sich gerade bei der ersten Begegnung bewährt, sich selbst und die eigene Rolle in der Institution vorzustellen, sich nach dem Befinden aller Gesprächsteilnehmer zu erkundigen und danach, mit welchen Erwartungen wer in das heutige Gespräch gekommen ist. In der Psychiatrie – wie überall in unserer Gesellschaft – werden auch Menschen mit diversen kulturellen Hintergründen behandelt und versorgt. In manchen Kulturen gilt es als höflich, sich direkt nach dem Befinden des Gegenübers zu erkundigen, in anderen würde eine Therapeutin dadurch als übergriffig erlebt. Die Bedeutung eines Handschlags ist nicht nur von Kultur zu Kultur verschieden, sondern unterliegt auch sozialen Veränderungen, wie während der Pandemie beobachtet werden konnte. Systemikerinnen pflegen eine Haltung des Nicht-Wissens (Anderson und Goolishan 1992): Es wird seitens der Patientinnen in der Regel wohlwollend aufgenommen, sich bei ihnen als Expertinnen ihrer selbst, ihrer Familie und ihrer Kultur danach zu erkundigen, welche Begrüßung angemessen wäre. Gleiches bewährt sich im Umgang mit Familientraditionen und familiären, sozialen oder kulturellen Ritualen.

Systemische Therapien innerhalb der psychiatrisch-psychotherapeutischen Versorgungskontexte können nicht nur im stationären oder teilstationären Bereich, sondern auch in der Praxis von psychiatrisch-psychotherapeutischen Fachärztinnen oder Psychologischen Psychotherapeutinnen ebenso wie in Ambulanzen oder sozialpsychiatrischen Beratungsstellen durchgeführt werden. Systemische Therapie ist in der Regel niederfrequent. Die Gespräche finden in einer flexibel anpassbaren zeitlichen Frequenz statt – in Krisen in kürzerem Abstand, in der Regel aber im Abstand von mehreren Wochen. Es wird davon ausgegangen, dass im therapeutischen Gespräch Veränderungen angeregt werden, dass verändertes Verhalten aber eher zwischen den therapeutischen Gesprächen, im »alltäglichen Leben« stattfindet. In einem längeren Therapieprozess, der nur wenige Sitzungen, aber auch zwanzig bis dreißig Sitzungen betragen kann, in einem Zeitraum von wenigen Monaten bis zu zwei bis drei Jahren, ist es sinnvoll, von Zeit zu Zeit gemeinsam zu prüfen, ob der Auftrag und die Ziele, welche zu Beginn gesehen wurden, noch angestrebt werden. Denn beides kann sich ändern, wenn während der Therapie neue Lebensentwicklungen in den Blick genommen werden oder im Leben passieren.

2.5.3 Lebenserzählung, Narrative, Genogrammarbeit und Fotos

Systemische Therapeutinnen regen Patientinnen zu der Er-Findung einer neuen, im aktuellen Lebenskontext passenden und nützlichen Lebenserzählung an. Menschen, die Unterstützung und Therapie in psychiatrisch-psychotherapeutischen Versorgungskontexten suchen, bringen häufig biografische Erfahrungen mit, welche zu seelischen Verletzungen oder Traumata geführt haben. Auch Entwertungs- und Diskriminierungserfahrungen, vielfältige Beziehungsabbrüche, Verlust von wichtigen Bezugspersonen, Arbeitsplatz und sozialem Status oder Heimat finden sich oft im seelischen Gepäck.

Eine Lebenserzählung ist mehr als die Aneinanderreihung beobachtbarer historischer und biografischer Daten und Ereignisse. Es geht vielmehr um die persönliche Bedeutung der Ereignisse, abhängig von der jeweiligen Lebensphase und den sozialen wie familiären Kontexten. Eine Lebenserzählung wird in unterschiedlichen Phasen des Lebens neu konstruiert und neu erzählt, da Ereignisse der Vergangenheit durch neue Erfahrungen neu bewertet und in einen neuen Zusammenhang gestellt werden. Die Narrative, die in einer Lebenserzählung verflochten werden, stehen in ständigem Austausch mit denen anderer. Dieser Austausch ist besonders intensiv in dem engsten und prägendsten sozialen Nahraum eines Menschen (v. Schlippe und Schweitzer 1997/2012). Die Selbstbeschreibungen sind zudem kontextabhängig. Es macht einen großen Unterschied, ob die Lebensgeschichte als selbstgestaltet und selbstwirksam erlebt wird oder ob eine Person sich als Opfer der Eltern, der Verhältnisse, von Schicksalsschlägen oder Gewalterfahrungen sieht (Oestereich 2005a, 2011, 2012, 2022b; Hegemann und Oestereich 2018; Jakob et al. 2022).

Das Konzept, dass unsere Lebenserzählung sich in der Kommunikation mit anderen immer wieder neu selbst organisiert, dass sie unser gelebtes Leben und unser erlebtes Leben enthält und im zirkulär-reflexiven kommunikativen Austausch mit der sozialen Mitwelt ihre Bedeutungen erhält und jeweils neu erzählt wird, ist ein Konzept, das Hoffnung fördert. Es bedarf einer wohlwollenden, unterstützenden Mitwelt und Kommunikation, damit eine nützliche, sich selbst gegenüber wohlwollende Lebenserzählung entsteht. Hier tragen Einrichtungen der Psychiatrie und Psychotherapie sowie der sozialpsychiatrischen Versorgungsnetzwerke und der psychosozialen Beratung als Formen kommunikativer Settings eine große Verantwortung: Es macht einen Unterschied, ob hier Opfergeschichten fortgeschrieben werden oder Narrative, die von aktivem Gestalten und Sinn der jeweiligen Lebenserzählung handeln.

Um eine gemeinsame Orientierung zu fördern, zeichnen systemische Therapeutinnen gemeinsam mit ihren Patientinnen Genogramme (McGoldrick et al. 2005). Ausgehend von der Herkunftsfamilie der Patientin umfasst ein Genogramm mindestens drei Generationen. Im Bild werden Namen, Alter, Wohnorte, Berufe, Partnerschaften, Eheschließungen sowie Scheidungen und Todesfälle eingetragen. Es können schwere Krankheiten, Symptome, Todesursachen sowie innerfamiliäre Streitthemen vermerkt werden. Die Personen können mit wenigen Adjektiven charakterisiert werden, auch die vorherrschende Atmosphäre in jenem Teil der Familie kann vermerkt werden. Es kann eingezeichnet werden, wer mit wem zusammenlebt. Das familiäre System kann durch relevante soziale Bezugspersonen erweitert werden.

Zu dem Genogramm können systemische und zirkuläre Fragen gestellt werden, welche die Personen und Ereignisse in Beziehung miteinander setzen. Es kann erfragt werden, wer was über das Problem denkt, das in die Therapie geführt hat und welche Lösungsideen in der Familie vertreten werden. Auch familiäre oder kulturelle Sitten und Gebräuche können anhand des Genogramms visualisiert werden: Wer fühlt sich den Familientraditionen besonders verbunden? Für welchen Teil der Familie oder welche Personen spielt die Einhaltung solcher Traditionen keine so große Rolle (mehr)? Welche Auswirkungen haben die unterschiedlichen Erklärungen und Lösungsvorschläge der Familienmitglieder auf das Zusammenleben der Familie? Auf die Partnerwahl? Auf die Kindererziehung? Auf die Bewertung der beruflichen Wege? Auf die Einschätzung der jetzigen Erkrankung?

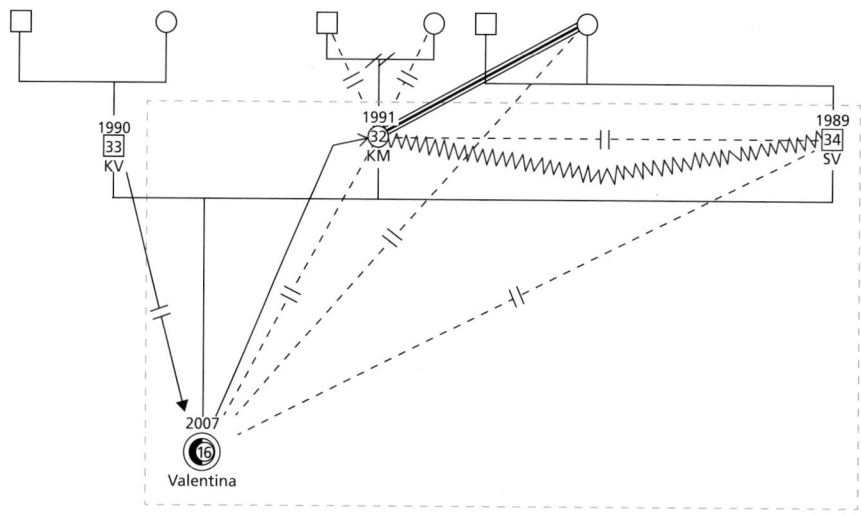

Symbole des Genogramms

Geschlechterzuordnung
- ○ Weiblich
- □ Männlich

Familienmitglieder
KM = Kindsmutter
KV = Kindsvater
SV = Sozialer Vater

◐ Indexpatientin mit Depression

Emotions- und Beziehungsverhältnisse
- ═ sehr enge Beziehung
- ---- in einem Haushalt lebend
- ⟶ Beschützer/in für
- ─/─ Scheidung
- ─||─ Konflikt
- ─||▶ Entfremdung/Beziehungsabbruch
- ⋀⋁⋀ Gewalttätigkeit

Abb. 2.1: Genogramm zum Fall »Valentina«[6]

Welches der Kinder wird zuerst eine Partnerschaft eingehen? Wer wird der Familie das erste Enkelkind schenken? – Wenn Kinder in die Gespräche einbezogen werden, zeigt sich häufig, dass sie erst in diesen Familiengesprächen etwas über ihre familiäre Zugehörigkeit und Ereignisse aus der Vergangenheit erfahren, sodass schon hier neue Narrative entstehen.

Das Genogramm kann später mit Fotos illustriert werden. Fotos können die Vergangenheit illustrieren, als Ressourcen dienen und zugleich auch Visionen entstehen lassen, was zukünftig wieder möglich sein kann und wohin das Leben sich

---

6 Diese Abbildung wurde freundlicherweise zur Verfügung gestellt von Maria Borcsa.

entwickeln kann: Keim einer neuen Lebenserzählung, welche die Erfahrungen, auch die psychiatrischen Erfahrungen und Krisensituationen als eine Ressource begreift (Oestereich 2005a, 2011, 2022a; Hegemann und Oestereich 2018).

2.5.4 Externalisierung auf dem Familien-/Skulpturenbrett

Eine weitere Methode, die sich in der Systemischen Therapie zur Veranschaulichung von Beziehungen bewährt hat, ist die Arbeit mit dem Familienbrett (Oestereich 2005b; Oestereich 2018; Hegemann und Oestereich 2009/2018; Oestereich 2022a).

Die entstehenden Skulpturen innerer und sozialer Systeme einer Patientin sind Momentaufnahmen. Sie stellen keine Diagnostik dar und schreiben nicht den Zustand der Familie, des Systems, fest. Es ist eine von vielen potenziell immer vorhandenen Möglichkeiten, die Perspektive der Klientinnen aus einer bestimmten Konstellation zu externalisieren und zu visualisieren. Auch Symptome und internalisierte Objekte können mit aufgestellt werden. Dies ermöglicht den Patientinnen durch Veränderungen, welche sie an der Position der einzelnen Figuren vornehmen können, ein Ausprobieren, welche Auswirkungen z. B. ein größerer Abstand oder eine Veränderung des Fokus oder eine Verkleinerung des Symptoms haben würde. Diese systemischen Aufstellungen können in unterschiedlichen Phasen der Therapie wiederholt werden, sie illustrieren die Dynamik stetig sich verändernder Systeme, je nachdem unter welcher Fragestellung man sie betrachtet, und sie visualisieren plastisch die Entwicklung der Patientinnen – für sie selbst wie auch für die Therapeutinnen.

2.5.5 Zeitlinie (timeline)

Die Arbeit mit einer Zeitlinie (Grabbe 2003; Nicolai 2018; Oestereich 2022a) erweitert die Möglichkeiten, die aufgetretenen Beschwerden, mögliche Konflikte, anstehende Lebensentscheidungen und potenzielle Ambivalenzen mit Ressourcen und Kompetenzen der Vergangenheit, Gegenwart und Zukunft zu verknüpfen. Eine Zeitlinie kann von einzelnen Patientinnen erstellt werden, auch im Rahmen einer Therapiegruppe oder auch gemeinsam mit ihrer Familie. Es hat sich bewährt, einzelne Stationen auf dem Fußboden zu markieren (mit vorhandenen Objekten wie Papier oder Kissen) und die zeitliche Achse beispielsweise mit einem Seil zu symbolisieren. Wenn die Zeitlinie dann abgeschritten wird, ergeben sich für die Patientinnen neue Informationen, wenn sie die markierten Flächen betreten. Die Zeitlinie kann in die Zukunft fortgesetzt werden. Mit einem Ressourcencheck (»Was brauchen Sie ggf. noch, um Ihr Ziel zu erreichen?«) werden noch ausstehende Herausforderungen zugleich mit Ressourcen verknüpft. Die Therapeutin kann die Patientin auf ihrem Weg begleiten, auch von der Zukunft zurück zum Heute. Wichtig ist dann die Frage: »Was werden Sie morgen oder in der kommenden Woche tun, um sich auf den Weg zu Ihren Zielen zu machen?« Wenn diese Arbeit mit Familienangehörigen oder in einer Gruppe stattfindet, eröffnen sich weitere Perspektiven, weil diese vielleicht andere Einschätzungen beisteuern.

2.5.6 Reflektierendes Team

Systemische Therapie und systemische Interventionen in der Psychiatrie werden häufig von multiprofessionellen Teams erbracht. Dies ermöglicht die Einführung einer beobachtenden, reflektierenden Ebene. Der Begriff »Reflecting Team« wurde vom Norweger Tom Andersen 1995 (Andersen 2011) eingeführt. Einige Teammitglieder werden den Patientinnen als Zuhörende vorgestellt, welche dann während einer Gesprächspause ihre Wahrnehmungen und Beobachtungen in miteinander reflektierender Form dem therapeutischen System – Patientinnen und Therapeutinnen, die dann in der Rolle der Zuhörenden sind – zur Verfügung stellen. Wenn das Gespräch zwischen den Therapeutinnen und Patientinnen fortgesetzt wird, ist eine gute Frage an jede einzelne, von welchen der angesprochenen Beobachtungen, Wahrnehmungen oder mitgeteilten Gefühle sie sich besonders angesprochen, verstanden oder irritiert gefühlt hat. Diese Rückmeldungen wiederum werden zirkulär und systemisch befragt.

Klinische Fallvorstellungen können durch ein Reflektierendes Team multiperspektivisch erweitert werden, insbesondere wenn in systemisch arbeitenden Kliniken und psychiatrischen Einrichtungen die Patientinnen und ihre Angehörigen, auch die gesetzlichen Betreuerinnen, in die Fallvorstellungen einbezogen werden (Oestereich 2022a; Kirschnick-Tänzer und Oestereich 2022; Drews et al. 2021).

> **Möglichkeiten systemischer Kooperation, Intervention und Kommunikation in psychiatrisch-psychotherapeutischen Kontexten**
>
> 1. *Haltung:* Patientin als Expertin ihrer selbst. Engagierte Neutralität und anteilnehmende, wohlwollende Neugier in Bezug auf fremde Werthaltungen, Erklärungen und Bedeutungsgebungen. Engagierte Neutralität in Bezug auf den Sinn und Nutzen von Veränderung und Nicht-Veränderung. Ressourcen erfragend und nutzend (der Patientinnen, der Mitarbeitenden und der beteiligten Institutionen sowie des familiären, sozialen und kulturellen Hintergrundes und des institutionellen Rahmens).
> 2. *Sprache* gegenüber dem Patientensystem und dem Behandlungssystem: positiv konnotierend, verflüssigend, nicht-linear beschreibend, kontextualisierend, hypothetisch, ressourcen- und lösungsorientiert, respektvoll-respektlos, anteilnehmend, wohlwollend und neugierig sowie sprachliche Verständigung ermöglichend durch das Hinzuziehen geeigneter Sprachmittler, wenn nötig.
> 3. *Zirkuläre und systemische Fragen* bei der Aufnahme, in Visiten, Gruppengesprächen, bei der Anamneseerhebung sowie in Gesprächen mit Angehörigen, Familien, Paaren und weiteren Behandlerinnen.
> 4. *Reflexion* über die therapeutische Situation und die Einschätzung des Kontextes der Patientin mit Hilfe des »Reflecting Team« (Austausch von Ideen und Hypothesen mit einer oder mehreren Kolleginnen in Gegenwart der Patientin) in Teamgesprächen, in der Therapiegruppe, in Fallvorstellungen und Visitengesprächen.

5. *Konsultationen* – Nutzen der Außenperspektive eines systemischen Teams der Klinik oder einer Gruppe von Kolleginnen.
6. Arbeit mit *Genogrammen* mit einer Patientin einzeln, aber auch zusammen mit Angehörigen.
7. *Kooperationskonferenzen* mit den anderen beteiligten Institutionen und Professionellen.
8. Systemische Familiengespräche.
9. *Fallbesprechungen* unter Einbeziehung der Patientinnen und ihres Kontextes sowie sozialen Systems, ggf. ihrer gesetzlichen Betreuenden.

Fallbeispiel: Wie ging es mit Frau M. weiter?

Es gelang dem therapeutischen Team, den Ehemann in die Behandlung einzubeziehen und beide Ehepartner zu einer ambulant fortgeführten systemischen Paar- und Familientherapie zu motivieren. Im Verlauf der Gespräche wurden auch die Eltern der Patientin eingeladen, was zu einer Klärung der gespannten Situation zwischen den Generationen führte. Auch die Kinder kamen zweimal zu einem Gespräch mit.

Die Sozialarbeiterin besuchte gemeinsam mit Frau M. ihren Arbeitsplatz und führte dort mit ihr zusammen Gespräche mit Vorgesetzten, Betriebsrat, Schwerbehindertenbeauftragten und schließlich mit Kolleginnen, die sie dann auch in der Klinik besuchten. Die niedergelassene Psychiaterin übernahm die Begleitung der Wiedereingliederung am Arbeitsplatz und die langfristige medikamentöse Behandlung. Tatsächlich gelang es der Patientin, ihren Arbeitsplatz zu behalten.

2.6 Ausblick

In der sozialpsychiatrischen Versorgung geht es um Orientierung in komplexen psychosozialen Systemen. Die gemeinsame Suche nach guten Lösungen erfordert die Einbeziehung aller an der Problemkonstellation Beteiligten. Eine systemische Haltung der multiprofessionellen Therapeutinnen erfordert im systemischen Denken und Handeln das Denken in Zirkularität, eine Haltung der Allparteilichkeit und empathischen Neutralität, Respekt, Neugier sowie Ressourcenorientierung. Systemische Methoden können hierbei in unterschiedlichen Settings flexibel eingesetzt werden und in den psychiatrisch-psychotherapeutischen Alltag integriert werden. Eine positiv konnotierende, ressourcen- und lösungsorientierte Sprache sowie systemische, kontextualisierende Fragen tragen zur Verflüssigung zugeschriebener Eigenschaften und Problembeschreibungen wie dem symptomatischen Verhalten bei. Sie können im sozialpsychiatrischen Alltag in vielen klinischen Situationen angewendet werden. Systemische Therapeutinnen können so ihre Patientinnen darin unterstützen, ihre Spielräume und Handlungsoptionen zu erweitern, sodass sie geeignete Lösungen für ihr Leben finden können. Die multiprofessionellen Teams in systemischer Therapie und Beratung weiter- und fortzubilden, verändert die Kultur einer sozialpsychiatrischen Einrichtung. Sie erhöht zudem die Motivation und die Identifikation mit der Tätigkeit. Das Gefühl der Anerkennung für die verantwortungsvolle, herausfordernde Tätigkeit verstärkt sich und die Berufsgruppen arbeiten besser zusammen. Auch diese Aspekte der systemischen Haltung werden allen Patientinnen zugutekommen.

Referenzen

Andersen T (2011) Das Reflektierende Team. Dialoge und Dialoge über die Dialoge. 5. Aufl. Dortmund: Modernes Lernen.
Anderson H, Goolishan H (1988) Human systems as linguistic systems: Preliminary and evolving ideas about the implications for clinical theory. Family Process 27(4): 185–205.
Anderson H, Goolishan H (1992) Der Klient ist Experte: Ein therapeutischer Ansatz des Nicht-Wissens. Zeitschrift für Systemische Therapie 10(3): 176–189.
Bateson G (1979) Geist und Natur. Eine notwendige Einheit. Frankfurt a. M.: Suhrkamp.
Cecchin G (1988) Zum gegenwärtigen Stand von Hypothetisieren, Zirkularität und Neutralität: Eine Einladung zur Neugier. Familiendynamik 13: 190–203.
Drews A, Born M, von Schlippe A (2021) Reflektierende Positionen im Therapieprozess. In: Strauß B, Galliker M, Linden M, Schweitzer J (Hrsg.) Ideengeschichte der Psychotherapie. Theorien, Konzepte, Methoden. Stuttgart: Kohlhammer. S. 328–334.
Gergen KJ (2015) Beziehungsethik in den helfenden Berufen. Familiendynamik 40(3): 188–196.
Gergen KJ, Gergen M (2009) Einführung in den Sozialen Konstruktionismus. Heidelberg: Carl-Auer-Systeme.
Grabbe M (2003) Time-Line in der Krisenintervention. Der Ressourcen-orientierte-Lösungsfokussierte Schritt. Psychotherapie im Dialog 4(4): 376–379.
Hegemann T, Oestereich C (2009/2018) Einführung in die interkulturelle systemische Beratung und Therapie. 1. u. 2. Aufl. Heidelberg: Carl-Auer-Systeme.
Hegemann T, Oestereich C (2018) Trauma, traumadeterminierte Systeme und Lebenserzählung. In: Hegemann T, Oestereich C (2018) Einführung in die interkulturelle systemische Beratung und Therapie. Heidelberg. 2. Auflage. Carl-Auer-Systeme: 108–122.
Jakob P, Borcsa M, Olthof J, von Schlippe A (Hrsg.) (2022) Handbuch Narrative Praxis. Göttingen: Vandenhoeck & Ruprecht.
Kirschnick-Tänzer S, Oestereich C (2022) Entwicklung interkultureller Kompetenz in Klinikstrukturen der psychiatrischen Versorgung. In: Klosinski M, Castro Nunez S, Oestereich C, Hegemann T (Hrsg.) Handbuch Transkulturelle Psychiatrie. Köln: Psychiatrie-Verlag. S. 343–360.
Levold T, Wirsching M (Hrsg.) (2014) Systemische Therapie und Beratung. Das große Lehrbuch. Heidelberg: Carl-Auer-Systeme.
McGoldrick M, Gerson R, Petri S (2005) Genogramme in der Familienberatung. Bern: Huber.
Nicolai E (2018) Zeitlinienarbeit. In: von Sydow K, Borst U (Hrsg.) Systemische Therapie in der Praxis. Weinheim: Beltz. S. 245–253.
Oestereich C (2001) Interkulturelle Psychotherapie in der Psychiatrie. Eine professionelle Herausforderung. In: Hegemann T, Salman R (Hrsg.) Transkulturelle Psychiatrie. Konzepte für die Arbeit mit Menschen aus anderen Kulturen. Bonn: Psychiatrie-Verlag. S. 152–165.

Oestereich C (2005a) Nach dem Trauma: Nichts ist mehr wie zuvor! Wie können Traumata in die Lebenserzählung integriert werden? Systeme 19(1): 46–71.

Oestereich C (2005b) Das Familienbrett als Bühne – systemische-konstruktivistische Aufstellungen auf dem Skulpturenbrett. Zeitschrift für Psychodrama und Soziometrie 2: 311–323.

Oestereich C (2010) Entwicklung interkultureller Kompetenz im psychiatrischen Krankenhaus. In: Hegemann T, Salman R (Hrsg.) Handbuch Transkulturelle Psychiatrie. Köln: Psychiatrie Verlag. S. 333–349.

Oestereich C (2011) Trauma und Lebenserzählung: Behandlungsmöglichkeiten in einer ressourcenorientierten kultursensiblen Psychiatrie. Kontext 3: 257–271.

Oestereich C (2012) Die Würde des Menschen ist unantastbar! Und was, wenn nicht? Menschenwürde und Lebenserzählung in Systemischer Therapie und Beratung. systhema 26(3): 221–231.

Oestereich C (2018) Systemische Therapie interkulturell. In: Machleidt W, Kluge U, Sieberer M, Heinz A (Hrsg.) Praxis der Interkulturellen Psychiatrie und Psychotherapie. Migration und psychische Gesundheit. München: Urban und Fischer. S. 495–500.

Oestereich C (2022a) Das systemische Konzept als Metatheorie für eine transkulturelle Psychiatrie. In: Klosinski M, Castro Nunez S, Oestereich C, Hegemann T (Hrsg.) Handbuch Transkulturelle Psychiatrie. Köln: Psychiatrie-Verlag. S. 44–60.

Oestereich C (2022b) Trauma, traumadeterminierte Systeme und Lebenserzählung. In: Klosinski M, Castro Nunez S, Oestereich C, Hegemann T (Hrsg.) Handbuch Transkulturelle Psychiatrie. Köln: Psychiatrie-Verlag. S. 392–410.

Schiepek G (1999) Die Grundlagen der Systemischen Therapie. Theorie-Praxis-Forschung. Göttingen: Vandenhoeck & Ruprecht.

Schweitzer J, Engelbrecht D, Schmitz D, Borst U, Nicolai E (2005) Systemische Akutpsychiatrie. Ein Werkstattbericht. Psychotherapie im Dialog 6(3): 255–263.

Schweitzer J, Nicolai E (2010) SYMPAthische Psychiatrie. Handbuch familienorientierter systemischer Arbeit. Göttingen: Vandenhoeck & Ruprecht.

Schweitzer J, von Schlippe A (2006) Lehrbuch der Systemischen Therapie und Beratung II. Das störungsspezifische Wissen. Göttingen: Vandenhoeck & Ruprecht.

Selvini Palazzoli M, Boscolo L, Cecchin G, Prata G (1981) Hypothetisieren, Zirkularität, Neutralität: Drei Richtlinien für den Leiter der Sitzung. Familiendynamik 1(6): 123–139.

Simon FB (2011) Einführung in Systemtheorie und Konstruktivismus. Heidelberg: Carl-Auer-Systeme.

Simon FB, Rech-Simon C (2013) Zirkuläres Fragen. Systemische Therapie in Fallbeispielen. Ein Lernbuch. 10. Aufl. Heidelberg: Carl-Auer-Systeme.

von Foerster H, Pörksen B (1998) Wahrheit ist die Erfindung eines Lügners. Gespräche für Skeptiker. Heidelberg: Carl-Auer-Systeme.

von Schlippe A, Schweitzer J (1997/2012) Lehrbuch der Systemischen Beratung I. Das Grundlagenwissen. Göttingen: Vandenhoeck & Ruprecht.

von Sydow K, Borst U (Hrsg.) (2018) Systemische Therapie in der Praxis. Weinheim: Beltz.

Welter-Enderlin R, Hildenbrand B (2004) Systemische Therapie als Begegnung. 4. Aufl. Stuttgart: Klett Cotta.

Wittgenstein L (2003) Philosophische Untersuchungen. Berlin: Suhrkamp.

Zwack J, Schweitzer J (2008) Multiprofessionelle systemische-familientherapeutische Teamweiterbildung in der Akutpsychiatrie: Auswirkungen auf die Teamkooperation und die Mitarbeiterbelastung. Psychiatrische Praxis 35(1): 15–20.

3   Schnittstellen der Auftragslagen

Bettina Wilms, Maria Borcsa

Dass unterschiedliche Menschen sich von einer Maßnahme unterschiedliche Ergebnisse erhoffen, erschließt sich unmittelbar in der alltäglichen Lebenswelt. Je mehr Personen an einem Prozess beteiligt sind, umso mehr Ideen, Hoffnungen und Befürchtungen treffen aufeinander, manchmal synergistisch oder auch konkurrierend: es wäre nicht erwartbar, dass dieser Umstand auf Behandlungsprozesse in der psychiatrisch-psychotherapeutischen Versorgung nicht zuträfe. Begegnen Systeme von Hilfesuchenden den Systemen von Helfenden – und dazu noch unterschiedlichen – ist das Aufeinandertreffen unterschiedlicher Auftragslagen der verschiedenen Akteure ein naheliegender Befund. Und dennoch kranken individuumszentrierte Konzepte von Hilfe und Behandlung daran, dass nur selten systematisch der Versuch unternommen wird, die Schnittstellenprobleme, die im Aufeinandertreffen dieser Auftragslagen entstehen, in den Fokus zu nehmen. Eine der Kernkompetenzen systemischer Therapie ist die Arbeit in und mit komplexen Systemen. Die Nutzung dieser Kernkompetenz beginnt mit der Erhebung und Explikation unterschiedlicher Auftragslagen.

Bereits bevor Schweitzer und Schumacher (1995) mannigfache Aspekte in der Klärung des »Kunden«-Bedarfs beschrieben, war erfahrenen Therapeutinnen bekannt, dass nicht jeder Mensch, der sich »in Behandlung« begibt, Behandlung *im medizinischen Sinne* erhalten möchte. Darüber hinaus kennen insbesondere erfahrene Psychotherapeutinnen das Phänomen des Erfolgs einer Maßnahme durch deren Misserfolg: so manche Rehabilitationsmaßnahme ist für die Patientin, die einen Antrag auf Erwerbsunfähigkeit gestellt hat, dann ein Schritt auf dem von ihr gewünschten Weg, wenn das Ziel der Rehabilitation *nicht* erreicht wird. Wenn Teilhabe am Arbeitsleben nicht gewünscht wird, ist eine Maßnahme, die eine Wiederaufnahme einer Arbeitstätigkeit ermöglicht, vielleicht für die Therapeutinnen ein Erfolg, für die Teilnehmerin der Reha-Maßnahme jedoch gerade nicht. Und natürlich gibt es in aller Regel im Kontext dieser Teilnehmerin auch unterschiedliche »Aufträge« an eine solche Behandlung: der adoleszente Sohn wünscht sich vielleicht, dass die Mutter arbeiten geht und nicht so viel zuhause ist (und sich dann weniger mit ihm und den Fortschritten seiner Ausbildung befasst), dem Ehemann wäre vielleicht eine klassische Hausfrauentätigkeit der Partnerin das Liebste und die beste Freundin wäre froh, wenn die Rehabilitandin auch weiterhin unter der Woche für ihre Haustiere da sein könnte. Diese Liste wäre problemlos zu erweitern. Die Wahrscheinlichkeit, dass sich *alle* Menschen, der sich die Patientin nahe fühlt, in derselben Weise über die Konsequenzen des oben benannten Behandlungserfolges freuen würden, ist also vermutlich ebenfalls gering.

Gleichermaßen trifft dies auch auf die unterschiedlichen Akteurinnen verschiedener Unterstützungs-, Hilfs- und Therapieangebote zu. Oftmals müssen Plätze aus ökonomischen Gründen belegt sein und die positive Entwicklung einer Klientin führt nicht immer nur zu großer Freude, wenn dies bedeutet, dass nun eine andere Person für diesen Platz gesucht werden muss, die vielleicht auch zunächst mehr Mühen in der Eingewöhnung verursacht. Manche Patientin, die es sich und anderen Menschen im Umgang mit ihr von Zeit zu Zeit sehr schwer macht, wird aufgrund der Komplexität ihrer Störung auch gern mal »woanders« untergebracht, damit sich das Team erholen kann. Hinzu kommt, dass Maßnahmen zur Vernetzung an den Schnittstellen dieser Angebote für die entsprechenden Träger ökonomisch nicht honoriert werden und klare Anreize zu einer solchen Vernetzung in unserem betriebswirtschaftlich organisierten Gesundheitssystem fehlen.

An den Schnittstellen der Auftragslagen entstehen daher oft wenig hilfreiche, dysfunktionale oder einfach unwirksame und daher chronifizierende Entwicklungen, ohne dass diese in individuell fokussierten Psychotherapieverfahren in Betracht gezogen oder gar adressiert werden. Oft geschieht »es« und »man« wundert sich über mögliche Komplikationen, ohne das Zusammen- und Entgegenwirken um das Entstehen heilsamer und schädlicher Veränderungen im Sinne einer systemischen Sicht- und Herangehensweise gezielt bedacht zu haben. Dabei entstehen Schnittstellen bereits in Übergaben zu beteiligten Helferinnen wie auch an den Übergängen von Themen, unterschiedlichen Setting-Bedingungen und Kontexten der hilfesuchenden Personen.

Zur Übersicht möchten wir in Folge die Auftragslagen unterschiedlicher Systeme genauer betrachten, die an Beratungs-, Hilfe- und Behandlungsprozessen beteiligt sind: die relevanten Systeme der Klientinnen/Patientinnen, die Versorgungsbereiche, sowie die unterschiedlichen Behandlungs-Settings inklusive derer Übergänge. Anhand praktischer Beispiele werden dazu jeweils methodische Vorschläge für hilfreiche Vorgehensweisen zusammentragen.

3.1   Relevante Systeme

Schon vor der Kontaktaufnahme zu einem Hilfesystem – ob es sich um Beratung, Behandlung oder Rehabilitation handelt – hat sich die Betroffene mit ihr nahen Menschen besprochen. Abgesehen von Notfallsituationen ist es kaum denkbar, dass eine Person ihr eigenes Sozialsystem vor einem solchen Kontakt nicht zurate zieht – in welcher Form auch immer. Und bereits an dieser Schnittstelle können die Weichen für erfolgreiche Lösungen gestellt werden, Indifferenz kann Zweifel schüren oder Abraten große Unsicherheit zur ohnehin schon schwierigen Ausgangslage hinzufügen. Entschiedenes Zuraten von engen Bezugspersonen kann leicht gegenläufige Reaktionen der Betroffenen auslösen: Wird die hinzugezogene Person empathisch und unterstützend erlebt, kann dies die Kontaktaufnahme und Hoffnung auf Hilfe befördern. Besteht eine ambivalente Beziehung, kann gezieltes Zuraten auch das Gegenteil bewirken: wenn der Ehemann in einer nahen, aber konflikthaften Beziehung unbedingt zur Therapie rät, dann kann ein Schritt in die wahrgenommene Autonomie z. B. auch die Ablehnung dieses klaren Votums sein.

Eine systemische Herangehensweise zieht diese Vorgänge gezielt in Betracht und nutzt sie von Beginn an: mithilfe zirkulärer Fragetechniken (Simon und Rech-Simon 1999) können schon im Erstkontakt Informationen geordnet und in einen veränderten Zusammenhang gestellt werden. Gleichzeitig ist die Helferin auf diese Weise sehr rasch in der Lage, Aussagen über das soziale Netzwerk der Klientin treffen zu können, wichtige Bindungen und Ressourcen zu erkennen und einen Einblick in die Wirklichkeitskonstruktionen der verschiedenen beteiligten Personen zu erhalten. Dabei kann es hilfreich sein, schon diesen Erstkontakt bewusst für ein erstes, kleines Netzwerkgespräch zu nutzen: »Ich möchte Sie einladen, zu Ihrem ersten Termin bei mir eine Ihnen wichtige und vertraute Person mitzubringen. Wir werden uns zunächst zu zweit unterhalten und Ihre Vertrauensperson dann hinzubitten. Helferinnen befinden sich immer in der besonderen Situation, ihre Patientinnen/Klientinnen in einer Krise kennenzulernen. Daher ist es so wichtig, frühzeitig mit einem Menschen sprechen zu können, der Sie aus anderen Zeiten Ihres Lebens kennt.« Dabei gilt: dies sollte eine Einladung sein und keine Bedingung für einen ersten Kontakt zu einem Hilfesystem darstellen. *In jedem Fall wird der Patientin/Klientin schon zu Beginn vermittelt, dass Helferinnen immer zu einem System hinzukommen, das es bereits gibt und das vermutlich ungeachtet der aktuellen Belastetheit nicht nur schlecht oder gar nicht funktioniert, sondern auch Ressourcen birgt.*

Diese Herangehensweise kann auf das aktuelle soziale Umfeld von Hilfesuchenden angewendet werden (Partnerinnen, Unterstützerinnen etc.) und natürlich auf die Herkunftsfamilie, also Eltern und Geschwister und ggf. deren Familien. Hilfreich ist hierzu die Arbeit mit Genogrammen (Hildenbrand 2011), die zunächst einen visuell leicht erfassbaren Überblick auch in komplexen Patchwork-Familien ermöglichen. Ungeachtet des Erstkontakts kann hierauf aufbauend im weiteren Beratungs- oder Behandlungsverlauf auch eine Mehrgenerationen-Perspektive eingeführt und erarbeitet werden. Für Klientinnen in krisenhaft zugespitzten Lebenssituationen, in deren Umfeld unklar scheint, über welche sozialen Unterstützungssysteme sie verfügen, kann es hilfreich sein, diese Unterstützungssysteme z. B. auf einer Netzwerkkarte (Pantucek 2010) zusammenzutragen. Dies bietet sich auch an, wenn die Annahme entsteht, dass die Betroffene isoliert ist und Einsamkeit erlebt, also über sehr geringe Ressourcen sozialer Unterstützung verfügt. Fragen hierzu komplettieren das Bild über die Lebenssituation der Klientin und erleichtern damit die Suche nach ersten, Hoffnung gebenden Entwicklungsschritten.

Wie sehr eine Partnerschaft das für die Lebenssituation relevante System der Klientin ist, oder die Herkunftsfamilie noch entscheidende Bedeutung für ihren Kontext hat, kann insbesondere bei hilfesuchenden Personen in der Adoleszenz den entscheidenden Unterschied im Kontaktaufbau markieren. Vielleicht ist es aber auch die beste Freundin oder der Fußball-Trainer, denen gerade in der Situation, die zum Erstkontakt geführt hat, besondere Bedeutung zukommt.

Hierbei wird deutlich, dass alle Personen in Familie, Ausbildungskontext, beruflichen Zusammenhängen, dem Freizeitbereich bis hin zur Nachbarschaft sowohl unwichtig oder hinderlich, moderierend oder aber maximal unterstützend sein können. Aus einer systemischen Perspektive ist es daher bedeutsam, bereits zu Beginn eines Helferinnenkontakts – ausgehend vom klientinnenspezifischen Auftrag – mithilfe systemischer Fragetechniken (Beilfuß 2018) relevante Kontextfaktoren zu erheben. Dabei kommt der Auftragsklärung auch in Bezug auf nahe Bezugspersonen eine wesentliche Bedeutung zu.

Fallbeispiel: Relevante Systeme

Frau F. ist am Arbeitsplatz weinend zusammengebrochen. Eine Kollegin hat ihren Mann angerufen, der sie abgeholt hat. Zuhause spricht das Paar über den Verlauf der vergangenen Wochen, die Schlaflosigkeit von Frau F., ihre Schwierigkeiten, sich zu Aktivitäten aufzuraffen, angemessen gekleidet in die Boutique zu gehen, in der sie arbeitet, und ihre Rückzugstendenzen in Bezug auf Familienfeiern, die sie sonst immer genossen hatte. Der Ehemann von Frau F. meint, sie sei einfach urlaubsreif. Sie habe ja sowieso so viele Überstunden. Er würde versuchen, mit seinem Chef zu sprechen und fände es wichtig, jetzt mal gemeinsam auszuspannen. Frau F. kann sich überhaupt nicht vorstellen, irgendwohin zu fahren und würde sich am liebsten im Bett verkriechen. Ihre 18-jährige Tochter sagt ihr schon seit Wochen, sie sei völlig fertig und brauche einen Therapeuten. Schließlich habe die Mutter ihrer besten Freundin auch wieder einkaufen gehen können nach der Therapie. Frau F. entscheidet sich, zur Hausärztin zu gehen, die sie in eine Klinik einweisen möchte. Sie kennt Frau F. nur sehr aufmerksam gekleidet und gepflegt. Dass sie nun in einer alten Hose mit ungewaschenen Haaren vor ihr sitzt, erscheint ihr sehr fremd und besorgniserregend. Frau F. hat eine Erinnerung an eine Klinik für Psychiatrie, als sie vor vielen Jahren ihre alte Tante dort besuchte. Für sie ist das kein Ort, an dem sie sich vorstellen könnte, Hilfe zu finden. Und ihr Mann ist ja auch nicht so für Medikamente.

3.2 Übergänge zwischen den Versorgungsbereichen

Von den anfangs erhobenen und im besten Fall im Verlauf aktualisierten Auftragslagen der Klientin sind Übergänge zwischen den Helferinnensystemen zu denken und zu gestalten. Die Kooperation zwischen unterschiedlichen Hilfesystemen sollte entlang dieser klientinnenspezifischen Aufträge gestaltet werden. Die im deutschen Gesundheitssystem so zahlreichen Schnittstellen können auf diese Weise als hilfreiche Anlässe zur prozessorientierten Auftragsklärung genutzt werden. Anstatt Brüche in der therapeutischen Kontinuität defizitorientiert zu beklagen, können diese – unter methodischen Aspekten des »Reframing« (Greve 2013) – als Herausforderungen verstanden und damit zu neuen Lösungen werden. Dies gilt ebenso für Übergänge zwischen den Versorgungsbereichen Prävention, Behandlung und Rehabilitation, die oft zusätzlich mit dem Problem behaftet sind, dass es sich um Zuständigkeitsbereiche verschiedener Sozialgesetzbücher und damit in aller

Regel unterschiedlicher Kostenträger handelt. Hierbei ist die Sprache an den Schnittstellen von erheblicher Bedeutung: wurde die Klientin eben noch beraten, wird die gleiche Person mit dem Einweisungsschein der Hausärztin zur Patientin, die einer Behandlung bedarf. Einige Monate später wird die Patientin mit dem Antrag auf Leistungen zur Teilhabe am Arbeitsleben bei ihrem Rentenversicherungsträger zur mitwirkungspflichtigen Rehabilitandin unter der Frage einer ggf. mehr oder weniger eingeschränkten Erwerbsfähigkeit. Zuschreibungen, die Chronifizierung fördern oder auch verflüssigen, Empowerment stärken oder Selbstwirksamkeitserleben marginalisieren, können dabei bestenfalls unwirksam und schlimmstenfalls gefahrvoll sein. Die Zugänge zu den Wirklichkeiten von Klientinnen können durch diese entscheidend bestimmt werden; sowohl im Sinne einer Recovery-Entwicklung als auch im Sinne einer Atrophisierung vormals vorhandener Kompetenzen durch multiple, nicht miteinander kommunizierende Helferinnengruppen.

3.2.1 Schnittstelle Beratung – Behandlung

Nicht selten ist der Übergang eines Beratungsprozesses in einen Behandlungsbeginn mit Ideen von Scheitern und Nicht-Genügen verbunden. In einem gelingenden Übergang kann es Ziel sein, die Akzeptanz von Behandlung als erfolgreiche Etappe einer Beratung zu verstehen und dieses Reframing zum Anlass der Kontaktaufnahme zu nutzen. Nur selten wird es möglich sein, eine persönliche Übergabe zwischen Beraterin, Klientin und Behandlerin zu realisieren. Online-Formate könnten dies in Zukunft erleichtern, allerdings bedürfte es hierzu im Beratungs- wie auch im Behandlungskontext einer klaren Finanzierung. Aber auch ohne eine solche direkte Übergabemöglichkeit können abschließende Beratungstermine genutzt werden, um den Beratungsprozess zusammenzufassen und eine Narration (White 2010) zu entwickeln, die als hilfreicher Auftakt für den therapeutischen Erstkontakt dienen kann: »Was sollte Ihre Therapeutin aus Ihrer Sicht von Ihnen wissen? Was würde, für den Fall, dass die Therapeutin Ihren Mann fragt, dieser berichten? Was denken Sie, würde ich Ihrer Therapeutin mitteilen wollen, damit Ihre Behandlung einen guten Verlauf nimmt?« In sozialen Kontakten unsichere Klientinnen können ermuntert werden, Aspekte, die ihnen wichtig sind, in der letzten Beratungsphase zu Papier zu bringen und diese Aufzeichnungen zum Übergang in die Behandlung mitzubringen: dies vermindert die Unsicherheit und unterstützt die Arbeit an der Schnittstelle für das neue, nun zu bildende »Behandlungssystem« zwischen Patientin und Therapeutin.

3.2.2 Behandlung – Beratung: gibt es ein Zurück?

Oft ist die Geschichte einer Klientin, die sich als Patientin in Behandlung begibt, eine Geschichte, die mit einer Patientin als Protagonistin ihre weitere Entwicklung nimmt. Deutlich häufiger als ein »Zurück nach vorne« in ein »Weniger an Hilfe« (also der »Patientin« zurück zur »Klientin«) scheint sich ein Nebeneinander von Beratungs- und Behandlungskontext zu entwickeln, z.B. im Rahmen von Abhängigkeitserkrankungen und im Kontext der Familienhilfe. Hier sind komplexe Helferinnensysteme nicht selten, in denen die Suchtberaterin nach einem stationären Aufenthalt neben der Therapeutin in einer Institutsambulanz wesentliche Bezugspersonen in der Entwicklung der Hilfesuchenden sind. Nicht für jede Patientin wird es einen Unterschied machen, ob sie als »zu behandelnde« oder »zu beratende« verstanden und gesehen wird und nicht immer wird sie selbst sich so oder so beschreiben und dies mit einem Unterschied erleben. Aus systemischer Sicht ist es dennoch wichtig, sich mit diesen Zuschreibungen im Beratungs- und Behandlungsprozess auseinanderzusetzen und ggf. Absprachen zwischen den verschiedenen Helfenden herzustellen. Konsultationsgespräch (Deissler 1995) sind hierzu gut geeignet und können modifiziert auch im Online-Format erfolgen. Auch hier bleibt das beschriebene Finanzierungsproblem, das für den Fall einer Behandlung in einer Psychiatrischen Institutsambulanz (PIA) oder in einem Netzverbund (Gemeinsamer Bundesausschuss 2021) zwar gemildert, aber nicht aufgehoben ist (weil multiprofessionelles Arbeiten und dazu notwendige Abstimmungen zumindest teilweise, wenn auch nicht auskömmlich, vergütet werden).

3.2.3 Behandlung – Rehabilitation – Behandlung

Letztlich gilt das eben beschriebene auch für Übergänge in die Rehabilitationsbehandlung. Allerdings kennen sich hier die Behandlerinnen oft noch seltener und Kontakte zu Abstimmungen zwischen den Vor- und Weiterbehandlerinnen sind als regelhaftes Desiderat nicht vorgesehen, sondern müssen explizit von beiden Seiten gewollt sein, wenn sie zustande kommen sollen. Der in aller Regel erfolgende Kostenträgerwechsel stellt eine weitere Erschwernis da, zumal durchaus auch fachliches Misstrauen bestehen kann. Vorinformationen werden auf schriftlichem Wege meist im Zuge der Genehmigung des Antrags auf Rehabilitationsbehandlung versandt und gleichermaßen standardisiert erfolgt die Rückinformation an die Behandlerin nach Abschluss der »Reha«. Übergänge können dennoch mit der Patientin gestaltet werden, indem z. B. die erfragten Informationen gemeinsam erarbeitet werden und so nicht nur maximale Transparenz für die Nutzerin hergestellt wird, sondern auch der Schritt in die Rehabilitation als Teil des Behandlungsprozesses aktiv durch sie gestaltet wird.

Einrichtungen der Rehabilitation für psychisch Kranke (RPK) kommen im Unterstützungsverlauf eine besondere Rolle zu, insbesondere weil die Nutzerinnen in der Regel mehrmonatige Aufenthalte durchlaufen, die auch durch Krisen unterbrochen sein können. In der Alltagspraxis entsteht der Eindruck, als gelänge es in diesen Zusammenhängen leichter, die Bedeutung von Übergängen zum Thema der Behandlung und der Rehabilitation zu machen, als dies in oft immer noch wohnortfernen Kliniken der Psychosomatischen Rehabilitation erfolgt. Zusammenfassend bestehen aus systemischer Sicht an der Schnittstelle »Behandlung – Rehabilitation« noch umfangreiche Entwicklungspotenziale, die allerdings, wie oben ausgeführt, ohne eine adäquate Finanzierung die persönliche Motivation besonderer Akteurinnen benötigen.

3.2.4 Behandlung – Eingliederungshilfe

Dieser Übergang ist streng genommen kein Übergang, sondern in aller Regel ein Miteinander: wer Leistungen der Eingliederungshilfe erhält, ist in den allermeisten Fällen auch bei einer Fachärztin in Behandlung. Oft bestehen zudem noch weitere Unterstützungsformen, wie z. B. eine gerichtliche Betreuung, ambulante Ergotherapie, ggf. phasenweise ambulante psychiatrische Pflege u. v. m. Die Problematik liegt auf der Hand: die wesentliche Aufgabe ist es, die Patientin und, wenn gewünscht, deren nahestehende Bezugspersonen, Behandlerinnen und weitere Helferinnen so zu vernetzen, dass dieses Netz hilfreich werden kann und nicht überkomplex-konkurrierend Lösungen aktiv verhindert. Diese Konstellation ist die Domäne systemischer Netzwerkarbeit. Methodisch steht hier die Arbeit in und mit größeren Systemen im Vordergrund: reflexive Netzwerkgespräche in mehr oder minder formalisierter Struktur – z. B. mit expliziten reflektierenden Positionen als Weiterentwicklung des Reflektierenden Teams (Andersen 1990) – können hier ihre Wirkung entfalten. Bedeutsam ist die Person der Moderatorin, die von allen Akteurinnen akzeptiert werden sollte, und die Frage, wer wen in welcher Form einlädt. So kann es ein wesentlicher Schritt sein, dass die erfahrene Patientin die Teilnehmenden einlädt oder eine wichtige Unterstützung, dass die Moderatorin alle Personen, die eine Patientin als für sich relevant benennt, mit einem formalen Brief der Institution um die Teilnahme bittet. Einer oder mehreren Personen, die nicht erscheinen, kann mithilfe eines leeren Stuhls und hypothetischer Fragen Raum im Gespräch gegeben werden (»Nehmen wir mal an, Ihr Vater wäre jetzt hier bei uns: was denken Sie, würde er zu diesem Gedanken von Ihnen sagen?«). Mithilfe eines Briefes können diese Personen über den Verlauf der Zusammenkunft unterrichtet und ihnen eine erneute Einladung für ein weiteres Treffen übermittelt werden (White und Epston 1998).

3.2.5 Behandlung – Pflegeheim

Nicht selten wird gerade im Rahmen von Behandlungsprozessen bei Personen im höheren Lebensalter auch eine Veränderung der Wohnform in eine stationäre Pflegeeinrichtung in die Wege geleitet. Dieser Übergang ist oft besonders drastisch für die Patientin und deren Bezugspersonen: das bekannte Wohnumfeld wird verlassen, der zur Verfügung stehende Raum verringert sich und neben Abschieden, die meistens endgültig sind, müssen Neuanfänge gestaltet werden, die sozial hoch anfordernd sein können. Kenntnisse, die Pflegekräfte auf der Station im Umgang mit der Patientin erwerben konnten, werden nur selten explizit dem neuen »Zuhause« zur Verfügung gestellt: Argumente sind meistens sehr ehrenwerte Hindernisse in einer Mischung aus Zeit- und Ressourcenmangel (personell und finanziell). Dabei sind Erfahrungen in einer »Gemeinschaft« auf einer Station im Krankenhaus, deren Mitglieder sich gegenseitig nicht aussuchen konnten, der Situation in einer Pflegeeinrichtung oft ähnlicher als der Wohnform, in der die Betroffene bisher lebte. Angebote, diese Schnittstelle zu gestalten, können von telefonischen Informationsübergaben bis hin zu persönlichen Pflegevisiten vor der Entlassung reichen. Sie profitieren von einer systemischen Haltung und tragen insbesondere durch den Einsatz hypothetischer Fragen zur Prophylaxe krisenhafter Zuspitzungen und deren Management bei: »Nehmen wir mal an, Frau W. wacht in der Nacht auf und findet sich nicht zurecht: Was denken Sie, könnte helfen, ihr wieder etwas mehr Sicherheit zu geben? Wer aus ihrem Umfeld ist Ihrer Erfahrung nach für Fragen dieser Art eine gute Ansprechpartnerin?«

Fallbeispiel: Übergänge zwischen den Versorgungsbereichen

Herr B. ist Betreuer von Frau S. Nach ihrer Aufnahme in der psychiatrischen Klinik wurde deutlich, dass die Wohnsituation nun nicht mehr aufrechtzuerhalten ist. Frau S. wird in der Psychiatrischen Institutsambulanz (PIA) der Versorgungsklinik behandelt und ist dort in fachärztlicher Behandlung. Sie hat eine leichte Intelligenzminderung und kann ihre Impulse nicht gut kontrollieren, wenn sie sich überfordert fühlt. Es kam auch schon einmal zu einer depressiven Episode, damals als ihre minderjährige Tochter den Wunsch hatte, dauerhaft ins Kinderheim zu gehen. Jetzt führt sie regelmäßig Gespräche mit einer Psychologin und kann sich an die Sozialarbeiterin wenden, wenn es mit dem Sozialamt etwas zu regeln gibt oder auch, wie jetzt, die Wohnungsgesellschaft den Mietvertrag aufgrund von Beschwerden der Nachbarn kündigen will. Herr B. hat sich nach einem Gespräch in der Klinik mit Frau S. verständigt und beide haben entschieden, dass sie einen Kontakt zu Mitarbeitenden des Ambulant Betreuten Wohnens (ABW) benötigen. Die Sozialarbeiterin der PIA hatte im Rahmen eines Termins auf der Station angeboten, ein Netzwerkgespräch mit dem ABW, Herrn B., Frau S.' Ärztin und der Stationsärztin zu organisieren, um zunächst einmal zu ordnen, wie die unterschiedlichen Beteiligten die aktuelle Problemlage einschätzen, wie Frau S. darüber denkt und was von wem zu tun ist. Herr B. wünscht sich zurzeit, dass diese Gespräche regelmäßig auch ohne konkreten Anlass stattfinden, z. B. einmal alle drei Monate, damit alle Beteiligten von Zuspitzungen nicht so überrascht werden und Frau S. kontinuierlich in einem gemeinsamen Unterstützungsprozess ihr Leben selbst wieder in ihre Hand nehmen kann.

3.3 Übergänge zwischen unterschiedlichen Behandlung-Settings im Sozialgesetzbuch V (Krankenbehandlung)

Der unerfahrenen Betrachterin könnte sich das Problem, das zwischen unterschiedlichen Behandlungs-Settings regelhaft als Schnittstellenthematik entsteht – selbst nach der ausführlichen Darstellung der Problematik zwischen den Versorgungsbereichen im vorangegangenen Abschnitt – möglicherweise schwer erschließen: handelt es sich doch um das gleiche Sozialgesetzbuch; geht es doch um die

Behandlung krankheitswertiger Störungen; ist doch der Kostenträger das System der Krankenversicherungen. Das klingt alles einfacher als es in der Realität der Alltagspraxis zu bewerkstelligen ist. Zu unterschiedlich sind auch hier die zugeschriebenen und subjektiv erlebten Auftragslagen der verschiedenen Akteure: hat die niedergelassene Psychiaterin möglicherweise den Anspruch an sich, Krankenhauseinweisungen wenn möglich zu verhindern, wird sie dies aus ökonomischen Gründen im Rahmen der Budgetierung ihrer Leistungen ggf. erwägen, weil sie hochfrequente Kontakte zu Patientinnen einfach nicht auskömmlich finanziert bekommt. Gern wird auch Kliniken die eigene Auftragslage unterstellt, jede Person, die sich in der Notaufnahme vorstellt, stationär aufzunehmen. Dabei wird angenommen, dass die Indikation zur stationären Aufnahme nicht in jedem Fall zunächst überprüft und erst bei Bestätigung dieser Indikation auch realisiert wird, wie es gesetzlich gefordert ist (§ 39, SGB V). Allerdings soll nicht unbeschrieben bleiben, dass in der aktuellen Kostenstruktur von Krankenhäusern die Behandlung im Bett die am besten finanzierte ist. Finanzielle Anreize, eine Patientin in einem Krankenhausbett zu behandeln, stehen inhaltlichen Erwägungen einer Vermeidung stationärer Behandlung also ökonomisch entgegen – und zwar schon weit bevor der Auftrag der betreffenden Patientin zur Abwägung dieser beiden Gedanken erhoben oder ernsthaft in Betracht gezogen wurde. Hinzu kommt, dass die Behandlungsformen sich in den letzten Jahren erweitert haben und damit eher mehr Schnittstellen hinzugekommen sind, als diese abgebaut werden konnten.

Die ambulante vertragsärztliche und/oder psychotherapeutische Behandlung ist in vielen Fällen auf unterschiedliche Personen aufgeteilt. Nicht selten haben Patientinnen, die unter schwer verlaufenden psychischen Störungen leiden, neben der Hausärztin Kontakte zu einer Fachärztin und einer Psychotherapeutin. Behandlungsformen wie die Behandlung nach der KSVPsych-Richtlinie (Gemeinsamer Bundesausschuss 2021), die für Patientinnen mit komplexem Behandlungsbedarf konzipiert wurden, sollten diese Schnittstellenprobleme mindern. Ob dies auch erzielt wird und in welchen Versorgungsregionen dies letztlich angeboten wird, bleibt abzuwarten.

Die institutionell ambulante Behandlung in Psychiatrischen Institutsambulanzen (PIA) von Kliniken für Psychiatrie und Psychotherapie an Fachkrankenhäusern oder Allgemeinkrankenhäusern nach § 118 SGB V hat den Auftrag, Patientinnen mit langandauernden und/oder als besonders schwer eingeschätzten Erkrankungsverläufen ebenfalls eine vernetzte Zusammenarbeit unterschiedlicher Berufsgruppen anzubieten. Möglichkeiten aufsuchender Arbeit scheitern oft an der Vergütung, die in den Bundesländern unterschiedlich ist. Insbesondere in größeren Fachkrankenhäusern ist die personelle Kontinuität zur stationären Behandlung oft nicht gegeben: die Oberärztin in der PIA ist eine andere als die auf der Station und in der Tagesklinik.

In Kliniken ist die Nutzung von klassischen Netzwerkgesprächen zu Übergängen an Schnittstellen der Behandlung von der Herausforderung begleitet, dass vielfach die Idee besteht, Schnittstellen würde es nach außen, aber nicht innerhalb einer Klinik geben. Dies ist jedoch, je nach Abgrenzung unterschiedlicher Stationen, oft nicht gegeben: Patientinnen erfahren Schnittstellen innerhalb einer Klinik oft von der Akutstation zum Team der Stationsäquivalenten Behandlung (StäB), in eine

»Therapiestation« und nicht selten dann erneut im Übergang in die Tagesklinik und von dort zu der Frage, wie die Behandlung außerhalb der Klinik fortgesetzt oder auch beendet wird. In der Anwendung systemischer Methodik ist dabei unerheblich, ob es um Schnittstellen innerhalb einer Einrichtung (Krankenhaus: PIA, StäB, voll- und teilstationär und zurück; Vertragsärztliche Behandlung: KSVPsych-RL und Praxis) geht oder mit Akteurinnen außerhalb: es geht darum, Übergänge orientiert an Bedarf und Bedürfnis von Patientinnen zu gestalten, institutionsbedingte Brüche von bereits erreichten Entwicklungen wenn möglich zu vermeiden und die Behandlung an die Auftragslagen kontinuierlich anzupassen.

Fallbeispiel: Setting-Übergänge

Herr K. wird im Rahmen einer schweren Intoxikation mit dem Rettungswagen in die Notfallambulanz gebracht und nach einer Nacht auf der Intensivstation auf der Akutstation einer Klinik für Psychiatrie behandelt. Zwei Tage nach der Aufnahme möchte er unbedingt entlassen werden. Nach Rücksprache mit der Intensivmedizinerin wird deutlich, dass er bei Aufnahme auf die Intensivstation in alkoholisiertem Zustand mehrfach Suizidgedanken äußerte. Allerdings sei er betrunken gewesen. Die Stationsärztin und die behandelnde Psychologin der Akutstation können mit dem Patienten besprechen, dass sie vor der Entscheidung zur Entlassung zunächst ein Gespräch mit für ihn wesentlichen Bezugspersonen führen möchten. Herr K. möchte seine Frau und seinen Bruder einbeziehen.

Das Gespräch findet in einem Zimmer mit einem Stuhlkreis statt, in dem augenscheinlich ein überzähliger Stuhl steht. Nach der Begrüßung erklären die Therapeutinnen, dass sie den Stuhl als Stellvertreter aufgestellt haben: für den Fall, dass im Gespräch noch der Gedanke entstünde, eine wichtige Person sei vergessen worden. Im Gespräch äußern die Bezugspersonen große Sorgen gegenüber einer möglichen Entlassung von Herrn K. Er selbst kann dies nicht nachvollziehen. Die Ärztin bringt ein, dass ihr die Übergabe durch die Intensivmedizinerin nicht aus dem Kopf geht. Sie bietet an, sich auf den leeren Stuhl zu setzen und aus der Rolle der Kollegin zu sprechen. Hier spricht sie offen über ihre Unsicherheit, wie die Aussagen von Herrn K. einzuschätzen sind, die er im Alkoholrausch machte. Sie äußert in dieser Rolle Verständnis für die Sorge der Angehörigen. Herr K. verneint vehement, dass er sich töten wolle. Gleichzeitig zeigt er sich betroffen, dass er sich an diese Episode gar nicht erinnern kann. Er kann sich einverstanden erklären, am kommenden Wochenende noch auf der Station zu bleiben und am Dienstag ein Gespräch mit der Ehefrau, der Psychologin und der Oberärztin der Tagesklinik zu führen. Dann will er gemeinsam mit seiner Frau entscheiden, ob er vielleicht in der Tagesklinik weiterbehandelt werden möchte.

3.4 Zusammenfassung

Schnittstellen entstehen im komplexen Versorgungsystem medizinischer und psychosozialer Unterstützungsangebote regelhaft. Aus systemischer Perspektive sind dies stets Schnittstellen unterschiedlicher Auftragslagen, die meistens impliziten Aushandlungsprozessen unterliegen und daher die Gefahr von wenig verstandenen Brüchen im Behandlungsprozess in sich bergen. Ein Zusammenführen von systemischer Haltung und systemischer Methodik ermöglicht es, diese Aushandlungsprozesse explizit zu machen und für den therapeutischen Prozess zu nutzen. Hierbei können in Bezug auf die Klientin und ihre Bezugspersonen sowohl mannigfache Fragetechniken als auch erlebnisorientierte Methoden im Einzel-Setting wie auch im Mehrpersonen-Setting zum Einsatz kommen. Schnittstellen von Auftragslagen zwischen Institutionen oder zwischen Gruppen von Helferinnen innerhalb von Institutionen können z.B. mithilfe von Konsultations- und Netzwerkgesprächen mit reflexiven Rückkopplungen bearbeitet werden, die die Betroffene und ihre Bezugspersonen einbeziehen sollten.

Referenzen

Andersen T (1990) Das reflektierende Team. Dialoge über die Dialoge. Dortmund: Verlag Modernes Lernen.
Beilfuß C (2018) Systemisches Fragen. In: von Sydow K, Borst U (Hrsg.) Systemische Therapie in der Praxis. Weinheim: Beltz, S. 203–216.
Deissler KG, Keller T, Schug R (1995) Kooperative Gesprächsmoderation. Selbstreflexive systemische Diskurse. Zeitschrift für Systemische Therapie 13: S. 12–30.
Gemeinsamer Bundesausschuss (2021) Richtlinie über die berufsgruppenübergreifende, koordinierte und strukturierte Versorgung insbesondere für schwer psychisch kranke Versicherte mit komplexem psychiatrischen oder psychotherapeutischen Behandlungsbedarf (KSVPsych-RL). Berlin: BAnz 17.12.2021 B3.
Greve N (2013) Reframing. In: Senf W, Broda M, Wilms B (Hrsg.) Techniken der Psychotherapie. Stuttgart: Thieme. S. 101–103.
Hildenbrand B (2011) Einführung in die Genogrammarbeit. 3. Aufl. Heidelberg: Carl Auer.
Pantucek P (2010) Netzwerkkarte (https://www.pantucek.com/index.php/soziale-diagnostik/verfahren/37-nwkanalog, Zugriff am 01.02.2013).
Schweitzer J, Schumacher, B (1995) Die unendliche und die endliche Psychiatrie. Heidelberg: Carl Auer.
Simon FB, Rech-Simon C (1999) Zirkuläres Fragen. Heidelberg: Carl Auer.
White M, Epston D (1998) Die Zähmung der Monster. Der narrative Ansatz in der Familientherapie. Heidelberg: Carl Auer.
White M (2010) Landkarten der narrativen Therapie. Heidelberg: Carl Auer.

4 Innovative Versorgungsformen und Finanzierung

Arno Deister, Bettina Wilms

Einleitung

Komplexe Systeme brauchen eine komplexe Steuerung. So einfach und klar diese Feststellung ist, so wenig wird sie im deutschen Gesundheitswesen konsequent umgesetzt. Es gibt keinen Zweifel daran, dass unser Gesundheitssystem ein äußerst komplexes System ist. Die bestehenden Steuerungsmechanismen sind jedoch häufig nicht ausreichend geeignet, die notwendige und grundsätzlich erreichbare Effektivität und Effizienz des Systems sicherzustellen. Vor allem gilt das für die Schaffung und Sicherstellung einer möglichst umfassenden Gesundheit in allen Bevölkerungsgruppen. So kommt es in relevantem Ausmaß zu Unter- und Fehlversorgung, in einigen Bereichen jedoch gleichzeitig auch zu einer Überversorgung bestimmter Patientengruppen. Das grundlegende Problem liegt in einer hochgradigen Fragmentierung der Versorgungsstrukturen und vor allem auch in den gleicherweise fragmentierten und oft gespaltenen Strukturen der Finanzierung. In der psychiatrisch-psychotherapeutischen Versorgung führt das zu einer besonderen Brisanz. Denn die bestehenden Strukturen in diesem Versorgungsbereich sind weniger an funktional-systemischen Parametern ausgerichtet als an traditionell gewachsenen – und inzwischen oft dysfunktionalen – Strukturen. Innovative Versorgungsformen, die die Gesundheitsförderung in den Vordergrund stellen, existieren zwar und zeigen bereits eine überzeugende Evidenz. Eine Übernahme in die Regelversorgung scheitert aber meist an den hohen Hürden innerhalb des Finanzierungssystems. Trotzdem bieten sich für psychotherapeutische und insbesondere für systemische Ansätze Möglichkeiten, in dem bestehenden System zu Lösungen zu kommen, die eng an den Bedürfnissen der betroffenen Menschen orientiert sind.

4.1 Das deutsche Gesundheitssystem

4.1.1 Die Gesellschaft steht in der Verantwortung

Die Gesellschaft der Bundesrepublik Deutschland sieht sich in der Verantwortung für die Erhaltung und Wiederherstellung der Gesundheit der Menschen. Die Sicherstellung der Gesundheit der Einwohner Deutschlands hat einen hohen Verfassungsrang. Art. 2 des Grundgesetzes garantiert die körperliche Unversehrtheit. Die Sozialgesetzgebung legt in verschiedenen Gesetzbüchern die Rahmenbedingungen für das Gesundheitssystem fest. Gemäß dem Fünften Buch der Sozialgesetzgebung hat die Krankenversicherung als Solidargemeinschaft die Aufgabe, die Gesundheit der Versicherten zu erhalten, wiederherzustellen oder ihren Gesundheitszustand zu fördern. Dies umfasst auch die Förderung der Eigenkompetenz und Eigenverantwortung der Versicherten (§ 1 SGB V). Versicherte haben Anspruch auf Krankenbehandlung. Diese umfasst auch die psychotherapeutische Behandlung. Dabei ist den besonderen Bedürfnissen psychisch Kranker Rechnung zu tragen (§ 27 SGB V). Die Struktur des Gesundheitssystems in Deutschland bildet in weiten Teilen die gesellschaftliche und politische Struktur in Deutschland nach. Entscheidungen der Gesundheitspolitik werden auf den unterschiedlichen politischen Ebenen des Bundes, der Länder und der Kommunen getroffen. Die Gremien der Selbstverwaltung agieren in vielen Bereichen eigenständig und werden nur bzgl. der Rechtmäßigkeit ihrer Beschlüsse durch politische Gremien überprüft. Die Trennung legislativer, exekutiver und judikativer Aspekte prägt viele Prozesse im Gesundheitswesen. Die Finanzierung von Gesundheitsleistungen ist gesplittet in ein System gesetzlicher und privater Krankenkassen, weiterhin spielt aber auch die private Finanzierung von Leistungen eine erhebliche Rolle. Leistungen für pflegebedürftige Patienten erfolgen primär aus den Pflegeversicherungen, Lohnersatzleistungen erfolgen einerseits aus gesetzlichen und privaten Versicherungen, zum anderen aber auch – insbesondere bei langandauernden Erkrankungen – aus staatlichen Quellen. Es existiert darüber hinaus ein umfassendes System von Maßnahmen der Qualitätssicherung, so die verbindlichen Richtlinien des Gemeinsamen Bundesausschusses (GBA) und die durch die wissenschaftlichen Fachgesellschaften herausgegebenen Leitlinien-Standards (Busse et al. 2017).

4.1.2 Psychische Erkrankungen gehören zu den häufigsten Erkrankungen des Menschen

Aufgrund der großen Häufigkeit psychischer Erkrankungen, aber auch aufgrund der hohen direkten und indirekten Kosten, gehören psychische Erkrankungen zu den gravierendsten Gesundheitsproblemen des Menschen. Depressionen, Angststörungen, Suchterkrankungen und Demenzen können als Volkskrankheiten bezeichnet werden. Trotz zunehmender medialer Aufmerksamkeit und Information der Öffentlichkeit werden psychische Störungen oft noch vernachlässigt. Menschen mit psychischen Erkrankungen sind deutlich häufiger Stigmatisierung ausgesetzt als es für Menschen mit körperlichen Erkrankungen der Fall ist. Auch wenn es häufig methodisch schwierig ist, die Häufigkeit und die Folgen psychischer Störungen exakt zu erfassen, so kann man doch davon ausgehen, dass jeder dritte bis vierte Erwachsene im Zeitraum eines Jahres die Kriterien für eine aktuelle Diagnose aus dem Bereich der seelischen Störungen erhält (Jacobi und Müllender 2017). Angststörungen, unipolare depressive Störungen, somatoforme und Abhängigkeitserkrankungen sind die insgesamt häufigsten psychischen Erkrankungen, psychotische und dementielle Erkrankungen verursachen die jeweils höchsten Kosten im Gesundheitssystem. Die meisten psychischen Erkrankungen (mit Ausnahme der Abhängigkeitserkrankungen) werden bei Frauen häufiger als bei Männern diagnostiziert (Jacobi und Müllender 2017). Dazu können auch Unterschiede im Bereich der Gesundheits- und Krankheitswahrnehmung und des gesundheitlichen Verhaltens führen. Die beobachtete Zunahme psychischer Störungen in den letzten Jahren ist wohl vorwiegend auf einen veränderten gesellschaftlichen Umgang mit diesen Erkrankungen und ein anderes Diagnose- und Inanspruchnahme-Verhalten zurückzuführen.

4.1.3 Die gesellschaftliche Bedeutung psychischer Erkrankungen ist sehr groß

Psychische Erkrankungen sind nicht nur Teil der individuellen menschlichen Existenz, sondern auch vielfältiger gesellschaftlicher Prozesse. Sie greifen tief in das Leben der betroffenen Menschen und deren Angehörigen ein. Zwischen Psychiatrie und Psychotherapie und den gesellschaftlichen Rahmenbedingungen bestehen umfassende – und häufig sehr fragile – Beziehungen. Schon die Frage, wann subjektiv erlebte Auffälligkeiten als Krankheit zu bezeichnen sind und damit auch ein Anspruch auf therapeutische Maßnahmen bestehen kann, ist schwierig zu beantworten. Dies gilt umso mehr für die Frage, inwieweit auch gesellschaftliche Normen zu einem Krankheitsbegriff beitragen können. Es kann als gesichert gelten, dass neben genetischen und weiteren biologischen Faktoren auch gesellschaftliche Rahmenbedingungen die Vulnerabilität für psychische Störungen erhöhen und damit zu einer höheren Krankheitshäufigkeit in bestimmten Bevölkerungsgruppen beitragen können. Gerade bei depressiven und anderen affektiven Störungen spielen Stresssituationen, die Lebens- und Arbeitssituation sowie aktuelle psychosoziale Konflikte eine wesentliche Rolle in der Genese und damit auch im therapeutischen Umgang mit diesen Erkrankungen. Psychische Erkrankungen gehören zu den häufigsten Ursachen von Arbeitsunfähigkeit. Im Jahr 2020 wurden 17 % der Arbeitsunfähigkeitstage durch eine psychische Erkrankung verursacht (DGPPN 2023). Mehr als 40 % aller Menschen, die wegen einer Erkrankung vorzeitig berentet werden, weisen eine manifeste seelische Erkrankung auf. Die meisten psychischen Erkrankungen manifestieren sich nicht nur durch seelische bzw. körperliche Symptome, sondern führen auch zu teilweise gravierenden Einschränkungen in der verantwortlichen Teilhabe am gesellschaftlichen Leben. Dies verursacht nicht nur teilweise hohe Kosten, sondern führt vor allem zu einer Zunahme von Leiden unter der Erkrankung.

4.1.4 Psychiatrie und Psychotherapie in gesellschaftlichen Spannungsfeldern

Psychiatrie und Psychotherapie – insbesondere aber die von psychischer Erkrankung betroffenen Menschen – befinden sich in verschiedenen gesellschaftlichen Spannungsfeldern, die den Umgang mit psychischen Erkrankungen in besonderer Weise prägen: Zwischen Gesundheit und Krankheit, zwischen Ethik und Ökonomie, zwischen Teilhabe und Ausgrenzung, zwischen Inklusion und Stigmatisierung. In den meisten Fällen bewegen sich Menschen mit psychischen Erkrankungen innerhalb dieser Spannungsfelder und können unterschiedliche Erwartungen an die Gesellschaft haben. Psychische Erkrankungen können – wie auch körperliche Erkrankungen allgemein – als ein hypothetisches Konstrukt, als Abweichung von einer gesellschaftlichen Norm oder als beeinträchtigende Dysfunktion betrachtet werden (Maier 2017). Im Sinne einer eher funktional-dysfunktionalen Definition kommt nicht gut gelingenden körperlichen, seelischen und sozialen Anpassungsprozessen eine besondere Bedeutung zu. Im Bereich der Finanzierung von Kosten für die Gesundheit der Menschen geht es in erster Linie jedoch um eher operationale Definitionen von Erkrankungen, wobei eine Übereinstimmung mit möglichst vielen der in den maßgeblichen Manualen beschriebenen diagnostischen Kriterien bestehen muss. Ethische Aspekte – insbesondere der Respekt vor der Autonomie des Menschen – werden aktuell in ihrer Bedeutung für den gesellschaftlichen Umgang mit psychischen Erkrankungen verstärkt erkannt. Inwieweit dies Einfluss auf eine derzeit eher an ökonomischen Parametern ausgerichtete Sichtweise der Gesundheitspolitik und der jeweiligen Leistungserbringer nimmt, ist noch nicht abschließend zu beurteilen. Hier sind gesellschaftliche Prozesse aktuell in einem raschen Wandel begriffen. Die Ausgrenzung von Menschen mit psychischen Erkrankungen aus grundlegenden gesellschaftlichen Prozessen – entweder aufgrund bestehender gesellschaftlicher Regeln oder aufgrund von alltäglicher Stigmatisierung – belastet Menschen mit psychischen Erkrankungen zusätzlich und führt nicht selten zu einer Behinderung eines umfassenden Genesungsprozesses. Alle diese Spannungsfelder nehmen einen direkten Einfluss auf die gesellschaftliche Verantwortung gegenüber den betroffenen Menschen und damit auch auf die Finanzierung diagnostischer, therapeutischer und rehabilitativer Verfahren.

4.2 Strukturen und Aufgaben psychiatrisch-psychotherapeutischer Versorgung

4.2.1 Strukturen

Die Aufgaben und die Strukturen der psychiatrisch-psychotherapeutischen Versorgung sind aktuell in einem tiefgreifenden Wandel begriffen. Über Jahrzehnte hinweg standen Aspekte der Fürsorge für Menschen mit psychischen Störungen ganz im Vordergrund – nicht selten eng verbunden mit der Gefahr von Bevormundung, jahrelanger Hospitalisierung und tiefgreifender Ausgrenzung. In den letzten Jahrzehnten sind im Umgang mit Menschen mit psychischen Erkrankungen Aspekte der Integration, der Inklusion und der Partizipation mehr in den Vordergrund getreten

– wobei dieser Prozess sicherlich noch nicht als abgeschlossen betrachtet werden kann.

Psychiatrie und Psychotherapie sind einerseits ein integraler Bestandteil der medizinisch-naturwissenschaftlichen Fächer. Andererseits hat das Fachgebiet seine Wurzeln auch in geisteswissenschaftlichen Disziplinen wie der Psychologie, den Sozialwissenschaften, der Philosophie und den Rechtswissenschaften. Die Auseinandersetzung mit differenzierten und fachübergreifenden Konzepten haben die Psychiatrie schon seit ihrer Entstehung geprägt und sind auch heute noch unverzichtbar für das Verständnis psychischer Erkrankung.

Eine strukturelle Besonderheit prägt die deutsche Krankenhauspsychiatrie und gibt ihr ein weitgehendes Alleinstellungsmerkmal: Die Unterteilung in Fachkliniken, Kliniken für Psychiatrie und Psychotherapie an Allgemeinkrankenhäusern und Universitätskliniken (mit oder ohne regionalen Versorgungsauftrag) ist traditionell gewachsen und verstärkt in vielen Fällen die Effekte einer Fragmentierung noch zusätzlich. Im ambulanten Sektor übernehmen unterschiedliche Vertragsarztgruppen die Versorgung von Menschen mit psychischen Störungen: niedergelassene Fachärzte für Psychiatrie und Psychotherapie, Fachärzte für Neurologie (je nach Praxisspezifika), aber auch Fachärzte für Allgemeinmedizin, die insbesondere in ländlichen, strukturschwachen Regionen die Beziehungen zu professionellen Helfern aufrechterhalten. Teilweise sind dies auch Fachärzte für Innere Medizin, die hausärztliche Versorgungsleistungen anbieten. Darüber hinaus sind auch niedergelassene Psychologische und ärztliche Psychotherapeuten Teil des ambulanten psychiatrisch-psychotherapeutischen Versorgungssystems. Jenseits des SGB V kommen noch Einrichtungen und Angebote der Eingliederungshilfe hinzu.

4.2.2 Aufgaben

Prävention, Diagnostik, Behandlung und Rehabilitation sind die zentralen Aspekte des medizinischen Handelns in der Psychiatrie und Psychotherapie, wie auch in anderen medizinischen Fachdisziplinen. Dies geschieht in unterschiedlichen »Behandlungssektoren« – also den Praxen niedergelassener Ärzte und Psychologen, den Krankenhäusern und den gemeindepsychiatrischen Einrichtungen – jeweils im ambulanten, teilstationären oder stationären Behandlungs-Setting. Die ambulante Behandlung von Patienten, die an einer psychischen Erkrankung leiden, erreicht insgesamt den größten Anteil der betroffenen Menschen. Etwa sechs Millionen Behandlungsfälle sind jährlich im ambulanten psychiatrisch-nervenärztlichen Bereich zu verzeichnen. Dazu kommen die etwa eine Million Menschen, die sich in regelmäßiger ambulanter (Richtlinien-)Psychotherapie befinden. Die Schnittstellen zu anderen Fachgebieten, die sich mit dem Gehirn und der Psyche des Menschen befassen, sind meist nicht sehr scharf abgegrenzt. Hier ist insbesondere die Tätigkeit medizinisch-ärztlich ausgebildeter und der psychologisch ausgebildeten Psychotherapeuten zu nennen.

Die aktuellen gesellschaftlichen Entwicklungen haben auch dazu beigetragen, ein zunehmend besseres Verständnis von Ursachen psychischer Störungen zu entwickeln, die bei Menschen auf der Flucht bzw. mit Migrationshintergrund auftre-

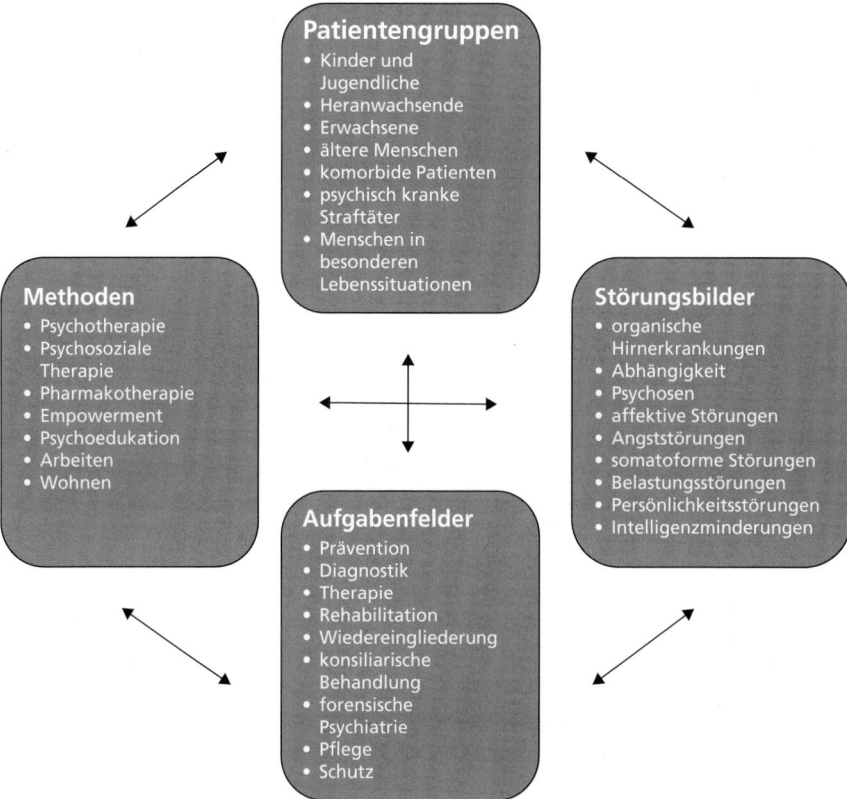

Abb. 4.1: Aufgaben der Psychiatrie und Psychotherapie (im Abschnitt »Methoden« beziehen sich die Begriffe »Arbeiten« und »Wohnen« auf die Unterstützung bei der Teilhabe und Sicherstellung)

ten. Gleiches gilt für Menschen in traumatisierenden Situationen jeder Art sowie für Menschen, die besondere Behandlungsbedürfnisse haben, sei es aufgrund von Alter, Geschlecht, Armut, Wohnungslosigkeit oder auch aufgrund von Multimorbidität. Bei diesen Gruppen von Menschen ist auch heute noch häufig von einer Unterversorgung auszugehen. Die Auseinandersetzung damit und die Anstrengungen, dies zu ändern, gehören ebenfalls zu den Aufgaben der Psychiatrie und Psychotherapie. Die doppelte Funktion von Psychiatrie und Psychotherapie, die sich als medizinisch-psychologisch-soziales Fach dem Wohl des individuellen Menschen verpflichtet sieht, die andererseits aber auch mit gesellschaftlichen und teilweise ordnungspolitischen Aufgaben betraut ist, ergibt sich zum Teil aus dem Wesen der Erkrankungen selbst. Diese Doppelfunktion wird sich somit niemals vollständig auflösen lassen. Es ist aber eine zentrale Aufgabe des Faches, die Verpflichtungen den Patientinnen und Patienten gegenüber immer in den Vordergrund zu stellen und gesellschaftliche Funktionen nur mit dem Blick auf das Patientenwohl zu akzeptieren. Psychische Störungen können aufgrund massiver kognitiver Beeinträchtigungen, nicht realer krankheitsbedingter Überzeugungen oder ausgeprägter affektiver Veränderungen im Einzelfall dazu führen, dass die Fähigkeit zum selbstbestimmten Handeln reduziert oder gar aufgehoben ist. In diesen Fällen – und nur in diesen Fällen – müssen evtl. Maßnahmen zum Schutz des betroffenen Patienten getroffen werden, die auch ohne seine Zustimmung erfolgen. Ziel ist es dabei, die Fähigkeit zur Selbstbestimmung möglichst schnell wieder herzustellen. Dabei ist der unterstützenden Entscheidungsfindung der Vorzug zu geben vor Entscheidungen, die von anderen Personen für den Patienten getroffen werden.

4.2.3 Die Region als Rahmen

Der Region kommt als Planungs-, Versorgungs- und Kooperationsrahmen bei psychischen Erkrankungen eine herausragende Bedeutung zu. Zum einen können regionale Besonderheiten, wie zum Beispiel der Grad der Urbanisierung oder die Verteilung sozialer Faktoren, psychische Störungen in ihrer Häufigkeit, in ihrer Ausprägung und in ihrem Verlauf relevant beeinflussen. Zum anderen stellen an der Region und am Lebensumfeld des Patienten orientierte, gemeindenahe Versorgungsformen diejenigen Angebote dar, die den Patienten am intensivsten langfristig unterstützen und stabilisieren können. Die konsequente Berücksichtigung des sozialen Kontextes und die Therapie im bestehenden sozialen Umfeld führen zu einer verbesserten sozialen Integration für Patienten. Voraussetzung für die Wirksamkeit regionaler Versorgungskonzepte und regionaler Versorgungsstrukturen ist in jedem Fall die Übernahme von konkreter Verantwortung der in der Region vorhandenen Einrichtungen und Institutionen für alle dort zu behandelnden Patientinnen und Patienten (Deister 2019).

4.3 Woher kommt das Geld und wofür geben wir es aus?

Die Kosten, die durch psychische Erkrankungen in Deutschland direkt oder indirekt verursacht werden, sind immens. Es kann davon ausgegangen werden, dass allein in diesem Bereich jährlich Kosten in Höhe von knapp 5 % des Bruttoinlandsproduktes in Deutschland entstehen, das entspricht etwa 150 Milliarden € jährlich.[7] Umgerechnet auf die Einwohnerzahl in Deutschland sind dies etwa 1.800 € pro Kopf. Etwa ein Drittel dieser Kosten entfallen auf direkte Krankheitskosten, zwei Drittel auf indirekte Kosten. Direkte Kosten sind Kosten, die unmittelbar den verschiedenen Maßnahmen der Diagnostik, der Behandlung und Rehabilitation sowie Krankengeldzahlungen zuzurechnen sind. Bei den indirekten Kosten handelt es sich um

---

7 Das gesundheitspolitische Zahlenmaterial dieses Kapitels stammt (sofern auf keine andere Quelle verwiesen wird) aus den Angaben des Statistischen Bundesamtes, abgefragt über www.destatis.de.

gesellschaftliche Gesamtkosten, die durch psychische Krankheiten entstehen, also z. B. durch den Ausfall an Produktivität oder soziale Unterstützungsleistungen allgemein. Von den insgesamt etwa 440 Milliarden €, die als Gesundheitsausgaben in Deutschland insgesamt anfallen, entfallen etwa 13 % auf Erkrankungen der Psyche, das sind etwa 57 Milliarden €. Die meisten der Gesamtausgaben finanzieren sich über die Sozialversicherungsbeiträge (2020: 64,9 %), jeweils etwa die Hälfte davon wird finanziert durch die Versicherten und die Arbeitgeber. Die weiteren Anteile bestehen in staatlichen Zuschüssen (12,8 %) und Prämien privater Versicherungen (8,3 %). Private Haushalte haben etwa 56 Milliarden € (14,0 % der Gesamtausgaben) zusätzlich zu den Krankenkassenleistungen finanziert.

Die ▶ Abb. 4.2 zeigt, wofür das Geld im Gesundheitswesen jeweils ausgegeben wurde.[8] An der ersten Stelle stehen die Kosten für die Krankenhäuser, gefolgt von Ausgaben für Ärzte und Arzneimittel. Prävention und Selbsthilfe sind mit etwa 1 % nur gering vertreten.

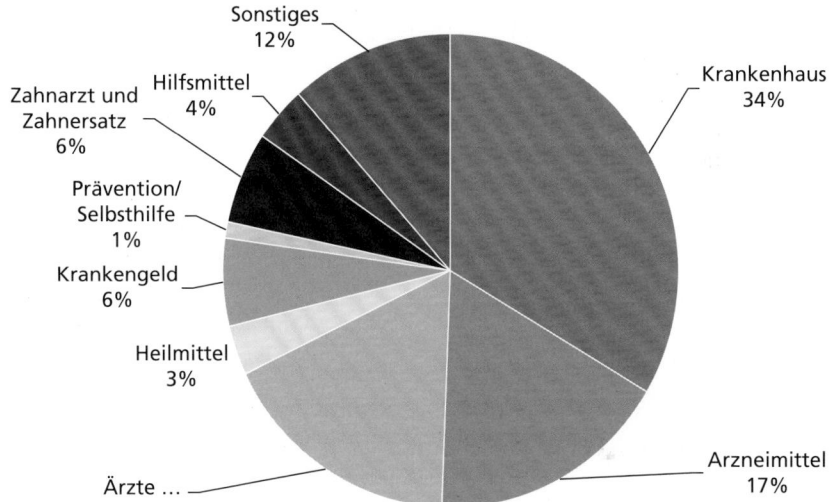

Abb. 4.2: Ausgabenanteile im deutschen Gesundheitswesen (2019)

4.3.1 Das gespaltene Finanzierungssystem

Versicherte Menschen haben im deutschen Gesundheitswesen »Anspruch auf Krankenbehandlung, wenn sie notwendig ist, um eine Krankheit zu erkennen, zu heilen, ihre Verschlimmerung zu verhüten oder Krankheitsbeschwerden zu lindern« (§ 27 SGB V). Die Krankenbehandlung umfasst dabei ärztliche Behandlung einschließlich Psychotherapie als ärztliche und psychotherapeutische Behandlung, die Versorgung mit Arznei-, Verband-, Heil- und Hilfsmitteln sowie mit digitalen Gesundheitsanwendungen, häusliche Krankenpflege, außerklinische Intensivpflege

---

8 Pandemiebedingt sind die Zahlen aus dem Jahr 2019 derzeit am ehesten aussagekräftig.

I Voraussetzungen

und Haushaltshilfe, Krankenhausbehandlung, Leistungen zur medizinischen Rehabilitation und ergänzende Leistungen. So beschreibt es die Sozialgesetzgebung. Es besteht somit nicht nur ein Anspruch auf Durchführung dieser Leistungen, sondern auch auf deren Finanzierung. Dabei sind die besonderen Bedürfnisse von Menschen mit psychischen Erkrankungen zu berücksichtigen.

Das Finanzierungssystem der psychiatrisch-psychotherapeutischen Versorgung in Deutschland ist in vielfältiger Weise hochgradig fragmentiert; in vielen Bereichen entspricht diese Fragmentierung eher einer Spaltung in voneinander getrennte Bereiche. Wir haben zunächst eine Fragmentierung insbesondere im Bereich der Sozialgesetzgebung. In insgesamt 13 unterschiedlichen Sozialgesetzbüchern (SGB I–XII, SGB XIV) werden weitgehend voneinander getrennte und isolierte gesetzliche Regelungen aufgeführt. Für die medizinisch-psychiatrische Akut-Versorgung und die Pflege ist primär das SGB V (Krankenversicherung) maßgeblich, für Maßnahmen der langfristigen Unterstützung und Wiedereingliederung das SGB IX (Rehabilitation und Teilhabe behinderter Menschen). Das SGB XII deckt den Bereich der Sozialhilfe und entsprechende Regelungen ab. Alle Maßnahmen, die mit Arbeit und Arbeitsförderung zu tun haben, sind in den SGB II (Grundsicherung für Arbeitsuchende) und III (Arbeitsförderung) abgebildet. Dies bedeutet, dass Menschen in einer individuellen Lebenssituation (also zum Beispiel bei langfristiger Erkrankung mit Einschränkungen im Bereich der Teilhabe und der Arbeit) Anspruch auf Leistungen aus ganz unterschiedlichen Rechtskreisen haben. Innerhalb der Krankenversorgung ist die Finanzierung wiederum getrennt nach Behandlungssektoren. Es gibt also eine getrennte Finanzierung für stationäre (einschließlich teilstationärer), ambulante und rehabilitative Leistungen. Ebenso fragmentiert ist die Finanzierung einzelner Institutionen, also zum Beispiel von Krankenhäusern, Arztpraxen, niedergelassenen Psychologischen Psychotherapeuten und insbesondere der umfassenden Angebote in der Gemeindepsychiatrie. Schließlich fällt in diesen Bereich auch der Einsatz verschiedener Berufsgruppen, deren Aufgaben nicht immer eindeutig definiert und schon gar nicht voneinander getrennt sind.

Für Patientinnen und Patienten ist dieses System weder durchschaubar noch eigenständig und sinnvoll nutzbar. Es hat zur Folge, dass eine Behandlungskonstanz über einen längeren Zeitraum weder bezogen auf die Personen, die Hilfe anbieten, noch auf Institutionen oder rechtliche Ansprüche gegeben ist. Dies hat die gravierende Folge einer meist fehlenden Beziehungskonstanz. Es ist für Patientinnen und Patienten erforderlich, immer wieder die Beziehungssituation und den Kontext der psychosozialen Maßnahmen zu verändern und anzupassen. Dies führt in jedem Fall zu Brüchen in der Behandlung, nicht selten zu Behandlungs-Abbrüchen. Diese wiederum haben Verschlechterung der Symptomatik und letztendlich vermeidbares Leiden der erkrankten Menschen zur Folge.

Die Spaltung im Finanzierungssystem setzt zusätzlich umfassende Fehlanreize. Nicht die Förderung bzw. der Erhalt von Gesundheit wird unterstützt, sondern in erster Linie (und häufig nur) die Reparatur von Krankheitszuständen. Dies führt dazu, dass in vielen Bereichen des psychiatrischen Versorgungssystems der Erhalt von Gesundheit eher finanziell bestraft als wirksam gefördert wird. Insbesondere in Krankenhäusern ist die stationäre Behandlung von möglichst vielen Patientinnen und Patienten häufig die einzige Möglichkeit, die für die Sicherstellung der Versorgung erforderlichen Budgets zu realisieren. Die Entlassung eines Patienten zu dem Zeitpunkt, an dem es aus medizinisch-psychiatrischer Sicht sinnvoll wäre, hat regelhaft zur Folge, dass die dann erforderlichen therapeutischen und rehabilitativen Maßnahmen außerhalb des Krankenhauses nur sehr rudimentär finanziert werden. Dies wiederum führt häufig zu inadäquat langen Zeiten in der vollstationären Behandlung und zu einer viel zu geringen Flexibilität im Angebot notwendiger Leistungen in den verschiedenen Behandlungs-Settings.

4.4 Qualität und Steuerung im Gesundheitswesen

Komplexe Systeme brauchen eine komplexe Steuerung. So eindeutig richtig dieser Satz ist, so schwierig ist es, Steuerungsmechanismen umzusetzen, die diesem Anspruch genügen. Es stellt sich die Frage, welche Steuerungsmechanismen vernetzten und verantwortungsvoll kooperierenden Versorgungssystemen angemessen sein können – und welche auch funktionieren. Grundsätzlich kann zwischen Steuerungsmechanismen unterschieden werden, die durch bestimmte Institutionen und Personen oder aber auch durch inhaltliche Kriterien und vorgegebene Rahmenbedingungen erfolgen. Es ist dabei von sehr großer Bedeutung, dass die eingesetzten Steuerungsmechanismen für alle Beteiligten verbindlich und transparent sind, von diesen akzeptiert werden und dass sie unabhängig von den jeweiligen Situationen auch wirksam sind. Im deutschen Gesundheitswesen hat sich gezeigt, dass viele der dort eingesetzten Steuerungsmechanismen diesem Anspruch nicht gerecht werden. Insbesondere ist festzustellen, dass die meisten Mechanismen, die das Versorgungssystem steuern (bzw. steuern sollen) als implizite Steuerungsmechanismen zu betrachten sind, die nicht Folge einer gesellschaftlichen Diskussion sind (hierzu zählt z. B. auch die Verfügbarkeit von Behandlungsbausteinen in bestimmten Regionen). Diese sind somit nicht transparent und die dadurch gesetzten Anreize sind dies ebenfalls nicht. Als Folge kommt es in vielen Bereichen zu einer Unter- bzw. Fehlversorgung. Auch eine punktuelle Überversorgung ist zu beobachten. Im psychiatrisch-psychotherapeutischen Bereich findet sich eine Unter- und Fehlversorgung insbesondere bei Menschen mit schweren psychischen Erkrankungen, bei Menschen mit psychischer und somatischer Komorbidität sowie bei Menschen in spezifischen Lebenssituationen, seien es Menschen mit Traumaerfahrungen, Migrationshintergrund oder in der Jugend und im Alter.

Die Steuerung durch konkrete Qualitäts-Parameter, die sowohl von den jeweiligen Behandlungssektoren als auch von dem Behandlungs-Setting unabhängig sind, erscheint dem komplexen psychiatrisch-psychotherapeutischen Versorgungssystem am ehesten angemessen. Hier ist eine Vielzahl von Parametern verfügbar und denkbar. Neben strukturellen Merkmalen (wie zum Beispiel der Ausstattung mit Personal, dem Behandlungsumfeld und Milieu und auch der Finanzierung) sind hier insbesondere funktionelle Parameter, und dabei in besonderer Weise spezifische Haltungen und Einstellungen von großer Bedeutung (s. Kasten). Die Ergebnisqualität muss durch eindeutige und transparente Kriterien definiert werden, um damit auch die Möglichkeiten zur Evaluation zu schaffen.

Qualitätsparameter auf verschiedenen Ebenen des Versorgungssystems

Ebene des Individuums

- Autonomie der betroffenen Menschen
- Empowerment
- Recovery-Orientierung
- Resilienzorientierung
- Selbsthilfe

Ebene der Institution

- Alltagsorientierung
- Beziehungsorientierung
- Individualisierte Behandlung
- Lebensweltorientierung
- Milieugestaltung
- Multiprofessionalität
- Transparenz
- Vermeidung von Zwang und Gewalt

Ebene des Gesundheitssystems

- Aufsuchende Versorgung
- Case Management
- Flexibilität der Versorgung
- Kooperation und Vernetzung
- Setting-unabhängige Qualität

Ebene der Gesellschaft

- Gemeindenähe
- Inklusion
- Prävention
- Ressourcengerechtigkeit
- Teilhabe
- Trialogisches Prinzip
- Vermeidung von Stigmatisierung
- Zeit für Menschen (ausreichende zeitliche Ressourcen)

4.5 Anreize und Fehlanreize

Gerade in systemischer Hinsicht sind die im Gesundheitswesen explizit und (häufig) implizit vorhandenen Anreize von besonderer Bedeutung. Sie beeinflussen sehr direkt die Strukturen auf allen Ebenen, aber mehr noch die grundlegenden Prinzipien der Gesundheitsversorgung. Insbesondere die Orientierung auf die Heilung von bestehender Krankheit und weniger auf deren Verhinderung und individuelle Gesundheitsförderung, die hohe ökonomische Wertigkeit des belegten Bettes im psychiatrischen Krankenhaus sowie die Vernachlässigung des Prinzips der sozialen Gerechtigkeit (insbesondere bezüglich Gerechtigkeit der Ressourcenverteilung) birgt die Gefahr von Fehlanreizen. In keinem anderen medizinischen Fachgebiet ist die Notwendigkeit einer am gesamten Menschen orientierten, integrativen Versorgung größer als in der Psychiatrie und Psychotherapie. Diese Tatsache muss Grundlage der bestehenden qualitativen Anreize sein. Das Prinzip der mittel- bis langfristigen Gesundheitsförderung setzt klare Anreize, dass Leistungsträger nicht primär auf die Erlangung kurzfristiger ökonomischer Erfolge ausgerichtet sind – was bedeuten könnte, dass schwere Erkrankungen nicht oder nur unzureichend behandelt werden –, sondern dass eine stärker am Aspekt der individuellen Gesundheit ausgerichtete Strategie gewählt wird. Die Anreize müssen so gestaltet sein, dass die umfassende, vernetzte und qualitätsgesicherte Versorgung von Menschen mit psychischen Störungen in einer definierten Region gefördert wird. Dabei sollten nicht nur akute diagnostische und therapeutische Ziele verfolgt werden, sondern es müssen gleichzeitig auch präventive und gesundheitsfördernde Maßnahmen mitberücksichtigt werden. Das verbesserte Angebot von Maßnahmen zur Prävention psychischer Störungen sollte tendenziell stärker finanziell honoriert werden. Die Bemessung der zur Verfügung stehenden Ressourcen soll sich dabei nicht an einzelnen Parametern der Behandlung, wie z. B. den Behandlungstagen im Krankenhaus, den behandelten »Fällen« oder den jeweiligen Einzelleistungen, orientieren, sondern an der zu bewältigenden Aufgabe, nämlich der Bewahrung und gegebenenfalls der Wiederherstellung von Gesundheit in der jeweiligen Region. Der dazu am ehesten geeignete Ansatz scheint eine auf die Einwohnerstruktur und das Erkrankungsrisiko der Einwohner bezogene Finanzierung zu sein (Deister et al. 2012).

4.6 Möglichkeiten einer innovativen Finanzierung

4.6.1 Rahmenbedingungen

In der Psychiatrie und Psychotherapie haben sich in den letzten zwei Jahrzehnten verschiedene Formen integrativer Versorgung modellhaft entwickeln und regional bereits etablieren können. Sie weisen inzwischen eine umfangreiche wissenschaftliche Fundierung und Evaluation auf, sind aber bisher nicht Teil der Regelversorgung geworden. Basis dieser innovativen Versorgungs- und Finanzierungsformen ist ein Wechsel von dem bisherigen anbieter- und sektororientierten Versorgungssystem hin zu einem zukunftsweisenden populationsorientierten und sektorunabhängigen Versorgungssystem. Dadurch könnten gezielte Anreize geschaffen werden, systemische und an den individuellen Bedürfnissen der betroffenen Menschen orientierte Aspekte der Gesundheitsversorgung stärker zu berücksichtigen, als es die bisher bestehenden, primär ökonomisch ausgerichteten Anreize möglich machen (Wilms et al. 2012). Dazu gehört auch ein impliziter Mechanismus von Gewährleistung: Es werden Anreize geschaffen, die Gesundheitsversorgung so zu gestalten, dass eine längerfristige Beziehungskonstanz erreicht wird, erneute Erkrankungen möglichst weitgehend vermieden werden und damit keine höheren Kosten im Versorgungssystem entstehen.

Wesentliche strukturelle Zielparameter aller neuen Versorgungsformen sind u. a. (Deister und Wilms 2014):

- Sicherstellung der erforderlichen Behandlungsqualität
- Bezug auf die konkreten individuellen Bedürfnisse der betroffenen Menschen
- Flexibilisierung der Behandlungsmöglichkeiten einschließlich aufsuchender Leistungen
- Vernetzung der Angebote mit Übernahme von Verantwortung der einzelnen Einrichtungen
- Berücksichtigung und Einbindung gemeindepsychiatrischer Netzwerke
- Berücksichtigung der regionalen Besonderheiten
- Begrenzung des Kostenanstiegs im Gesundheitswesen
- Reduktion des Drehtüreffektes
- Reduktion des Misstrauensaufwandes

Gleichzeitig verfolgen innovative Finanzierungsformen eine Vielzahl von inhaltlichen Bedingungen für eine patientenorientierte Versorgung:

- Weitgehende Symptomreduktion bei gleichzeitiger Fähigkeit zur verantwortlichen Teilhabe am Leben
- Aktivierung von Ressourcen und Förderung der Motivation
- Förderung der Eigeninitiative und Empowerment
- Vorhandensein und Ausbau stabiler sozialer Kontakte
- Partizipative Entscheidungsfindung
- Langfristige Beziehungs- und Behandlungskonstanz
- Vermeidung von häufigen Wiederaufnahmen, die durch Brüche in der therapeutischen Kontinuität bedingt sind.

Diese Bedingungen werden am konsequentesten in den Modellstrukturen der Regionalen Psychiatrie-Budgets und der gestuften Versorgung erfüllt.

4.6.2 Psychiatrische Globalbudgets

In den letzten Jahren sind globale Krankenhausbudgets wieder verstärkt in der gesundheitspolitischen Diskussion. Dies zum einen, weil auf ganz unterschiedlichen gesundheitspolitischen Ebenen zunehmend deutlich wird, dass die bisherige Form der Behandlung von Menschen mit psychischen Erkrankungen in unserem hochgradig fragmentierten Finanzierungs- und Versorgungssystem fachlich und ökonomisch immer schwieriger und unbefriedigender wird und zum anderen, weil innerhalb des bestehenden Systems oft die falschen Anreize gesetzt werden. Insbesondere fehlt es an der erforderlichen Behandlungs- und Beziehungskonstanz über längere Zeiträume; gleichzeitig wird die stationäre Behandlung einseitig gefördert, was den Bedürfnissen der Patientinnen und Patienten häufig zuwiderläuft. Globale Finanzierungssysteme existieren heute im Bereich der Psychiatrie und Psychotherapie insbesondere in der Struktur von Regionalen Psychiatrie-Budgets bzw. psychiatrischen Modellprojekten gemäß § 64b SGB V. Das erste Regionale Psychiatrie-Budget wurde bereits im Jahr 2003 in Schleswig-Holstein etabliert. Inzwischen gibt es in Deutschland über 20 solcher regionaler Finanzierungsmodelle in Regionen, die insgesamt zwischen sechs und sieben Millionen Einwohner umfassen.

Das Kernelement globaler Budgetsysteme besteht darin, dass regionale psychiatrische Krankenhäuser die inhaltliche und ökonomische Verantwortung für die Versorgung aller Menschen, die in einer definierten Region an einer im oder durch das Krankenhaus zu behandelnden psychischen Erkrankung leiden, übernehmen. In den bisherigen Modellen sind die ambulanten und gemeindepsychiatrischen Leistungserbringer davon noch mehrheitlich ausgenommen. Im Rahmen des dafür vereinbarten jährlichen klinischen Gesamtbudgets kann völlig frei entschieden werden, welche Behandlungsform bei welchem Patienten, von wem und an welchem Ort durchgeführt wird. Patienten können also unabhängig vom Behandlungs-Setting (zu Hause, ambulant in der Klinik, tagesklinisch oder vollstationär) behandelt werden. Der einzige Maßstab für die Vereinbarung und für die Realisierung des jeweiligen Krankenhausbudgets besteht in der Behandlung einer bestimmten Zahl von Menschen innerhalb eines Jahres, die an der jeweils bestehenden Morbiditätsstruktur der Region ausgerichtet ist. Somit erfolgt die Steuerung der Versorgung grundsätzlich vor Ort und vor allem orientiert am jeweiligen Bedarf eines von psychischer Erkrankung betroffenen Menschen. Besteht bei einem Patienten mehrmals im Jahr der Bedarf für eine stationäre oder institutsambulante Behandlung, muss dieser Bedarf durch den Leistungserbringer auch gedeckt werden, ohne dass es dafür zusätzliche finanzielle Mittel gibt. Damit setzen Regionale Budgets keine Anreize zu einer Fallzahlausweitung oder Verweildauererhöhung, sondern verfolgen einen personenbezogenen Ansatz, der die Leistungsanbieter motiviert, die Patienten so zu behandeln, dass bei möglichst geringem Ressourcenverbrauch eine langfristige Beschwerdefreiheit erreicht werden kann. Als wesentlicher Schritt zum Abbau sogenannter Misstrauensaufwendungen wurde in diesen Modellen vereinbart, Kontrollen durch den zuständigen Medizinischen Dienst bezüglich der Verweildauer nicht mehr durchzuführen, sondern auf den impliziten Regelmechanismus zu vertrauen. Dies bedeutet, dass Krankenhäuser kein Interesse an langen Verweildauern mehr haben, da diese nicht mehr zu erhöhten Einnahmen führen.

I Voraussetzungen

Gleichzeitig ist aber auch eine zu kurze Behandlungsdauer ökonomisch nicht sinnvoll, da durch eine erneute Aufnahme innerhalb eines Kalenderjahres keine zusätzlichen Einnahmen generiert werden können. Das Regionale Budget ermöglicht somit einen optimalen, nicht durch bürokratische Hürden behinderten Ressourceneinsatz. Andererseits motiviert es die Leistungsanbieter, von einem wirtschaftlichen Ressourceneinsatz profitieren zu können (Deister et al. 2010; Deister 2011; Wilms et al. 2012; Deister und Wilms 2014; Deister und Michels 2021).

Die praktischen Erfahrungen in den Regionen mit einem Globalen Psychiatrie-Budget und die inzwischen umfangreiche Begleitforschung (Roick et al. 2008; Deister et al. 2010; König et al. 2010; von Peter et al. 2019a, von Peter et al. 2019b) haben die Effekte dieser Finanzierungsformen eindeutig belegen können. In diesen Regionen ist eine sehr deutliche Verschiebung und Flexibilisierung in der Versorgungsstruktur zu beobachten: Während die durchschnittliche vollstationäre Verweildauer im Krankenhaus massiv abgenommen hat, haben gleichzeitig die tagesklinische Behandlung, die ambulante Behandlung im und durch das Krankenhaus sowie die Behandlung im gewohnten sozialen Umfeld (Home Treatment) deutlich zugenommen. In einigen Regionen beträgt nach einer mehrjährigen Laufzeit die Dauer der stationären Behandlung im Krankenhaus nur noch etwa die Hälfte des ursprünglichen Zeitraums. Die wissenschaftliche Begleitforschung hat darüber hinaus zeigen können, dass sich die Integration in das soziale Leben und die Teilhabe an der Gesellschaft verbessert haben. Zu einer Zunahme der Patientenzahl oder zu einer relevanten Verschiebung zwischen den verschiedenen Versorgungsbereichen ist es dagegen nicht gekommen. Auch die Kosten sind in diesen Systemen weitgehend stabil geblieben. Der durch die gegenseitige Kontrolle entstandene Misstrauensaufwand, also insbesondere durch die Kosten für die Überprüfungen durch den Medizinischen Dienst, konnte im Rahmen dieser Modellversorgung fast vollständig abgebaut werden. Die dadurch eingesparten Mittel konnten ungeschmälert in die direkte Patientenversorgung überführt werden.

Für die Arbeit mit den Patientinnen und Patienten haben sich aus dieser neuen Finanzierungsform auch umfassende inhaltliche Veränderungen ergeben. Insbesondere konnte dadurch die langfristige Beziehungskonstanz zu den Patientinnen und Patienten verbessert werden, da die jeweiligen Behandler bzw. die Behandlungsteams Patientinnen und Patienten langfristig und ohne Brüche oder Abbrüche behandeln können. Die therapeutische Arbeit in diesen Modellprojekten ist zusätzlich durch einen deutlich stärkeren Bezug auf das soziale Umfeld und die Integration sozialer Aspekte gekennzeichnet. Diese verstärkte Orientierung am Lebensumfeld erfordert auch ein Umdenken der gesamten psychiatrischen Institution. Dabei spielen die Investitionen in die Ausbildung und Qualifizierung von Mitarbeitenden sowie in die Teamentwicklung eine große Rolle. Nur mit einem umfassenden Engagement in der Personalentwicklung kann die Bereitschaft und die Fähigkeit der Mitarbeiterinnen und Mitarbeiter für eine setting-übergreifende Arbeitsweise unterstützt und gefördert werden. Die Flexibilität des Regionalen Budgets ermöglicht es, therapeutische Lösungen für unterschiedliche Gruppen von Patientinnen und Patienten zu finden, die sich mehr an dem Bedarf der Nutzer als dem der Institution orientieren. Es handelt sich hierbei zwar um laufende *Modell*projekte, allerdings muss man in einigen Regionen aufgrund der langen Laufzeit der Projekte bereits von einer »regionale[n] Regelversorgung« sprechen (Deister und Michels 2021).

4.6.3 Integrierte Versorgung

Modelle integrierter Versorgung nach §140a SGB V, vereinbart zwischen Kostenträgern und Leitungserbringern, ermöglichen je nach Konzept ähnliche inhaltliche Umsetzungen wie sie in den o. g. Globalbudget beschrieben sind. Jedoch ist in den gesetzlichen Regelungen des § 140 SGB V eine Einschreibung der betroffenen Patienten und damit deren aktive Entscheidung, an genau dieser Versorgungsform teilnehmen zu wollen, unumgänglich. Ferner handelt es sich um Selektivverträge mit einzelnen Krankenkassen, oft bezogen auf bestimmte Störungsbilder. Hiermit entfallen globale Steuerungseffekte in einem regionalen Versorgungssystem, weil immer nur eine bestimmte Gruppe von Patienten, die bei bestimmten Krankenkassen versichert sind, in den Genuss eines solchen Behandlungskonzepts kommen kann (Wilms et al. 2012). Dennoch sind systemische Behandlungskonzepte in diesem Rahmen nicht nur möglich, sondern auch analog den Möglichkeiten in Globalbudgets gut umzusetzen.

4.6.4 Gestufte Versorgung

Modelle der Gestuften Versorgung (Stepped Care) sind in hohem Maße geeignet, einerseits die Bedürfnisse der Patientinnen und Patienten zum Maßstab der erforderlichen Behandlung zu machen, andererseits die vorhandenen Ressourcen möglichst effektiv und effizient zu nutzen. Modelle der Gestuften Versorgung gehen vom Bedarf der Patienten aus, bieten bei Entscheidungen gezielte Unterstützung durch Leitlinien und Versorgungspfade, bei denen die verschiedenen Therapieangebote strukturiert und koordiniert von niedriger bis hoher Intensität definiert werden. Ein Baustein sollte eine Beratungs- oder Screening-Sprechstunde sein, die niederschwellig und zeitnah aufgesucht werden kann. Nach der diagnostischen Einschätzung wird der Behandlungsbedarf geklärt, notfalls eine Krisenintervention angeboten. Bei psychosozialen Krisen ohne direkten Krankheitswert wird auf Beratungsstellen, Entspannungstherapie oder Coaching verwiesen. Sobald die Diagnose und ein weitergehender Therapiebedarf festgestellt wurden, kann durch den Facharzt bzw. den ärztlichen oder Psychologischen Psychotherapeuten die weitere Behandlung übernommen werden. Je nach Schwere, Behandlungserfolg und Verlauf wechseln die Patienten in die nächste Stufe des Stepped-Care-Modells und erhalten je nach individuellem Bedarf zusätzliche Behandlungsmodule, wie Psychotherapie, ambulante Pflege, ambulante Sozialtherapie bis hin zur stationären Aufnahme. Stepped-Care-Modelle sollten in einem regionalen Netzwerk organisiert sein, dem alle ambulanten und stationären Leistungsanbieter angehören. Die Koordination der definierten modularen Leistungen erfolgt strukturiert und am jeweiligen Versorgungspfad entlang abgestimmt (Hauth 2017; Lambert et al. 2017a). Gestufte Versorgungskonzepte lassen sich nur schwer in den bestehenden Strukturen der Finanzierung psychiatrischer Versorgung darstellen. Um sich vollständig entfalten zu können, benötigen diese Versorgungsstrukturen eine Finanzierung, die in gleicher Weise flexibel so gehandhabt werden kann, wie es auch in inhaltlicher Hinsicht möglich und sinnvoll ist.

4.6.5 Home Treatment

Die Behandlung von Patientinnen und Patienten durch ein multiprofessionelles Team im gewohnten sozialen Umfeld – also zu Hause oder in einer Wohneinrichtung – ist eine Versorgungsform, die nicht nur direkt an den Bedürfnissen der Patientinnen und Patienten orientiert ist, sondern auch zu einer völlig neuen Form der Beziehung zwischen den betroffenen Menschen und den therapeutischen Mitarbeitern aus unterschiedlichen Berufsgruppen führt. Seit dem Jahr 2017 ist die Behandlung zu Hause unter der Bezeichnung einer »Stationsäquivalenten Behandlung« (StÄB) ein im SGB V festgeschriebener integraler Bestandteil der Behandlung von Menschen mit psychischen Erkrankungen. Dies betrifft zwar bisher nur Menschen, bei denen auch eine Indikation zu einer stationären Behandlung bestehen würde (also vorwiegend Menschen mit schwereren psychischen Erkrankungen), stellt aber gesundheitspolitisch betrachtet einen ersten Schritt hin zu einem Angebot dar, das auch zu einer stärkeren regionalen Vernetzung beiträgt (Lambert et al. 2017b; Längle 2018). Darüber hinaus werden unterschiedliche Formen einer Behandlung in der Häuslichkeit auch im Rahmen der Leistungen Psychiatrischer Institutsambulanzen angeboten. Aufgrund der im Bundesgebiet weiterhin sehr unterschiedlichen Refinanzierung institutsambulanter Leistungen findet sich hier eine große regionale Heterogenität. Auch in Projekten integrierter Versorgung finden sich Anteile aufsuchender Behandlung in der Häuslichkeit, allerdings mit den beschriebenen Einschränkungen auf eingeschriebene Patienten mit entsprechenden Erkrankungen.

4.6.6 Ambulante Krisenversorgung

Im angloamerikanischen Bereich sind verschiedene Formen der nicht stationären Krisenintervention in der Gemeinde teilweise schon gut ausgebaut. In Deutschland befinden sie sich noch eher in ihren Anfängen. Das Assertive Community Treatment (ACT) besteht im Wesentlichen darin, dass eine langfristige und hochintensive Behandlung von einem multidisziplinären Team im häuslichen Umfeld der Patienten erfolgt. Das Ziel ist dabei, die voll- und teilstationäre Behandlung auf ein vertretbares Minimum zu reduzieren und letztendlich finanzielle Ressourcen vom stationären in den ambulanten Bereich zu verlagern. Die wesentlichen Aufgaben sind eine eventuell hochfrequente, langfristige und setting-übergreifende Behandlung im gewohnten Umfeld, die Verhinderung von Rückfällen durch Krisenintervention, die poststationäre intensive Nachsorge und damit die Reduktion der Verweildauer im Krankenhaus sowie ein möglichst frühzeitiger Zugang zu psychotherapeutischer Behandlung (Wilms et al. 2012; Karow et al. 2013). Eine konsequente bundesweite Umsetzung dieser Konzepte scheitert im deutschen Versorgungssystem an den o. g. Finanzierungsproblemen. Aspekte davon finden sich in der Stationsäquivalenten

Behandlung (StäB), Modellen der integrierten Versorgung, sowie in aufsuchender institutsambulanter Versorgung.

4.6.7 Versorgung im Netzverbund (nach der KSVPsych-RL)

Seit dem Dezember des Jahres 2021 gibt es über die geschilderten Versorgungsformen hinaus die Möglichkeit, dass sich Vertragsärzte, Psychotherapeuten und andere Akteure, wie z. B. Praxen für Ergotherapie und Soziotherapie in sogenannten Netzverbünden zusammenschließen. Ziel soll die berufsgruppenübergreifende, koordinierte und strukturierte Versorgung insbesondere für schwer psychisch kranke Versicherte mit komplexem psychiatrischen oder psychotherapeutischen Behandlungsbedarf und damit eine bessere Vernetzung ambulanter Behandlungsangebote für diese Patientengruppe sein (Gemeinsamer Bundesausschuss 2021). Innerhalb solcher Netzverbünde sollte insbesondere vernetztes systemisches Arbeiten mit Netzwerkgesprächen, unterschiedlichen Formen von Konsultationsgesprächen und anderen methodischen Zugängen der systemischen Therapie eine neue Bedeutung erlangen können. Unsicher ist aktuell, wie sich die Finanzierung darstellen wird und die Verfügbarkeit solcher Netzverbünde insbesondere im ländlichen Raum entwickeln wird, da auch hier die bürokratischen Hürden ähnlich anderer spezieller Vergütungsformen im deutschen Gesundheitssystem nicht unerheblich sind. Problematisch für systemische Konzepte zur Auflösung von Chronifizierung erscheint, dass Patienten nur wenn sie einen entsprechenden Schweregrad ihrer Erkrankung »behalten«, weiterhin im Netzverbund behandelt werden können.

4.6.8 Adäquate Personalbemessung

Die Bedeutung der Bemessung von Personalressourcen ergibt sich zum einen daraus, dass die Zeit qualifizierter Menschen, die diese für die Behandlung von Menschen mit psychischen Erkrankungen aufbringen können, die wichtigste Ressource für die psychiatrisch-psychotherapeutische Behandlung ist. Zum anderen ist der Anteil für Personalkosten in den verschiedenen Berufsgruppen mit 70–80 % des gesamten Krankenhaus-Budgets (je nach Krankenhausart) der größte Kostenblock. Die seit dem Jahr 1991 geltende Psychiatrie-Personalverordnung (PsychPV) ist seit dem 31.12.2019 außer Kraft gesetzt. Der gemeinsame Bundesausschuss (GBA) hat den politischen Auftrag erhalten, ein Nachfolgeinstrument zu entwickeln. Die in diesem Zusammenhang entstandene Richtlinie »Personalbemessung in der Psychiatrie und Psychosomatik« sorgt seitdem für intensive und sehr kontroverse gesundheitspolitische Diskussionen. Diese (verbindliche) Richtlinie hat im Wesentlichen die Prinzipien der PsychPV fortgeschrieben, obwohl dieses 30 Jahre alte Instrument schon seit längerer Zeit nicht mehr in der Lage war, den Bedarf von Menschen mit psychischen Erkrankungen adäquat abzubilden. Ein weiteres Problem besteht darin, dass die PsychPV und die Richtlinie des GBA nur für den stationären und den teilstationären Bereich angewendet werden können. Anhaltszahlen für die Personalbemessung im ambulanten Bereich gibt es nicht.

Mit dem sogenannten Plattformmodell (einem gemeinsamen Modell fast aller psychiatrisch-psychotherapeutischen Fachgesellschaften und Verbände) liegt ein Erfassungs- und Bemessungs-Instrument vor, das eng am Bedarf der betroffenen Menschen ausgerichtet ist. Im Rahmen des Plattformmodells wird der individuelle Bedarf in drei Dimensionen erhoben: der psychiatrisch-psychotherapeutischen Dimension, der somatischen Dimension und der psychosozialen Dimension. Entsprechend dem jeweils aktuellen Schweregrad der Symptomatik und dem sich daraus ergebenden Behandlungsbedarf wird dieser als Regelbedarf bzw. erhöhter Bedarf eingeschätzt. Die sich aus den Einschätzungen in den drei Dimensionen ergebenden insgesamt acht Cluster sind mit Aufgaben und dafür erforderlichen Minutenwerten für alle Berufsgruppen hinterlegt. Dieses Erfassungssystem ist als weitgehend setting-unabhängig zu bewerten. Es setzt somit keine Fehlanreize dahingehend, dass Patienten stationär im Krankenhaus behandelt werden müssen, nur um eine ausreichende Finanzierung der Versorgung sicherzustellen. Mit diesem Instrument kann es gelingen, eine wirklich adäquate Personalbemessung für jede Einrichtung festzulegen (Hauth et al. 2019; Deister et al. 2021).

4.7 Fazit

Systemisches Arbeiten im Bereich der Psychiatrie und Psychotherapie ist darauf angewiesen, dass die bestehenden Rahmenbedingungen die therapeutische Arbeit unterstützen. Die strukturellen und funktionalen Bedingungen im deutschen Gesundheitssystem richten sich jedoch primär an traditionell gewachsenen Strukturen und einer fragmentierten Finanzierung aus und berücksichtigen die funktionalen Aspekte unzureichend. Insbesondere fehlt es an einer durchgehenden Orientierung an den Bedürfnissen der jeweils betroffenen Menschen mit psychischen Erkrankungen und ihnen nahestehenden Bezugspersonen. Die bereits bestehenden innovativen Formen von Versorgung und deren Finanzierung bieten jedoch eine Vielzahl von Möglichkeiten, setting-übergreifend systemisch orientiert zu arbeiten. Auch wenn dies bisher primär in Modellprojekten umgesetzt wird, ergeben sich auch im Regelsystem Möglichkeiten zum systemischen Denken und Handeln, wenn die bestehenden Anreizstrukturen erkannt und gezielt genutzt werden.

Referenzen

Busse R, Blümel M, Spranger A (2017) Das deutsche Gesundheitssystem: Akteure, Daten, Analysen. 2. Aufl. Berlin: Medizinisch Wissenschaftliche Verlagsgesellschaft.

Deister A (2011) Vom Fall zum Menschen. Erfahrungen aus einem Regionalen Psychiatrie-Budget. Gesundheitswesen 73: 85–8.
Deister A (2019) Die Region als Kooperationsrahmen in der psychiatrischen Versorgung. Bundesgesundheitsblatt – Gesundheitsforschung – Gesundheitsschutz 62:150–155
Deister A, Heinze M, Kieser C, Munk I, Wilms B (2012) Regionale Verantwortung. Basis für ein zukunftsfähiges Entgeltsystem für die Psychiatrie. Kerbe: 41–44.
Deister A, Michels R (2021) Vom Modell zur Regionalen Regelversorgung: Langfristige Effekte eines Regionalen Budgets. Psychiatrische Praxis 49(05): 237–247. https://doi.org/10.1055/a-1492-1564
Deister A, Wilms B (2014) Regionale Verantwortung übernehmen: Modellprojekte in Psychiatrie und Psychotherapie nach § 64b SGB V. 1. Aufl. Köln: Psychiatrie-Verlag
Deister A, Zeichner D, Witt T, Forster HJ (2010) Veränderung der psychiatrischen Versorgung durch ein Regionales Budget. Ergebnisse eines Modellprojektes in Schleswig-Holstein. Psychiatrische Praxis 37: 335–342.
DGPPN (2023) (https://www.dgppn.de/schwerpunkte/zahlenundfakten.html, Zugriff am 10.08.2023)
Gemeinsamer Bundesausschuss (2021) Richtlinie über die berufsgruppenübergreifende, koordinierte und strukturierte Versorgung insbesondere für schwer psychisch kranke Versicherte mit komplexem psychiatrischen oder psychotherapeutischen Behandlungsbedarf (KSVPsych-RL). Berlin: BAnz 17.12.2021 B.
Hauth I (2017) Versorgung neu gedacht. In: Hauth I, Falkai P, Deister A (Hrsg.) Psyche, Mensch, Gesellschaft. Psychiatrie und Psychotherapie in Deutschland: Forschung, Versorgung, Teilhabe. Berlin: Medizinisch Wissenschaftliche Verlagsgesellschaft.
Jacobi F, Müllender S (2017) Psychische Störungen als individuelles und gesellschaftliches Gesundheitsproblem. In: Hauth I, Falkai P, Deister A (Hrsg.) Psyche, Mensch, Gesellschaft. Psychiatrie und Psychotherapie in Deutschland: Forschung, Versorgung, Teilhabe. Berlin: Medizinisch Wissenschaftliche Verlagsgesellschaft.
Karow A, Bock T, Daubmann A et al. (2013) Integrierte Versorgung von Patienten mit psychotischen Erkrankungen nach dem Hamburger Modell: Teil 2. Psychiatrische Praxis 41: 266–273.
König HH, Heinrich S, Heider D et al. (2010) Das Regionale Psychiatriebudget (RPB): Ein Modell für das neue pauschalierende Entgeltsystem psychiatrischer Krankenhausleistungen? Psychiatrische Praxis 37: 34–42.
Lambert M, Karow A, Deister A et al. (2017a) RECOVER: Modell der sektorenübergreifend-koordinierten, schweregrad-gestuften, evidenzbasierten Versorgung psychischer Erkrankungen.
Lambert M, Karow A, Gallinat J, Deister A (2017b) Evidenzbasierte Implementierung von stationsäquivalenter Behandlung in Deutschland. Psychiatrische Praxis 44: 62–64.
Längle G (2018) Stationsäquivalente Behandlung (StäB) – Ein großer Schritt in die richtige Richtung – Pro. Psychiatrische Praxis 45: 122–123.
Maier W (2017) Lebenskrise oder Krankheit? Psychische Störungen richtig diagnostizieren. In: Hauth I, Falkai P, Deister A (Hrsg.) Psyche, Mensch, Gesellschaft. Psychiatrie und Psychotherapie in Deutschland: Forschung, Versorgung, Teilhabe. Berlin: Medizinisch Wissenschaftliche Verlagsgesellschaft.
Peter S von, Schwarz J, Bechdolf A et al. (2019a) Analyse von Implementierungsmerkmalen psychiatrischer Modellvorhaben (nach § 64b SGB V) in Schleswig-Holstein im Vergleich zum Bundesgebiet. Gesundheitswesen a-0945-9851.
Peter S von, Ignatyev Y, Johne J et al. (2019b) Evaluation of Flexible and Integrative Psychiatric Treatment Models in Germany – A Mixed-Method Patient and Staff-Oriented Exploratory Study. Front Psychiatry 9: 785.
Roick C, Heinrich S, Deister A et al. (2008) Das Regionale Psychiatrie-Budget: Kosten und Effekte eines neuen sektorübergreifenden Finanzierungsmodells für die psychiatrische Versorgung. Psychiatrische Praxis 35: 279–85.
Wilms B, Becker T, Lambert M, Deister A (2012) Modelle für eine zukunftsfähige psychiatrische Versorgung. Die Psychiatrie 9(01): 4–13.

5 Risiken und Nebenwirkungen in der systemisch-psychotherapeutischen Versorgungspraxis

Matthias Ochs, Maria Borcsa

5.1 Einführung

»Zu Risiken und Nebenwirkungen lesen Sie die Packungsbeilage und fragen Sie Ihren Arzt oder Apotheker.« Diesen Satz, der laut Heilmittelwerbegesetz Pflicht ist, kennen alle aus der Arzneimittelwerbung. Dementsprechend mag im Zusammenhang mit Risiken und Nebenwirkungen an Medikation gedacht werden und weniger an Psychotherapie. Und tatsächlich: Selbst die psychotherapeutische Profession hat sich in Theorie, Forschung und Praxis lange Zeit nicht damit beschäftigt, dass ihre Betätigung mit Risiken, Nebenwirkungen, gar Schäden verbunden sein kann. Die Gründe hierfür sind vielfältig und -schichtig [9], z. B.:

- Was die Theorie angeht, so sind definitorische und konzeptionelle Herausforderungen in den Blick zu nehmen: wer legt fest, was eine Nebenwirkung ist – die Patientin, die Psychotherapeutin, die Forscherin – oder gar die Angehörigen der Patientin? Ist eine Symptomverschlechterung, z. B. ein Anstieg an Ängsten, tatsächlich eine lege artis zu vermeidende Nebenwirkung, oder nicht eher notwendige Passage auf dem Weg der Heilung? Wie lassen sich Nebenwirkungen von etwa Kunstfehlern, Schäden oder Risiken trennscharf unterscheiden?
- Schwierigkeiten in der Forschung folgen Probleme der Theoriebildung: Wenn der Gegenstand nicht genau definiert wird, dann kann er noch viel weniger sinnvoll operationalisiert und »gemessen« werden. Außerdem: In großen Stichproben verschwinden Verschlechterungen leicht im Durchschnitt.
- Und die Praxis: Zum einen glauben die Praktizierenden größtenteils, dass Risiken und Nebenwirkungen in ihrer eigenen psychotherapeutischen Praxis nicht vorkommen (aufgrund überdurchschnittlicher eigener psychotherapeutischer Kompetenzen), und zum anderen, dass diese möglicherweise bei anderen Psychotherapeutinnen ein Problem sein könnten. Walfish et al. (2009) ermittelten, dass über 90 % der 129 befragten Therapierenden ihre eigenen therapeutischen Fähigkeiten besser als die 75. Perzentile und alle der Befragten sich besser als die 50. Perzentile einschätzen – dementsprechend fragen sie: »Are all psychothera-

---

9 vgl. Märtens und Petzold 2002; Dimidjian und Hollon 2010; Haupt, Linden und Strauss 2018; Ochs und Pfautsch 2022 sowie das Themenheft »Risiken von Psychotherapie« (16/4) der Zeitschrift »Psychotherapie im Dialog«, das im Jahr 2015 von Maria Borcsa und Christoph Flückiger herausgegeben wurde.

pists from Lake Wobegon?«[10] Auch befürchten Praktizierende beim Thema Risiken und Nebenwirkungen schnell in juristisch heikle Gefilde zu geraten: Wer haftet wie für was eigentlich wie hoch?

5.2 Wovon sprechen wir?

Nebenwirkungen von Psychotherapie sollten weder mit Therapiemisserfolgen noch mit deren Fehlanwendung gleichgesetzt werden. Wir können folgende Unterscheidungen treffen:

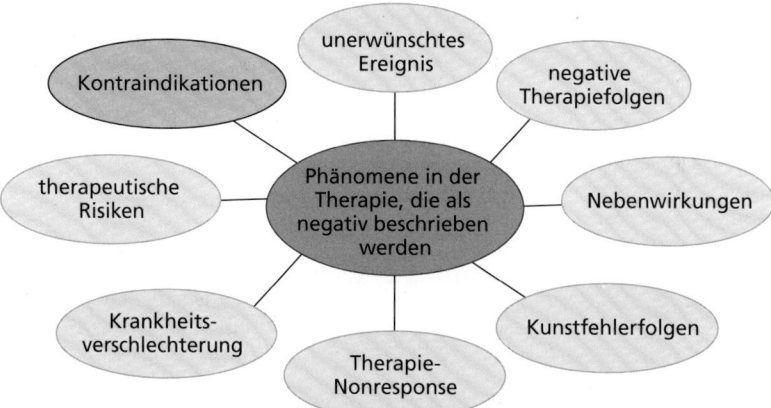

Abb. 5.1: Klassifikationen von Phänomenen in der Therapie, die als negativ beschrieben werden (Haupt et. al. 2013, zit. in Hecht 2015)

- negative, unerwünschte Ereignisse, die parallel zur Therapie beim Klienten auftreten (unwanted events)
- unerwünschte, durch die Therapie bedingte negative Folgen (treatment emergent reactions)
- Nebenwirkungen: alle negativen Therapiefolgen einer korrekt durchgeführten Therapie (adverse treatment reactions)
- Kunstfehlerfolgen: alle negativen Therapiefolgen einer inkorrekt durchgeführten Therapie (malpractice reactions)
- unzureichende Besserung trotz Therapie (treatment non response)

---

10 Lake Wobegon ist eine fiktionale Stadt, »where all the women are strong, all the men are good-looking, and all the children are above average« (Keillor 1985), die in die amerikanische Populär- und Alltagskultur Einzug gehalten hat. Nach ihr wurde der sozialpsychologische Effekt der illusorischen Überlegenheit benannt, also die (allzu) menschliche Tendenz, die eigenen Fähigkeiten zu überschätzen (»Lake Wobegon Effekt«, Colman 2008).

- Verschlechterung trotz Therapie (deterioration of illness)
- therapeutische Risiken: bekannte und absehbare Nebenwirkungen, wie Phasen der Symptomverschlechterung (vorübergehend), Selbstzweifel oder –überschätzung, Veränderungen in familiären und freundschaftlichen Beziehungen (therapeutic risks)
- Kontraindikationen: Patienten-, Situations-, oder Therapiecharakteristika, die mit großer Wahrscheinlichkeit schwere Nebenwirkungen erwartbar machen (contraindications)

Wenn die Kriterien Unerwünschtheit, Unvermeidlichkeit, Therapiebedingtheit und Folge einer ordnungsgemäß durchgeführten Psychotherapie (ebd.) vorliegen, so kann von Nebenwirkungen einer Psychotherapie gesprochen werden.

Eine andere Perspektive kann eingenommen werden, wenn die Bewertung durch Patientinnen vollzogen wird, in dem Sinne, dass diese einschätzen sollen, was sie als hinderlich oder negativ im Therapieprozess betrachten.

In einer aktuellen inhaltsanalytischen Metaanalyse (Vybíral et al. 2023), die 55 qualitative und mixed-methods Studien (ohne Online- und Gruppentherapie) einbezog, konnten folgende vorläufige Kategorien zum *hinderlichen und negativen Erleben von Patientinnen in Psychotherapie* extrahiert werden:

1. negative Therapierenden-Variablen:
therapierende Person (T.) hört nicht zu; T. versteht mich nicht; T. erscheint inkompetent; T. verhält sich unangemessen (z. B. respektlos, unangemessene verbale Äußerungen); T. bewertet bzw. wertet ab (z. B. bezüglich Religion oder sexueller Identität); T. (be-)nutzt die Patientin (Verletzung sexueller und nicht sexueller interpersoneller Grenzen, Vertraulichkeit, Selbstöffnung zur eigenen Entlastung)
2. negative Aspekte der therapeutischen Beziehung:
therapeutische Beziehung ist distanziert; es fehlt Empathie; unzureichende Unterstützung und Hilfe in der therapeutischen Beziehung; Erleben von Misstrauen, Unsicherheit, Verwirrung und Unklarheit in der therapeutischen Beziehung; keine Passung innerhalb der therapeutischen Beziehung.
3. Aspekte der Therapie:
praktische Aspekte werden als negativ und hinderlich bewertet; Erleben keiner oder nicht ausreichender Veränderung durch die Therapie; Zunahme an Problemen durch die Therapie; Erwartungen wurden nicht erfüllt; zu wenig/zu viel Struktur; Patientin wollte etwas anderes in der Therapie; Unzufriedenheit mit der Beendigung der Therapie (z. B. schlecht realisiert oder zu früh)
4. persönliche Reaktionen bezüglich der Therapie:
Angst vor dem therapeutischen Prozess (z. B. Angst vor Selbstöffnung, generell Angst); Verlust von Motivation und Hoffnung; Resignation; unangenehme Gefühle während der Therapie (sich überfordert, verletzt, re-traumatisiert, gebrochen, ärgerlich fühlen); Abhängigkeitsgefühle der Therapie oder der Therapeutin gegenüber; sich getäuscht/hereingelegt fühlen; Ekel- und Hassgefühle; negative Gedanken innerhalb der Therapie (Selbstabwertung, -beschuldigung und -anklage).

Am häufigsten werden negative Veränderungen der Gedanken- und Gefühlswelt, Partnerschaftsprobleme, Angst vor Stigmatisierung und Schwierigkeiten mit Versicherungen von Patientinnen genannt (Ladwig, Rief und Nestoriuc 2014). Was die Auftretenshäufigkeit von Risiken und Nebenwirkungen in Psychotherapie angeht, so fassen Linden et al. (2018) zusammen: »Je nach Erhebungsmethode, Population und Therapieart werden Inzidenzraten von Nebenwirkungen bei 3 % bis 100 % aller Psychotherapie-Fälle berichtet« (S. 378). Nestoriuc (2015) berichtet Prävalenzraten von 1–22 %.

5.3 Risiken und Nebenwirkungen im Kontext Systemischer Therapie

Wie angedeutet, wurden Risiken und Nebenwirkungen lange Zeit in der Psychotherapie wenig in den Blick genommen – und besonders wenig, was Systemische Therapie und Beratung angeht. Märtens (2002) vermutet, dass in bestimmten systemischen Axiomen (wie sozialer Konstruktionismus, zirkuläres Kausalitätsverständnis, Kurzzeitorientierung) Ursachen hierfür verortet werden können (vgl. ausführlicher hierzu Ochs und Pfautsch 2022). Eine weitere Schwierigkeit erscheint für systemisch Therapierende zudem die diskursive Aufladung des Konzepts von »Risiken und Nebenwirkungen« zu sein. Denn es ist dem medizinischen Modell entlehnt (es erinnert – wie oben erwähnt – an Beipackzettel von Medikamenten), einem Modell, das in der Psychotherapieforschung durchaus kritisch oder als nicht gegenstandsangemessen diskutiert wird (z. B. Wampold 2001). Dies trifft für den systemischen Kontext im Besonderen zu:

> »Unter ›Medikalisierung‹ wird die weitgehende Betrachtung und Erklärung für Phänomene im Zusammenhang mit Gesundheit und Krankheit aus einer naturwissenschaftlichen, auf den Körper gerichteten Perspektive verstanden. Hierbei passiert nolens volens eine Reduktion der hochkomplexen Wechselwirkungen zwischen somatischen, psychischen, interpersonellen und kulturellen Prozessen auf das Paradigma einer rein somatisch verstandenen Schulmedizin.« (Ochs und Kriz 2022b, S. 337 f.)

Nichtsdestotrotz existieren in der Literatur seit über zwei Dekaden grundlegende Überlegungen zu Risiken von systemischer Therapie und Beratung. Märtens (2002, S. 225 ff.) erkundet folgende Spezifika systemischer Therapie hinsichtlich ihres *Potenzials* von Risiken und Nebenwirkungen:

- das Setting
- die Paartherapie (im Unterschied zur Individualtherapie)[11]

---

11 »Aber auch für bestimmte Paartherapieformen gilt: Vorsicht! Paartherapie unterstützt eher das Zusammenbleiben. Ob der Erhalt und nicht die Trennung ein sinnvolles Therapieziel ist, bleibt schwer entscheidbar. In welchem Ausmaß systemische Paartherapien augenblicklich fälschlicherweise Paare zusammenschweißen, bei denen eine Trennung sinnvoller

- die kurze Behandlungsdauer
- der Teilnahmezwang (im Mehrpersonen-Setting)
- die Behandlung ohne direkten Therapierendenkontakt (bei Nicht-Teilnahme von Familienmitgliedern im Mehrpersonen-Setting)
- Nutzen von Einwegscheiben und Videoaufnahmen
- das Auftauchen von Schamgefühlen und der Aspekt der Öffentlichkeit (im Mehrpersonen-Setting)
- Teamarbeit (etwa bei co-therapeutischem Arbeiten)

Außerdem nimmt er unter der Überschrift »Gefährliche Interventionen?« Genogramme, Aufstellungen, Familienskulpturen und zirkuläre Fragen genauer in den Blick – wobei er hier allgemein mangelnde Kriterien für Indikationen und Kontraindikationen kritisiert: So stellt sich etwa bei Genogrammen die Frage, inwiefern das (aufdeckende) Explorieren intergenerationaler Muster maligne Effekte zeitigen kann (etwa bei Gewalt-, Vernachlässigungs- und Missbrauchserfahrungen in der Familie sowie bei Familiengeheimnissen). Auch Strauß (2018, S. 916 f.) thematisiert explizit das Familienaufstellen nach Hellinger im Zusammenhang mit möglichen Risiken und Nebenwirkungen systemischer Therapie sowie die Möglichkeit traumatisierender Erkenntnisse durch systemische Genogramm- oder Aufstellungsarbeit. Darüber hinaus spricht er unreflektierte Parteilichkeit der Familientherapeutin sowie mögliche mangelnde Motivation zur Familientherapie seitens der Index-Patientinnen als Risiken an. Sydow (2015, S. 109 ff.) diskutiert ebenfalls Schwierigkeiten im systemischen Therapieverlauf, die sich zu Risiken innerhalb der Behandlung entwickeln können: Index-Patient(inn)en sind unmotiviert; einzelne Familienmitglieder kommen nicht; Familienmitglieder sind gleichzeitig auch in Einzeltherapie (Enthüllung von Geheimnissen in Einzelgesprächen); unreflektierte Parteilichkeit der Therapierenden und lebensbedrohliche Erkrankungen (z. B. Magersucht oder Suizidalität). Pfautsch und Ochs (2023) befragten im Kontext einer qualitativ-explorativen Online-Studie systemisch Beratende und Therapierende zum Thema »Unerwünschte Nebenwirkungen und negative Effekte«. In dieser Studie wurden als Nebenwirkungen beispielsweise Symptomverschlechterung sowie Destabilisierung des sozialen Umfeldes benannt; zu den vielfältigen dort genannten Ursachen zählen u. a. eine inadäquate Ressourcenorientierung mit fehlender Wertschätzung von Problemen und Leid, verwirrende Fragetechniken und auch mangelnde Kompetenz für intrapsychische Phänomene.

---

wäre, muss weiter untersucht werden, könnte aber ein alternatives Risiko zur Gefahr der Trennung bei Einzeltherapie darstellen.« (Märtens 2002, S. 228)

5.4 Sieben Anregungen zum Umgang mit Risiken und Nebenwirkungen in der systemisch-psychotherapeutischen Versorgungspraxis

Im Folgenden sollen einige Überlegungen getätigt werden zum Umgang mit Risiken und Nebenwirkungen in der systemischen Praxis. Ausgangspunkt ist hierbei, dass die systemische Erkenntnistheorie nicht nur eine Beschäftigung mit dem Thema erschweren (s. o.), sondern evtl. auch hilfreich sein kann bezüglich einer gelingenden Annäherung an das Phänomen.

5.4.1 Nutze Systemtheorie

Risiken und Nebenwirkungen sind nicht vermeidbar, darin besteht Einigkeit in der einschlägigen Literatur (Linden 2013) – und einen theoretischen Verständnishintergrund hierfür könnte die komplexitätswissenschaftlich informierte Systemtheorie bieten. Vor deren Hintergrund benötigen lebende, komplexe Systeme »Ordnung und Unordnung«, um sich weiterentwickeln und »wachsen« zu können (Morin 2008, S. 63). Störungen, Irritationen, »Fehler« sind für lebende, komplexe Systeme überlebensnotwendig: denn nur so kann das System aus sich heraus kreativ seine Strukturen an die Umwelt und an systeminhärente, etwa antagonistische Spannungen anpassen und selbige ausdifferenzieren. Denn alles, was selbstorganisierte Systeme produzieren (auch sogenannte »Fehler« und scheinbares »Scheitern«) kann funktional sein: Krisen, Schwierigkeiten und Unordnung werden als unvermeidbare Bestandteile einer autopoietischen Dynamik komplexer Systeme angesehen (vgl. auch Kriz und Ochs 2022). Dabei ist zu beachten, dass bei Störungen im therapeutischen System auch die therapierende Person diese Störung wahr- und ernstnehmen, die »Unordnung« reflektieren und ggf. in der Therapie thematisieren soll, um nicht einem negativen Muster zu erliegen. Telfener (2022, S. 82 f) drückt dies so aus:

> »Within the systemic framework, it is a mistake to fear mistakes, since the possibility of a miscalculation is not separate from the possibility of understanding. Errors are important, and there is no logical way to avoid them in psychotherapy. Errors are signals that can help professionals to correct their process (they are usually within a behavioural domain). Keeney (1983) thinks that trying to avoid mistakes is a mistake since the basis for the self-correction emerges from the same possibility of generating errors and differences, which allow us to change our behaviour and the process.«

Für einen systemtherapeutisch fachgerechten Umgang mit Risiken und Nebenwirkungen kann dies somit heißen, mit einer Haltung der interessierten Neugierde all dem zu begegnen, was an (Ver-)störungen, Irritationen und Negativem innerhalb und außerhalb des psychotherapeutischen Diskurses mitgeteilt, bewertet und erlebt wird. Denn nur so kann etwas über Dynamik und Struktur von lebenden Systemen erfahrbar und verstehbar werden – und zwar im erkenntnis- und systemtheoretisch begründeten Vertrauen darauf, dass alles, was Systeme an Dynamiken und Strukturen produzieren eine Funktionalität (»gute Gründe«) aufweist.

> **Fallbeispiel**
>
> Im Rahmen einer Paartherapie kommt es dazu, dass Themen angesprochen werden, die das Paar erfolgreich im Alltag vermeidet, und für die Frau als sehr unangenehm erlebt werden – wie etwa die mangelnde Bereitschaft ihres Partners, sie zu heiraten oder finanziell abzusichern, eine vergangene Affäre ihres Partners sowie das Bedürfnis des Partners nach einem aus seiner Sicht quantitativ und qualitativ verbesserten Sexualleben. Auf die Frage des Therapeuten, wie es dem Paar nach der letzten Stunde erging, in der das Thema »Heirat« angeschnitten wurde, äußerte die Frau, dass sie sich sehr schlecht nach der Sitzung fühlte, weil sie wieder einmal realisierte, dass ihr Partner wenig Bereitschaft zur Heirat zeigt. Diese Äußerung wurde dazu genutzt, um gemeinsam zu entwickeln, wie im paartherapeutischen System über unangenehme Themen auf eine für die Frau akzeptablere und hilfreichere Art und Weise gesprochen werden kann, etwa, indem eruiert wird, ob gerade ausreichend »seelische Kraft« hierfür zur Verfügung steht, achtsamer und möglicherweise langsamer vorgegangen wird, und sich genügend Zeit gelassen wird, das jeweilige Thema in der Sitzung gut abzurunden.

Dieses systemtherapeutische Kalkül ist kein Freibrief fürs »Fehlermachen« oder für Unfachlichkeit. Es hilft jedoch, eine fast schon affirmative Haltung bezüglich Störungen und Irritationen in der Psychotherapie einzunehmen: »Mistakes are signals; they are necessary in order to introduce differences that allow us to change our behaviour and our premises. It is, however, a mistake not to realize that we have done something that is not working, that produces a homeostatic loop« (Telfener 2022, S. 83).

5.4.2 Gib Phänomenen einen nützlichen Rahmen

Märtens (2002) formuliert Bedenken, dass die konstruktivistische Erkenntnistheorie eine Erschwernis bezüglich einer kritischen Reflexion sowie Diskussion um Risiken und Nebenwirkungen im systemischen Kontext darstellen könne: wenn nämlich davon ausgegangen wird, dass unsere Wirklichkeit durch die Art, wie wir denken, handeln, fühlen, kommunizieren und interagieren erst (mit-)konstruiert wird, dann kann geschlussfolgert werden, dass das Thematisieren von Risiken und Nebenwirkungen in Psychotherapie und Beratung diese erst (mit-)konstruiert. Wird dementsprechend auf andere Aspekte, z. B. als gelungen und positiv Erlebtes und Bewertetes, eingegangen, so »entstehen« Risiken und Nebenwirkungen erst gar nicht – sie stellten dann quasi, plakativ ausgedrückt, Artefakte »falschen« Sprechens dar. Zudem überlegt Märtens (ebd.), dass bei Verinnerlichung von Reframing, als einer konstruktivistisch begründeten systemtherapeutischen Kunstfertigkeit »die Trennung zur Befreiung, ein therapiebedingter Verlust eines Arbeitsplatzes zu einem

Neubeginn und eine Zunahme von Angstsymptomen zu einer Bereicherung des Erlebens« wird (Märtens 2002, S. 223). Risiken und Nebenwirkungen stellten, so betrachtet, nichts weiter als insuffiziente Reframings dar.

Das konstruktivistische Kalkül, »die Landschaft nicht mit der Landkarte« zu verwechseln (Ochs und Kriz 2022a), also Phänomene nicht mit deren Beschreibung, Bewertung und Erleben, gilt natürlich auch für das Thema Risiken und Nebenwirkungen. Wir sollten achtsam sein bei der jeweiligen Rahmung, die wir für Phänomene in der Systemischen Therapie anbieten; fällt es den Patienten schwer, sich auf diesen neuen Rahmen einzulassen bzw. erzeugt diese neue Sinngebung zu viele unerwünschte Effekte oder einen therapeutischen Non-Response, wäre die therapeutische Strategie zu wechseln.

Fallbeispiel

Im Rahmen einer systemischen Psychotherapie mit einer Patientin mit einer somatoformen Schmerzstörung kommt es zur Thematisierung und Bearbeitung von Missbrauchserfahrungen der Patientin in ihrer Familie. Im Rahmen dieses Prozesses tauchen auch Albträume, welche die Patientin als unerwünscht und belastend erlebt, auf. Gemeinsam arbeiten Therapeutin und Klientin daran, dass diese Albträume als Signal verstehbar werden dafür, dass in der Familie Erfahrungen gemacht wurden, wofür der menschliche Körper nicht gemacht ist, nämlich langanhaltender traumatischer Stress; tagsüber sind diese Erfahrungen insofern gut kompensiert, als dass ein Funktionieren im Alltag (mit Schmerzen) möglich erscheint, aber die Albträume nachts helfen, dies in Erinnerung zu halten, damit diese Erfahrungen psychotherapeutisch bearbeitet und »geheilt« werden können. Mit dieser Perspektive konnte die Patientin die Albträume anders bewerten und erleben, und sie verschwanden auch im Verlauf der nächsten Sitzungen wieder.

5.4.3 Nutze die therapeutische Beziehung

Die therapeutische Beziehung, bekannterweise zentral für das Gelingen jeder Therapie, erscheint als ein möglicher Königsweg, um sensibel mit Risiken und Nebenwirkungen umzugehen: »Die Beziehung schließt die gemeinsame Reflexion der Beziehung ein« (Mearns und Schmid 2006, S. 261). Schlippe und Schweitzer (2012, S. 274 f) führen explizit reflexive Fragen zur therapeutischen Beziehung als Technik innerhalb systemischer Fragemethoden ein, also etwa zu fragen, wie Patienten jenes erleben, was gerade in und um die Psychotherapie herum geschieht, und ob das zu ihren Vorstellungen passt oder immer wieder einmal zu fragen, wie die therapeutische Beziehung gerade erlebt wird und was eventuell geändert werden sollte, um die Kooperation zu verbessern. Folgende Fragen können dabei hilfreich sein (Schlippe und Schweitzer 2012, S. 275):

- Wie geht es Ihnen mit unserer Zusammenarbeit? Haben Sie das Gefühl, dass wir vorankommen? Sprechen wir über die Fragen, die Ihnen wichtig sind? Sprechen wir darüber in einer für Sie nützlichen Weise?
- Was von dem, was heute Sie selbst oder jemand anders gesagt hat, könnte für Sie nützlich oder wichtig werden? Wenn die Sitzung jetzt aufhören würde – welche wichtigen Anliegen wären dann jetzt schon gelöst, und woran hätten wir noch weiterarbeiten sollen?
- Wenn Sie diese Geschichte aus Ihrer letzten Ehe berichten, sagen Sie, dass Sie sehr ärgerlich seien. Würden Sie sich wünschen, dass ich ähnlich ärgerlich darauf reagiere, oder könnte ich auch anders darauf reagieren?
- Ich habe bemerkt, dass Sie häufig eine Aussage Ihrer Frau verändern oder klarstellen möchten (Klient stimmt zu). Möchten Sie eher, dass ich das so geschehen lasse, oder ist es für Sie eher gut, dass ich Sie dabei unterbreche, zum Beispiel indem ich Ihren Arm berühre, wenn Sie es gerade wieder tun?
- Angenommen, ich sollte ein wenig risikofreudiger mit Ihnen arbeiten. Welchen Rat würden Sie mir geben, wie ich mit Ihnen über Themen sprechen könnte, die zwar unangenehm, aber möglicherweise auch nützlich zu besprechen sind?
- Wenn ich Sie zu dem, was Sie gerade sagten, herausfordern sollte – was wäre das Nützlichste, was ich sagen könnte, selbst wenn es sich für Sie unbehaglich anfühlen könnte? Wenn Sie mich herausfordern wollten in der Art, wie ich mit Ihnen arbeite – was würden Sie zu mir sagen, das für mich vielleicht unbequem, aber sehr nützlich für meine Arbeit mit Ihnen wäre?
- Wenn ich mit Ihnen sehr behutsam arbeiten würde und Sie hätten das Gefühl, es sei angenehm, aber nicht sehr effektiv – wie würde das aussehen, was würde ich dann machen?

Telfener (2022) stellt das reflexive Moment der therapeutischen Beziehung ins Zentrum eines gelingenden Umgangs mit Risiken und Nebenwirkungen:

»The helping professional relationship asks for a high degree of reflexivity, otherwise the relationship becomes one of friendship. The risk of undesired outcomes emerges from this failure to consider therapy as a second-order process. The aim in therapy is not to fight the other's ideas and propositions, nor to arm wrestle, but rather to create a synergy.« (S. 85)

5.4.4 Nutze per Fragebogen systematisiertes Patienten-Feedback

Das »Feedback-Einholen« bezüglich des Erlebens und Bewertens der am psychotherapeutischen Diskurs beteiligten Akteurinnen ist auch kontrollierter möglich – nämlich systematisch mittels Fragebogen. Systematisiertes Patienten-Feedback[12] wird seit rund 20 Jahren im Fachdiskurs der Psychotherapieforschung diskutiert und etabliert sich zunehmend zum Königsweg, um Systemische Therapie- und Beratungsprozesse zu verbessern (z. B. Tilden und Wampold 2017; ▶ Kap. 14) – auch

---

12 Systematic Client Feedback (SCF), häufiger wird auch von Routine Outcome Monitoring (ROM) in diesem Zusammenhang gesprochen.

wenn dies in die real existierende systemisch-psychotherapeutische Versorgungspraxis erst langsam Eingang findet. Empirische Studien zeigen, dass eine Feedback-orientierte Psychotherapie-Praxis assoziiert erscheint mit besseren Resultaten, reduzierten Dropout-Raten, sowie gesteigerter Motivation und Empowerment (Rober, Van Tricht und Sundet 2021).

Diesbezüglich kann auf eine Reihe von bewährten Fragebogen zur Erfassung von Prozess und Outcome Systemischer Therapie und Beratung zurückgegriffen werden, z. B.:

- EVOS (Evaluation of Systems), ein kurzer, aus zehn knappen Items bestehender Fragebogen, der relevante Dimensionen von Familien und Arbeitsteams erfasst (Aguilar-Raab et al. 2015).
- SCORE-15 (Systemic Clinical Outcome And Routine Evaluation), ein testtheoretisch sehr valider und reliabler sowie veränderungssensitiver Fragebogen, der sich in Europa inzwischen zum wichtigsten Evaluationsinstrument für systemische Familientherapie etabliert hat (Stratton et al. 2020; zum Download: https://europeanfamilytherapy.eu/research).
- DFT/DFS (Dialogical Feedback Tool/Scale), auch für Kinder und Jugendliche geeignete, kurze, anwenderfreundliche Fragebogen zum Erleben in der Familientherapie, die am Ende jeder Sitzung ausgefüllt und zu Beginn der folgenden Sitzung miteinander besprochen werden (Rober, Van Tricht und Sundet 2021).

Zudem gibt es im systemischen Feld weitere testtheoretisch erprobte und veränderungssensitive Fragenbogeninventare, die sich durchaus für ROM/SCF eignen; besonders zu erwähnen wäre hier noch »The Systemic Therapy Inventory of Change« (STIC) (He et al. 2019).

5.4.5 Nutze Fragebogen zu Risiken und Nebenwirkungen

Zusätzlich zu den oben genannten systemischen Fragebögen, die zu Monitoring- und Feedbackzwecken systemischer Psychotherapien Verwendung finden können, besteht zudem die Möglichkeit, spezifische Fragebogen zu Risiken und Nebenwirkungen einzusetzen:

- INEP (Inventar zur Erfassung Negativer Effekte von Psychotherapie, Ladwig et al. 2014), das auch intrapersonelle negative Veränderungen durch Psychotherapie (z. B. Partnerschaft, Freunde und Familie, Arbeitsplatz) in den Blick nimmt.
- NEQ (Negative Effects Questionnaire, Rozental et al. 2016), der aktuell in 14 verschiedenen Sprachen (u. a. auch auf Deutsch) vorliegt und als Lang- sowie Kurzversion (32 respektive 20 Items) frei downloadbar ist (s. www.neqscale.com).
- PANEPS (Positive and Negative Effects of Psychotherapy Scale, Peth et al. 2018), die sowohl das positive als auch das hinderliche Erleben in der Psychotherapie erfasst – ähnlich SRS-3 (Session Reactions Scale-3, Řiháček et al. 2022), die in einer Kurzversion mit 15 Items vorliegt, wobei fünf Items sich auf hinderliches Erleben in der Psychotherapie beziehen, z. B.: »I feel stuck, blocked, or unable to

progress in therapy« oder »Now I feel worse than when I started the session (for example, scared, overwhelmed, depressed, anxious, sad, or embarrassed)«

In der Regel werden diese Fragebogen zum Ende der Therapie eingesetzt. Empfehlenswert kann zudem sein, Fragebogen zu verwenden, die sowohl positives als auch negatives bzw. hinderliches Erleben bezüglich des therapeutischen Diskurses abbilden (z. B. PANEPS, SRS-3).

5.4.6 Nutze einschlägige Reflexions- und Qualitätssicherungsformate wie Supervision, Intervision und Fortbildungen

In einer Untersuchung zu Praktiken und Erleben von Supervision/Intervision von Psychotherapeutinnen (Ochs et al. 2012) gaben rund 50 % der befragten, approbierten niedergelassenen Psychotherapeutinnen an, im vergangenen Jahr gar keine Einzel-, Gruppen-, Teamsupervision oder Fallbesprechungen in Anspruch genommen zu haben. Pfautsch und Ochs (2023) ermittelten, dass bei über der Hälfte der Befragten Risiken und Nebenwirkungen in Intervision, Supervision und Weiterbildung nicht thematisiert wurden und werden. Gleichzeitig ist zu konstatieren, dass wohl eine ganze Reihe von Schwierigkeiten und Herausforderungen, die im Rahmen von systemischen Fallintervisionen und -supervisionen angesprochen werden, nicht innerhalb des begrifflichen Rahmens »Risiken und Nebenwirkungen« thematisiert werden, auch wenn sie inhaltlich darunter gefasst werden könnten.

5.4.7 Entwickle dich beruflich und persönlich weiter

Der Beitrag der Therapeutin zum Prozess und zur Effektivität in der psychotherapeutischen Behandlung findet nicht erst seit der vielzitierten Studie von Okiishi et al. (2003)[13] verstärkt Berücksichtigung in Forschung und Ausbildung. Die Frage, was gute Psychotherapeutinnen ausmacht, wurde u. a. in zwei klassischen Studien, die sich mit der persönlichen und beruflichen Entwicklung von Psychotherapeutinnen beschäftigte, untersucht, nämlich in der *Minnesota Study on Counselor and Therapist Development* (Skovholt und Ronnestad 1995) und in der *International Study on the Development of Psychotherapists* (ISDP) (Ronnestad und Orlinsky 2005)[14]. Die Entwicklung von Therapeutinnen bewegt sich laut der Ergebnisse der Minnesota Study zwischen Stagnation und Wachstum – ist also nicht linear, sondern eher nach dem Motto »ein Schritt vor und zwei zurück«, dies wird zudem durch die Ergebnisse der ISDP belegt. Hierzu passen Aussagen von Therapeutinnen im Rahmen einer

---

13 In dieser Studie mit dem sinnigen Titel »Waiting for supershrink: an empirical analysis of therapist effects« kam u. a. heraus, dass diejenigen Therapeutinnen mit den besten patientenseitigen Veränderungsraten (eben die »Supershrinks«) zehnmal erfolgreicher therapierten als der Durchschnitt.

14 In dieser Studie gaben 20,9 % der teilnehmenden Psychotherapeutinnen an, systemisch zu arbeiten.

qualitativen Studie zur Frage »What are the characteristics of therapists considered outstanding by their professional colleagues?« (Jennings und Skovholt 1998): Aus den Aussagen der Therapeutinnen lässt sich die Wertschätzung von Komplexität und Widersprüchlichkeit als relevante Eigenschaft ableiten. Ein Therapeut äußert hierzu: »The minute you start thinking things are simple, you better quit« (Jennings und Skovholt 1998, S. 6).

Jeschke und Wolff (2010, S. 27) beschreiben einen »idealtypischen« positiven Entwicklungsverlauf auf Grundlage der Ergebnisse der Minnesota Study (dort wird von »developmental tracks« gesprochen) wie folgt:

»Beim positiven Entwicklungszyklus stehen heilendes Engagement in der praktischen Arbeit und erlebtes Wachstum als Therapeut/in in positiver Wechselwirkung miteinander: Das Erleben der therapeutischen Arbeit als heilendes Engagement führt zu einem Gefühl des aktuellen Wachstums als Psychotherapeut/in. Das Gefühl des Wachstums (»currently experienced growth«) umfasst hier das Gefühl des Therapeuten/der Therapeutin, sich aktiv zu verändern, ein vertieftes Verständnis des therapeutischen Prozesses zu entwickeln, eigene Fertigkeiten zu verbessern und frühere Grenzen als Therapeut/in zu überwinden. Dieses Gefühl von Wachstum und Zufriedenheit als Therapeut/in führt wiederum zu einer positiven Arbeitsmoral. Diese ermöglicht es ihm/ihr, gegenüber den Patient/inn/en Engagement, Optimismus und Offenheit zu vermitteln. Dadurch wird die Wahrscheinlichkeit von positiven Patientenkontakten erhöht, was eine Erneuerung von Interesse und Optimismus und heilendem Engagement zur Folge hat.«

Diese Beschreibung mag möglicherweise als Anregung dienen für eigene persönlich und beruflich verschränkte Entwicklungsprozesse.

5.5 Abschließende Bemerkungen

Trotz – oder vielleicht besser komplementär zu – der hier andiskutierten komplexen und im weiteren Sinne konstruktivistischen »Verfasstheit« von Risiken und Nebenwirkungen sollen abschließend in Anlehnung an Linden (2013, S. 294) noch einige generellere Schlussfolgerungen und Empfehlungen aufgeführt werden:

- In Psychotherapie sollte wie in allen anderen heilkundlichen Behandlungsverfahren oberstes Gebot sein, Schaden des Patienten zu vermeiden.
- Sowohl für Psychotherapeutinnen als auch für Patientinnen kann es schwierig sein, Risiken und Nebenwirkungen zu erkennen; manchmal werden sie sogar »umetikettiert« zu Merkmalen einer gelungenen Therapie und man wiegt sich als psychotherapeutisches System in falscher Sicherheit.
- Psychotherapeutinnen sollten im Verlauf einer Psychotherapie immer wieder dazu einladen, mögliche Nebenwirkungen sowie unerwünschte hinderliche und negative Erfahrungen, die mit der Therapie assoziiert sein könnten, zu explorieren – und zwar auch ohne besonderen Anlass.
- Psychotherapeutinnen sollten sich über ihren »blinden Fleck« bezüglich Risiken und Nebenwirkungen und ihre Tendenz, diese als normale Phänomene in Psy-

chotherapien zu konnotieren oder gar als Resultat ungünstigen patientenseitigen Verhaltens zu beschreiben, im Klaren sein. Deshalb sollte lieber zweimal hingeschaut werden, ob wirklich alles ok ist.
- Nebenwirkungen sollten standardmäßig in Supervision und Intervision thematisiert werden und Teil des Routine-Selbstmonitoring von Psychotherapierenden sein. Zudem sollten sie differenziert in Aus- und Weiterbildung behandelt werden, sodass Psychotherapeutinnen eingeladen werden, selbige zu erkennen und zu klassifizieren sowie diesbezüglich vorzubeugen.
- Das Auftreten von Risiken und Nebenwirkungen ist nicht mit Unfachlichkeit und schlechter Praxis gleichzusetzen. Es sei explizit darauf hingewiesen, dass erfolgreiche Therapeutinnen nicht diejenigen sind, die keine Nebenwirkungen erzeugen, sondern diejenigen, die wissen, dass diese unvermeidlich sind – und die versuchen, proaktiv und gelingend damit umzugehen (und sich nicht in der Fantasiewelt des »Lake Wobegon« (siehe oben) einrichten und darin verlieren).

Das Institut für Qualität und Wirtschaftlichkeit im Gesundheitswesen (IQWiG) hat mit der Nutzenbewertung der Systemischen Therapie bei Erwachsenen zum ersten Mal ein Psychotherapieverfahren evaluiert (IQWiG 2017). Die Evaluation ergab insgesamt ein positives Bild und war bekanntlich Grundlage für die sozialrechtliche Anerkennung. Gleichzeitig wurde aber festgestellt: In keinem Störungsbereich gibt es verwertbare Daten zum Endpunkt unerwünschter Ereignisse, sodass eine Gesamtabwägung zum Nutzen und Schaden nicht möglich ist (IQWIG 2017, S. iv). Dieser Fingerzeig des IQWiG gilt allerdings nicht nur für die systemische Psychotherapie, sondern auch für andere psychotherapeutische Verfahren. Dennoch: Es ist Zeit, dass auch wir Systemikerinnen dieses Thema verstärkt in den Blick nehmen – und zwar aus ethischen Gründen und im Hinblick auf die Wirksamkeit unserer Behandlung.

Referenzen

Aguilar-Raab C, Grevenstein D, Schweitzer J (2015) Measuring social relationships in different social systems. The construction and validation of the Evaluation of Social Systems (EVOS) Scale. PLoS ONE 10(7): e0133442. https://doi.org/10.1371/journal.pone.0133442.
Colman AM (2008) A dictionary of psychology. Oxford: UP.
Dimidjian S, Hollon SD (2010) How would we know if psychotherapy is harmful? American Psychologist 65: 21–33.
Haupt ML, Linden M, Strauß B (2018) Definition und Klassifikation von Psychotherapie-Nebenwirkungen. In: Linden M, Strauß B (Hrsg.) Risiken und Nebenwirkungen von Psychotherapie. Erfassung, Bewältigung, Risikovermeidung. Berlin: Medizinisch Wissenschaftliche Verlagsgesellschaft. S. 1–14.
Hecht J (2015) Psychotherapie: Risiken und Nebenwirkungen. Psychotherapie im Dialog. Risiken von Psychotherapie. 4/2015. S. 14–15.

He Y, Hardy NR, Zinbarg RE, Goldsmith JZ, Kramer A, Williams AL, Pinsof WM (2019) The Systemic Therapy Inventory of Change (STIC) Initial Scales: Are they sensitive to change? Psychological Assessment 31(9): 1107–1117. https://doi.org/10.1037/pas0000729.

Jennings L, Skovholt TM (1998) The Cognitive, Emotional and Relational Characteristics of Master Therapists. Journal of Counselling Psychology 46(1): 3–11.

Jeschke K, Wolff S (2010) Zwischen Wachstum und Stagnation – Die professionelle Entwicklung von Psychotherapeut/inn/en über die Lebensspanne. Psychotherapeutenjournal 9: 25–33.

Keillor G (1985) Lake Wobegon days. New York: Viking.

Kriz J, Ochs M (2022) Erkenntnis- und wissenschaftstheoretische Grundlagen II: Systemtheorien. In: Hanswille R (Hrsg.) Basiswissen Systemische Therapie: Gut vorbereitet in die Prüfung (Kapitel 3). Göttingen: Vandenhoeck & Ruprecht. S. 51–75.

Ladwig I, Rief W, Nestoriuc Y (2014) Welche Risiken und Nebenwirkungen hat Psychotherapie? Entwicklung des Inventars zur Erfassung negativer Effekte von Psychotherapie (INEP). Verhaltenstherapie 24: 252–263.

Linden M (2013) How to Define, Find and Classify Side Effects in Psychotherapy: From Unwanted Events to Adverse Treatment Reactions. Clinical Psychology and Psychotherapy 20: 286–296.

Linden M, Strauß B, Scholten S, Nestoriuc Y, Brakemeier EL, Wasilewski J (2018) Definition und Entscheidungsschritte in der Bestimmung und Erfassung von Nebenwirkungen von Psychotherapie. Psychotherapie, Psychosomatik, Medizinische Psychologie 68: 377–382.

Märtens M, Petzold H (Hrsg.) (2002) Therapieschäden. Mainz: Matthias Grünewald.

Märtens M (2002) Nebenwirkungen und Risiken in der Systemischen Therapie. In: Märtens M, Petzold H (Hrsg.) Therapieschäden. Mainz: Matthias Grünewald. S. 216–244.

Mearns D, Schmid PF (2006) Being-with and being-counter: Relational depth. The challenge of fully meeting the client. Person-Centered & Experiential Psychotherapies 5: 255–265.

Morin E (2008) On Complexity (Advances in Systems Theory, Complexity, and the Human Sciences). New York: Hampton Press.

Nestoriuc Y (2015) Risiken und Nebenwirkungen psychotherapeutischer Behandlung: Wie und warum sollten sie erfasst werden? Psychotherapie im Dialog 16: 36–39.

Ochs M, Pfautsch B (2022) Kommen Systemiker:innen (auch) aus Lake Wobegon? Teil 1: Risiken und Nebenwirkungen Systemischer Therapie und Beratung. Familiendynamik 47(4): 284–293.

Ochs M, Kriz J (2022b) Systemische (Psychotherapie-)Forschung. In: Hanswille R (Hrsg.) Basiswissen Systemische Therapie: Gut vorbereitet in die Prüfung (Kapitel 14). Göttingen: Vandenhoeck & Ruprecht. S. 337–351.

Ochs M, Kriz J (2022a) Erkenntnis- und wissenschaftstheoretische Grundlagen I: Konstruktivismus. In: Hanswille R (Hrsg.) Basiswissen Systemische Therapie: Gut vorbereitet in die Prüfung (Kapitel 2). Göttingen: Vandenhoeck & Ruprecht. S. 31–48.

Ochs M, Bleichhardt G, Protz J, Mößner K, Möller H, Rief W (2012) Praktiken und Erleben von Supervision/Intervision von PsychotherapeutInnen. Psychotherapeutenjournal 11(3): 216–223.

Okiishi J, Lambert MJ, Nielsen SL, Ogles BM (2003) Waiting for supershrink. An empirical analysis of therapist effects. Clinical Psychology & Psychotherapy 10(6): 361–373.

Peth J, Jelinek L, Nestoriuc Y, Moritz S (2018) Unerwünschte Effekte von Psychotherapie bei depressiven Patienten – Erste Anwendung der Positive and Negative Effects of Psychotherapy Scale (PANEPS). Psychotherapie, Psychosomatik, Medizinische Psychologie 68: 391–398.

Pfautsch B, Ochs M (2023) Kommen Systemiker:innen (auch) aus Lake Wobegon? Teil 2: eine explorative Online-Befragung zu Risiken und Nebenwirkungen unter systemischen Berater*innen und Therapeut*innen. Familiendynamik 48(1): 150–160.

RØnnestad MH, Orlinsky DE (2006) Therapeutische Arbeit und berufliche Entwicklung. Hauptergebnisse und praktische Implikationen einer internationalen Langzeitstudie. Psychotherapeut 51(4): 271–275.

Řiháček T, Owen J, Elliott R, Ladmanová M, Coleman J, Bugatti M (2022) The development of the Session Reactions Scale-3 In 9th EU-SPR Chapter Meeting.

Rober P, Van Tricht K, Sundet R (2021) ›One step up, but not there yet‹: Using client feedback to optimise the therapeutic alliance in family therapy. Journal of Family Therapy 43: 46–63.

Rozental A, Kottorp A, Boettcher J, Andersson G, Carlbring P (2016) Negative effects of psychological treatments: An exploratory factor analysis of the negative effects questionnaire for monitoring and reporting adverse and unwanted events. PLoS ONE 11: e0157503.

Skovholt TM, Ronnestad MH (1995) The evolving professional self: Stages and themes in therapist and counselor development. Chichester, UK: Wiley.

Stratton P, Carr A, Schepisi L (2020) The SCORE in Europe: Measuring effectiveness, assisting therapy. In: Ochs M, Borcsa M, Schweitzer J (Hrsg.) Systemic research in individual, couple, and family therapy and counseling. Cham: Springer International. S. 367–384.

Strauß B (2018) Risiken und Nebenwirkungen. In: v. Sydow K, Borst U (Hrsg.) Systemische Therapie in der Praxis. Weinheim: Beltz. S. 912–919.

Telfener U (2022) Getting Sick from Psychotherapy. Our Co-Responsibility in Unintended and Undesired Outcomes. In: Barbetta P, Cavagnis ME, Krause IB, Telfener U (Hrsg.) Ethical and Aesthetic Explorations of Systemic Practice. New Critical Reflections. London: Routledge. S. 75–95.

Tilden T, Wampold BE (2018) Routine outcome monitoring in couple and family therapy. Cham: Springer International.

v. Sydow K (2015) Systemische Therapie. München: Ernst Reinhardt.

Vybíral Z, Ogles B, Urbancová B, Řiháček T, Gocieková V (2023) Negative experiences in psychotherapy from clients' perspective: A qualitative meta-analysis. Psychotherapy Research. https://doi.org/10.1080/10503307.2023.2226813.

Walfish S, McAlister B, O'Donnell P, Lambert MJ (2009) Are all psychotherapists from Lake Wobegon? An investigation of self-assessment bias in mental health providers. Unveröffentlichtes Manuskript.

Wampold BE (2001) Contextualizing psychotherapy as a healing practice: Culture, history, and methods. Applied & Preventive Psychology 10: 69–86.

II Auftragslagen

6 Systemische Prävention

Inken Barth, Christina Hunger-Schoppe, Nina Immel

6.1 Einführung

Vor der Behandlung krankheitswertiger Störungen kommt ihre Prävention. Die systemische Erkenntnistheorie sowie Methodik, und allen voran die systemische Haltung, stellt in Beratung und Coaching sowohl für größere Systeme (z. B. Familien und Paare, Arbeitgeberinnen und Kolleginnen, Freundinnen und Nachbarinnen, Professionelle) wie auch für Auftragslagen einzelner Personen geeignete Sichtweisen, Techniken und Interventionsstrategien zur Verfügung. Daher ist ihre Herangehensweise auch für den Kontext der Prävention, insbesondere der Sekundär- und Tertiärprävention bedeutsam.

6.2 Präventionsbegriff

Das im Jahr 2015 eingeführte Präventionsgesetz (§ 20 Abs. 1 SGB V) unterscheidet zwischen der Prävention i. S. von Leistungen zur Verhinderung und Verminderung von Krankheitsrisiken und der Gesundheitsförderung i. S. von Leistungen zur Förderung eines selbstbestimmten, gesundheitsorientierten Handelns (Brinkmann 2014). Der Begriff *Prävention* kommt dabei aus dem Lateinischen (*praevenire:* »zuvorkommen«, »verhüten«) und ist in den letzten Jahren besonders dadurch »populär« geworden, dass er vielfach den Eindruck vermittelt, wir könnten mit bestimmten Interventionen gezielt und erfolgreich Dinge verhindern, die uns schaden (Banyard und Hamby 2022). Prävention als Teilbereich der Medizin, Soziologie, Psychologie und Philosophie zeigt sich dabei mit unterschiedlichen Ausrichtungen. Diesem Kapitel liegt die in der Medizin und Psychologie geltende Definition zugrunde, die durch das Sozialgesetzbuch V ausgestaltet wird. In diesem Sinne dient Prävention wie eingangs angedeutet der Verhinderung von Krankheiten. Gleichfalls wird mit ihr auch deren Verschlimmerung adressiert. Dabei nutzt ihr die Analyse individueller Risikofaktoren eines Menschen oder einer Gruppe zur Entwicklung gesundheitsfördernder Verhaltensweisen und -strukturen (Brinkmann 2014). Da der Anspruch auf Prävention gesetzlich verankert ist, werden präventive Interventionsangebote seitens der gesetzlichen Krankenkassen sowie von Sozialversicherungsträgern auf unterschiedlichste Weise finanziert (Medizinischer Dienst des

Spitzenverbandes 2021). Leistungsrechtlich ist die Primärprävention in unserem Gesundheitssystem jedoch von der Therapie krankheitswertiger Störungen und damit auch z. B. von sekundärpräventiven Interventionen zu unterscheiden.

Bei der *Primärprävention* ist das Ziel der Erhalt der Gesundheit, indem Krankheiten vorgebeugt werden. Sie setzt an, ehe eine Krankheit eintritt, richtet sich am gesunden Menschen aus und fokussiert die Risikofaktoren, die zu einer Krankheit führen können. Synonym wird häufig auch der Begriff der Gesundheitsprävention genutzt. Ziel ist die Senkung der Inzidenzrate, d. h. der Neuerkrankungen. Im Gegensatz dazu geht es bei der *Sekundärprävention* um die Früherkennung sowie Verhinderung der Verschlimmerung einer Erkrankung. Durch Früherkennung ebenso wie Förderung von Gesundungsfaktoren soll die Auswirkung sowie das Fortschreiten und die Chronifizierung dieser Erkrankung verhindert werden. Die Sekundärprävention richtet sich an Klientinnen, die ihren Krankheitsverlauf und damit ihre eigene Gesundheit beeinflussen wollen. Ziel ist die Senkung der Prävalenzrate, d. h. der Auftretenshäufigkeit von Erkrankungen. Von *Tertiärprävention* wird gesprochen, wenn Klientinnen bereits deutlich unter ihrer Erkrankung leiden und mittels präventiver Maßnahmen deren Symptome abgemildert oder Komplikationen vermieden werden sollen. Ziel ist die Verhinderung von Folgeerkrankungen und Rezidiven. Sie richtet sich somit an Klientinnen, die kränker wahrgenommen werden als solche in der Sekundärprävention. Hier ist die Abgrenzung zwischen Tertiärprävention und Behandlung nur schwer möglich (Brinkmann 2014). Die *Quartärprävention* ergänzt die zuvor genannten Konzepte, indem sie auf die Vermeidung von Überversorgung und Übermedikation, z. B. beim Einsatz von Psychopharmaka, abzielt (Jamoulle 2015).

Der Übergang zwischen den vier, v. a. aber den drei zuerst genannten Präventionsformen ist fließend. Aus Sicht der Klientinnen und Behandlerinnen ist oft nicht klar, um welche Form der Prävention es sich handelt. Auch inhaltlich ist eine strikte Trennung von sinnvollerweise diese Begrifflichkeiten umspannenden Interventionskonzepten schwer nachzuvollziehen; vorausgesetzt, Gesundheitsförderung an sich und nicht die Zuständigkeit der Finanzierungsverantwortung wäre die Zielstellung. Gerade im Bereich der psychischen Belastungen und körperlichen Erkrankungen ist zu diskutieren, wie sinnvoll es ist, Maßnahmen gezielt für bestimmte Diagnosen zu verordnen oder ganzheitlich zur Verbesserung der Gesundheit einzelner Personen sowie sozialer Systeme insgesamt einzusetzen. Dabei erscheinen soziale Systeme wie z. B. Familien und Paare, oder Vorgesetzte und Mitarbeitende, in der medizinischen und psychologischen Prävention wenig integriert (Doherty, McDaniel und Hepworth 2014; Garris und Weber 2018). Umso prekärer ist diese Feststellung bei Berücksichtigung wissenschaftlicher Ergebnisse zur Einbindung wichtiger Bezugspersonen in die Gesundheitsversorgung. Eine Meta-Analyse mit über 300.000 Personen zeigt, dass die Einbindung von Klientinnen in gut integrierte prosoziale Netzwerke, d. h. Netzwerke, in denen die Systemmitglieder zugewandt und unterstützend miteinander interagieren, mit einer 50%igen Verringerung der klientinnenbezogenen Sterberate einhergeht (Holt-Lunstad, Smith et al. 2010; Holt-Lunstad 2021). Eine weitere Meta-Analyse mit mehr als 9.000 Personen berichtet, dass der familiäre Einbezug in die gesundheitsbezogene Versorgung reziprok mit einer signifikanten Verbesserung der klientinnenbezogenen wie auch bezugspersonen-bezogenen physischen und psychischen Gesundheit assoziiert ist (Hartmann, Bäzner et al. 2010). Die Berücksichtigung wichtiger Bezugspersonen und damit des sozialen Systems insgesamt erscheint somit unabdingbar für die nachhaltige Verbesserung des psychischen und systembezogenen Funktionsniveaus. Die Behandlung von Suchterkrankungen, v. a. mit Blick auf die Rezidivprävention, nutzt diese Erkenntnisse bereits mit signifikantem klinischen Erfolg (O'farrell und Clements 2012). Außerhalb dieses Störungsbereichs werden betroffene soziale System als Ganzes jedoch kaum in präventive Maßnahmen eingebunden. Hier besteht deutlicher Verbesserungsbedarf.

Individuelle, familiäre und gesellschaftliche Schutz-/Risikofaktoren

Die Prävention stützt sich insbesondere auf den Ausbau von individuellen und zunehmend auch familiären Resilienz- und Schutzfaktoren sowie der Dezimierung von v. a. individuellen Risikofaktoren.

Risikofaktoren beschreiben Verhaltensweisen und Lebenskontexte, die die Wahrscheinlichkeit des Auftretens von Erkrankungen oder Störungen der Gesundheit erhöhen. Hierzu zählt z. B. im Paarkontext eine feindselige Kommunikation (Frisch, Aguilar-Raab et al. 2017) und im familiären Kontext erziehungsbedingter Stress (Sidor, Köhler et al. 2018) bis hin zu rigiden, verstrickten oder losgelösten, chaotischen Interaktionsweisen der Mitglieder eines betroffenen sozialen Systems (Hunger-Schoppe, Immel, Boyde und Scholz 2024). Ebenso gilt es, risikoreiche Kontextbedingungen zu beachten, z. B. die Zugehörigkeit zu einer niedrigen sozialen Schicht hinsichtlich der Erfahrung von häuslicher Gewalt (Hunger-Schoppe, Grünberg und van Bebber 2024).

Schutzfaktoren dienen dazu, die individuellen Mitglieder eines sozialen Systems bzw. des sozialen Systems als Ganzes, vor dem Auftreten von Erkrankungen oder Störungen zu bewahren. Ein Beispiel mag das Erlernen einer gewaltfreien, lösungsorientierten Paarkommunikation (Hudson und O'Hanlon 2008) und die Entwicklung angemessen flexibler, jedoch aufeinander bezogener Interaktionsweisen sein (Hunger-Schoppe, Immel et al. 2024; Stierlin 1976).

6.3 Erklärungsmodell systemischer Prävention

Bei der *systemischen Prävention* handelt es sich um ein erkenntnistheoretisch einheitliches Verfahren, das den Menschen als ein sozialbezogenes Wesen versteht, der je nach Situation, in der er sich bewegt, auf die eine oder andere Art und Weise denkt, fühlt und sich verhält. Gesundheit und Krankheit werden stets kontextbezogen verortet und adressieren daher sowohl private Systeme (z. B. Partnerschaft, Familie, Freundinnen, Nachbarschaft) als auch organisationale Systeme (z. B. Berufskolleginnen, Vorgesetzte; professionelle Systeme wie z. B. ein multiprofessionelles Behandlungsteam inklusive Klientinnen). Sie beziehen diese dabei unter Berücksichtigung der sie umgebenden Umwelten ein (z. B. Ehe, Arbeitsplatz, Gemeinschaft, Versorgungssystem) (Hunger 2018a; Schweitzer und v. Schlippe 2016). In der Entwicklung eines umfassenderen Verständnisses systemischer Prävention hat sich v. a. der Sozialarbeiter Martin Hafen (2013) verdient gemacht. Sein Erklärungsmodell basiert auf der soziologischen Systemtheorie von Niklas Luhmann (1984) und versteht soziale Systeme auch in der Prävention als komplex, offen, adaptiv und informationsverarbeitend, dabei gleichfalls operativ geschlossen. Informationen können vom Außen zur Verfügung gestellt, z. B. durch eine Präventionsmaßnahme, nicht jedoch gezielt in das System hineingegeben werden. Da die Mitglieder eines Systems sowohl miteinander interagieren als auch verschiedenste Informationen von außen verarbeiten, kann somit nie exakt vorhergesagt werden, wie eine Information von den Systemmitgliedern ebenso wie von dem sozialen System als Ganzes aufgenommen wird. Ebenso wenig kann antizipiert werden, welche Auswirkungen diese Information in dem sozialen System selbst als auch in dessen Interaktion mit seiner sozialen Umwelt haben wird. So wird die Schwierigkeit deutlich, die Wirksamkeit präventiver Maßnahmen zu erfassen, die ein multifaktorielles Ereignis versuchen zu beeinflussen. Auch wird die Unmöglichkeit deutlich, den Präventionseffekt derartiger Interventionen exakt vorherzusagen (Hafen 2013).

Das *Veränderungsmodell sozialer Systeme in der Prävention* mit (überwiegend) nur einem physisch anwesenden Mitglied (Klientin) des betroffenen sozialen Systems in Anlehnung an Luhmann (1984) sowie Hunger und Kolleginnen (Hunger 2018b, 2020) geht davon aus, dass Interventionen (Re-)Organisationen in inneren Systemen (psychisches, emotionales und biologisches System) anregen (▶ Abb. 6.1). Diese können eine alternative Ausbildung der Systemstrukturen und somit eine alternative Grundlage zur Rahmung des emotionalen, kognitiven und verhaltensbezogenen Erlebens bewirken. Positive Veränderungen können mit einem verbesserten psychischen und körperlichen Wohlbefinden sowie einer Reduktion stressbedingten Erlebens seitens der Klientinnen einhergehen. Negative Veränderungen können mit gegenteiligen Auswirkungen einhergehen. (Re-)organisierte innere Systemstrukturen der Klientinnen erhöhen die Wahrscheinlichkeit auch äußerlich sichtbarer Abweichungen im Verhalten und in der Kommunikation (soziales System). Reziprok kommt es durch zwischenmenschliche Interaktion außerhalb des Behandlungs-Settings zu Veränderungen im sozialen System wichtiger Bezugspersonen. Diese wirken wiederum auf eine (Re-)Organisation in der Struktur innerer Systeme (psychisches, emotionales und biologisches System) dieser Personen. So tragen soziale Interaktionen reziprok zu Veränderungen der verschiedenen Systeme auf individueller Ebene der Klientinnen sowie ihrer wichtigen Bezugspersonen bei.

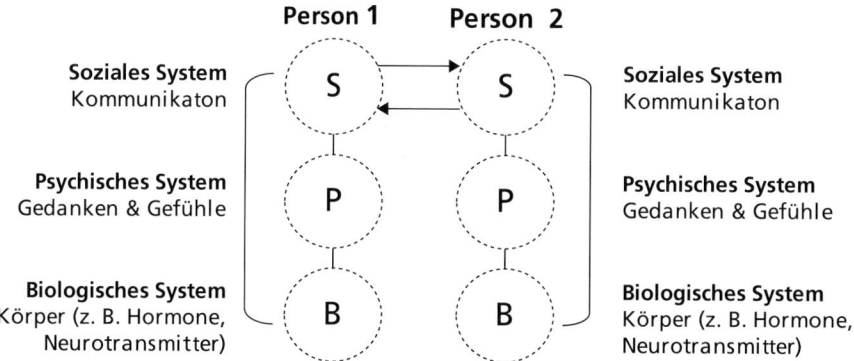

Abb. 6.1: Soziopsychobiologisches Veränderungsmodell sozialer Systeme in der Prävention (Hunger 2021)

6.4 Ziele systemischer Prävention im Bereich psychischer Belastungen

Idealerweise setzt die systemische Prävention beim betroffenen sozialen System an. Im Rahmen kassenfinanzierter Regularien wird dieser Zugang jedoch durch dessen Festhalten an der strengen Trennung von Einzel-, Gruppen- und Mehrpersonen-Setting erschwert. Präventive Angebote richten sich immer an Gruppen, nur sehr zögerlich akzeptieren die Krankenkassen ein individuelles Setting auch im Bereich des Stressmanagement, bisher lediglich im Bereich der Ernährungsberatung. Gruppen definieren sich dabei v. a. über die Zugehörigkeit Einzelner, die sich nicht kennen, sodass systemische Prävention (aktuell noch) ausschließlich mit dem Individuum arbeitet und das betroffene soziale System nicht physisch, wenngleich zumindest gedanklich z. B. durch zirkuläres Fragen und entsprechende systemische Methoden (z. B. Aufstellung mit Platzhaltern) einbezieht. Mit dem im Jahr 2015 eingeführten Präventionsgesetz (§ 20 Abs. 1 SGB V) zeichnen sich darüber hinaus erste Ideen systemischer Ansätze auch auf Gesetzesebene ab: die Prävention inkludiert zunehmend den Sozialzusammenhang, in dem Menschen sich in ihrem Alltag aufhalten und der Einfluss auf ihre Gesundheit hat (»Setting-/Lebensweltansatz«; z. B. Maßnahmen im Arbeits- und Bildungsbereich). Allerdings sind hierbei in der Regel lediglich die Erreichbarkeit von Zielgruppen zur Informationsdistribution (z. B. Auslegung von Informationsbroschüren) oder bauliche Maßnahmen (z. B. Reduktion von Lärm durch Schallschutzwände) gemeint. Zur persönlichen Interaktion mit den Systemmitgliedern kommt es weniger bzw. diese ist gar nicht erst vorgesehen. Für gesellschaftliche Subsysteme wie z. B. die Familie oder berufliche Teams gibt es darüber hinaus immer noch kaum präventive oder gesundheitsfördernde Angebote. Es werden weiterhin vor allem individuelle versus familiäre Angebote gemacht (z. B. Yogakurse in Grundschulen versus Paarcoaching bei elterlichem Erziehungsstress). In der deutschen Präventionslandschaft fehlt somit sozusagen der »Mittelbau« systemischer Präventionsangebote, die sich an betroffene Personen und ihre wichtigen Bezugspersonen (z. B. Familien, Teams) an der Vermittlungsschnittstelle zwischen Kultur und Gesellschaft hin zum Individuum richten (Hunger et al. 2022) (▶ Abb. 6.2). Diese erscheinen jedoch gerade im Sinne der Verhältnisprävention bedeutsam (z. B. Verminderung häuslicher Gewalt) (Kiani et al. 2021). Ebenso können sie zum Aufbau von Schutzfaktoren genutzt werden. Dabei wird erstens die spezifische Reaktion der Mitglieder eines sozialen Systems auf Informationen aus seiner Umwelt, zweitens die systeminhärente Beziehungsgestaltung dieser Mitglieder untereinander und drittens ihre wechselseitige Interpretation (Reziprozität) des Erlebten in den Blick genommen (z. B. Prävention von (drogenassoziiertem) Risikoverhalten Jugendlicher in vulnerablen Familien) (Szapocznik, Schwartz et al. 2012). Ziel ist dann der Schutz der betroffenen Personen (z. B. der Jugendlichen und Eltern bei massiven familiären Konflikten) sowie das Erlernen individueller als auch systembezogener, z. B. familiärer Strategien im Umgang mit den adressierten Schwierigkeiten.

Es ist zu hoffen, dass sich dies mit der sozialrechtlichen Anerkennung der Systemischen Therapie seit dem Jahr 2018 zukünftig ändern wird (Gemeinsamer Bundesausschuss 2018). Was für die Psychotherapie bereits gilt, muss jedoch nicht notwendigerweise auch für präventive Maßnahmen gelten. So fokussiert paradoxerweise die Verhaltensprävention noch immer das Individuum (§ 20 SGB V). Ein im systemtherapeutischen Sinne ganzheitlicher Ansatz durch Einschluss aller bedeutsamen Mitglieder eines betroffenen sozialen Systems in die Prävention ist bis heute nicht kassenfinanziert möglich.

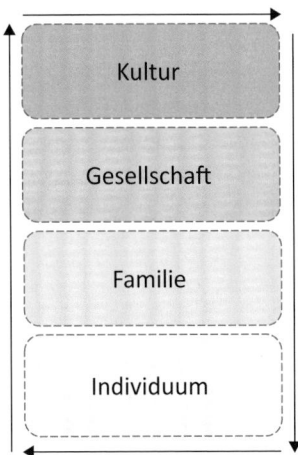

Abb. 6.2: Verhältnis von Kultur, Gesellschaft, Familie und Individuum (Hunger-Schoppe, von Oepen et al. 2022)

6.5 Gründe der Inanspruchnahme von systemischen Präventionsangeboten

Systemische Präventionsangebote eignen sich für Menschen, die den Eindruck haben, deutlich zu leiden, sich jedoch nicht als krank empfinden und verhindern wollen, dass es genau dazu kommt. Sie adressieren Klientinnen, die sich psychosozial belastet und mit eingeschränktem Wohlbefinden, jedoch mit erhaltener psychosozialer Funktionsfähigkeit erleben. Insbesondere bieten sich Angebote der systemischen Prävention an, wenn sich Klientinnen offen zeigen gegenüber einer Hinterfragung ihrer individuellen Wirklichkeitskonstruktionen und der ihres sozialen Umfeldes. Systemische Präventionsangebote erlauben, die Gründe für Problemkonstruktionen positiv zu konnotieren und somit als sinnhaft und verständlich zu erleben. Im gleichen Moment visieren sie aus der Funktionalität der Symptomatik heraus ressourcenorientiert Lösungen in der Begegnung mit (potenziell) konflikthaften Interaktionen in Stress evozierenden Kontexten an. So gelingt es, die Klientinnen in die Lage zu versetzen, ihr Leben proaktiv zu gestalten und damit Belastungsfaktoren letztendlich zunehmend weniger ausgesetzt zu sein. Äußere und dem eigenen Einfluss sich scheinbar entziehende Stressfaktoren können in einen neuen Bezugsrahmen gesetzt und die individuelle Selbstwirksamkeit wie auch die Wirksamkeit des betroffenen sozialen Systems insgesamt gesteigert werden.

6.6 Wer kann systemische Prävention anbieten?

Gemäß den Kriterien des Leitfadens Prävention (GKV-Spitzenverband 2021) können im Bereich der psychischen Gesundheitsförderung nur Maßnahmen zum Stressmanagement und zur Entspannung von den Krankenkassen bezuschusst werden. Um solche Leistungen anbieten zu dürfen, müssen die Kursleitungen hohen Qualifikationsanforderungen entsprechen, wie am Beispiel des Präventionsprinzips »Förderung von Stressbewältigungskompetenzen (Multimodales Stressmanagement)« dargestellt ist. Die Vorgaben favorisieren eindeutig Psychologinnen. Medizinerinnen können, da nur 60 % der ECTS in einem (Fach-)Hochschulstudium erworben sein müssen, fehlende Inhalte an freien Bildungsinstituten erwerben. Für Absolventinnen anderer humanwissenschaftlicher Studiengänge ist eine Anerkennung als Übungsleiter und Übungsleiterin für Präventionsangebote seit dem Jahr 2021 kaum noch möglich. Darüber hinaus wird ebenso die ausschließlich (kognitiv-)verhaltenstherapeutische Ausrichtung der Qualitätsanforderungen deutlich. Die systemische Prävention hat an dieser Stelle noch nicht von der sozialrechtlichen Anerkennung der Systemischen Therapie profitiert insofern systemische Ansätze und Interventionsmethoden explizit nicht berücksichtigt sind. Nichtsdestotrotz kann Systemische Therapie, und in diesem Rahmen eine leicht mögliche Übersetzung der Inhalte auf die Systemische Prävention, an einer Vielzahl zertifizierter systemischer Fort- und Weiterbildungsinstitute erlernt werden.[1]

Präventionsprinzip »Förderung von Stressbewältigungskompetenzen (Multimodales Stressmanagement)« (§ 20 Abs. 4 Nr. 1 SGB V, Stand 23.11.2020)

Fachwissenschaftliche Kompetenz

1. *Psychologische Grundlagen (≥ 180 Stunden oder 6 ECTS-Punkte)*
   Inhalte: Zentrale Fragestellungen menschlichen Erlebens und Verhaltens (Beschreiben, Erklären, Vorhersagen, Verändern), Theorien der Psychologie (z.B. Behaviorismus, kognitive Theorien, sozial-kognitive Theorien), Teilgebiete (z.B. Lernen und Gedächtnis, Entwicklung, Persönlichkeit, soziale Prozesse, psychische Störungen), Selbstregulation und Selbststeuerung
2. *Psychologie des Gesundheitsverhaltens (≥ 180 Stunden oder 6 ECTS-Punkte)*
   Inhalte: Gesundheitspsychologische Theorien und Modelle, gesundheits- und krankheitsbezogene Kognitionen, Risikofaktoren und Ressourcen der Gesundheit, Gesundheitsverhalten, Lebensqualität und Wohlbefinden, Persönlichkeit und Gesundheit, Geschlecht und Gesundheitsverhalten, Gesundheit im Lebenslauf
3. *Theorien zu Stress und Stressbewältigung (≥ 180 Stunden oder 6 ECTS-Punkte)*
   Inhalte: Zentrale Stresskonzeptionen (reaktions-, situationsbezogene und interaktionistische Aspekte), grundlegende Theorien zur Stressentstehung und Prävention (insb. biopsychologische und transaktionale Stresstheorien, Salutogenese), Strategien der Ressourcenforderung
4. *Medizin (≥90 Stunden oder 3 ECTS-Punkte)*
   Inhalte: Naturwissenschaftlich-medizinische Grundlagen und biopsychosoziales Modell; biologische, insb. anatomische und physiologische Grundkenntnisse über die wesentlichen für das Stress-, Erholungs- und Entspannungsgeschehen relevanten Organsysteme (z.B. Bewegungsapparat, Herz-Kreislauf, Atmung, Verdauung, Hormon- und Immunsystem); gesunde Funktionsweise von Organen und in ausgewählten Krankheitsbildern pathologische Organ- und Funktionsveränderungen
5. *Evaluation, Qualitätssicherung, Forschungsmethoden, Statistik (≥90 Stunden oder 3 ECTS-Punkte)*
   Inhalte: Diagnostik von Lebensqualität, Wohlbefinden, Stress und Stressbewältigung; Multimodale Programme zur Stressprävention und Stressreduktion; Diagnostische Gütekriterien; Methoden der Qualitätssicherung

---

1 Dazu zählen v.a. die Institute der deutschen Dachverbände der Systemischen Gesellschaft (SG; www.systemische-gesellschaft.de) und Deutschen Gesellschaft für Systemische Therapie, Beratung und Familientherapie (DGSF; www.dgsf.org) mit ihren ca. 140 Weiterbildungsinstituten und ca. 11.000 Mitgliedern. Darüber hinaus besteht die Möglichkeit zur Approbation im Schwerpunkt Systemische Therapie an den im Verbund für Systemische Psychotherapie (VfSP; www.systemischerverbund.de) gelisteten Instituten.

Fachpraktische Kompetenz

6. Beratung, Training, Selbsterfahrung und Einweisung in das Stressbewältigungsprogramm (≥ 90 Stunden oder 3 ECTS-Punkte)
Inhalte: Selbstorganisation, Kommunikation, Pädagogik, Anleitung, Beratung, Training und Schulung; Vermittlung des Trainings, Trainingsanpassung

Fachübergreifende Kompetenz

7. *Grundlagen der Gesundheitsförderung und Prävention (≥ 30 Stunden oder 1 ECTS-Punkt)*
Inhalte: Strategien und Handlungsfelder der Gesundheitsförderung, Konzepte von Gesundheit und Krankheit
8. *Frei wählbar aus den o. g. Inhalten 1–7 (60 Std. oder 2 ECTS-Punkte)*
Inhalte: Vertiefte Kompetenzen in einzelnen ausgewiesenen Bereichen

6.7 Praxisbeispiele systemischer Prävention

So gering das Angebot an systemischen Präventionsmaßnahmen auch ist, gibt es sie doch vereinzelt. Als Beispiele sollen im Folgenden das Systemische Gesundheitscoaching und das Systemisch-kognitive Stressmanagement als Präventionsangebote vorgestellt werden.

6.7.1 Systemisches Gesundheitscoaching

Im Jahr 2011 wurde das Systemische Gesundheitscoaching im Rahmen der Systemischen Therapie und Beratung (SYSTHEB) mit dem Ziel gegründet, Menschen, die unter hoher psychischer Belastung leiden (z. B. in Krisensituationen, bei Depression, Burnout oder Ängsten) und keinen Psychotherapieplatz finden, schnelle und niederschwellige Unterstützung mithilfe eines systemischen Methodenspektrums zu ermöglichen. Hierzu schlossen sich in einem bundesweiten Netzwerk über 700 systemische Therapeutinnen zusammen und über Selektivverträge konnten ab dem Jahr 2013 Versicherte einiger Krankenkassen Systemische Therapie kassenfinanziert in Anspruch nehmen. Die Schwierigkeit dieses Konstrukts liegt einerseits an den gesetzlichen Rahmenbedingungen, die systemischen Therapeutinnen ohne Approbation keine Ausübung von Heilkunde erlauben, und andererseits an einzelnen Akteurinnen, die gemäß dem SGB den Begriff der Systemischen Therapie als Heilkunde auslegen. Die Leistungen der SYSTHEB wurden als ambulante Rehabilitationsleistungen, und damit als Sekundär- bzw. Tertiärprävention eingestuft. Um juristischen Auseinandersetzungen aus dem Weg zu gehen, wurde das Angebot in ein »Systemisches Gesundheitscoaching« umgewidmet, wenngleich sich inzwischen eine Vielzahl anderer Angebote gleich nennen, ohne jedoch auch systemtherapeutisch zu arbeiten.

Die SYSTHEB umfasst eine Eingangsdiagnostik, die das Wohlbefinden (WHO-5) (World Health Organisation 2015) und bei Bedarf die depressive Symptomatik (Major Depression Inventory, MDI) (Bech, Rasmussen et al. 2004) erfragt. In Abhängigkeit der Diagnostik wird die Hausärztin über eine augenscheinlich klinische Auffälligkeit informiert und gebeten, bei Bedarf eine leitliniengerechte Versorgung einzuleiten. Ist diese nicht direkt verfügbar und/oder die Wartezeit zu lang, können die Klientinnen an bis zu zehn systemtherapeutischen Sitzungen bei einem oder einer systemischen Therapeutin des SYSTHEB-Netzwerks teilnehmen. Dies war v. a. vor der Zeit der sozialrechtlichen Anerkennung der Systemischen Therapie als Kassenleistung ein Novum. Dass durch diesen direkten und niederschwelligen Zugang seit dem Jahr 2013 bis heute, und auch weiterhin möglich und mit SYSTHEB kurzfristig Hilfe angeboten wird, ist umso gewinnbringender, wenn aktuell die Wartezeiten, auch auf eine Systemische Therapie, bei ca. sechs bis neun Monaten liegen (Bundespsychotherapeutenkammer 2021). Sollte absehbar sein, dass eine Verlängerung fachlich sinnvoll und erforderlich ist, können weitere zehn Sitzungen erfolgen. Zum Ende der SYSTHEB erfolgt eine Abschlussdiagnostik. Die Hausärztin bekommt einen Abschlussbericht inklusive Angaben zur Abschlussdiagnostik.

Erfahrungen aus acht Jahren mit über 800 SYSTHEB-Prozessen zeigen, dass ca. 30 % der Klientinnen einen Zuspruch zu einer Verlängerung und damit Verbleib innerhalb der Systemischen Therapie und des SYSTHEB-Netzwerks seitens ihrer Hausärztinnen erhalten. Im Durchschnitt nehmen die Klientinnen ca. elf Termine in Anspruch. Dabei werden v. a. die Sitzungen geschätzt, die auch familiäre Beziehungen und Angelegenheiten adressieren. Die Abbruchrate liegt unter 1 % und ist damit deutlich geringer als in der Regelpsychotherapie mit ca. 20 % (Gmeinwieser, Schneider et al. 2020). Ca. 20 % der Klientinnen erhalten im Anschluss an die SYSTHEB eine Psychotherapie in einem der Richtlinienverfahren. Alternativ ist sogar festzustellen, dass ca. 80 % der Klientinnen, die ursprünglich an ihre Hausärztin mit Blick auf die Inanspruchnahme einer psychotherapeutischen Maßnahme herantraten, nach Abschluss von SYSTHEB auf eine Regelpsychotherapie verzichteten (Institut für angewandte Gesundheitsforschung Berlin 2018). Dies ist umso bedeutsamer, da es sich bei den Therapeutinnen der SYSTHEB eben nicht um approbierte Psychologische Psychotherapeutinnen handelt.

Die SYSTHEB zeigt sich als ein systemisches Präventionsangebot der sekundären Prävention, von dem die Klientinnen klinisch bedeutsam profitieren. Die Kundenstimmen sind vielfach positiv, niedergelassene Psychiaterinnen berichten von wachsender Begeisterung mit Blick auf die Systemische Therapie und die beteiligten Krankenkassen loben den Vertrag als den sinnhaftesten Selektivvertrag, den sie je hatten (Aussagen der am Vertrag teilnehmenden Krankenkassen).

6.7.2 Systemisch-kognitives Stressmanagement

Mit dem Kurskonzept »Befreit durch den Alltag – weniger Stress, mehr Leben!« (Barth und Gödecke 2018) wird seit vier Jahren erfolgreich eine systemische Stressprävention angeboten. Damit das Programm durch die Zentrale Prüfstelle für Prävention anerkannt und somit von allen gesetzlichen Krankenkassen finanziert wird, wurde die Terminologie an die Sprache der (Kognitiven) Verhaltenstherapie angepasst. Als Orientierung diente das Multimodale Stressmanagement (Kaluza und Chevalier 2018), welches ebenfalls Angebote i. S. eines instrumentellen, kognitiven und palliativ-regenerativen Stressmanagements enthält, jedoch andere Ansätze nutzt. Das Systemisch-Kognitive Stressmanagement übersteigt diese Ansätze zudem, wenn auch die Interaktion der Klientinnen mit wichtigen Bezugspersonen sowohl im Gegenwarts- als auch im Herkunftssystem im Systemisch-kognitiven Stressmanagement berücksichtigt wird.

Ziel des Systemisch-kognitiven Stressmanagements ist es, durch das Bewusstwerden über die eigenen Muster und Stärken eine andere Wirklichkeitskonstruktion zu ermöglichen und so die eigene Wahrnehmung und das eigene Handeln zu verändern. Darüber hinaus dient das Systemisch-kognitive Stressmanagement der Entdeckung und dem (Wieder-)Aufbau von Vertrauen in die eigenen Ressourcen. Dies geschieht durch einen Spannungsbogen über die verschiedenen Module hinweg, der wechselnd Anreize zur Selbstreflektion und Übungen zur Ressourcenstärkung beinhaltet. Im folgenden Abschnitt werden die einzelnen Module vorgestellt sowie die Wirkfaktoren und Ziele des Systemisch-kognitiven Stressmanagements erläutert.

Modul 1: Joining – Vertrauen schaffen – Kontrakt

Der *ritualisierte Einstieg* in Form einer Achtsamkeits- oder Befindlichkeitsrunde am Anfang jeder Kurseinheit dient dem Aufbau einer tragfähigen und vertrauensvollen Beziehung zwischen den Klientinnen und Trainerinnen sowie den Klientinnen untereinander. Er unterstützt die Selbstöffnung der Klientinnen und damit das Einbringen von unter Umständen auch sehr privaten und belastenden Themen im Verlauf des Kurses. Es folgt eine *soziometrische Skulptur* zum gegenseitigen Kennenlernen der Klientinnen (z. B. Alter, Wohnort, Geschwisterfolge). Die einführende *Informationsphase zum Thema Stress* widmet sich stressbedingten psychischen sowie körperlichen Auswirkungen und Krankheiten. Die Klientinnen können sich mit verschiedenen Arten von Stressoren vertraut machen: »von außen« durch z. B. zu viel Arbeit, Zeitdruck und soziale Konflikte; »von innen« durch z. B. persönliche Stressverstärker wie Perfektionismus und Kontrollstreben. Ziel ist die Vermittlung theoretisch fundierten Wissens, um die Klientinnen für eigene stressverstärkende Anteile und Ressourcen zu sensibilisieren. Besonders wichtig in diesem Modul ist die Übung des *aufnehmenden Zuhörens*. Dabei sitzen sich zwei Klientinnen gegenüber und schauen sich in die Augen. Während Klientin 1 selbstreflexiv auf Fragen der Trainerin antwortet, hört Klientin 2 aufmerksam und in wertschätzender Haltung zu. Sie weiß bereits, dass sie auf das Gehörte nicht antworten muss, was das Zuhören erleichtert und gleichfalls ungewohnt erscheint, wenn wir gewohnt sind, bereits beim Zuhören Bewertungen vorzunehmen. Nach ca. zwei Minuten wird gewechselt. In der sich im Hauptteil anschließenden *Zielklärung* geht es um die Bewusstwerdung der teilweise (noch) verdeckten Ziele der Klientinnen. Je konkreter und *s*pezifischer, *m*essbar positiver und *a*ttraktiver, *r*ealistischer und *t*erminierter (d. h. mit zeitlicher Rahmung) diese formuliert werden (SMART-Regeln), desto einfacher sind sie auch tatsächlich zu erreichen. Der Fokus liegt dabei auf der Stressreduktion und der Entwicklung einer Vision einer gesunden Zukunft. Eine *Entspannungsübung* festigt das Gelernte in Form einer Traumreise. Abschließend werden die Klientinnen zu *neugierigen Taten im Transfer des Gelernten* in den Alltag eingeladen, z. B. in der Überprüfung der Alltagstauglichkeit ihrer formulierten Ziele und kleinster Veränderungen in die (nicht) gewollte Richtung. Entspannungsübungen und Transfer des Gelernten bilden den *ritualisierten Abschluss* jedes Moduls. In diesem ersten Modul liegt außerdem ein besonderes Augenmerk auf der Bildung von *Zielpatenschaften:* zwei Klientinnen unterstützen sich im Tandem in ihren Zielerreichungen während des gesamten Kurses. Es hilft sehr, wenn Ziele mit anderen gemeinsam angestrebt, erreicht und gefeiert werden können, ebenso wie regelmäßige Übung meist ein nicht zu unterschätzender Garant zum Erfolg ist (Jakubiak und Feeney 2016; Lee und Ybarra 2017).

Modul 2: Belastende Situationen erkennen

Im zweiten Modul dreht sich alles um die Frage des Stresserlebens und der Stressreduktion, bei gleichzeitiger *Bewusstmachung persönlicher Stressoren*. Im Anschluss an das Eingangsritual folgt eine *Informationsphase zum Thema Stressoren*, in der die unterschiedlichen Arten an Stressoren erläutert werden. Unter Nutzung des *Stressbretts* stellen die Klientinnen mithilfe von Holzfiguren sodann ihre eigenen Stressoren. Bereits die Konstellation der Stressoren in Bezug zur eigenen Person führt über die Visualisierung dieses inneren Bildes zu einer besseren »Begreifbarkeit« der eigenen Situation, wodurch Stressoren direkter »angepackt« werden können. In positiver Folge erhöht sich das Selbstwirksamkeitserleben und damit einhergehend das psychische Wohlbefinden durch Erfahrung von Orientierung und Kontrolle in einem bis dahin vielfach diffus erlebten Gefühl von Stress und Belastung (Höppner 2006). Die Klientinnen stellen ihre Stresskonstellationen in der Gruppe vor und tauschen sich über entdeckte typische Denk-, Fühl- und Verhaltensmuster in für sie belastenden Situationen aus. Die Trainerin unterstützt den *Austausch* durch Moderation und Einladungen zum Perspektivwechsel (Reframing).

Modul 3: Mit voller Kraft voraus: Ressourcen & Fähigkeiten

Dieses Modul dient der *Bewusstmachung persönlicher Ressourcen*. Im Rahmen eines *Kurzvortrags* wird in das Thema eingeführt. Ressourcen (z. B. intra- und interpersonelle, externe Ressourcen) können dabei als »Energiequellen« verstanden werden, die sich in bestimmten Fähigkeiten, Kenntnissen, Erfahrungen und Beziehungen zu anderen Lebewesen – seien es Menschen oder Tiere – zeigen. Insbesondere in kritischen Lebensphasen dienen diese Reserven dazu, Kraft zu spenden, um die anstehenden Herausforderungen zu meistern. Viele Menschen, die sich gestresst erleben, sind sich ihrer *Ressourcen* wenig bewusst und verfügen über ein situativ bedingtes, oft sehr geringes Selbstwertgefühl. *Interventionen wie der Stärken-Strauß*, *die Lob-Torte, der Kraft-Tisch* oder *das Fundament* (Barth und Gödecke 2018) dienen der Bewusstwerdung der persönlichen Ressourcen und Stärken. Sie werden umso bedeutsamer, wenn die Klientinnen subjektiv wahrgenommen zum ersten Mal in ihrem Leben eine sich selbst gegenüber wohlwollende und fürsorgliche Haltung einnehmen.

Eine *soziometrische Skulptur* dient der ersten praktischen Auseinandersetzung mit den eigenen Ressourcen i. S. einer Haltung des »Ja, ich habe Stärken und darf sie zeigen«. Anschließend erforschen die Klientinnen ihre persönlichen Ressourcen vertieft anhand ausgewählter *Leitfragen*, um diese durch die Auflistung und Visualisierung erneut bewusst zu machen. Sie erfahren, dass sie über Ressourcen auch in stressigen Situationen verfügen, erleben verstärkt Selbst- und Handlungswirksamkeit, was meist unmittelbar zu einer subjektiv wahrgenommenen Reduktion des erlebten Stresses führt.

Modul 4: Das war schon immer so! Eigene Muster erkennen

Menschen reagieren in belastenden Situationen oftmals mit vergleichbaren Denk-, Fühl- und Handlungsmustern, wenn diese sich in der Vergangenheit zur Lösung der Situation bewährt haben. Das heißt nicht, dass diese auch gesundheitsförderlich waren (z. B. Alkoholkonsum, Aggression). Daher dient das vierte Modul der Bewusstwerdung der für die Klientinnen *typischen Muster im Denken, Fühlen und Handeln unter Stress* und ihrer Entstehungsbedingungen. Dabei rücken einerseits Erfahrungswelten aus der eigenen Kindheit in den Fokus der Betrachtung. Gleichfalls dient die Metapher der russischen *Matroschka-Puppen* dem besseren Verständnis, wann welche Erfahrungsbilder in uns wirken. Biografisch geprägte innere Abbilder unserer selbst sind zwar stets verfügbar, im Alltag agiert jedoch meist die äußerste Schicht (»Jetzt-Ich«). Geraten wir in eine stressige Situation, die uns an etwas von früher erinnert, kann es sein, dass ein in uns verschachteltes Inneres (»Vergangenheits-Ich«) hervortritt und die Führung übernimmt. Dann können wir auf unsere erwachsenen Ressourcen scheinbar nicht mehr zugreifen. Ein Beispiel mag eine Gehaltsverhandlung sein, bei der sich eine Klientin so unsicher wie früher in der Schule erlebte. Ein anderes Beispiel mag ein Streit einer Klientin sein, die die Worte ihres Partners so hörte, als hätten ihre Eltern zu ihr gesprochen. Ziel der Übung ist es, sich der Beeinflussung der persönlichen, sogenannten »Gegenwartsbühne« durch die ebenso persönliche »Hintergrundbühne« (Klein und Kannicht 2011) bewusstzuwerden. Mit zunehmender Differenzierungsfähigkeit können wir uns im Sinne von Satir (2018) stärker bewusst dafür entscheiden, aus unserem Jetzt-Ich versus dem Vergangenheits-Ich heraus zu reagieren, zu bewerten, zu urteilen, zu handeln und somit kongruenter zu kommunizieren (vgl. »Fünf Freiheiten menschlicher Kommunikation«, s. u.). Daher gilt es, zunächst Erinnerungsbilder aus der Kindheit in Assoziation zu der aktuellen Situation wachzurufen, um wiederentdecken zu können, wie wir als Kind früher einmal waren. Im nächsten Schritt geht es um die Einleitung einer wohlwollenden Lösungsfokussierung, um ebenso wiederzuentdecken, wer wir als Erwachsene heute sind.

Vergangenheits-Gegenwarts-Gymnastik

Fragen zur Hintergrundbühne (»Vergangenheits-Ich«)

- Was sind die frühesten positiven Erinnerungen, die ich an mich selbst habe?
- Wann und wo war ich besonders glücklich und richtig stolz auf mich?
- Gab es Menschen, die mir besonders nahe waren?
- Was habe ich besonders gern getan?
- Welche Situation mochte ich als Kind nicht?
- Wann war ich unsicher/ängstlich?
- Gab es sehr schwierige oder peinliche Situationen, vor denen ich mich auch heute noch fürchte oder die ich vermeide?

Fragen zur Gegenwartsbühne (»Jetzt-Ich«)

- Wie mache ich es, wenn es gut klappt?
- In welchen Situationen – so selten sie auch sein mögen – klappt es gut?
- Was mache ich da anders?

Abschließende Frage

- Wie könnte ich das Erfahrene in einer Stresssituation nutzen?

Die fünf Freiheiten menschlicher Kommunikation (Kongruente Kommunikation) (Satir 2018)

1. Die Freiheit, zu sehen und zu hören, was im Moment wirklich da ist, anstatt das, was sein sollte, gewesen ist oder erst sein wird.
2. Die Freiheit, das auszusprechen, was gefühlt und gedacht wird, und nicht das, was scheinbar erwartet wird.
3. Die Freiheit, zu den eigenen Gefühlen zu stehen, und nicht etwas anderes vorzutäuschen.
4. Die Freiheit, um das zu bitten, was gebraucht wird, anstatt immer auf die Erlaubnis durch andere zu warten.
5. Die Freiheit, in eigener Verantwortung Risiken einzugehen, anstatt immer auf »Nummer sicher« zu gehen und nichts Neues zu wagen.

Modul 5: Mein Problem ist die Lösung?! Positive Konnotation von Problemen

Zur Ausbalancierung von Lösungen und Problemen dient die Betrachtung innerer Ambivalenzen. Meist zeigen sich mindestens zwei innere Stimmen, die miteinander ringen: eine Stimme, die zu Veränderungen sowie zur Lösung des Problems mahnt, und eine Stimme, die Veränderungen aus guten Gründen verhindern will. Die

Wertschätzung beider Stimmen auch im Widerspruch zueinander ist bedeutsam, um inter- und intrapsychische (frühere) Erfahrungen und daraus resultierende Konsequenzen im Umgang mit alltäglichen Situationen hören zu können (Kannicht 2012; Klein und Kannicht 2011). In diesem Modul steht daher die Frage im Vordergrund, welche Vor- und Nachteile die wahrgenommenen Probleme haben und welche Vor- und Nachteile gleichzeitig eine Änderung oder Lösung mit sich bringen könnte. Die Idee, dass unschöne Situationen Vorteile haben, fußt auf der Annahme, dass Menschen sich immer sinnvoll verhalten. Wenn es »das Problem« noch gibt, hat es – welcher Art auch immer – einen Vorteil, dass es (noch) da ist. In diesem Modul wird besonderes Augenmerk auf ungesunde Muster (z. B. Rauchen, Bewegungsmangel) gerichtet, weil diese von stressbelasteten Menschen häufig zur Stressreduktion genutzt werden. Der *Lösungs-Problem-Zirkel* (▶ Abb. 6.3) eröffnet einen Rahmen, um die Vorteile der Lösung sowie Nachteile des Problems zu erfragen. Ziel ist ein Verständnis der guten Gründe, das Problem beizubehalten und die Lösung noch nicht zu leben, obwohl sie doch so einfach erscheint. Günstigstenfalls kommt es zum Rollentausch, in der die Trainerinnen und/oder andere Klientinnen der Gruppe ihre Skepsis gegenüber der Veränderung äußern können, wohingegen die Klientinnen von der Möglichkeit der Problemlösung überzeugt argumentieren (Hunger 2021).

Modul 6: Schluss mit persönlichen Stressverstärkern

In diesem Modul geht es darum, sich der persönlichen stressverstärkenden Einstellungen und inneren Haltungen zum Leben bewusstzuwerden. Im Unterschied zu Modul 4 geht es nicht um konkrete biografische Erfahrungen. Vielmehr stehen aus diesen gewonnene *stressverstärkende Leitsätze* und deren *Überführung in gesundheitsförderliche Leitsätze* im Vordergrund. In einem Informationsteil wird vermittelt, wie man eigene Stressverstärker und stressfördernde Leitsätze (z. B. »Mach es allen Recht«), Handlungs- und Denkmuster erkennen kann. In Kleingruppen reflektieren die Klientinnen anschließend ihnen im Alltag häufig begegnende, persönliche negative Einstellungen sich selbst sowie anderen gegenüber und deren Anteil an ihrem Stresserleben. Dort erfahren die Teilnehmerinnen, dass auch andere von vergleichbaren Leitsätzen getrieben werden. Gemeinsam wird reflektiert, inwiefern diese Leitsätze zum aktuellen Stresserleben beitragen. Die Trainerinnen leiten die Gruppe durch gezielte Fragen zu Perspektivwechsel und neuen Bedeutungsgebungen (Reframing) an. Somit ergibt sich im Kursprozess ein gemeinsam zu gestaltender Suchprozess, der Lösungsräume eröffnet, die notwendigerweise der Konkretisierung und damit Verankerung im Hier-und-jetzt bedürfen.

Modul 7: Bilanzierung und regenerative Stresskompetenz

Viel ist geschehen seit dem Start des Kurses. Die Klientinnen bilanzieren Fortschritte und Veränderungen anhand von *Skalierungen*, *Körben* (»behalten«, »neu«, »weiß nicht«, »weg«), nehmen *Abschied* von Themen, die erledigt oder unnötig geworden sind und formulieren neue Ziele, die sie in der nahen Zukunft erreichen wollen. Sie

II Auftragslagen

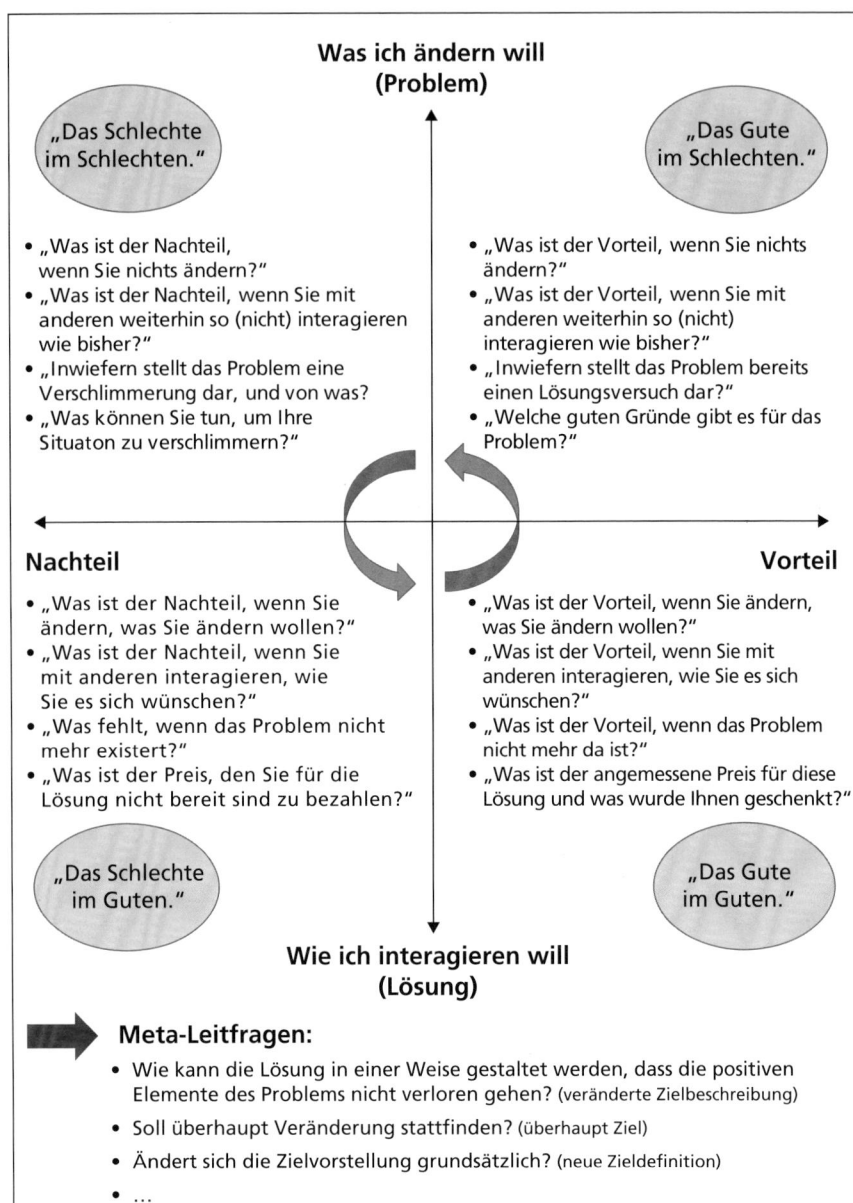

Abb. 6.3: Lösungs-Problem-Zirkel (Hunger 2021)

bereiten sich darauf vor, zukünftige Krisen selbst zu meistern. Dazu dient auch das Zusammentragen von *Stabilisierungstechniken* sowie *neu entwickelten Strategien* aus den vorangegangenen Modulen. Die Trainerinnen weisen auf weiterführende Angebote wie Selbsthilfegruppen hin bzw. regen bei Bedarf diese an. So stellen sich die

Klientinnen ihren ganz persönlichen *Werkzeugkoffer* zusammen und statten ihn mit den für sie am besten passenden Methoden aus. Im Fokus stehen dabei Maßnahmen der regenerativen Stresskompetenz. Die Klientinnen gestalten ihre individuelle *Entspannungskarte*, auf der sie aufzeichnen, wie sie am besten zur Ruhe kommen, inkl. gezielter Entspannungsübungen, Sport, sozialer Kontakte oder Hobbies. Im Anschluss an eine Phase der Einzelarbeit stellen die Klientinnen ihre persönliche Entspannungskarte in der Gruppe vor und erfahren Zuspruch sowie Inspiration durch andere Klientinnen. Ziel der Entspannungskarte ist, sich in belastenden Momenten auf ihr zu vergegenwärtigen, welche Optionen der Stressreduktion zur Verfügung stehen.

Abschließend nehmen die Teilnehmerinnen in Einzelarbeit Bezug auf das »Stressbrett« aus Modul 2 und ordnen jedem aus ihrer Sicht noch vorhandenen Stressor nun eine stressreduzierende Kompetenz zu. Sie legen fest, wie häufig sie realistischer Weise diese Kompetenz einsetzen und einüben werden. Der Übungsplan ist ein wichtiges Element zur Sicherung der Nachhaltigkeit des Programms.

Modul 8: Abschluss – Erfolge feiern!

Im letzten Modul steht alles unter dem Motto »*Erfolge feiern!*«. Die Klientinnen reflektieren die im Kurs erlernten sowie neu entwickelten Fertigkeiten, Ideen und Gedanken in Kleingruppen. Besonderes Augenmerk wird dabei auf den Übungsplan gelegt. Eine nachhaltig positive Wirkung kann nur erzielt werden, wenn die Teilnehmerinnen die erlernten gesundheitsförderlichen Verhaltensweisen und Denkmuster zur Gewohnheit werden lassen. Dies gelingt durch das Wissen über diese Möglichkeiten und durch deren regelmäßige Übung nach Kursende. Daher ist ein weiteres Ziel des letzten Moduls, die alltägliche Integration des Erlernten noch einmal in den Blick zu nehmen und in den Zielpatenschaften sowie der Gesamtgruppe zu veröffentlichen, um so Mitstreiterinnen für den weiteren Weg zu finden. Gerahmt wird die Auseinandersetzung mit dem zukünftigen Übungsplan von der Vielzahl erreichter Ziele und eines »Sich-feiern« mit der Gruppe. Hierzu dürfen sich die Klientinnen von der Gruppe selbstbewusst wünschen, wie sie gefeiert werden möchten (z.B. durch aufnehmendes Zuhören oder ein Lied). So sollen die Klientinnen erfahren, dass jeder positive Schritt es wert ist, anerkannt und gefeiert zu werden. Als Ausklang erfolgt eine spielerische Entspannungsübung, die mit dem Ziel verbunden ist, das Selbstwertgefühl erneut zu stabilisieren und zu stärken.

6.8 Ausblick

Systemische Prävention ist ein erkenntnistheoretisch einheitliches Verfahren, das Gesundheit und Krankheit stets kontextbezogen (private Systeme: z.B. Partnerschaft, Familie, Freunde, Nachbarschaft; organisationale Systeme: z.B. Berufskolleginnen, Vorgesetzte; professionelle Systeme: z. B. multiprofessionelles Behandlungsteam inklusive Klientinnen) in den sie umgebenden Umwelten (z. B. Ehe, Arbeitsplatz, Gemeinschaft, Versorgungssystem) verortet (Hunger 2018a; Schweitzer und v. Schlippe 2016). Obwohl es vielfältige Einsatzmöglichkeiten für die systemische Prävention gibt (z. B. Präventionskurse, Gesundheitsmanagement) kommt sie in kassenfinanzierten Angeboten kaum vor. Ein im systemtherapeutischen Sinne ganzheitlicher Ansatz durch Einschluss aller bedeutsamen Mitglieder eines betroffenen sozialen Systems in die Prävention ist bis heute nicht kassenfinanziert möglich. Es ist zu hoffen, dass sich dies mit der sozialrechtlichen Anerkennung der Systemischen Therapie seit dem Jahr 2018 zukünftig ändert.

Eine grundständige Fort- und Weiterbildung bis hin zur Ausbildung von Personal im Gesundheitswesen (z. B. Ärztinnen, Psychologinnen, Sozialarbeiterinnen) in Systemischer Beratung und Therapie erscheint hilfreich, um niederschwellig wirkungsvolle Angebote zu eröffnen. Ein Praxisbeispiel i. S. des Systemischen Gesundheitscoachings und Systemisch-kognitiven Stressmanagement weist auf einen positiven Nutzen im Sinne der Steigerung des Wohlbefindens und der psychischen Gesundheit bei den Klientinnen sowie auf einen finanziellen Nutzen für die anbietenden Krankenkassen hin. Zukünftige Wirksamkeitsstudien, die gleichfalls die für die positive Veränderung bedeutsamen Wirkmechanismen in den Blick nehmen und potenzielle negative Wirkungen nicht außer Acht lassen, erscheinen daher besonders wünschenswert. Im systemischen Sinne sollten dabei nicht nur professionell Helfende einbezogen werden, sondern die systemische Haltung auf die Forschung selbst angewendet und die Klientinnen in der Konzeption, Durchführung und Auswertung derartiger Forschungsprogramme miteinbezogen werden.

Referenzen

Banyard V, Hamby S (2022) Why doesn't prevention work better? The state of prevention research. In: Strengths-based prevention: Reducing violence and other public health problems. Washington, DC: American Psychological Association. S. 57–86.

Bech P, Rasmussen NA, Raabaek Olsen L, Noerholm V, Abildgaard W (2004) Major Depression Inventory – deutsche Fassung. [Major Depression Inventory (MDI; Bech P, Rasmussen NA, Raabaek Olsen L, Noerholm V, Abildgaard W 2001) – German version]. (Retrieved from https://pubmed.ncbi.nlm.nih.gov/11578668/, Accessed on 03.08.2023.)

Brinkmann, R (2014) Angewandte Gesundheitspsychologie. Frankfurt: Pearson.

Bundespsychotherapeutenkammer (2021) Wartezeiten auf psychotherapeutische Behandlung viel zu lang. Berlin, 09.09.2021. (https://bptk.de/pressemitteilungen/wartezeiten-auf-psychotherapeutische-behandlung-viel-zu-lang/, Zugriff am 03.08.2023)

Doherty WJ, McDaniel, SH, Hepworth J (2014) Contributions of medical family therapy to the changing health care system. Family Process 53(3): 529–543. https://doi.org/10.1111/famp.12092

Frisch J, Aguilar-Raab C, Eckstein M, Ditzen B (2017) Einfluss von Paarinteraktion auf die Gesundheit. Psychotherapeut 62(1): 59–76. https://doi.org/10.1007/s00278-016-0153-9

Garris BR, Weber AJ (2018) Relationships Influence Health: Family Theory in Health-Care Research. Journal of Family Theory & Review 10(4): 712–734. https://doi.org/10.1111/jftr.12294

Gemeinsamer Bundesausschuss (2018) Nutzen und medizinische Notwendigkeit der systemischen Therapie anerkannt. (Retrieved from https://www.g-ba.de/presse/pressemitteilungen/775/)

GKV-Spitzenverband (2021) Leitfaden Prävention. Berlin: GKV-Spitzenverband.

Gmeinwieser S, Schneider KS, Bardo M, Brockmeyer T, Hagmayer Y (2020) Risk for psychotherapy drop-out in survival analysis: The influence of general change mechanisms and symptom severity. Journal of Counseling Psychology 67(6): 712–722. https://doi.org/10.1037/cou0000418

Hafen M (2013) Grundlagen der systemischen Prävention: ein Theoriebuch für Lehre und Praxis. Heidelberg: Carl-Auer.

Hartmann M, Bäzner E, Wild B, Eisler I, Herzog W (2010) Effects of interventions involving the family in the treatment of adult patients with chronic physical diseases: A meta-analysis. Psychotherapy and Psychosomatics 79(3): 136–148. (Retrieved from http://www.karger.com/DOI/10.1159/000286958)

Holt-Lunstad J, Smith TB, Layton JB (2010) Social relationships and mortality risk: A meta-analytic review. PLoS Med 7(7): e1000316. https://doi.org/10.1371/journal.pmed.1000316

Holt-Lunstad J (2021) The Major Health Implications of Social Connection. Current Directions in Psychological Science 30(3): 251–259. https://doi.org/10.1177/0963721421999630

Höppner G (2006) »Heilt Demut – wo Schicksal wirkt?« Evaluationsstudie zu Effekten des Familien-Stellens nach Bert Hellinger. Heidelberg: Carl-Auer Verlag.

Hudson P, O'Hanlon B (2008) Liebesgeschichten neu erzählen. Lösungsorientierte Paartherapie. Heidelberg: Carl-Auer.

Hunger-Schoppe C, Immel N, Boyde C, Scholz S (2024) Prozessmodelle und Ratings. In: Reich G, Stasch M, Walter J (Hrsg.) Handbuch der Familiendiagnostik. 3. Aufl. Springer: Heidelberg.

Hunger-Schoppe C, Grünberg C, van Bebber T (2024) Familie im Kontext. In: Reich G, Stasch M, Walter J (Hrsg.) Handbuch der Familiendiagnostik. 3. Aufl. Springer: Heidelberg.

Hunger C (2018a) Das Drei-Ebenen-Modell der Familien- und Systemdiagnostik: Überblick und Erhebungsverfahren [Sonderheft In Memoriam Manfred Cierpka]. Psychotherapeut 63(5): 381–392.

Hunger C (2018b) Psychosoziale Bezugspersonenbelastung erwachsener Patienten mit sozialer Angststörung: Wirksamkeitsstudie zu Kognitiver Verhaltenstherapie und Systemischer Psychotherapie. Psychotherapeut 63(3): 204–212.

Hunger C (2020) Systemorientierte Psychotherapie. In: Wirtz MA (Hrsg.) Dorsch – Lexikon der Psychologie. Göttingen: Hogrefe.

Hunger C (2021) Systemische Therapie. Stuttgart: Kohlhammer.

Institut für angewandte Gesundheitsforschung Berlin (2018) Evaluation des systemischen Gesundheitscoachings »SYSTHEB«. Berlin: ingef.

Jakubiak BK, Feeney BC (2016) Daily goal progress is facilitated by spousal support and promotes psychological, physical, and relational well-being throughout adulthood. Journal of Personality and Social Psychology 111(3): 317–340. https://www.ncbi.nlm.nih.gov/pmc/articles/PMC5000864/

Jamoulle M (2015) Quaternary prevention, an answer of family doctors to overmedicalization. International journal of health policy and management 4(2): 61–64. https://doi.org/10.15171/ijhpm.2015.24 (Accession No. 25674569)

Kaluza G, Chevalier A (2018) Stressbewältigungstrainings für Erwachsene. In: Fuchs R, Gerber M (Hrsg.) Handbuch Stressregulation und Sport. Berlin: Springer. S. 143–162.

Kannicht A (2012) Problem-Lösungs-Zirkel. 2. Aufl. Heidelberg: Carl-Auer.

Kiani Z, Simbar M, Fakari FR, Kazemi S, Ghasemi V, Azimi N, Bazzazian S (2021) A systematic review: Empowerment interventions to reduce domestic violence? Aggression and Violent Behavior 58. https://doi.org/10.1016/j.avb.2021.101585

Klein R, Kannicht A (2011) Einführung in die Praxis der systemischen Therapie und Beratung. Heidelberg: Carl-Auer.

Lee DS, Ybarra O (2017) Cultivating effective social support through abstraction: Reframing social support promotes goal-pursuit. Personality and Social Psychology Bulletin 43(4): 453–464. https://doi.org/10.1177/0146167216688205

Luhmann N (1984) Soziale Systeme: Frankfurt am Main: Suhrkamp.

Medizinischer Dienst des Spitzenverbandes (2021) Präventionsbericht 2021: Leistungen der gesetzlichen Krankenversicherung für Primärprävention und Gesundheitsförderung. Essen: Koffler.

O'farrell TJ, Clements K (2012) Review of outcome research on marital and family therapy in treatment for alcoholism. Journal of Marital and Family Therapy 38(1): 122–144.

Satir V (2018) Selbstwert und Kommunikation: Familientherapie für Berater und zur Selbsthilfe. Stuttgart: Klett-Cotta.

Schweitzer J, v. Schlippe A (2016) Lehrbuch der systemischen Therapie und Beratung II: Das störungsspezifische Wissen 3. Aufl. Göttingen: Vandenhoeck & Ruprecht.

Sidor A, Köhler H, Cierpka M (2018) Einfluss der sozioökonomischen Risikobelastung auf mütterliche Feinfühligkeit, Stressbelastung und Familienfunktionalität [Impact of Socioeconomic Risk Exposure on Maternal Sensitivity, Stress and Family Functionality]. Praxis der Kinderpsychologie und Kinderpsychiatrie 67(3): 257–273. https://doi.org/10.13109/prkk.2018.67.3.257

Stierlin H (1976) Das Tun des Einen ist das Tun des Anderen. Eine Dynamik menschlicher Beziehungen. Frankfurt am Main: Suhrkamp.

Szapocznik J, Schwartz SJ, Muir JA, Brown CH (2012) Brief strategic family therapy: An intervention to reduce adolescent risk behavior. Couple and Family Psychology: Research and Practice 1(2): 134–145. https://doi.org/10.1037/a0029002

Word Health Organisation (2015) International Statistical Classification of Diseases and Related Health Problems. 10th. revision. Geneva, Switzerland: WHO Press.

7 Systemische Therapie in der psychotherapeutischen Niederlassung

Sebastian Baumann

7.1 Einleitung und Übersicht

Endlich haben auch in Deutschland Versicherte Zugang zu ambulanter, solidarfinanzierter Systemischer Therapie. Mit dem Eintritt ins Kassensystem kommt Systemische Therapie mit neuen Umwelten in Kontakt, die starke Anregungsbedingungen für ihre weitere Entwicklung darstellen können. Zuallererst tritt sie nun auch ambulant mit Menschen in Beziehung, die ihre Therapie nicht selbst bezahlen (können) und denen ein bestimmtes Stundenkontingent bewilligt wurde. Sie ist eine ernstzunehmende Option für junge Menschen in psychotherapeutischer Aus- und Weiterbildung geworden, die (zumindest im Psychologie-)Studium meist recht wenig vom systemischen Ansatz erfahren haben. Es werden nun systemische Gutachterberichte geschrieben und erstmalig gibt es formalisierte Gerüste für die Therapie. Wo im ambulanten psychotherapeutischen Setting bislang zumeist ein Aushandlungsprozess zwischen Kunden und systemischen Therapeuten in der freien Praxis stattgefunden hat, sind nun vorgegebene Regeln und juristische Rahmen gesetzt. Dass dies nicht das Ende »der guten alten (deutschen) Systemischen Therapie« bedeutet, sondern deren Weiterentwicklung, zeigen der Blick auf die Jugendhilfe, die ebenfalls reglementiert ist, den stationären Sektor, in dem Systemische Therapie schon vor der Anerkennung angewandt werden durfte, sowie die Erfahrungen z. B. aus Österreich, der Schweiz und anderen europäischen Ländern (Borcsa 2016), in der Systemische Therapie schon länger zur Regelversorgung gehört.

Nach einer kurzen Darstellung der Anerkennungsprozesse soll hier der Rahmen beschrieben werden, in den sich systemische Therapeuten mit ihren Klienten im Kassenkontext begegnen: Es werden Angebote für eine Haltung formuliert, in der sich die dargestellten Prinzipien systemischen Arbeitens in der Niederlassung umsetzen lassen und Hinweise auf das Antrags- und Gutachterverfahren gegeben. Die unterschiedlichen Logiken der Psychotherapie-Richtlinie (PT-RL) und der Systemischen Therapie werden erörtert und geschichtlich eingeordnet. Das Kapitel endet mit einem Ausblick auf eine in der Praxis integrativere Systemische Therapie.

7.2 Die Systemische Therapie als neues Richtlinienverfahren

Blickt man auf die vielen Anstrengungen zur wissenschaftlichen und sozialrechtlichen Anerkennung durch eine Reihe von Akteuren muss man sagen: Der Weg durch die Instanzen war steil und felsig und stellt den Endpunkt von Bemühungen dar, die bereits im Jahr 1996 begannen, als man sich um einen Platz als Verfahren im Rahmen des neuen Psychotherapeutengesetzes bemühte. Dieses Vorhaben blieb zunächst erfolglos, die Zulassung durch den Wissenschaftlichen Beirat Psychotherapie (WBP) erfolgte erst im Jahr 2008. Während die anderen Verfahren per Gesetzeskraft zur vertragsärztlichen Versorgung zugelassen wurden, müssen alle nach ihnen folgenden den steinigen Weg zuerst durch den WBP und dann durch den Gemeinsamen Bundesausschuss (G-BA) antreten und ihre Wirksamkeit nach den Prinzipien der evidenzbasierten Medizin nachweisen. Nach mehreren Zwischenschritten in den verschiedenen Ausschüssen konnten am 1. Juli des Jahres 2020 die ersten erwachsenen Versicherten kraft ihrer Gesundheitskarte eine Systemische Therapie erhalten. Damit schließt sich nun auch in Deutschland ein Kreis: Der *klinische* Kontext, in dem die Systemische Therapie vor allem geboren wurde (z. B. Pereira und Linares 2018), ist nun der vorläufig letzte, der es zur allgemeinen Anerkennung geschafft hat. Wie genau es dazu kam, dass nach mehr als 30 Jahren wieder ein Verfahren für die Erstattung zugelassen wurde, liest sich dabei wie ein Politkrimi (Baumann et al. 2019).

7.3 Unterschiedliche Logiken im Gesundheitswesen

Im Kassenkontext angekommen stellt sich die Frage, wie systemische Therapeuten mit den unterschiedlichen Logiken umgehen können, die die PT-RL einerseits und die Systemische Therapie andererseits ausmachen. Eine der Hauptsorgen lässt sich dabei so beschreiben: Mit dem Eintritt ins Kassensystem begibt sich die Systemische Therapie auf ein Spielfeld, nach dessen Regeln sie nun spielen muss und die in der Folge eine Abkehr von fundamentalen Prinzipien Systemischer Therapie bedeuten würden. Liest man manchen Paragrafen aus der PT-RL des G-BA, der nun auch die formale Grundlage der Systemischen (Kassen-)Therapie bildet, ist die Sorge verständlich. Unter § *2 Seelische Krankheit* (G-BA 2020) heißt es etwa:

> »In dieser Richtlinie wird seelische Krankheit verstanden als krankhafte Störung der Wahrnehmung, des Verhaltens, der Erlebnisverarbeitung, der sozialen Beziehungen und der Körperfunktionen. Es gehört zum Wesen dieser Störungen, dass sie der willentlichen Steuerung durch den Patienten nicht mehr oder nur zum Teil zugänglich sind.«

§ 3 Ätiologische Orientierung der Psychotherapie klingt für »systemische Ohren« ähnlich herausfordernd:

»Psychotherapie, als Behandlung seelischer Krankheiten im Sinne dieser Richtlinie, setzt voraus, dass das Krankheitsgeschehen als ein ursächlich bestimmter Prozess verstanden wird, der mit wissenschaftlich begründeten Methoden untersucht und in einem Theoriesystem mit einer Krankheitslehre definitorisch erfasst ist.«

Stellt man dieser Sicht das Schlüssel-Schloss-Prinzip Steve de Shazers entgegen, wie es u. a. bei von Schlippe und Schweitzer (2012, S. 55) gewählt ist, wird deutlich, welch erkenntnistheoretischer Spagat im neuen Kontext auf die Systemiker warten:

»Die Klagen, mit denen Klienten zum Therapeuten kommen, sind wie Türschlösser, hinter denen ein befriedigendes Leben wartet. Die Klienten haben alles versucht […], aber die Tür ist immer noch verschlossen; sie halten ihre Situation also für jenseits ihrer Lösungsmöglichkeit. Häufig hat dieser Schluss immer weiter gehende Bemühungen zur Folge: Nun versuchen sie herauszufinden, warum das Türschloss so und nicht anders beschaffen ist oder warum es sich nicht öffnen lässt. Dabei dürfte es doch klar sein, dass man zu Lösungen mithilfe eines Schlüssels und nicht mit Hilfe eines Schlosses gelangt […]. Eine Intervention braucht nur in der Weise zu passen, dass die Lösung auftaucht. Es ist nicht nötig, dass sie es an Komplexität mit dem ›Schloss‹ aufnehmen kann.« (de Shazer 1989, S. 12 f.)

Es gehört zu den interessantesten Kontextsprüngen in der jüngeren Psychotherapiegeschichte, dass Wirksamkeitsstudien, deren systemischer Studienarm sich explizit auf den lösungsorientierten Ansatz de Shazers bezieht (z. B. Knekt und Lindfors 2004) als Nutzennachweise für Systemische Therapie herangezogen wurden (IQWiG 2017), und Systemiker als Konsequenz nun herausgefordert sind, sich vermehrt mit dem »Schloss« auseinanderzusetzen.

Leben in zwei Welten

Es gilt nun, den erkenntnistheoretischen Grundlagen genügend Raum zu geben und mit einem Spagat die Logiken der Richtlinie und der Systemischen Therapie miteinander zu verbinden. Das bedeutet z. B.:

- veränderungsneutral zu bleiben, auch wenn Krankenkassen Erfolge sehen möchten
- lösungsorientiert zu bleiben, auch wenn die Behandlungsbedürftigkeit explizit dargestellt werden muss
- die Unvorhersagbarkeit von Therapieprozessen zu akzeptieren, auch wenn ein stringenter, linearer Behandlungsplan erstellt wird
- psychotherapeutisch zu »behandeln« und zu »versorgen«, auch wenn (nicht nur) Systemische Therapie lediglich Selbstorganisationsprozesse in Systemen anregen kann (Haken und Schiepek 2010)
- flexibel mit Abständen zwischen Sitzungen umzugehen, auch wenn der Praxisalltag rein aus organisatorischen Gründen die Entscheidung für wöchentliche Kontakte begünstigt
- nach dem Prinzip zu handeln, dass jede Sitzung die letzte sein könnte, auch wenn ein bestimmtes Stundenkontingent bewilligt wurde
- regelhaft im Mehrpersonen-Setting zu arbeiten, auch wenn das für alle Beteiligten herausfordernd sein kann und die Praxisorganisation darauf eingestellt werden müsste

> - die Perspektive einzunehmen, dass Symptome Sinn machen und durchaus im Einsatz für einen »gesunden«, lösungsorientierten Anteil von Menschen stehen können, auch wenn dieser für Symptome sorgende Teil als »krankheitswertig« beschrieben wird

7.4 Systemische Therapie in der Niederlassung

Ausgehend von einer systemischen Fallkonzeption, die anhand der Beantragung einer »Langzeittherapie« dargestellt wird, werden nun Angebote für psychotherapeutische Haltungen angeboten und Hinweise zu möglichen Settings dargestellt.

7.4.1 Der systemische Antrag

Wie bei den anderen Verfahren auch, muss für eine systemische Langzeittherapie (LZT) ein Antrag beim Gutachter gestellt werden. Die LZT folgt auf die beiden Abschnitte der antragsfreien, aber anzeigepflichtigen Kurzzeittherapien von jeweils zwölf Sitzungen. Herrschte in den ersten Monaten nach der Anerkennung noch eine recht große Unsicherheit, wie ein systemischer Antrag/Bericht für den systemischen Gutachter aussehen könnte, wissen wir hierzu inzwischen mehr: Der Leitfaden für den Bericht an den Gutachter wurde durch die Kassenärztliche Bundesvereinigung (KBV) unter maximaler Beteiligung von Systemikern erstellt, der Kommentar zur PT-RL wurde im Faber/Haarstrick veröffentlicht (Lieb 2020) und Retzlaff (2021) legte ein Buch u. a. zur systemischen Fallkonzeption und Antragstellung vor.

Entsprechend der PT-RL muss dem Antrag/Bericht ein ätiologisches Modell (dargestellt z. B. in Lieb und Baumann 2022), ein stringenter Behandlungsplan, der sich u. a. aus den Therapiezielen ableitet, Diagnose(n) und eine Prognose beigefügt sein. Das Ende der ersten Stufe der Langzeittherapie ist bereits nach 36 Sitzungen erreicht, die Therapie kann auf maximal 48 Sitzungen verlängert werden (außer in begründeten Einzelfällen, für die ein weiteres Kontingent beantragt werden kann). Zum Vergleich: VT: 60/80; TP 60/100; PA 160/300 Sitzungen. Zurecht wurde das vergleichsweise geringe Stundenkontingent kritisiert (z. B. von Sydow und Retzlaff 2021), weil es für manche Klienten nicht ausreichend sein könnte. Andererseits kann die systemische, »minimalinvasive« Vorgehensweise durchaus selbstbewusst hervorgehoben werden. Wenn für ähnliche Ergebnisse weniger Aufwand vonnöten ist, ist diese Herangehensweise vorzuziehen (Pinsof 2018; Wagner 2020).

Was beim Langzeitantrag für die psychodynamischen Verfahren die Psychodynamik und für die Verhaltenstherapie die Verhaltensanalyse ist, ist bei der Systemischen Therapie das systemische Erklärungsmodell (und nicht das systemische Störungsmodell, wie es zuerst heißen sollte).

Das systemische Erklärungsmodell

Beschrieben werden soll zunächst eine Systemanalyse, mit den Unterpunkten der störungsrelevanten, interpersonellen und intrapsychischen Interaktions- und Kommunikationsmuster, Beziehungsstrukturen und Bedeutungsgebungen. Darüber hinaus belastende Faktoren, problemfördernde Muster und Lösungsversuche, Ressourcenanalyse, gemeinsam entwickelte Problemdefinition und Anliegen.

Ein anonymisiertes Beispiel hierzu aus meiner Praxis:

Fallbeispiel

Frau K. (Ende 30) klagt über Ängste und berichtet von der Schwierigkeit, sich kaum mehr zu etwas aufraffen zu können. Sie verbringe Teile des Tages im Trainingsanzug und bleibe vermehrt zu Hause, wenn sie nicht dringend zur Arbeit müsse. Manchmal könne sie sich am Wochenende aufraffen, gehe dann feiern und schlage stark über die Stränge, vor allem trinke sie dann viel Alkohol. Angefangen habe es nach dem Tod ihrer Mutter, die sie sehr geliebt habe. Das Paargespräch mit ihrer Frau ist besonders aufschlussreich. Der bislang kaum thematisierte Alkoholkonsum unter der Woche kommt ebenso zur Sprache wie die Tendenz beider Frauen, einander vor dem Aussprechen eigener Sorgen zu schonen.

Belastende Faktoren:
Tod der vom Vater seit langem getrennt lebenden Mutter, Ängste, wenn sie an die in der Zukunft zu bewältigenden Aufgaben denke, die Sorge, dem Pflegesohn nicht gerecht zu werden – nach insgesamt 23 erfolglosen Versuchen, selbst schwanger zu werden; zeitweise hoher Alkoholkonsum, währenddessen größere Streitigkeiten mit der Ehefrau, und der Eindruck, ihr keine gute Partnerin zu sein; Einsamkeit und kein Ort zum Besprechen ihrer Probleme, um anderen nicht zur Last zu fallen.

Ressourcenanalyse:
Gute Einkommenssituation als Chefin eines gut laufenden, kleinen Unternehmens, bei dem sie sich hochgearbeitet habe, es gäbe eine Reihe bewältigter Krisen sowohl einzeln als auch mit ihrer Frau, Erleichterung, die Schwangerschaftsversuche aufgegeben zu haben, das Zusammensein mit dem Pflegesohn mache Freude, abgeschlossener Umzug in eigenes Haus, sichere Beziehungserfahrung, familiäre Bindungen zu Geschwistern, Aufsuchen der Psychotherapie.

Intrapsychische Muster:
Hohes Verantwortungsbewusstsein, Pendeln zwischen depressiven und euphorischen Phasen, hoher Anspruch an die eigene Leistungsfähigkeit. Gewissensbisse, als 11-Jährige die beiden jüngeren Schwestern bei der alkoholabhängigen Mutter belassen zu haben, wovon eine später in eine Pflegefamilie kam, während sie sich nach der Trennung der Eltern zum Vater »gerettet« habe. Eigene Bedürfnisse werden kaum artikuliert. Wenn sie getrunken habe, sei »Ruhe« und sie

spüre keinen Drang mehr, sich um andere kümmern zu müssen. Die Trauer um die verstorbene Mutter könne bislang kaum als solche gespürt werden. Hilflosigkeit wird als äußerst unangenehmes Gefühl benannt, das bei Aktivität nicht gespürt werde.

Interaktions- und Kommunikationsmuster, Beziehungsstrukturen:
In der Paarbeziehung gegenseitiges Schonen und nicht in die aktive Kommunikation gebrachte Sorgen, die jedoch von der Partnerin trotzdem erahnt werden. Zu den jüngeren Schwestern ein unterstützendes und aufopferndes Verhältnis bis an die eigene Belastungsgrenze. In Beziehungen zumeist der Part, der sich für andere einsetzt und das aktiv anbietet; Schwierigkeiten damit, selbst um Hilfe zu bitten bzw. diese anzunehmen. Als Chefin beschreibt sie sich als sehr direkt und fordernd. In der Paarbeziehung äußert sie die Sorge, dass sich ihre Frau trennen könne, wo sie nun selbst zum Problemfall geworden sei.

Für die Therapiesituation: Ausweichen aus einer bedürftigen Position, Symptomen wenig Bedeutung beimessen, dem Therapeuten nicht zur Last fallen, aber auch in der Therapie etwas erreichen wollen.

Bedeutungsgebungen:
Herausfordernde Situationen anderer erlebt sie als Aufforderung, sich einzubringen und als Appell an ihre Unterstützung. Die Partnerin sieht die aktuelle Situation als vorübergehende Krise, von denen sie schon mehrere bewältigt hätten, während sie bei Frau K. Ängste und Grübel-Gedanken triggert, die in ihren Überlegungen damit enden, dass die Partnerin sich von ihr trennen werde und sie vor den Scherben einer »gescheiterten Beziehung« stünde, so wie ihre Eltern, womit sie überhaupt nicht klarkommen würde.

Problemfördernde Muster und Lösungsversuche:
Zunächst eher bagatellisierende Problembeschreibungen. Eigene Probleme nicht ernst nehmen, Ausmaß der Belastungen werden erst im Paargespräch deutlich. Therapiesituation zunächst unangenehm, weil es »hier die ganze Zeit um mich geht«. Lösungsversuche durch großen Einsatz für andere, der durch Alkoholkonsum unterbrochen werden kann mit anschließender Eigenabwertung für den Kontrollverlust. Unwillentliche depressive Symptomatik, die vor weiteren Minusgeschäften (Meiss 2016) in Beziehungen schützt, in denen ausschließlich die gebende Position eingenommen wird.

Gemeinsam entwickelte Problemdefinition:
Selbstwert über Hilfeleistung zu anderen definieren kostet sehr viel Anstrengung. Es gab bislang kaum Zeit, um die Mutter zu trauern. Schonhaltung ihrer Frau gegenüber macht die Beziehung wenig tief. Symptome könnten als Hilferuf ihres Körpers interpretiert werden.

Anliegen:
Wieder Kraft und Zuversicht für die anstehenden Aufgaben bekommen. Grenzen

zwischen sich und anderen Menschen akzeptieren. Eigene Bedürfnisse besser spüren und sich erlauben, es sich gut gehen zu lassen, auch wenn man weiß, dass es anderen nicht gut geht.

Soweit ein Beispiel, wie das systemische Erklärungsmodell für die Beantragung der systemischen Langzeittherapie gestaltet werden könnte. Natürlich ließe sich hier ebenso auf unterschiedliche (Persönlichkeits-)Anteile, auf Wiederholungsakte oder auf andere Muster rekurrieren. Zudem sind bei der Übertragung komplexer, nicht linearer bzw. chaotischer Zustände Wechselwirkungen und Rückkoppelungen, wie sie typisch für Therapien sind (Haken und Schiepek 2010), hin zu einer stringent-logischen Abhandlung gewisse »Übersetzungsverluste« unvermeidbar.

Unter systemischen Gesichtspunkten (und nicht nur aus dieser Perspektive) ist auch der Begriff »Behandlungsplan« erklärungsbedürftig. Psychotherapeuten behandeln die Probleme von Klienten ja nicht in Form einer durch die Klienten passiven Rezeption – auch wenn das in Therapien passieren kann. Sie behandeln sie im Sinne eines Sichwidmens der Probleme und Lösungen, oder anders gesagt: Sie unterstützen Klienten dabei, sich selbst besser zu behandeln. Konstruktivistisch betrachtet macht eine objektiv erkennbare Störung, die gar ein Hinweis auf eine ontologisch dahinterliegende Entität sein würde, sowie eine beobachterunabhängige Behandlungsplanung natürlich wenig Sinn. Ein Antrag sagt zudem vermutlich ähnlich viel über den Therapeuten aus (über seine Herangehensweise, seine Blickwinkel und Erfahrungen) wie über den Klienten.

Insofern ist Retzlaff (2021, S. 181) zuzustimmen: »Es geht nicht um den richtigen, sondern um einen konsistenten, überzeugenden Behandlungsplan.«

> Als Maxime kann hier gelten: Gebt dem Kaiser, was des Kaisers ist[2]! D. h.: die Anfertigung eines stimmigen Behandlungsplans, dem man sich dann skeptisch gegenüber verhalten und prozessorientiert anpassen kann.

Nicht ausreichende Fallkonzeptionen

Wenn beschrieben wird, welche Vorgehensweisen sich innerhalb der Grenzen Systemischer Kassentherapie bewegen, folgen daraus auch Überlegungen, welche Beschreibungen für einen Langzeitantrag nicht akzeptiert würden. Die systemischen Fachgesellschaften haben hierzu erfahrene Praktiker eingeladen, diese Frage zu diskutieren. Das Protokoll von damals (veröffentlicht auch bei Retzlaff 2021, S. 215 f.), ist natürlich keine offizielle Handreichung, sie wird aber sicherlich von den inzwischen von der KBV bestellten systemischen Gutachtern zur Kenntnis genommen. Grob zusammengefasst geht es in den Ausschlusskriterien um:

---

2 Dieses biblische Bild greift die Antwort Jesu auf die Frage auf, ob seine Anhänger auch Steuern bezahlen müssten. Mit dem Verweis auf das Bild des Kaisers, das auf die Münzen gepresst ist, bejaht er die Frage, gibt aber gleichzeitig einen Tipp für die richtige Haltung dazu mit.

- formale Kriterien der (keine (»korrekte«) ICD-Diagnose, Psychotherapie bei dieser Diagnose nicht indiziert, Index-Patient ist eigentlich Kind oder Jugendlicher, kein individualisierter Antrag, keine hinreichend gute Prognose)
- fehlende inhaltliche Stringenz (Systemanalyse/Behandlungsplan passen nicht zu Symptomen/Diagnose bzw. wurden daraus nicht sichtbar abgeleitet, kein schlüssiges Erklärungskonzept)
- fehlende/falsche fachliche Einbettung (ausschließlich biologische/intraindividuelle/lebensgeschichtliche Ätiologiemerkmale werden genannt, keine Nennung von Ressourcen, kein Aufgreifen der Klientenanliegen, mögliche Sinnhaftigkeit des Symptoms wird nicht erkannt – ebenso wenig wie Ausnahmen vom Problemverhalten, Belastungen werden nicht erkannt, Beschreibung in Begriffen anderer Therapieverfahren)

7.4.2 Haltungen zur Richtlinien-Perspektive

Wie beschrieben ist auch das systemische Erklärungsmodell der PTV 3 eine Konstruktion. In einer unveröffentlichten Vorgängerversion fehlten zunächst die intrapsychische Dimension sowie die bisherigen Lösungsversuche; weitere Perspektiven hätten aufgenommen werden können. Letztlich ist die Luhmannsche Frage »Was ist der Fall?« (Luhmann 1993) für alle Kontexte systemischen Arbeitens interessant und geht mit einer Fallkonzeption einher, bei der man die nötige Offenheit wahren sollte. Für den Bereich von Systemischer Therapie und Beratung ist hier das Meilener Konzept des *Fallverstehens in der Begegnung* (Welter-Enderlin und Hildenbrand 1996) noch immer state of the art:

> »Zentral am Konzept des ›Fallverstehens in der Begegnung‹ [...] ist, dass von einer widersprüchlichen Einheit von Personalität und Rollenförmigkeit ausgegangen wird. Es wird von 2 Achsen ausgegangen, einer Achse der Begegnung – d. h. affektive Nähe, Empathie, Versprechen auf Kontinuität, Vertrauen und Personalität (Begegnung als ganze Menschen) – und einer dieser nachgeordneten Achse des Fallverstehens – d. h. reflexive Distanz und Rollenförmigkeit (Sozialbeziehung als Rollenträger). Die Begegnungsachse wird personal aufgespannt vom Klienten bzw. von einem (typischerweise familialen) Klientensystem einerseits und dem oder der Professionellen bzw. dem Therapeutensystem andererseits. Begegnung heißt Dialog und das, was sich im Dialog zwischen Menschen ereignet [...].« (Studer und Hildenbrand 2000, S. 123)

Die Autoren weisen ebenfalls darauf hin, dass eine immer detailliertere Therapieplanung und Dokumentation den Grad an Vagheit (zum Begriff der Vagheit siehe Fuchs 2011) zurückdrängt, der aber wesentlich für nicht instruierbare Systeme ist: So sehr der Wunsch von Therapeuten verständlich ist, dass Klienten bestimmte Einsichten haben mögen, so wenig sind Personen, Familien, Systeme von außen durch Kommunikation in eine bestimmte Richtung steuer- oder instruierbar, weil sie nach den für sie Sinn ergebenden Gesetzmäßigkeiten denken, fühlen und handeln (»operative Geschlossenheit« sensu Luhmann 1984).

Den Begriff der Vagheit greift Emlein (2020, S. 65 f.) auf:

> »Psychotherapie beobachtet die idiosynkratischen (= uncodierbaren) Erzählungen ihrer Kunden formtheoretisch auf Alternativen hin. Sie spielt mit den erzählten Sichtweisen und bewegt sie mit den Kunden zu einer veränderten Erzählung. Sie hilft, die gehörte Erzählung

so umzuformulieren, dass sie für das Leben bekömmlicher wird, ohne dass sie deshalb ›richtiger‹ wäre. Sie schlägt für fragwürdige ›vage Dinge‹ leichter gängige und bekömmlichere ›vage Dinge‹ vor. Was geschieht, entscheidet die andere Seite. Wenn dann im Rahmen der Umerzählung sich ›konkrete Dinge‹ zeigen, verwandelt Psychotherapie sich in Beratung. Dies ist seit Freuds (1911) Probehandeln so.«

Ein erstes Zwischenfazit:

- An einigen Stellen beißen sich die Logiken der Psychotherapie-Richtlinie (PT-RL) und die der Systemischen Therapie. Diese Unwucht, die durch unterschiedliche erkenntnistheoretische Prämissen entsteht, kann nicht wegdiskutiert werden. Wenn dieser Unterschied aber kenntlich gemacht wird, ist es möglich, beide Welten zu bedienen, verschiedene »Brillen« aufzusetzen, mehrsprachig zu sein, oder sich in der Kompetenz der Polykontexturalität (Günther 1979) zu üben.
- Ob die ständige Beschäftigung mit einer richtlinienkonformen Sicht auf Menschen mit der Zeit zu einer Veränderung der Wahrnehmung führt, bleibt abzuwarten, ist aber eher wahrscheinlich, weswegen hier soziale Reflexionsschleifen (v. a. mit Systemikern, die in anderen Kontexten arbeiten) eingeführt werden sollten.
- Zum bislang hier nur am Rande aufgegriffenen Problem der Diagnostik ist andernorts schon sehr viel geschrieben und diskutiert worden (z. B. Britten et al. 2017). Wahrscheinlich sollte auch an dieser Stelle nicht so sehr die Diagnostik an sich im Mittelpunkt stehen, sondern der Umgang mit ihr. Vielleicht bietet der neue Kassenkontext die Möglichkeit, die beschriebene systemische »Diagnostik der Möglichkeiten« (Schweitzer-Rothers und Ochs 2003, S. 156) weiter auszuführen und zu systematisieren. Selbst in den angesehenen Faber/Haarstick-Kommentar zur PT-RL hat es die Sicht geschafft, bei Diagnosen handle es sich aus Sicht der Systemischen Therapie um eine soziale Konstruktion (Lieb 2020). Für die konkrete Umsetzung bedeutet das: »Im Unterschied zu vielen anderen therapeutischen Methoden steht am Beginn einer Systemischen Therapie keine umfassende Diagnostik, sondern eine sorgfältige Auftragsklärung – was will der Patient ändern? Wie werden die Probleme aufgefasst, welche Lösungen sind vorstellbar? Welche Ziele werden angestrebt? (Retzlaff 2021, S. 19).
- Bei der Einbettung der Systemischen Therapie in die PT-RL konnte einiges erreicht werden. So werden erstmals auch im Einzel-Setting Ressourcen von Klienten benannt, soziale Faktoren wurden neben den biologischen und psychologischen für die Ätiologie und »Entstörung« mit aufgenommen und das verbindliche Absprechen der Antragsinhalte mit den Klienten festgeschrieben. Was das für einen Unterschied macht, davon berichtete eine Ausbildungsteilnehmerin bei einem Fallkonzeptionsseminar: Es war ihr allererster Antrag, ihre Klientin ist therapieerfahren, hatte stationäre Aufenthalte und Erfahrungen in den etablierten Richtlinientherapien und erlebte das erste Mal, dass der Inhalt des Antrags mit ihr abgestimmt und gemeinsam entwickelt wurde, was die Klientin nachhaltig beeindruckt hat.
- Psychotherapeuten aller Richtungen kommen in ihrer Aus- und Weiterbildung kaum mit der Realität einer Anstellung in Unternehmen in Berührung. Nach Studium und Aus- bzw. Weiterbildung lassen sie sich in der eigenen Praxis nieder

und sammeln so kaum arbeitsweltliche Erfahrungen, die aber den beruflichen Mittelpunkt vieler Klienten bilden. Weil der systemische Ansatz die Basis für Vorgehensweisen in etlichen anderen Bereichen darstellt, etwa in der Kinder-/Jugendhilfe und der arbeitsweltlichen Beratung, können klinische Systemiker im fachlichen Austausch mit den systemischen Kollegen aus diesen Bereichen Wichtiges lernen – ebenso wie umgekehrt. Hier kommt den systemischen Fachgesellschaften eine besondere Bedeutung zu, einen einladenden Rahmen für diese Begegnungen zu schaffen.

7.4.3 Exkurs: Systemische Therapie in der Selbstzahlerpraxis

Neben der Niederlassung in der Kassenpraxis gibt es eine aktuell noch deutlich größere Gruppe an ausgebildeten systemischen Therapeuten[3], die mit der Heilpraktikererlaubnis Psychotherapie anbieten. Sie arbeiten nur mit Klienten, die ihre Therapie selbst bezahlen, oder einen Teil der Kosten von ihren privaten Versicherungen zurückerstattet bekommen. Die Erlaubnis zur Durchführung von Psychotherapie erhalten sie entweder nach Aktenlage durch ihr (klinisches) Psychologiestudium oder sie absolvieren schriftliche und mündliche Prüfungen beim örtlichen Gesundheitsamt, wobei der Grundberuf keine Rolle spielt. Hier sind die Grenzen zwischen Psychotherapie, Beratung und Coaching durchlässiger. Die Vergabe von Diagnosen als »Eintrittskarte« steht weniger im Vordergrund und hat vor allem fiskalische Wirkung, denn nur eine Heilbehandlung ist umsatzsteuerbefreit.

Der Vorteil der Selbstzahlerpraxis ist die Freiheit von bürokratischen Obliegenheiten wie Anträgen, Berichten und weiteren Aufgaben, die mit einem Versorgungsauftrag der Kassenärztlichen Vereinigung (KV) verbunden sind. Ähnliches gilt für die therapeutische Arbeit in Beratungsstellen. Für Klienten bieten sie eine weitere Möglichkeit, therapeutische Gespräche mit meist wenig Wartezeiten in Anspruch zu nehmen, ohne damit aktenkundig zu werden. Eine Verbeamtung und die Aufnahme bzw. der Wechsel bestimmter Versicherungen können durch eine kassenfinanzierte Psychotherapie erschwert bzw. verunmöglicht werden. Für diese »freien« systemischen Therapeuten, die einen Rahmen für hilfreiche Gespräche zur Verfügung stellen möchten, bietet sie die Möglichkeit, sich ganz an den Aufträgen ihrer Klienten zu orientieren, ohne dass eine dritte Partei an der Therapie beteiligt wäre. Explizite ätiologische Annahmen sind dabei ebenso wenig notwendig (wenn auch in Form systemischer Hypothesen vorhanden) wie Behandlungspläne und die Orientierung an den Bewilligungsstufen der Sitzungskontingente. Dafür schränkt es die Bandbreite an Klienten ein, die sich dieses Format leisten oder überhaupt nur vorstellen können. Die Motivation, in der Sitzung weiterzukommen und sie gut zu nutzen, dürfte bei Klienten in einer Selbstzahlertherapie höher sein und man kann sich ernsthaft fragen, warum kassenfinanzierte Psychotherapie von der ersten bis zur letzten Sitzung komplett kostenlos ist, während Patienten bei der Ergo- oder Physiotherapie zumindest zu einem kleinen Teil an den Kosten beteiligt werden. Ver-

---

3 Die entsprechenden Zertifikate der systemischen Fachgesellschaften bescheinigen eine mindestens 900-stündige Weiterbildung.

mutlich wird hier ein schleichender Prozess hin zur immer höheren Beteiligung der Klienten an der Therapie befürchtet. Andererseits würde sich das durch die Corona-Pandemie noch verschärfte Problem der viel zu großen Nachfrage nach einem Psychotherapieplatz und der damit verbundenen langen Wartezeit verbessern, wenn es zu jeder Sitzung einen finanziellen Beitrag zu leisten gäbe – Härtefälle natürlich ausgenommen.

7.4.4 Der systemische Ansatz als Meta-Theorie

Denkt man sich Psychotherapie nicht in Therapieschulen aufgeteilt, sondern geordnet nach der Frage »Wie geschieht Veränderung und was kann Kommunikation dazu beitragen?«, bietet sich die Systemtheorie als Meta-Theorie an, im Rahmen derer Methoden und Techniken angewendet werden, bei denen es unerheblich ist, welcher Schule sie entspringen. Der erste Antrag auf Anerkennung der Systemischen Therapie beim WBP im Jahr 1999 von Günter Schiepek (Schiepek 1999) war ein Ausdruck dieser Sichtweise und kam aus heutiger Sicht wohl mindestens 20 Jahre zu früh. Eine faszinierende Vorstellung, die natürlich auch durch die Dialektik herausgefordert wird, dass es ein *Psychotherapieverfahren* Systemische Therapie gibt, das abzugrenzende Vorstellungen zu Ätiologie und Vorgehensweisen haben muss. Denkt man sich die systemische Theorie als Hintergrundfolie, als Haltung, mit der ganz unterschiedliche Methoden, Techniken und Beobachtungen in verschiedenen Settings angewandt werden können, eröffnet sich ein ganz anderes Feld von Psychotherapie, das sehr inspirierend wirken kann. Aus berufspolitischen Gründen ist der G-BA allerdings den Forderungen der systemischen Fachgesellschaften und der Bundespsychotherapeutenkammer nach Abschaffung des Kombinationsverbots der Verfahren (§ 19 PT-RL[4]) nicht gefolgt. Möglicherweise sind hier Verlustängste von zugelassenen Verfahren zu groß und es wäre zu befürchten, dass eine allgemeine Psychotherapie am Ende eine leicht angeregte Variante der kognitiven Verhaltenstherapie würde. Für die Klienten, die sich nicht mehr einem Verfahren anpassen müssten, sondern auf Therapeuten treffen würden, die sich den Klienten anpassen würden und sich unterschiedlicher Methoden bedienen könnten, wäre diese integrative Vorgehensweise vermutlich ein Gewinn. International ist die deutsche Versteifung auf vier in der Theorie trennscharf unterscheidbare Richtlinienverfahren ohnehin ein Sonderweg. Dort laufen die Grenzen statt zwischen Verfahren eher zwischen Berufsgruppen, innerhalb derer dann eine größere Bandbreite an Methoden unterschiedlicher Schulen angewandt werden können. Oder sie verläuft zwischen Settings, etwa dem Familien-Setting, innerhalb dessen dann ebenfalls Methoden verschiedener Traditionen zum Einsatz kommen können.

---

4 § 19 der PT-RL besagt, dass Psychotherapieverfahren nicht vermischt werden dürfen, »weil die Kombination der Verfahren zu einer Verfremdung der methodenbezogenen Eigengesetzlichkeit des therapeutischen Prozesses führen kann«.

7.4.5 Setting-Fragen

In die PT-RL wurde ein neues Setting aufgenommen, das nur in der Systemischen Therapie angewandt werden darf: Von der ersten bis zur letzten Sitzung kann im Mehrpersonen-Setting (MPS) gearbeitet werden. Damit könnten Settings eine Renaissance erleben, die in den letzten Jahren zwar verstärkt in der Jugendhilfe und mancherorts im stationären Kontext angewandt wurden, jedoch bei weitem nicht flächendeckend in den freien Privatpraxen. Dabei spielen sowohl pragmatische wie auch fachliche Gründe eine Rolle: Zum einen ist es nicht so leicht, Termine zu finden, die eine ganze Familie einrichten kann und das Risiko kurzfristiger Absagen ist mindestens um den Faktor der zusätzlich beteiligten Personen erhöht. Ausweichbewegungen bei unangenehmen Themen lassen sich im MPS schwieriger realisieren, im Vergleich zur Situation des Klienten allein mit seinem Therapeuten. Zum anderen wird sich das MPS nur zutrauen, wer es in der Ausbildung üben konnte (Baumann et al. 2021). Einen MPS-Prozess zu »halten«, mit den Dynamiken der Menschen umgehen zu können und sich von diesen Dynamiken nicht infizieren zu lassen, sondern sie zu nutzen, ist hohe therapeutische Kunst.

Der immense Gewinn des MPS liegt für diejenigen, die es anwenden, auf der Hand. Oft entstehen genau dort die entscheidenden Impulse für Entwirrungen. Es geschieht entlastende Versöhnung nach Jahren von Sprachlosigkeit oder es tut sich ein Raum auf, in dem in erstarrten Systemen positiv irritierende Konflikte an die Oberfläche treten können. Die Arbeit im MPS gehört zur DNA Systemischer Therapie. Sie ist, was die Häufigkeit der Anwendung angeht, Alleinstellungsmerkmal und entspricht der Logik, dass Probleme in Beziehungen gelöst werden und niemand allein »krank« ist.

Fallbeispiel

Hierzu das Fallbeispiel einer Klientin (Anfang 30), die schwierige Kindheitserfahrungen erlebt hat (Schläge, Eingesperrtsein und emotionales Alleingelassenwerden durch ihre Mutter). Diese Erfahrungen wurden stationär und ambulant aufgearbeitet. Die Klientin litt aber trotzdem weiterhin sehr stark darunter, wenn ihr Partner seine Autonomiebestrebungen durchsetzte und sie »wieder alleine ließ«. Im nun – trotz langer therapeutischer Erfahrung – erstmalig geführten Gespräch mit ihren Eltern konnte sie ihren Schmerz darüber zum Ausdruck bringen, wie ihre Mutter mit der damaligen Überforderungssituation umgegangen ist und dass sie sich gewünscht hätte, ihr Vater wäre präsenter gewesen. Das Gespräch hatte etwas sehr Heilendes für die Klientin; die Eltern konnten ihr Bedauern über das Geschehene ausdrücken und im Nachgang beschrieb die Klientin, dass sie ihrem Freund etwas mehr Freiraum gewähren könne.

Dieses Beispiel steht für viele, in denen familiäre Belastungen und Zuschreibungen gelockert und aufgelöst werden können und dies eben nicht nur bei Kindern als Index-Klienten, sondern bei Menschen jeden Alters (Baumann et al. 2021.). Schon im subklinischen Bereich hört man häufiger Klagen über die komplizierte/schwierige Beziehung zu Eltern bzw. Kindern, die bis ins hohe Alter reichen.

Der neue Kassenkontext bietet nun die Möglichkeit, von den 600 zu absolvierenden Ausbildungs-Therapiestunden in den Institutsambulanzen der systemischen Institute eine Mindestanzahl an Gesprächen im MPS vorzuschreiben. In den Curricula für die neue Musterweiterbildungsordnung wurde konsequent das MPS als das Standard-Setting Systemischer Therapie definiert, für das es keine Begründung braucht, sondern im Gegenteil für dessen Nichtanwendung, für die es natürlich ebenfalls Indikationen gibt. Eine komplett im Einzel-Setting durchgeführte Therapie, ohne jemals einen Angehörigen oder eine Freundin mit eingeladen zu haben, sollte eher die Ausnahme sein. Nicht aus ideologischen Gründen, sondern weil die Erfahrungen damit so positiv sind und soziale Unterstützung einen sehr starken allgemeinen Wirkfaktor von Psychotherapie darstellt (Lambert 2013).

Eine vieldiskutierte Frage in diesem Zusammenhang ist, wie in der konkreten Therapie das Setting zu wählen ist. Pinsof (2018) empfiehlt in seinem Modell der Integrativen Systemischen Therapie, mit so vielen Systemmitgliedern wie möglich zu beginnen, um dann ggf. Personen aus der Therapie zu verabschieden, anstatt sukzessive weitere Mitglieder zur Therapie hinzuzuziehen. Erst (und nur dann), wenn die Arbeit im bisherigen MPS nicht zum Erfolg geführt hat, sollte auf das Einzel-Setting gewechselt werden. Er beschreibt (S. 973 f.) in diesem Zusammenhang recht pragmatische Therapie-Leitlinien, die Borst (2019, S. 274) so zusammenfasst:

»Die Therapie sollte:
- sich von einer interpersonellen zu einer individuellen Perspektive bewegen,
- vom Hier-und-Jetzt zum Dort-und-Damals fortschreiten,
- zunächst die direktesten, einfachsten und günstigsten Interventionen nutzen,
- mit der Annahme beginnen, dass der Klient sein Problem mit minimalen Interventionen lösen kann.«

Welches Fazit ist hier zu ziehen? Während sich vor gut 30 Jahren der Wandel von der Familientherapie zur systemischen Perspektive (Reiter et al. 1988) vollzogen hat, sollte die Systemische Therapie ihre Wurzeln wieder stärker beachten und die therapeutische Kraft des MPS nutzen, auch wenn diese Gespräche immer noch ungewohnt sind. In etlichen Klinik-Supervisionen, in denen ich selbst die Familiengespräche mit dem zuständigen Arzt/Psychotherapeuten geführt habe, sagten unsere Klienten: »Das ist das erste Mal, dass wir in diesem Setting miteinander sprechen.« Familientherapeutisch Ausgebildete aller Verfahren bestätigen diese Beobachtung (Baumann et al. 2021). Hier liegt viel un- oder zu wenig genutztes Potential, nicht nur für die Systemische Therapie.

7.5 Kontexte

Die Niederlassung als approbierter, (»rein«) systemischer Therapeut ist derzeit noch etwas recht Exotisches. Zum Start im KV-System am 1. Juli des Jahres 2020 waren es ausschließlich Kollegen mit einer ersten Fachkunde in den bereits etablierten Verfahren, die eine (zusätzliche) Abrechnungsgenehmigung für die Systemische Therapie erhalten haben. Bis zum dritten Quartal des Jahres 2022 wendeten bundesweit 135 Therapeuten Systemische Therapie für etwas mehr als 900 Patienten an. Ärztliche und Psychologische Psychotherapeuten mit der ersten Grundorientierung bzw. mit dem ersten Vertiefungsgebiet Systemische Therapie beginnen ihre Aus- bzw. Weiterbildung und werden in größerer Zahl erst in einigen Jahren zur Verfügung stehen. Hier zeigen sich die langfristigen Folgen berufs- und sozialpolitischer Entscheidungen, die mit einem 20-jährigen Ausbildungsloch seit dem Jahr 1999 einhergehen.

7.5.1 Angekommen im System: Der Kampf durch die Instanzen

Bis aus frisch in Systemischer Therapie aus- bzw. weitergebildeten Psychotherapeuten Kassensitzinhaber werden, werden noch einige Kämpfe auszufechten sein. Zwei Beispiele sollen das belegen: Das Kriterium, nach dem manche Zulassungsausschüsse, die jeweils hälftig durch die Kassenärztlichen Vereinigungen und die Krankenkassen besetzt sind, ihre Entscheidungen für Bewerber für Kassensitze trifft, ist Verfahrensgleichheit zwischen abgebendem und empfangendem Praxisinhaber. Ein Kassensitz, der mit einem tiefenpsychologisch ausgerichteten Kollegen besetzt ist, wird in der Nachfolge an einen ebenfalls tiefenpsychologisch arbeitenden Kollegen abgegeben. Diese Regelung ist zwar im SGB V nicht vorgesehen, wird aber als Entscheidungskriterium zwischen Bewerbern in einer Reihe von KV-Bezirken angewandt. Für ein neues Verfahren ist in dieser Gesetzmäßigkeit natürlich kein Platz. Zweites Beispiel: Das Bundessozialgericht hat zuletzt im Jahr 2017 entschieden (AZ: B 6 KA 28/16 R), dass als ein Kriterium für die Zulassung von Sonderbedarfspraxen mitzuprüfen ist, ob das entsprechende Verfahren in der Region bereits ausreichend vertreten ist. Für die Systemische Therapie ist das natürlich bundesweit an nahezu keinem Ort der Fall. Trotzdem sind die neu entstandenen Sonderbedarfs-Kassensitze an einer Hand abzuzählen, obgleich durch den Pioniergeist einiger weniger systemischer Ausbildungsinstitute, die bereits in den 2010er Jahren ausgebildet haben – noch ohne Refinanzierung durch die Krankenversicherungen –, schon eine Reihe von frisch Approbierten für Sonderbedarfspraxen zur Verfügung stehen. Für beide Beispiele werden Systemiker mit der Zeit »im System ankommen« und ihre berechtigten Interessen auf dem Klageweg durchsetzen. Nur so wird Versicherten auch real, nicht nur auf dem Papier, eine solidarfinanzierte Systemische Therapie in allen Gebieten Deutschlands angeboten werden können.

7.5.2 Systemische Ausbildungsinstitute und psychotherapeutische Aus- bzw. Weiterbildung

Derweil haben sich etwa 20 originär systemische SG/DGSF-Ausbildungsinstitute im Systemischen Verbund zusammengeschlossen (https://www.systemischer-verbund.

de/), um sich gegenseitig dabei zu unterstützen, durch den Bürokratiedschungel und die engen Fristen, bedingt durch die mit der sozialrechtlichen Anerkennung zeitgleiche Novellierung des Psychotherapeutengesetzes, hindurchzukommen. Einerseits wirkt es wie ein Anachronismus, wenn bei immer integrativerer Ausrichtung die Rückbesinnung auf ein Verfahren vorangetrieben wird. Andererseits geben die strikte Verfahrenstrennung der PT-RL und daraufhin der Logik im KV-System den Rahmen vor. Kurzzeitig sah es so aus, als würden die systemischen Institute den Aufwand scheuen, sich als staatlich anerkannte Ausbildungsinstitute zu akkreditieren. Ihre Expertise hätten die systemischen Dozenten dann bei den Ausbildungsinstituten der anderen Verfahren eingebracht, die ihrerseits systemische Zweige aufgemacht hätten – für die berufspolitische Verankerung Systemischer Therapie wäre das eine schwere Bürde geworden. So aber ist es anders gekommen und in Kürze werden jährlich mehrere hundert weitere systemische Psychotherapeuten für die »Versorgung« zur Verfügung stehen. Hört man den Psychotherapeuten in Aus- und Weiterbildung zu, wird deutlich, welchen Herausforderungen sie gegenüberstehen. Sie selbst bezeichnen sich als »Psychotherapeuten in Ausbeutung«, vor allem wegen der fehlenden bzw. unter dem Mindestlohn angesiedelten Bezahlung während der Klinikzeit. Die ärztlichen Psychotherapeuten werden zwar besser entlohnt, erhalten aber genau wie ihre psychologischen Kollegen wenige Möglichkeiten, bei erfahreneren Kollegen zuzuschauen und sich von ihnen etwas abzuschauen. Das Klinik-Setting bietet aber erweiternde Erfahrungen: »Normale« systemisch-lösungsorientierte Vorgehensweisen greifen (das ging den anderen Verfahren allerdings genauso) z.B. bei Menschen mit »Beziehungsgestaltungsstörungen« (»Persönlichkeitsstörungen«) nicht gut (Wagner et al. 2016) und müssen weiterentwickelt werden. Für psychoseerfahrene Menschen gibt es mit dem offenen Dialog (z.B. Aderhold und Hohn 2019) zwar ein sehr gutes systemisches Konzept, in die normale Alltagspsychiatrie ist es aber längst noch nicht flächendeckend eingezogen. So hat es sich bewährt, den Aus- bzw. Weiterzubildenden bereits in der Klinikzeit über das Institut Supervision zur Verfügung zu stellen, die eigentlich erst mit der zweiten Ausbildungshälfte beginnen würde.

7.5.3 Systemische Therapie – Kassenleistung nun auch für Kinder und Jugendliche

Die unterschiedlichen Logiken zwischen dem, was in der Praxis vorkommt und dem, was gesundheitspolitisch relevant ist, führen manchmal zu sonderbaren Konstellationen. Bei Systemischer Therapie werden die meisten als erstes an den Kinder- und Jugendlichenbereich denken. Auch wenn eine Altersaufteilung an sich aus einer familientherapeutischen Sicht nicht viel Sinn macht, hätte wohl kaum einer mit der früheren Kassenzulassung des Erwachsenenbereichs gerechnet. Grund hierfür war, dass die Studienlage bei den Kindern und Jugendlichen zwar quantitativ mehr Studien einschließt, die Verbreitung auf die monosymptomatischen Störungsbilder bei den Erwachsenen aber größer zu sein scheint. Klienten ohne Komorbiditäten kommen »in echt« zwar seltener vor, dem medizinischen Modell folgend muss ein Verfahren aber seine Wirksamkeit getrennt nach Anwendungsbereichen unter Beweis stellen. Die Restekategorie mit der Bezeichnung »gemischte Störungen«, in der alle komorbiden Klienten landen, ist die in der Praxis mit Abstand am häufigsten vorkommende »Gruppe« (WHO 2000).

Gleichzeitig ist das von vielen zurecht geforderte, immer integrativere Vorgehen der Therapieverfahren für die Nutzenbewertung des G-BA für ein Verfahren ein echtes Hindernis. Schwerpunkt des Bewertungsprozesses war, wie man eine Studie mit hinreichend systemischen Studienarm genau erkennen könne. Zu integrative Studien, die nicht mehr eindeutig einem Verfahren zugeordnet werden können, werden aus der Nutzenbewertung ausgeschlossen, selbst wenn sie sich als besonders wirksam erwiesen haben – das System der evidenzbasierten Medizin kommt hier an seine Grenzen durch die Bestimmungen im Kontext Psychotherapie.

Lösung dieses Problems könnte ein Paradigmenwechsel sein, wie ihn die Synergetik (Haken und Schiepek 2010) – also die Lehre des Zusammenwirkens von Elementen eines komplexen dynamischen Systems – anbietet. Hier stehen nicht die Ansätze und Prinzipien der verschiedenen Therapieschulen im Vordergrund, sondern die Frage, wie Veränderung in komplexen dynamischen Systemen geschieht. Schwerpunkt dabei ist die Prozessforschung. Sie erlaubt, durch fortwährende Feedback-Prozesse mitzubekommen, wo der Klient gerade steht und was daraus abgeleitet der nächste Schritt sein könnte. Das wäre die Hintergrundfolie, auf der dann Haltungen und Techniken verschiedener Traditionen angewandt werden können.

7.6 Ausblick

Zum Abschluss dieses Kapitels möchte ich einen kurzen Ausblick geben. Wie beschrieben wird es noch einige Jahr dauern, bis die Systemische Therapie im Kontext der Niederlassung richtig ankommt. Neben einem Beitrag zu einem immer integrativeren Vorgehen wird Systemische Therapie nicht nur als Therapieverfahren zur Anwendung kommen, sondern vielleicht auch als Meta-Theorie für alle Verfahren attraktiv sein.

An den klinischen Lehrstühlen in Deutschland kommt Systemische Therapie derzeit praktisch nicht vor. Mit der Novellierung des Psychotherapeutengesetzes besteht die Chance, dass sich das ändert, um den systemischen Ansatz weiter zu beforschen und Feedback dafür zu bekommen, was ihn noch hilfreicher macht. Die wenigen Beispiele privater- oder Stiftungsprofessuren sowie die Forschungsvernetzung im Systemischen Verbund machen Hoffnung darauf, z. B. mehr über gute Therapieprozesse im MPS zu erfahren.

Den systemischen Psychotherapeuten möchte ich etwas wünschen. Ich erlaube mir das, weil ich, wie andere auch, einige Jahre meines Lebens und meines Nachtschlafes an die Kassenanerkennung der Systemischen Therapie als Vorstandsbeauftragter Psychotherapie der Systemischen Gesellschaft gegeben habe.

- *Nicht nur in der Psychotherapie-Praxis tätig sein*

Arbeitet man über Jahre hinweg allein in eigener Praxis von Montag bis Freitag, ist die Chance nicht schlecht, mit den Jahrzehnten »etwas verschroben« zu werden. Die Kreativität und Lebendigkeit Systemischer Therapie hat meines Erachtens auch etwas damit zu tun, dass deren Vertreter in verschiedenen Kontexten unterwegs sind. Sie arbeiten als Supervisoren, auch außerhalb des psychotherapeutischen Bereichs, lehren an Instituten, auch nicht psychotherapeutische Inhalte, und manche reflektieren über ihre Arbeit, indem sie Aufsätze schreiben. Gepaart mit dem Setting-Wechsel, der Menschen unterschiedlichen Alters kennenlernen und nicht nur Einzelne, sondern Beziehungen beobachten lässt, scheinen das gute Voraussetzungen zu sein, lange neugierig zu bleiben.

- *Erlebnisorientierung einbauen*

So manches theoretisch-kognitive Konzept ist schlau und macht Sinn. Im psychotherapeutischen Alltag sind es aber gerade die emotional gefärbten Erfahrungen, die tiefer gehen und sich ins Körpergedächtnis graben oder von dort ins Heute strahlen. Um Klienten sich selbst über den Kopf hinaus spüren zu lassen, braucht es Psychotherapie, die auf kontrollierbare Prozesse verzichtet und sich auf das Ungewisse, Spontane und (für Klienten und Therapeuten) Unerwartete einlässt.

- *Den diagnostischen Blick weiten*

Diagnosen können die Form eines starken Attraktors annehmen: Alles wird aus dieser Perspektive betrachtet und steuert Wahrnehmung und Kommunikation. Von der komplexen Persönlichkeit unserer Gegenüber bleibt dann nur noch das Syndromale übrig. Wie wir aus der Synergetik (Haken und Schiepek 2010) wissen, fällt es uns sodann schwer, kleine Veränderungen überhaupt noch wahrzunehmen.

Dazu wieder ein Fallbeispiel aus der Praxis:

Fallbeispiel

Der Mann aus einer Paarsitzung in meiner Praxis sagte, nachdem wir zwei Sitzungen zusammen waren: »*Ich bin ja bipolar und habe vor einem halben Jahr wieder begonnen Lithium zu nehmen.*« Ich spürte bei mir, wie die vielen Gedanken, die ich mir bereits zu ihm gemacht hatte, zusammenfielen in die scheinbar alles erklärende Diagnose. Es bereitete mir einige Mühe, mich wieder zu öffnen für andere Aspekte seines Erlebens, Denken und Fühlens.

Ich wünsche uns, aufmerksam zu bleiben und zu realisieren, wenn sich unsere Wahrnehmung auf das (Defizit-)Diagnostische verengt.

- *Unsicher und ausreichend unwissend bleiben*

Einer der Erkenntnisse aus der Forschung zu guten Therapeuten ist unsere Überschätzung des eigenen Erfolges (Miller 2015, S. 161). Wenn wir um einige Berufsjahre erfahrener sind, werden wir so selbstsicher, dass wir nicht mehr mitbekommen, wenn wir gerade nicht mehr so hilfreich sind (Goldberg et al. 2016). Das Einholen von Klienten-Feedback, unstrukturiert oder strukturiert (z. B. über das SNS, dem synergetischen Navigationssystem, Schiepek et al. 2018; zur Übersicht über Routine Outcome Messungen im MPS siehe Tilden und Wampold 2017) und das Erkennen und Verbessern kleinerer Fehler (Miller 2015) machen Therapeuten besser. Die typisch systemische Haltung der Unwissenheit ist mit der Zeit nicht so leicht aufrechtzuerhalten und in gewisser Weise auch ärgerlich, weil man ja selbst so viel Zeit in der Ausbildung darauf verwandt hat, Wissen zu erlangen (Wagner 2020). Neugierig und mit einer Haltung des Nicht-zu-viel-Wissens in die Beziehung zu ganz unterschiedlichen Klienten zu treten, scheint ein wichtiger Faktor für eine erfolgreiche psychotherapeutische Arbeit zu sein, die Leid lindert, sinnstiftend ist und Spaß machen kann.

Referenzen

Baumann S, Bürki R, Hahlweg K, Oestereich C, Richter R (2021) Hören was (noch) nicht gesagt wird – Familientherapie als Settingvariante. Psychotherapie im Dialog 22: 25–32.

Baumann S, Ochs M, Dittrich K, Hanswille R, Hermans BE, Borst U (2019) Gib niemals auf! Systemische Therapie und ihre Einbettung ins deutsche Gesundheitswesen. Familiendynamik 44: 236–243.

Borcsa M (2016) Systemische (Familien-)Therapie und staatliche Gesundheitssysteme in Europa. Ein Überblick. Familiendynamik 41(1): 24–33.

Borst U (2019) Entwicklungslinien der Systemischen Therapie. Wie halten wir es mit der Spezifität und den Common Factors? Psychotherapeutenjournal 18: 269–275.

Britten U, Levold T, Lieb H (2017) Für welche Probleme sind Diagnosen eigentlich eine Lösung? Tom Levold und Hans Lieb im Gespräch mit Uwe Britten. Göttingen: Vandenhoeck & Ruprecht.

Emlein G (2020) Der Kuckuck im Amselnest: Systemtheorie in der (systemischen) Praxis. Systeme 34: 51–68.

Freud S (1911) Formulierungen über zwei Prinzipien psychischen Geschehens. Studienausgabe Bd. 3. S. 13–24.

Fuchs P (2011) Die Verwaltung der vagen Dinge: Gespräche über die Zukunft der Psychotherapie. Heidelberg: Carl Auer.

Gemeinsamer Bundesausschuss der Ärzte und Krankenkassen (2020) Richtlinie des Gemeinsamen Bundesausschusses über die Durchführung der Psychotherapie (Psychotherapie-Richtlinie in der am 22.11.2019 geänderten Fassung, in Kraft getreten am 24.01.2020. www.g-ba.de/richtlinien/20/, Zugriff am 17.02.2021).

Goldberg SB, Rousmaniere T, Miller SD, Whipple J, Nielsen SL, Hoyt WT, Wampold BE (2016) Do psychotherapists improve with time and experience? A longitudinal analysis of outcomes in a clinical setting. Journal of Counseling Psychology 63: 1–11.

Günther G (1979) Life as Poly-Contexturality. In: Ders.: Beiträge zur Grundlegung einer operationsfähigen Dialektik. Zweiter Band: Wirklichkeit als Poly-Kontexturalität. Hamburg: Meiner. S. 283–307.

Haken H, Schiepek G (2010) Synergetik in der Psychologie. Selbstorganisation verstehen und gestalten. 2. Aufl. Göttingen: Hogrefe.

IQWIG – Institut für Qualität und Wirtschaftlichkeit im Gesundheitswesen (2017) Systemische Therapie bei Erwachsenen als Psychotherapieverfahren. IQWiG-Berichte Nr. 513. (https://www.iqwig.de/download/n14-02_abschlussbericht_systemische-therapie-bei-erwachsenen_v1-0.pdf?rev=186740, Zugriff am 30.08.2021)

Knekt P, Lindfors O (2004) A randomized trial of the effect of four forms of psychotherapy on depressive and anxiety disorders: design, methods, and results on the effectiveness of short-term psychodynamic psychotherapy and solution-focused therapy during a one-year follow-up. Helsinki: Kela. (Studies in Social Security and Health; Band 77)

Lambert MJ (2013) The efficacy and effectiveness of psychotherapy. In: Lambert MJ (Hrsg.) Bergin and Garfield's Handbook of Psychotherapy and Behavior Change. 6. Aufl. Hoboken, NJ: Wiley. S. 139–193.

Lieb H (2014) Störungsspezifische Systemtherapie. Konzepte und Behandlung. Carl-Auer: Heidelberg.

Lieb H (2020) Systemische Therapie. Kapitel 7. In: Dieckmann M, Becker M, Neher M (Hrsg.) Faber/Haarstrick. Kommentar Psychotherapie-Richtlinien. 12. Aufl. Amsterdam: Elsevier. S. 73–86.

Lieb H, Baumann S (2022) Systemische Überlegungen zur Entstehung und Aufrechterhaltung von Störungen. In: Hanswille R (Hrsg.) Basiswissen Systemische Therapie: Gut vorbereitet in die Prüfung. Göttingen: Vandenhoeck & Ruprecht. S. 208–240.

Luhmann N (1984) Soziale Systeme. Grundriß einer allgemeinen Theorie. Frankfurt a.M.: Suhrkamp.

Luhmann N (1993) »Was ist der Fall?« und »Was steckt dahinter?« Die zwei Soziologien und die Gesellschaftstheorie. Zeitschrift für Soziologie 22: 245–260.

Miller S (2015) Warum die meisten Therapeuten nur durchschnittlich sind (und was wir dagegen tun können). Tony Rousmaniere im Gespräch mit Scott Miller. Familiendynamik 40: 160–167.

Pereira R, Linares JL (2018) Clinical Interventions in Systemic Couple and Family Therapy. European Family Therapy Associations Series. Berlin: Springer.

Pinsof B (2018) Integrative Systemische Therapie (IST) – ein Überblick. In: von Sydow, K, Borst U (2018) Systemische Therapie in der Praxis. Weinheim: Beltz. S. 963–975.

Reiter L, Brunner EJ, Reiter-Theil S (Hrsg.) (1988/1997) Von der Familientherapie zur systemischen Perspektive. Heidelberg: Springer.

Retzlaff R (2021) Systemische Therapie – Fallkonzeption, Therapieplanung, Antragsverfahren. Heidelberg: Carl-Auer.

Shazer S de (1989). Wege der erfolgreichen Kurztherapie. Stuttgart: Klett-Cotta.

Schiepek G, Aichhorn W, Schöller H, Kronberger H (2018) Prozessfeedback in der Psychotherapie. Psychotherapeut 63: 306–314.

Schiepek G (1999) Die Grundlagen der Systemischen Therapie. Göttingen: Vandenhoeck & Ruprecht.

Studer UM, Hildenbrand B (2000) Wie wird »Fallverstehen in der Begegnung« dokumentiert? System Familie 13: 123–131.

Schweitzer-Rothers J, Ochs M (2003) Das Auffinden bisher ungesehener Beziehungsmöglichkeiten – systemisch-konstruktivistische Diagnostik. In: Cierpka M (Hrsg.) Handbuch der Familiendiagnostik. 2. akt. u. erg. Aufl. Berlin: Springer. S. 155–171.

Tilden T, Wampold BE (Hrsg.) (2017) Routine Outcome Monitoring in Couple and Family Therapy, European Family Therapy Associations Series. Berlin: Springer

von Schlippe A, Schweitzer J (2012) Lehrbuch der systemischen Therapie und Beratung I: Das Grundlagenwissen. Göttingen: Vandenhoeck & Ruprecht.

von Sydow K, Retzlaff R (2021) Aktueller Stand der Systemischen Therapie. Wirksamkeitsforschung und Implementierung in das deutsche Gesundheitssystem. Psychotherapeut 66: 469–477.

Wagner E (2020) Praxisbuch Systemische Therapie: Vom Fallverständnis zum wirksamen psychotherapeutischen Handeln in klinischen Kontexten. Stuttgart: Klett-Cotta.
Wagner E, Henz K, Kilian H (2016) Persönlichkeitsstörungen. Heidelberg: Carl Auer.
World Health Organization (2000) Cross-national comparisons of the prevalences and correlates of mental disorders. WHO International consortium in psychiatric epidemiology. Bulletin of the World Health Organization 78(4): 413–426.
Welter-Enderlin R, Hildenbrand, B (1996) Systemische Therapie als Begegnung. Stuttgart: KlettCotta.

Literaturempfehlungen zur Vertiefung

Borst U (2020) Systemische Therapietheorie und Fallkonzeption. Familiendynamik 45: 96–106.
Emlein G (2020) Psychotherapie als polykontexturale Praxis. Familiendynamik 45: 108–118.
Retzlaff R (2021) Systemische Therapie – Fallkonzeption, Therapieplanung, Antragsverfahren. Heidelberg: Carl-Auer.
Schiepek G, Eckert H, Kravanja B (2013) Grundlagen systemischer Therapie und Beratung. Psychotherapie als Förderung von Selbstorganisationsprozessen. Göttingen: Hogrefe.
von Sydow K, Borst U (2018) Systemische Therapie in der Praxis. Weinheim: Beltz.
Wagner E (2020) Praxisbuch Systemische Therapie: Vom Fallverständnis zum wirksamen psychotherapeutischen Handeln in klinischen Kontexten. Stuttgart: Klett-Cotta.

8 Psychiatrie mit den Mitteln des Krankenhauses: Reale Visionen

Bettina Wilms, Arno Deister

8.1 Der Rahmen

Haltung und Methodik der Systemischen Therapie ist dem klinischen psychiatrisch-psychotherapeutischen Arbeiten in Institutsambulanzen, Tageskliniken und vollstationären Einrichtungen nicht fremd. Dennoch waren sie in den vergangenen Jahren aufgrund der mangelnden sozialrechtlichen Anerkennung des Verfahrens eher ein »Add-On« oder »Nice-To-Have«, je nach konzeptioneller Ausrichtung des Behandlungskonzeptes einer Fachklinik oder einer Klinik für Psychiatrie und Psychotherapie am Allgemeinkrankenhaus. Mit der Möglichkeit, auch in der Regelfinanzierung eine Stationsäquivalente und damit aufsuchende Behandlung aus dem stationären Kontext realisieren zu können, steigt die Bedeutung einer personellen Expertise in diesem Bereich enorm.

Unter der Grundidee Regionaler Verantwortung (Deister et al. 2012) kann insbesondere unter den Rahmenbedingungen eines Modellprojekts nach § 64b SGB V eine systemisch orientierte psychiatrisch-psychotherapeutische Versorgung mit den Mitteln des Krankenhauses so konzipiert werden, dass die Bedürfnisse und Bedarfe der betroffenen Patientinnen und ihrer Bezugspersonen in den Mittelpunkt gerückt werden. Goldstandard ist hierbei die Nutzung einer schulenübergreifenden psychotherapeutischen Arbeit und biologisch-pharmakologischer Behandlungsmethoden innerhalb der Rahmung eines nutzerinnen- und kontextorientierten Vorgehens von Zirkularität, Allparteilichkeit und Ressourcenorientierung.

8.2 Voraussetzungen

8.2.1 Haltung: Regionale Verantwortung oder »Wir sind zuständig«

Für eine systemische Betrachtung psychiatrisch-psychotherapeutischer Versorgung mit den Mitteln des Krankenhauses ist die erste Frage: Wer gehört zum System »Krankenhaus«? Das »System« Krankenhaus kann für die psychiatrisch-psychotherapeutische Versorgung in Deutschland ein Universitätsklinikum, ein Fachkrankenhaus oder eine Klinik am Allgemeinkrankenhaus sein. Entsprechend gehören zum System »Krankenhaus« gleiche, aber auch unterschiedliche Akteure und Subsysteme: andere medizinische Fachdisziplinen, eine auf klinische und/oder wissenschaftliche Belange ausgerichtete Schwerpunktsetzung, unterschiedliche Unternehmenskulturen in den Geschäftsführungen. Darüber hinaus »bewegt« sich das Krankenhaus in einem Umfeld: Es ist z. B. Teil einer Stadt oder eines Landkreises in einem Bundesland. Diese Informationen sind für die Wirklichkeitskonstruktionen der Institution »Klinik« und ihrer Mitarbeitenden ähnlich bedeutsam wie die Frage, wo eine Patientin wohnt, welcher Familie sie angehört und wer Teil ihres sozialen Netzwerks ist. Und selbstverständlich gibt es auch hier »Aufträge«, die offen und transparent sind, solche, die sich historisch entstanden implizit fortsetzen und welche, die auch Ausdruck von (Institutions-) Geheimnissen sein können (Schweitzer et al. 2005). Als Beispiel mag eine Klinik für Psychiatrie und Psychotherapie dienen, die für die Versorgung der Bevölkerung des Landkreises zuständig ist, in dem sie ihren Standort hat, schon immer aber die Bewohner eines Teilbereichs des Nachbarkreises mitversorgt, weil dorthin die Anbindung mit öffentlichen Verkehrsmitteln günstiger ist; darüber hinaus werden als ungeschriebenes Gesetz zusätzlich Bekannte und Freunde des Geschäftsführers aus einer naheliegenden Großstadt jederzeit aufgenommen.

Aber auch ohne explizit systemische »Brille« ist die Frage, für welche Gruppe von Menschen sich eine Klinik für Psychiatrie und Psychotherapie zuständig erklärt nicht trivial. Die Umsetzung des Prinzips regionaler Zuständigkeit erschöpft sich nicht in der Feststellung einer Versorgungsverpflichtung durch Vorgaben des jeweiligen Bundeslandes. Oft wird der Begriff »Pflichtversorgung« verwendet, wenn Zuständigkeit auch für herausfordernde Aufgaben in der Region als Kernkonzept psychiatrisch-psychotherapeutischen Handelns insbesondere für Menschen etabliert und gelebt werden soll, die unter schweren Verläufen psychischer Erkrankungen leiden. Darunter wird traditionell die einseitige Verpflichtung der Träger stationärer Behandlungsangebote verstanden, Menschen, die in der Region leben und dort behandelt werden möchten, eine solche Behandlung auch anzubieten. Regionale Verantwortung als grundlegende Haltung für die Gestaltung innovativer Versorgungsmodelle nutzt diese Idee umfassender für eine Kultur von Unterstützungsangeboten in der Region, die eine (voll-)stationäre Behandlung als eine von sehr differenzierten und auch für Nutzerinnen differenzierbaren Möglichkeiten verstehen, Hilfe bei psychischen Störungen zur Verfügung zu stellen. Sie geht in ihrer konzeptionellen Ausrichtung damit auch über die Zuständigkeiten des SGB V hinaus. Innovativ konzipierte Behandlungsansätze erleichtern dabei den Zugang zu Personengruppen, die oft nur unter Zwang Zugang zur klassischen psychiatrischen Regelversorgung im Bett eines Krankenhauses erhalten. Hierzu zählen alle Möglichkeiten einer Behandlung zu Hause wie z. B. die Stationsäquivalente Behandlung (StäB) und in Zukunft vielleicht die Netzverbünde der sogenannten KSVPsych-Richtlinie (§ 92 Abs. 6b SGB V) (Gemeinsamer Bundesausschuss 2021), die jedoch vergleichsweise engen Kriterien und Vorgaben unterliegen. In besonderem Maße kommen Modellprojekten nach § 64b SGB V mit einem globalen Behandlungsbudget dem Grundgedanken der Regionalen Verantwortung entgegen, da sie Anreize zur Vernetzung von Behandlungs- und Unterstützungsangeboten enthalten

(Deister und Wilms 2014) und maximal flexible Anpassungen an die Bedarfe und Bedürfnisse der Nutzerinnen ermöglichen. Setzt man den Grundgedanken der Regionalen Verantwortung in Bezug zu Basaglias Haltung des »la presa in carico« (Geddes da Filicaia 2013) wird die Vision deutlich: Innovation wird in diesem Zusammenhang als nutzerorientierte Vernetzung bestehender Ansätze verstanden, die komplexe Angebotsstrukturen auf regionaler Ebene handhabbar zusammenführt – für die Menschen, die sich uns anvertrauen und die, die uns anvertraut werden. Wichtig ist dabei aber auch der entgegengesetzte Pol, der die potenziellen Herausforderungen eines solchen Versorgungskonzeptes beschreibt: »Zuständig sein« sollte nicht »Eingemeindung« heißen. Es gilt, in jedem Fall die Endlichkeit psychiatrisch-psychotherapeutischer Versorgung im Blick zu behalten (Schweitzer und Schumacher 1995) und diese Haltung auch in der Arbeit mit Menschen zu beachten, die sehr schwer von psychischen Störungen betroffen sind. Insbesondere in Psychiatrischen Institutsambulanzen ist die feinfühlige Balance zwischen nachgehenden Kontakten und Intrusivität eine sehr anspruchsvolle Aufgabe. Patientinnen nicht zu vergessen, wenn sie Termine nicht wahrnehmen und ebenso zu akzeptieren und zu respektieren, wenn eine Patientin diese Behandlung nicht (mehr) wünscht, fällt Mitarbeitenden oft gleichermaßen schwer. Dabei ist die Hypothese zu formulieren, dass die Entwicklung von Abhängigkeit gegenüber psychiatrisch-psychotherapeutischen Versorgungsangeboten für die Entwicklung von Chronifizierung vermutlich ebenso günstig und daher für die Patientin schädlich ist, wie die überregionale »Verschickung« von Menschen, die mithilfe herausforderndem Verhaltens insbesondere behördlichen Akteuren leicht Einladungen erteilen, sie im besten Fall weit weg vom eigenen Zuständigkeitsbereich möglichst langfristig unterzubringen.

Fallbeispiel

Früher einmal war Herr G. in einer Klinik der Maßregelvollzugs untergebracht. Wenn er eine Medikation erhält, ist er ein freundlicher Mensch, der er es in einer komplexen Welt aber nicht so leicht hat, weil ihm auch die Schule schon sehr schwergefallen ist. Er ist der festen Überzeugung, dass Menschen, die in der Gemeinde wichtige Positionen bekleiden, ihm Geld und eine Wohnung schulden. Wenn er keine Medikamente nimmt, gewinnen diese Gedanken so sehr die Überhand, dass er reizbar gegen Menschen und Gegenstände vorgeht, z.B. über viele Monate die Schrankenanlage am Parkplatz des Krankenhauses immer wieder zerstört und Morddrohungen gegen den Bürgermeister ausspricht. Als psychiatrische Diagnosen werden eine Schizophrenie mit chronischem Wahn und eine verminderte Intelligenz beschrieben, die aber nicht die operationalisierten Kriterien für eine Diagnose nach ICD erfüllt. Niemand wollte es mit ihm noch zu tun haben. Dies führte zum Verlust der Wohnung und letztlich zum Hausverbot in der Obdachloseneinrichtung. Als es gelang, mithilfe eines Unterbringungsbeschlusses eine Behandlung gegen den Willen des Patienten durchzuführen, waren sich die meisten Akteure psychosozialer Hilfen in der Gemeinde einig, dass eine Einrichtung für den Patienten gefunden werden müsse, in der er leben könne und in der die Behandlung gesichert sei. Am besten in einem anderen Bundesland, weil hier alle erschöpft seien und niemand Herrn G. mehr helfen könne.

In einem langwierigen Prozess einiger Netzwerkgespräche war es schließlich doch möglich, dem Wunsch von Herrn G., in einer eigenen Wohnung in der Gemeinde zu leben, zu folgen. Mithilfe der Bezugstherapeutin der Institutsambulanz konnte er sich bei den Menschen, die er zuvor bedroht hatte, entschuldigen und zeigen, dass es ihm wieder besser geht: z. B. in der Notaufnahme des Klinikums und in der Obdachloseneinrichtung. Weiterhin ist es ein stetes Ringen in der therapeutischen Beziehung, seine Kooperation zu erhalten. Problematisch bleibt, dass eine dauerhafte, flexible Stationsäquivalente Behandlung nicht möglich ist, weil die Finanzierungsvorgaben hierzu zu starr sind. Die Aufwände, die durch eine kontinuierliche Netzwerkarbeit der PIA entstehen, sind nicht annähernd refinanziert. Dennoch konnte erreicht werden, dass Herr G. in der Gemeinde leben kann und nicht wegen weiterer Straftaten erneut in den Maßregelvollzug eingewiesen werden musste.

8.2.2 Finanzierung: Globales Behandlungsbudget oder »Alle Patientinnen, alle Kassen«

Wie bereits in ▶ Kap. 4 ausführlich dargestellt, kann eine Finanzierungsform die Realisierung einer modernen psychiatrischen Versorgung unterstützen oder behindern. Da in einem ökonomisch orientierten Gesundheitssystem wirksame Anreize aus direkten oder mindestens mittelbaren finanziellen Vorteilen entstehen, wird eine Finanzierungsform vermutlich immer irgendwelche Effekte hervorrufen; fraglich ist nur das Ausmaß und die Richtung dieser Konsequenzen. Entsprechend konnten wir in den vergangenen Jahrzehnten erfahren, dass die Bezahlung von Krankenhausbetten zu einem Aufwuchs an diesen Betten führte und die Unterfinanzierung von Therapieangeboten, die nicht an ein Krankenhausbett gebunden sind, zu einer vergleichsweisen Marginalisierung dieser Angebote.

In einem globalen Behandlungsbudget, das aktuell im deutschen Gesundheitssystem nur im Rahmen eines Modellprojekts nach § 64b SGB V realisiert werden kann, entfallen diese Anreize (▶ Kap. 4). Die Erfahrungen in Regionen, in denen es gelang, eine vertragliche Regelung mit allen Krankenkassen zu erzielen, zeigen dabei die umfassendsten Effekte. Wenn mithilfe solcher Verträge alle Patientinnen aller Kassen flexibel und sektorunabhängig mit den Mitteln des Krankenhauses behandelt werden können – für den Fall, dass sie einer solchen Behandlung bedürfen – gelingt es, die Grenzen zwischen voll- und teilstationärer Behandlung aber auch zur ambulanten Behandlung in Psychiatrischen Institutsambulanzen durchlässiger zu gestalten. Damit sind einer personenzentrierten und somit bedürfnis- und bedarfsorientierten Behandlung wesentliche institutionelle Beschränkungen genommen. Systemisches Arbeiten in der Krankenhauspsychiatrie verliert damit einige der von Dillo (▶ Kap. 9) beschriebenen Herausforderungen. Der Ideenreichtum von Therapeutinnen und Nutzerinnen kann unter diesen Bedingungen freier in der Gestaltung der Behandlung genutzt werden und es liegt an ihnen, ob und wie sie diese Freiheiten umsetzen. In bekanntermaßen wechselhaften Verläufen psychischer Erkrankungen kann unter Erhaltung der therapeutischen Beziehung zu denselben Therapeutinnen Belastungssteigerung sowohl teilstationär aber auch in der Häuslichkeit erprobt werden und wenn nötig ohne großen Aufwand taggleich auch wieder verändert werden. Da das Budget auf der Basis der Anzahl der behandelten Patientinnen im Jahr verhandelt wird, ist es in einem solchen System für die Refinanzierung der Krankenhausleistung unerheblich, ob die gleiche Patientin stationär oder in der Psychiatrischen Institutsambulanz behandelt wird. Entscheidend ist, welche Konzeption und damit oft »Mischung« für sie schneller zur Verbesserung ihrer Symptomatik und ihres Befindens führt, mit dem Ziel, dem Zuhause und ggf. ihrem Arbeitsplatz bald wieder näherzukommen. Damit entfällt z. B. auch die Frage an den Medizinischen Dienst (MD), ob in diesem Fall die Voraussetzungen für die Abrechnung einer Stationsäquivalenten Behandlung vorlagen: Wenn die Patientin und das therapeutische Team eine solche Behandlung für hilfreich halten, kann die Bezugstherapeutin die Patientin zu Hause aufsuchen und sie dort behandeln; sollte diese Patientin dann z. B. am Folgetag den Besuch einer Therapiegruppe im Krankenhaus versuchen wollen, ist dies genauso möglich wie zwei teilstationäre Behandlungstage am Wochenende, bevor die weitere Konzeption der Behandlung beim nächsten Besuch der Therapeutin gemeinsam festgelegt wird. Dabei muss in einem globalen Behandlungsbudget nicht gefragt werden, ob die Patientin bei einer Krankenkasse versichert ist, die den Vertrag unterstützt – in der jeweiligen Region können alle Patientinnen aller Kassen von einer solchen personenzentrierten, flexiblen, sektorunabhängigen psychiatrisch-psychotherapeutischen Behandlung mit den Mitteln des Krankenhauses profitieren.

Besonders reizvoll kann eine Budgetvereinbarung auf Basis der Anzahl behandelter Menschen in einem Jahr für die Umsetzung des Konzepts der bedürfnisangepassten Behandlung (need adapted treatment) und des open dialogue (Seikkula und Alakare 2015) sein. Die Umsetzung dieser Konzepte aus dem System der Krankenbehandlung des SGB V heraus scheitert in Deutschland schnell an der Finanzierung. Da sie im Kern einen präventiven Ansatz verfolgen und vor allem auf einer zeitnahen Unterstützung bei psychischen Krisen basieren, kann das Ziel dieser Interventionen nicht erreicht werden, wenn vorab eine fachärztlich gestellte Diagnose benötigt wird, um die Leistung abrechnen zu können. In einem globalen Behandlungsbudget ist es dagegen unerheblich, wenn einer umschriebenen Gruppe von Menschen und ihren Bezugspersonen zunächst ein Hilfsangebot gemacht wird, bevor sie bereit sind, für diese Hilfe ihre Krankenkassenkarte einlesen zu lassen. Der Grundgedanke der Regionalen Verantwortung greift auch hier: Junge Menschen, die krisenhaft psychotische Symptome zeigen, haben ein erhöhtes Risiko, unter ungünstigen Verläufen psychischer Störungen zu leiden – insbesondere dann, wenn Zugang zu kundiger Hilfe erst mit mehrmonatiger Latenz zur Verfügung steht. Eine Krankenhauspsychiatrie, die sich an dem o. g. Gedanken Basaglias orientiert, muss unter den Rahmenbedingungen eines globalen Behandlungsbudgets nicht warten, bis der betroffene junge Mann letztlich mit der Polizei auf die Station gebracht wird. Wenn die regionalen Bedingungen es sinnvoll und notwendig erscheinen lassen, kann z. B. die Psychiatrische Institutsambulanz einer Klinik ein Krisenteam bilden, das den jungen Mann und seine Familie bei Bedarf zeitnah für einen Konsultationstermin zu Hause aufsucht. Das Risiko für die Erlöse der Institutsambulanz ist gering, auch wenn er sich weigert, eine Diagnose zu akzeptieren. Im verhandelten Korridor der im Jahr behandelten Menschen einer Klinik fällt eine letztlich kleine Gruppe von Patientinnen nicht ins Gewicht, die störungsbedingt weder eine Ärztin noch eine Ambulanz aufsuchen möchte, den Besuch des Teams aber akzeptieren kann.

Nicht nachdrücklich genug kann an dieser Stelle darauf hingewiesen werden, dass der Ausgangspunkt einer solchen Institutionsentwicklung der Bezug zu den Bedarfen der Region ist. Wo zahlreiche Fachärztinnen sich gut vernetzen können, der Sozialpsychiatrische Dienst Behandlung anbieten und die dafür qualifizierten Mitarbeiterinnen gewinnen kann, muss ein wie oben skizziertes Krisenteam nicht zwingend aus dem Krankenhaus heraus entwickelt werden. Ist das Krankenhaus aus welchen Gründen auch immer jedoch der nahezu alleinige Anbieter von Hilfen bei psychischen Krisen in einer Region, kann ein globales Behandlungsbudget im Rahmen eines Modellprojektes nach § 64 b SGB V systemische Lösungen moderner psychiatrisch-psychotherapeutischer Kriseninterventionen ermöglichen.

Fallbeispiel

Frau Dr. B. kann sich noch gut erinnern, dass der Chefarzt in der ersten Klinik, in der sie als Ärztin tätig war, noch mit glänzenden Augen über eine Nachtklinik sprach. Sie selbst kann sich gar nicht vorstellen, wie jemand am Arbeitsplatz funktionieren kann und dennoch eine Krankenhausbehandlung benötigt. Eine Patientin, die mit einer Posttraumatischen Belastungsstörung nach sexuellem Missbrauch in die Klinik kommt, berichtet, dass sie eigentlich nicht in die Klinik kommen wolle und viel lieber weiter arbeiten gehen möchte. Am Arbeitsplatz fühle sie sich wohl und erlebe sich als kompetent. Wenn sie dann zu Hause sei und Zeit zum Nachdenken habe, könne sie sich oft nicht gegen den Drang wehren, sich selbst zu verletzen und sei dann oft so verzweifelt, dass sie Freunden Nachrichten schreibe, in denen sie ankündigt, sich selbst zu töten. Ihr Freundeskreis sei schon ganz erschöpft von ihren Unterstützungswünschen und die Familie sei ein Problem, da der Täter ein naher Verwandter sei. Die Klinik, in der Frau Dr. B. arbeitet, arbeitet mit einem § 64b SGB V Modellprojekt. Als sie die Patientin in der Teambesprechung vorstellt, entwickeln die Kolleginnen die Idee, der Patientin nach einer kurzen stationären Behandlung, in der sie das therapeutische Team und ihre Mitpatientinnen kennenlernen kann, eine nachtklinische Behandlungsphase vorzuschlagen. Mit der Institutsambulanz und der Arbeitgeberin wird die Form einer stufenweisen Wiedereingliederung als formale Lösung für ein Erscheinen am Arbeitsplatz gefunden. Für das Wochenende wird der Patientin angeboten, sich – für den Fall, dass sie dies für notwendig erachtet – auch tagsüber auf der Station einzufinden. Ziel der Behandlung ist eine schrittweise Reduktion der nachtklinischen Tage in der Woche, mit der Möglichkeit, jederzeit in der Nacht bei den vertrauten Kolleginnen der Pflege anrufen zu können, ohne sich und andere mit dem Gedanken an einen Suizid zu bedrohen.

Frau Dr. B. fragt zu ihrem besseren Verständnis noch einmal nach: schließlich erhielte die Klinik wegen der ambulanten Behandlung den vereinbarten Tagessatz für die teilstationäre Behandlung nicht. Die Klinikleiterin kann sie beruhigen: in die laufenden Abrechnungen wurde eine zusätzliche Abschlagszahlung integriert. Das Krankenhaus erhält also unterjährig nicht ausschließlich die erlösten Leistungen nach dem PEPP-System, sondern einen weiteren Abschlag auf das vereinbarte Budget. Dadurch wird sichergestellt, dass das Krankenhaus genügend liquide Mittel erhält, bis der im Vertrag nach § 64b SGB V festgelegte 100% Mehr- und Mindererlös nach Abschluss des Kalenderjahres greift. Frau Dr. B. und das Team können also unabhängig von finanziellen Erwägungen das tun, was aus psychiatrisch-psychotherapeutischer Sicht gemeinsam mit der Patientin als hilfreich erscheint.

8.3 Umsetzung

8.3.1 Inhalt: bedürfnis- und bedarfsorientierte Behandlung

Wenn sich die Behandlung an den Bedürfnissen und Bedarfen der Betroffenen orientieren kann, ohne eine angemessene Refinanzierung zu gefährden, ergeben sich bis dahin oft ungeahnte Möglichkeiten. Die Behandlung kann flexibel und sektorunabhängig erfolgen. Dies kann revolutionär anmuten, wenn es, wie z. B. im Kreis Steinburg (Schleswig-Holstein) auch architektonisch-räumlich zu Ende gedacht wird: Brauchen unsere Patientinnen eine Tagesklinik, wenn sie in ihrer Therapiegruppe behandelt werden – unabhängig davon, ob sie des Nachts in einem Krankenhausbett schlafen, täglich von Montag bis Freitag mehrere Stunden in der Klinik verbringen oder bei Aufnahme die Intensiveinheit benötigen? Was macht ein Krankenhausarchitekt, wenn er auf die Frage, wohin die Tagesklinik kommen soll, die Antwort erhält, dass eine solche als institutionelles Subsystem nicht mehr gebraucht wird?

Aber auch in einem »klassischen« Krankenhausbau ist die Irritation schnell groß, wenn auf einer Station gleichzeitig vollstationär, stationsäquivalent, teilstationär und ggf. institutionell ambulant behandelt wird. Und so groß wie diese Irritation sein kann, so groß können die Möglichkeiten für die Entwicklung hilfreicher therapeutischer Prozesse für die behandelten Patientinnen sein. Allerdings sollte nicht unterschlagen werden, dass spezielle erwünschte Wirkungen durchaus auch Effekte mit sich bringen, die erhebliche Herausforderungen beinhalten. So positiv eine flexibel auf die einzelne Patientin bezogene Behandlungskonzeption für die Nutzerinnen sein kann, so aufwändig kann dies für die Organisation einer psychiatrischen Klinik sein. Die Herausforderungen für das System »Krankenhaus« bestehen dabei insbesondere auf der Ebene der Mitarbeitenden: Die Anforderungen an die eigene Veränderungsbereitschaft und Umstellungskompetenz können insbesondere in der Berufsgruppe der Pflege für Einzelne auch als zu hoch empfunden werden. Neben der Möglichkeit, mithilfe von Fortbildungsangeboten das eigene Berufsfeld aus einem veränderten Blickwinkel zu betrachten, kommt der Supervision hier eine große Bedeutung zu. Dabei kann insbesondere die Metaebene einer systemischen

Supervision die Organisationsstruktur der betroffenen Teams so unterstützen, dass sie sich im Sinne der Kypernetik zweiter Ordnung zu Systemen weiterentwickeln, in denen Lösungen für Patientinnen und Mitarbeitende möglich werden, an die zuvor nicht zu denken war. Verbesserungen in der therapeutischen Kompetenz aller Teammitglieder sowie eine breite Akzeptanz von Unterschiedlichkeit ermöglichen im Ergebnis mehr Recovery und mehr Empowerment für die Patientinnen und die Menschen, die ihnen nahestehen. Dies betrifft auch die Vermeidung von Zwang. Je flexibler Möglichkeiten zur Unterstützung zur Verfügung gestellt werden können, umso öfter werden sich Chancen ergeben, auf Zwang und Gewalt zu verzichten. Hierbei ist insbesondere das Zusammenspiel von Regionaler Verantwortung, großer therapeutischer Flexibilität und der Kontinuität der therapeutischen Beziehung bedeutsam. Hat die Institutsambulanz die Patientin im Blick, die sich nicht mehr an vereinbarte Termine hält, gelingt ein Hausbesuch, bei dem die Patientin der Therapeutin und Pflegekollegin die Tür öffnet, ist oft der Weg zu mehr Autonomie gebahnt. Und sollte es diesmal nicht gelungen sein, ohne einen richterlichen Beschluss auszukommen, ist die Aufgabe, es für die Zukunft so zu besprechen, dass dies anders werden kann: gemeinsam mit der Therapeutin der Station und der Pflegekollegin der Ambulanz und vielleicht mit einer Behandlungsvereinbarung, die die Nachbarin mit einbezieht.

Dies ist jedoch ohne fließende und kooperierende Übergänge in den vertragsärztlichen Sektor und in rechtskreisübergreifende Angebote anderer Sozialgesetzbücher nicht denkbar. Die reale Vision einer vernetzten Psychiatrie, die Regionale Verantwortung übernimmt, steht und fällt mit der Bereitschaft des Krankenhauses, auf unterschiedlichen Ebenen wertschätzende Kooperation zu fördern und zu gestalten (▶ Kap. 11). Ob dies im konkreten Sinne des Wortes der unkomplizierte Kontakt zu den weiterbehandelnden Kolleginnen ist, die selbstverständliche Teilnahme von vertragsärztlich tätigen Kolleginnen an Fallvorstellungen oder der Klinikfortbildung oder gar Konsultationsgespräche (Deissler et al. 1995) in den Praxen der Fachkolleginnen beinhaltet, wird entsprechend der jeweiligen regionalen Entwicklung unterschiedlich sein. Bedeutsam ist die Grundhaltung einer vernetzen psychiatrisch-psychotherapeutischen Arbeit, die sich an den Bedürfnissen und Bedarfen der betroffenen Patientinnen und ihrer Bezugspersonen orientiert.

Fallbeispiel

Herr M. ist in der Klinik gut bekannt. Er lebte mit seiner Mutter in einer sehr engen Mutter-Sohn-Beziehung, bis sie vor Kurzem zu Hause nicht mehr versorgt werden konnte und wenig später in einem Pflegeheim verstarb. Herr M. geht keiner Berufstätigkeit nach und hat nur Kontakt zu entfernten Verwandten. Zur Psychiatrischen Institutsambulanz hat er kein Vertrauen mehr. Vielmehr geht er davon aus, dass der Betreuer, der für seine Mutter bestellt war, sich am Konto bereichert hat und die Mitarbeitenden der Psychiatrischen Institutsambulanz mit ihm unter einer Decke stecken. Die einzige Person, der er vertraut, ist der Pfarrer einer Kirchengemeinde, mit dem Herr M. noch zu Lebzeiten seiner Mutter Kurzreisen zu biblischen Themen unternahm. Die Vertragsärztin, die ihn behandelt, wird in etwas mehr als einem Jahr in den Ruhestand gehen. Sie möchte die Weiterbehandlung für Herrn M. bahnen und so ermöglichen, dass er nicht wieder wie früher schon mehrfach mit der Polizei gegen seinen Willen ins Krankenhaus gebracht werden muss. Gemeinsam mit einer früheren Bezugstherapeutin der Institutsambulanz berät sie sich. Die beiden kommen zu dem Ergebnis, es mit einem Konsultationsgespräch in der Praxis der niedergelassenen Kollegin zu versuchen. Sie fragt Herrn M., ob er sich vorstellen kann, zu einem solchen Gespräch zu erscheinen. Herr M. verspätet sich, nimmt aber an dem Gespräch teil. Gemeinsam beraten er, der Pfarrer, die niedergelassene Fachärztin und die frühere Bezugstherapeutin, was das aktuelle Problem ist und was jetzt zu tun ist. Das Ergebnis ist, dass Herr M. sich in der aktuellen Situation für eine vollstationäre Behandlung in einer benachbarten psychiatrischen Klinik entscheidet. Anschließend möchte er so lange wie möglich noch bei seiner Psychiaterin in ihre Praxis zur Behandlung kommen. Wird die Praxis übergeben, wünscht er sich ein persönliches Übergabegespräch mit der Nachfolgerin. Erst dann möchte er darüber nachdenken, ob es ggf. auch für ihn infrage kommen könnte, einen erneuten Versuch mit der Institutsambulanz zu unternehmen. Seine ehemalige Bezugstherapeutin betont am Ende des Gesprächs, dass Herr M. unabhängig von seiner Entscheidung, wo er eine Behandlung in Anspruch nehmen wolle, in der zuständigen Versorgungsklinik und der dazugehörigen Institutsambulanz jederzeit willkommen sei.

8.3.2 Angebot: personen- und umfeldzentrierte leitlinienorientierte Behandlung

Eine individuelle Auftragsklärung, die im Verlauf angepasst werden kann und das Lebensumfeld von Patientinnen einbezieht, ist der Kern und Ausgangspunkt einer systemisch orientierten psychiatrisch-psychotherapeutischen Behandlung mit den Mitteln des Krankenhauses. Neben einer leitlinienorientierten Diagnostik und Behandlung ist dies eine besondere Herausforderung: Diagnostische Begrifflichkeiten und Behandlungsentscheidungen aus Expertensicht gleichermaßen zur Verfügung zu stellen und dennoch in der Lage zu sein, diese auch zu »verflüssigen« ist eine Kompetenz, die im Team und persönlich erworben und geübt werden muss (siehe hierzu auch Dillo in ▶ Kap. 9). In der Psychotherapie ist eine schulenübergreifende Sicht auf die zur Verfügung stehenden Verfahren hierbei ausgesprochen hilfreich. Bekanntermaßen besteht schnell die Gefahr, jedes Problem als Nagel zu betrachten, wenn das einzig verfügbare Werkzeug ein Hammer ist. Eine breite psychotherapeutische Kompetenz in den individualpsychotherapeutischen Verfahren, wie z. B. Verhaltenstherapie und tiefenpsychologisch fundierte Psychotherapie, kann die Möglichkeiten eines Teams insbesondere dann erweitern, wenn es gelingt, eine Metaebene für die verfahrensspezifischen Methoden hinzuzuziehen. Jenseits ihrer eigenen spezifischen Methodik ist die Systemische Therapie besonders geeignet, eine solche Metaebene zur Verfügung zu stellen und methodisch zu unterlegen (Wittmund 2002). So eignen sich z. B. die Konzepte des open dialogue (Seikkula und Alakare 2015), wie auch das Arbeiten mit reflektierenden Positionen (Andersen 1994) hervorragend dafür, verschiedene Wirklichkeitskonstruktionen unterschiedlich Betroffener in dem Bezugssystem einer Patientin allparteilich Gehör zu verschaffen, ohne eine bestehende oder sich entwickelnde therapeutische Beziehung zu gefährden. Dies gilt gleichermaßen für unterschiedliche Wirklichkeitskonstruktionen der Psychotherapieverfahren und der Therapeutinnen, die sie vertreten (Wittmund et al. 2004).

Der großen Gefahr, im klinischen Alltag mit multiplen dialogischen Kontakten zu unterschiedlichen Personen mehr Verwirrung als Klärung zu erzeugen, wird am ehesten begegnet, wenn alle Beteiligten im gleichen Raum zur gleichen Zeit Gelegenheit erhalten, über das Gleiche zu sprechen und das Gleiche zu hören. Das Argument, dies sei zu aufwendig, wird von vielen oft frustranen Einzelkontakten entkräftet, die sehr leicht das Erleben erzeugen können, viele Menschen redeten aneinander vorbei, ohne dass mit der Patientin gesprochen würde, die doch eigentlich im Mittelpunkt stehen müsste. Auch Entbindungen von der Schweigepflicht sind hier meist nur formal hilfreich, da im Folgenden interpretiert wird, was nur Einzelne gehört haben.

Bezogen auf den Einsatz leitlinienorientierter biologisch-pharmakologischer Behandlungsmethoden mag es zunächst so aussehen, als ende hier die Sinnhaftigkeit einer Metaebene für den Behandlungsprozess. Schließlich könnte die Idee bestehen, es ginge nur die Patientin und ihre Ärztin etwas an, ob und welche Medikation sie erhalte oder ob zum Beispiel über eine Elektrokrampftherapie nachgedacht wird. Dies meint nun nicht, dass über jede einzelne Entscheidung in großer Runde mithilfe reflektierender Positionen gesprochen werden müsste oder sollte. Aber oft ist es von großer Bedeutung, mit Patientinnen und ihren nahen Bezugspersonen über Behandlungskonzepte offen nachzudenken und die Möglichkeit einzuräumen, dass auch die Teammitglieder nicht nur dieselbe Haltung hierzu in einer bestimmten Situation entwickeln. Die Akzeptanz unterschiedlicher Wege und das gemeinsame Anliegen, hilfreiche Lösungen zu finden, können verhindern, dass sich eine Patientin genötigt sieht, sich zwischen der Meinung ihrer Ärztin und dem Wunsch ihres Partners (z. B. bezogen auf eine Medikation) entscheiden zu müssen. Oft führen solche Ambivalenzen zu Behandlungsabbrüchen und damit auch zu Beziehungsabbrüchen, die nicht selten zur weiteren Zuspitzung von krisenhaften Verläufen psychischer Störungen beitragen. Gelingt es hingegen, voneinander entfernte Vorstellungen, was der Patientin helfen könnte, nebeneinander zu betrachten, Sorgen zu Wort kommen zu lassen und ggf. ein »Experiment« (sei es mit einem Medikament oder einem anderen Behandlungsangebot) zu versuchen, kann sich vielleicht die Kraft aller eher auf das Gelingen richten und eine Lösung erleichtern. Hierbei ist es unter der Betrachtung des Therapieprozesses zweitrangig, ob es inhaltlich um eine Expositionsbehandlung, eine stationäre Gruppenpsychotherapie oder eine medikamentöse Phasenprophylaxe geht. Wesentlich ist die wertschätzende und akzeptierende Kommunikation über unterschiedliche Sichtweisen und die Anerkennung für die zunächst gefundene Entscheidung.

Fallbeispiel

Herr F. kommt auf Anraten seines Hausarztes ins Krankenhaus. Er sei »zu gut drauf«, wie vor allem seine Frau finde. Befragt nach seiner eigenen Wahrnehmung schildert er, dass er sich gut fühle, lediglich der Schlafmangel störe ihn etwas. Die Menschen um ihn herum hätten nur das Interesse, ihn auszubremsen. Im Krankenhaus werde eine Krankheit behandelt. Welche das bei ihm sei, könne er nicht sagen. Aber dem Hausarzt vertraue er. Der habe gesagt, dass das alles unbedingt abgeklärt werden müsse. Also einen oder zwei Tage könne er ja bleiben, das ginge ja bei Herzerkrankungen auch so. Die Psychologin der Station schlägt vor, die Meinung von anderen Menschen einzubeziehen. Herr F. stimmt einer größeren Runde zu. Am liebsten hätte er den Hausarzt und seinen Chef dabei, dem wolle er schon lange sagen, was er von ihm halte. Er stimmt auch zu, die Ehefrau einzuladen. Da es vermutlich nicht so realistisch sei, den Hausarzt und den Chef in die Klinik zu bitten, schlägt die Psychologin ein Experiment vor: Sie würde versuchen, denen, deren Meinung Herrn F. wichtig sei, eine Position und eine Stimme in einem gemeinsamen Gespräch zu geben. Herr F. ist plötzlich interessiert: wie sie das wohl schaffen könne? Ob sie einen Film darüber drehen wolle? In einem Gespräch mit einer Pflegekollegin, der Ehefrau und Herrn F. stellt die Psychologin jeweils einen Stuhl für die fehlenden Personen auf. Sie bittet Herrn F. und seine Frau, auszusprechen, was die Abwesenden aus ihrer Sicht wohl mitteilen würden, wenn sie jetzt hier sein könnten. Dabei wird deutlich, dass Frau F. befürchtet, dass ihr Mann die Arbeit verlieren könnte, wenn er sich weiterhin so verhalten würde. Sie weint und Herr F. zeigt sich überrascht von dieser Reaktion. Er wolle auf keinen Fall, dass seine Frau sich so schlecht fühle. Dann bleibe er lieber in der Klinik. Vielleicht könne er ja hier Tricks lernen, wie er mit seinem Chef – diesem Nichtskönner – einen leichteren Umgang finde. Schließlich habe die Psychologin ja gezeigt, dass sie echt was draufhabe. Dass die Pflegekraft der Meinung ist, dass ihm ein Medikament guttun könnte, habe er sich schon gedacht. Etwas zum Schlafen wäre in Ordnung, Psychopharmaka wolle er aber eigentlich nicht einnehmen. Und mehr als 14 Tage Klinikaufenthalt könne er sich überhaupt nicht leisten; vielleicht könne er ja weiter ambulant zu Gesprächen in die Klinik zu kommen. Mal sehen, was hier noch alles so geboten werde.

8.3.3 Konkret: Von Visiten, Familiengesprächen und anderem

Die Vielfalt systemischer Methodik fasziniert viele Therapeutinnen, die Freude am kreativen Umgang mit komplexen Herausforderungen in der Arbeit mit ihren Patientinnen haben. Beginnend bei der Auftragsklärung über das zirkuläre Fragen, über Genogramme, Timeline-Arbeit, Tetralemma-Aufstellungen bis hin zur Arbeit mit unterschiedlichen Subsystemen und vielem anderen mehr sind der Virtuosität nahezu keine Grenzen gesetzt (von Sydow und Borst 2018) – oder? Ist das alles vielleicht zu komplex für Menschen mit komplexen psychischen Störungen, die sich in Krankenhausbehandlung begeben?

Wie kann es gelingen, kreative Aufstellungsarbeit nicht zur selbstverliebten Inszenierung einer charismatischen Oberärztin werden zu lassen? Und wie ist es eigentlich um die klassische Bettvisite bestellt?

Auch im Konkreten wird es immer wieder um die Verknüpfung von systemischer Haltung, systemischer Methodik und dem gehen, was angemessen ungewöhnlich ist. Eine Behandlungskonferenz anstelle einer Bettvisite abzuhalten, muss nicht an sich schon die Etablierung einer systemischen Psychiatrie markieren. Ebenso wenig ist der Verzicht auf Dienstkleidung automatisch gleichbedeutend mit Recovery-Orientierung. Umgekehrt kann es hilfreich sein, konventionell anmutende Austauschformen wie Teambesprechungen zunächst beizubehalten, bevor der Versuch unternommen wird, Teambesprechungen in Anwesenheit der Patientinnengruppe durchzuführen. Grundsätzlich gilt in der psychiatrisch-psychotherapeutischen Behandlung mit den Mitteln des Krankenhauses aus systemischer Perspektive, dass der therapeutische Prozess im Mittelpunkt steht: Wo Irritation herrscht, ist strukturierte Begleitung hilfreich und wo Stillstand wahrgenommen wird, kann Verstörung nützen. Feedbackschleifen zwischen Patientinnen, Angehörigen und Mitarbeitenden sind hierbei besonders wichtig. Das übergeordnete Ziel sollte sein, die Möglichkeiten unserer Patientinnen zu erweitern. Damit ist nicht eine Verhaltensänderung gemeint, die die Bezugstherapeutin oder die Mutter einer Patientin für wünschenswert erachten und auch nicht die Enttabuisierung eines Familiengeheimnisses gegen den ausdrücklichen Wunsch einer Nutzerin. Oft hilft Therapeutinnen und Pflegenden dabei, sich gezielt zu entscheiden, die persönliche Lieblingshypothese nicht »zu heiraten«: Also nicht immer wieder Anhaltspunkte zu suchen, die die gleichen geliebten eigenen Annahmen unterstreichen, sondern bewusst andere Lesarten in Betracht zu ziehen. Dies gelingt im Team oft leichter, kann aber mit etwas Übung auch der einzelnen Psychologin und der einzelnen Sozialarbeiterin gelingen. Nicht immer ist ein Rückzug ins Krankenhaus Ausdruck eines sekundären Krankheitsgewinns und nicht immer ist es hilfreich, die Herkunftsfamilie einzuladen. Dies gilt für Leitlinien genauso wie für Konsultationsgespräche, für Expositionen wie für Aufstellungen in der Psychotherapiegruppe. Die gründliche Erhebung des psychopathologischen Befundes ist gleichermaßen hilfreich wie das hypothesengeleitete Vorgehen im gesamten Therapieprozess: vorschnellem Schlussfolgern und der eingeengten Wahrnehmung des Klinikalltages können so wirkungsvoll begegnet werden.

Fallbeispiel

Frau C. verlässt seit einigen Wochen ihre Wohnung nicht. Panikattacken, die Angst vor der Angst und das zunehmende Gefühl, dass ihr niemand mehr helfen kann, bestimmen ihr Denken. Ständig denkt sie an die Mutter, die sie pflegt und der sie versprochen hat, sie nicht allein zu lassen oder sie gar in ein Pflegeheim abzuschieben. Glücklicherweise geht der frühberentete Nachbar für sie einkaufen. Die Hausärztin der Mutter hat sie überredet, eine Verhinderungspflege zu akzeptieren, damit sie ins Krankenhaus gehen kann. Das Team entwickelt schnell die Idee, die Patientin mithilfe von Expositionen wieder zu befähigen, das Einkaufen zu bewältigen. Frau C. kann sich »das alles gar nicht vorstellen« und zieht sich immer mehr in ihr Zimmer zurück. Im Rahmen einer Aufstellungsarbeit in der Gruppentherapie zeigt sich, dass sie den Nachbarn sehr mag und befürchtet, dass er nicht mehr so häufig zu ihr kommt, wenn sie all ihre Aufgaben allein jährlichen Abständen organisiert. Die Beratung wird aus den für Supervisionen zur Verfügung stehenden Mitteln finanziert.

8.5 Der Ausblick

Inzwischen gibt es »Modell«-projekte, die die psychiatrisch-psychotherapeutische Versorgung mit den Mitteln des Krankenhauses seit über 19 Jahren in ihrer Region organisieren. Wer in einer solchen Region mit 22 Jahren eine Psychose-Erkrankung entwickelte, nicht weggezogen ist und heute noch der Unterstützung bedarf, kann sich möglicherweise gar nicht vorstellen, dass ein Klinikteam keine Hausbesuche macht und ihre Bezugstherapeutin wechselt, wenn sie nach akuter Behandlung von der Station in das teilstationäre Setting geht. Zu verändern ist, dass diese Möglichkeit aktuell nur in 15 Regionen des Bundesgebiets besteht (Wilms 2022; Stand Sommer 2023: 15 Regionen). Zu erhalten ist, dass Menschen beharrlich darauf hinweisen, dass systemisch orientierte Versorgungsformen Rahmenbedingungen benötigen, die die Kleinteiligkeit eines komplexen Gesundheitssystems überwinden. Wenn man sie lässt, sind sie aber in der Lage, genau dies zu entwickeln.

Referenzen

Andersen T (1994) Das Reflektierende Team. 3. Aufl. Dortmund: verlag modernes lernen.
Deissler KG, Keller T, Schug R (1995) Kooperative Gesprächsmoderation. Selbstreflexive systemische Diskurse. In: Zeitschrift für Systemische Therapie 13: 12–30.
Deister A, Heinze M, Kieser C, Munk I, Wilms B (2012) Regionale Verantwortung. Basis für ein zukunftsfähiges Entgeltsystem für die Psychiatrie. Kerbe: 41–44.
Deister A, Wilms B (2014) Regionale Verantwortung übernehmen: Modellprojekte in Psychiatrie und Psychotherapie nach §64b SGB V. 1. Aufl. Köln: Psychiatrie-Verlag.
Ebbecke-Nohlen A (2015) Systemische Supervision – ein ressourcen- und lösungsorientierter Ansatz. Psychotherapie im Dialog 1: 36–41.
Geddes da Filicaia M (2013) Accettazione, accoglienza, presa in carico. R& P 29(2): 75–77.
Gemeinsamer Bundesausschuss (2021) Richtlinie über die berufsgruppenübergreifende, koordinierte und strukturierte Versorgung insbesondere für schwer psychisch kranke Versicherte mit komplexem psychiatrischen oder psychotherapeutischen Behandlungsbedarf (KSVPsych-RL). Berlin: BAnz 17. 12. 2021 B3.
Schweitzer J, Schumacher, B (1995) Die unendliche und die endliche Psychiatrie. Heidelberg: Carl Auer.
Schweitzer J, Nicolai L, Hirschenberger N (2005) Wenn Krankenhäuser Stimmen hören. Göttingen: Vandenhoek & Ruprecht.
Seikkula J, Alakare B (2015) Bedürfnisorientierter Ansatz und Offener Dialog. Psychotherapie im Dialog 3: 28–33.
Strauß B (2021) Scheitern in der Psychotherapie – der aktuelle Wissensstand. Psychotherapeut 66: 288–298.

von Sydow K, Borst U (Hrsg.) (2018) Systemische Therapie in der Praxis. Weinheim: Beltz.
Wilms B (2022) Modellprojekte: Stand und Aufgaben 2022. Vortrag Workshop Netzwerk Steuerungs- und Anreizsysteme für eine moderne psychiatrische Versorgung. (https://www.ackpa.de/Das Netzwerk; Zugriff am 31.01.2023)
Wittich A (2015) Supervision im Krankenhaus. Psychotherapie im Dialog 1: 61–65.
Wittmund B, Musikowski M, Schötz, D (2004) Veränderungsprozesse und systemische Gruppentherapie – die Sichtweise der Patienten. Systema 18: 58–69.
Wittmund B, Wilms HU, Angermeyer MC (2002) Psychotherapie und Sozialpsychiatrie – ein Modell zur teilstationär-ambulanten Kooperation. Krankenhauspsychiatrie 13: 27–32.

9 Systemische Therapie in der psychiatrischen Regelversorgung

Wolfgang Dillo

9.1 Einleitung

Die Behandlung von psychischen Erkrankungen erfolgt in unserer Kultur im Wesentlichen nach störungsspezifischen Gesichtspunkten. Anhand des zu beobachtenden Verhaltens werden nach den Maßgaben von ICD oder DSM (in der jeweils gültigen Fassung) Diagnosen gestellt, die nach den Leitlinien der Fachgesellschaft behandelt werden. Die Entstehung einer psychischen Erkrankung wird in psychiatrischen Lehrbüchern mit dem Vulnerabilitäts-Stressmodell erklärt. Hiernach entwickelt sich eine Erkrankung, wenn Vulnerabilität und Stress gemeinsam einen Schwellenwert überschreiten. Mit diesem Modell gelingt es, die komplexen Vorgänge einer psychischen Erkrankung in einem übersichtlichen Schema mit kausalem Zusammenhang darzustellen. Vulnerabilität im Sinne von genetischer oder psychosozialer Disposition und Stress im Sinne von belastenden Umweltereignissen oder Lebenssituationen sind unabhängige Größen, die, wenn sie zusammen auftreten, eine Erkrankung auslösen. Übersteigt der Stress die Belastbarkeit eines Systems, kommt es zu Funktionseinbußen.

Dieses Modell ist plausibel und ließe sich auch auf jede andere Erkrankung (z. B. einen Herzinfarkt oder einen gebrochenen Knochen) anwenden. Dennoch findet es weder in internistischen noch in chirurgischen Lehrbüchern Erwähnung. Es stellt sich die Frage, warum es nur für psychische Erkrankungen relevant zu sein scheint. Eine Hypothese ist, dass die Komplexitätsreduktion in Strukturen von Ursache und Wirkung dazu beiträgt, die schwer verstehbaren Phänomene handhabbar zu machen.

Systemische Erklärungsmodelle verzichten dagegen auf die Suche nach kausalen Ursachen, vielmehr beschreiben sie Verhalten als einen zirkulären Prozess. Nach Luhmann kann man zwischen biologischem, psychischem und sozialem System unterscheiden (Luhmann 1987). Alle drei Systeme sind durch Wechselwirkungen miteinander verbunden und beeinflussen sich gegenseitig. Man kann auf jedes System einzeln schauen und dessen Wirkung auf das Gesamtsystem beurteilen. Der aktuelle Trend in der Psychiatrie und Psychotherapie ist vor allem auf das biologische System und hier vor allem auf die genetischen Ursachen ausgerichtet. Psychoanalytiker haben das psychische System im Blick und betonen die Wichtigkeit innerpsychischer Vorgänge. Systemiker fokussieren auf das soziale System und betonen die sozialen Konstruktionen von Diagnosen und Erkrankungen. Alle Betrachtungsweisen und sicher noch weitere haben ihre Berechtigung und können zum Verständnis von psychischen Erkrankungen beitragen.

Systemisches Denken widmet sich vorrangig der Frage, warum Menschen die meiste Zeit ihres Lebens gesund bleiben oder mit welchen Ressourcen es Betroffenen im Fall einer Erkrankung gelingen kann, wieder gesund zu werden. Dabei schauen Systemiker nicht nur auf die Einzelperson, sondern beziehen das gesamte soziale System der betroffenen Person mit ein.

Ein Ansatz wäre, alle drei Systeme in ihrer Bedeutung anzuerkennen und den Fokus auf die Wechselwirkung zu legen. Symptome wären dann nicht mehr als Folge der Störung in einem Teilsystem zu sehen, sondern könnten als emergentes Produkt aller drei Komponenten verstanden werden.

9.2 Diagnosen

Diagnosen sagen üblicherweise, was man »hat« oder wie man »ist«: Man *hat* einen Herzinfarkt, man *hat* Depressionen oder aber man *ist* schizophren oder Diabetiker, Alkoholiker, Borderliner etc. Diagnosen haben Wirkungen und Nebenwirkungen. Im medizinischen Alltag bewirken sie, dass die Behandlungskosten nach SGB V von den Krankenkassen bezahlt und Behandlungspfade definiert werden. Mit der sprachlichen Entscheidung für einen »Seins-Zustand« bewirken sie eine Zuschreibung, die den Weg zur Chronifizierung ebnet. Sowohl im System als auch im Bewusstsein der Person entsteht eine Identifizierung mit der Diagnose, die zu Kommunikationsmustern einlädt, welche das Problem aufrechterhalten. Diagnosen haben hypnotische Wirkung und sie geben scheinbar Sicherheit (Levold 2017). Sie verbinden Behandler mit ihren Vorerfahrungen und ihren eigenen Sorgen und Nöten und machen es schwer, auf einen Patienten unvoreingenommen und neugierig zuzugehen. Wenn die Diagnose das Erste ist, was man von einem Patienten in der Übergabe, in der Teamsitzung oder Supervision erfährt, hört man mit einem Aufmerksamkeitsfokus zu, der alles Gesagte in Beziehung zur Diagnose stellt. Defizite bei der betroffenen Person, bei Angehörigen oder im System werden hervorgehoben. Üblicherweise versucht man die Entstehung des Problems zu analysieren und erweckt damit die Illusion, man habe das Problem verstanden.

Diagnosen erzeugen eine scheinbare Sicherheit. Anders als bei somatischen Erkrankungen, bei denen durch die Diagnose eine genaue Definition des Problems erfolgt, sind Diagnosen im psychiatrisch-psychotherapeutischen Kontext sehr unscharf. Depression, AD(H)S, Schizophrenie oder Sucht sind individuelle Krankheitsbilder, die bei jedem Betroffenen andere Ursachen haben, unterschiedlich verlaufen und andere therapeutische Interventionen benötigen. Nach ICD-10 soll eine mittelgradige depressive Episode diagnostiziert werden, wenn aus einer Liste von neun Symptomen »vier oder mehr der oben angegebenen Symptome vorhanden sind«. Rein rechnerisch ergeben sich allein hieraus schon 126 Symptomkonstellationen, die einer mittelgradigen depressiven Episode entsprechen.

Was weiß man von einem Menschen, wenn man seine Diagnose erfährt? Gemäß der konstruktivistischen Idee, dass jede Geschichte aus dem Teil besteht, der erzählt wird, und dem Teil, der nicht erzählt wird, erzählt die Diagnose nur einen kleinen Anteil aus dem Leben der Betroffenen. Zur Illustration nehmen Sie sich, lieber Leser und liebe Leserin, bitte ein leeres Blatt Papier und stellen sich dieses Blatt als die Repräsentanz des Lebens eines Ihrer Patienten vor. Schreiben Sie die Verhaltensweisen, die durch die Diagnose beschrieben werden, darauf und markieren Sie diesen Teil des Blattes farblich. Machen Sie das gleiche für alles, was Sie sonst noch von dem Patienten wissen und als gesund erleben und geben diesem Teil eine andere Farbe.

Als Behandler hat man die Freiheit zu entscheiden, auf welchen Anteil man blickt und wie man seine therapeutischen Bemühungen versteht. Ist es der Versuch, den kranken Anteil zu verkleinern, hat man die Idee, den gesunden Anteil zu vergrößern oder will man beide Anteile miteinander in Kontakt bringen? Wenn Patienten zur Aufnahme in eine psychiatrische Klinik kommen, entsteht manchmal der Eindruck, als wenn der kranke Anteil das ganze Blatt einnimmt – die gesunden Anteile sind kaum noch zu erkennen. Dann kann es sinnvoll sein, sich für einen Zwangskontext zu entscheiden, auf den weiter unten eingegangen wird. Viel häufiger ist es so, dass beide Anteile ausgewogen vorhanden sind, der Patient aber auf den kranken Anteil fokussiert, er den gesunden nicht erkennen kann und die Behandler »einlädt«, ebenfalls hierhin zu fokussieren. Der Leidensdruck und die scheinbare Ausweglosigkeit lösen eine Dynamik aus, die sich schnell und unbemerkt auf den Behandler bzw. das Behandlungssystem überträgt, das dann störungsfokussiert agiert.

Zu dieser Dynamik tragen die individuelle Disposition des Betroffenen, das Wesen der Erkrankung und die individuelle Disposition des Beobachters bei. Um hier Freiheiten entwickeln zu können, muss man versuchen alle drei Komponenten zu verstehen: den Patienten, die Erkrankung und sich selbst.

Selbst wenn man in der Behandlung einen ressourcenorientierten Ansatz wählt, ist es wichtig störungsspezifisches Wissen zu haben und vor allem die eigenen Reaktionsmuster auf die Störung gut zu kennen.

9.3 Veränderung ist notwendig

Die Entwicklung von Medikamenten zur Behandlung von akuten psychiatrischen Erkrankungen hat in den letzten 30 Jahren große Fortschritte gemacht. Darüber hinaus hat man Psychotherapieverfahren entwickelt, die nachgewiesenermaßen bei schweren psychiatrischen Krankheitsbildern wirksam sind. Dennoch steigt die Zahl an Patienten, die in Akut-Kliniken zwangsweise untergebracht werden, in den letzten Jahren stetig an (Bundesamt für Justiz)[5]. Es scheint daher angemessen, über

---

5 Laut Statistik des Bundsamts für Justiz erfolgten im Jahr 2010 71.412 und im Jahr 2015 83.418 öffentlich-rechtliche Unterbringungsverfahren nach den Psychisch-Kranken- bzw. Unterbringungsgesetzen der Länder (PsychKG). Seit dem Jahr 2016 wurden keine Angaben mehr gemacht.

neue Behandlungsstrategien in der Akutpsychiatrie nachzudenken. Im deutlichen Gegensatz zu anderen Konzepten geht es nicht um das Erforschen von Ursachen, sondern viel mehr um die Suche nach Lösungen, neuen Perspektiven und alternativen Handlungskonzepten. Nicht die biografischen Erfahrungen der Vergangenheit sind das Problem, sondern die Wiederholung dieser Erfahrungen in der Gegenwart (Lieb 2014).

Das Analysieren von Problemen scheint einfacher und reizvoller zu sein als das Erkunden von Lösungswegen. Ich habe viele Übergaben und Supervisionen erlebt, in denen Teams engagiert über die Ursache einer Erkrankung eines Patienten diskutiert haben. Ich habe mir dann die Anmerkung erlaubt: »Sie haben jetzt eine ganze Zeit über das Problem diskutiert. Ich möchte Sie jetzt bitten, dass Sie mindestens genauso lang darüber reden, wie es gelingen wird, den Patienten demnächst gesund zu entlassen!« Diese Aufforderung kann mitunter zu Ratlosigkeit und Schweigsamkeit führen, eröffnet aber neue Perspektiven. Insbesondere wenn Teams sich an diese Frage von mir gewöhnt haben, kommt schnell ein kreativer Austausch zustande, in dem die Ressourcen in den Mittelpunkt rücken.

Eine psychische Erkrankung betrifft nicht nur den Erkrankten, sondern das ganze Familiensystem. Die Wesensveränderungen, die Menschen in der Depression, Psychose, Sucht etc. zeigen, sind für Angehörige oft nicht verstehbar. In ihrer Hilflosigkeit zeigen sie ein Verhaltensspektrum, das von extremer Fürsorge zu dem Erkrankten bis hin zu maximaler Abgrenzung reichen kann. Für den Beobachter von außen ist dieses Verhalten zuweilen nicht nachvollziehbar und wird dann mitunter ursächlich für die Erkrankung angesehen. Im Kontext von Sucht ist der bösartige Begriff der »Co-Abhängigkeit« geprägt worden. Er definiert ein Verhalten, bei dem Bezugspersonen eines Suchtkranken scheinbar dessen Sucht durch ihr Tun oder Unterlassen zusätzlich fördern. Für Systemiker sind dieses oder ähnliche Konzepte obsolet (Prünte 2021). Man kann jedem im System gute Gründe für sein Handeln unterstellen und mit Wertschätzung begegnen. In der Loyalität gegenüber dem kranken Partner, Kind, Vater oder Mutter tolerieren Angehörige Verhaltensweisen und Grenzüberschreitungen von erheblichem Ausmaß. Bei dem Versuch Grenzen zu setzen sind sie von der Sorge geleitet, die Erkrankung zu verschlimmern und fühlen sich machtlos ausgeliefert. Angehörige sind gegenüber einer Behandlung in der Psychiatrie häufig ambivalent eingestellt. Einerseits erleben sie die Not des Betroffenen und erkennen die Notwendigkeit einer intensiven Behandlung, andererseits erleben sie Psychiatrie evtl. als Eingeständnis von Versagen, haben bereits schlechte Erfahrungen gemacht oder sind generell dem Kontext Psychiatrie gegenüber negativ eingestellt. Diesen Haltungen gilt es mit Wertschätzung gegenüberzutreten. Auch wenn es mühevoll erscheint, sind es gerade die kritischen und ablehnenden Haltungen, denen ein besonderes Augenmerk gelten sollte. Die Patienten geraten sonst in einen Loyalitätskonflikt: lassen sie sich auf die Behandlungsmaßnahmen ein, stellen sie sich in den Widerspruch zu ihren Angehörigen.

9.4 Systemisches Arbeiten im Zwangskontext

Im Zwangskontext sind Patienten und Therapeuten im Zwang. Die Entscheidung für den Zwangskontext geht nicht von den Behandlern aus. Dieser wird aufgrund eines gesellschaftlichen Konsenses von Richtern verfügt. Mitarbeiter in diesem Kontext verfolgen das Ziel, Menschen dabei zu unterstützen, gesund zu werden. Es besteht immer wieder das Missverständnis, man wolle Patienten zwangsbehandeln.

Fallbeispiel

Bei einer Anhörung wurde ich von einer Richterin gefragt:

R: Nun erklären Sie mir bitte, warum Sie den Patienten geschlossen unterbringen wollen?

WD: Entschuldigen Sie, aber das ist ein Missverständnis, es ist nicht in meinem Ermessen und nicht mein Wille, den Patienten geschlossen unterzubringen.

R: Aber Sie haben doch in Ihrem Gutachten geschrieben, dass die Voraussetzung für eine geschlossene Unterbringung erfüllt sind.

WD: Das ist richtig, die Fragestellung des Gerichtes ist eindeutig so zu beantworten. Das bedeutet aber nicht, dass ich den Patienten zwingen will, hier zu bleiben. Die Entscheidung müssen Sie treffen und ggf. werden wir uns bemühen, den Patienten darin zu unterstützen wieder gesund zu werden.

Es geht hier nicht um eine sprachliche Nuance, sondern um eine Frage der Haltung. Therapeuten sind nicht dafür verantwortlich, wenn Patienten zwangsweise untergebracht werden. Sie tragen dazu bei, einen institutionellen und gesellschaftlich gewünschten Auftrag zu erfüllen.

Es ist verständlich, wenn Patienten und Angehörige dem Therapeutenteam einer geschlossenen Station eher mit Argwohn begegnen und sie für den Zwangskontext verantwortlich machen. Will man sie von dem Gegenteil überzeugen, gelingt dies am besten, wenn man diesem Argwohn mit Verständnis und Wertschätzung begegnet, ohne die Verantwortung für den Zwangskontext zu übernehmen. Diese bleibt beim Patientensystem. Niemand ist schuld an dem Zustand, der zu einem Zwangskontext geführt hat, aber jeder kann seinen Teil der Verantwortung dazu beitragen, dass sich die Situation verbessert.

Systemische Therapie orientiert sich am Auftrag des Patienten. Im Zwangskontext formulieren jedoch die wenigsten Patienten einen Behandlungsauftrag. Man könnte daher meinen, dass in diesem Kontext systemische Haltungen und Methoden keinen Platz haben. Das Gegenteil ist der Fall. Gerade im Zwangskontext bestätigt sich eine der systemischen Grundüberzeugungen: Menschen sind nicht instruierbar (Maturana 1985). Menschen mit schweren psychischen Erkrankungen haben häufig eine Konstruktion der Wirklichkeit, die erheblich von der der Behandler abweicht. An dieser Stelle kommt die Theorie der Kybernetik zweiter Ordnung zum Tragen (▶ Kap. 1). Sobald man anerkennt, dass man als Therapeut keinen direkten Einfluss auf den Patienten hat, ändert sich das therapeutische Vorgehen erheblich. Die Versuche, über intensive Überzeugungsarbeit oder mit Druck und Zwang den Patienten dazu zu bringen, seine fehlerhafte Wirklichkeitskonstruktion einzusehen, schlagen in aller Regel fehl. Hilfreicher kann es zunächst sein, dem Patienten gute Gründe für seine Sicht der Dinge zu unterstellen und anzuerkennen, dass hieraus kein Wunsch nach Veränderung resultiert. Alle bisherigen Interventionen können auf den Prüfstand gestellt werden, ob sie zu einer Verbesserung der Gesamtsituation beigetragen haben. Wenn Therapeuten sich in diesem Kontext beobachten, stellen sie evtl. fest, dass sie im Sinne von »mehr vom Selben« Strategien angewendet haben, von denen sie wissen, dass sie wirkungslos sind. Therapeuten können diese Situation auch als Einladung erleben, neugierig und kreativ zu werden, um herauszufinden mit welchem Angebot es gelingen kann, mit dem Patienten in Kontakt zu kommen. Patienten können durch zu viele Stimmen im Kopf oder durch ihre Depression so abgelenkt sein, dass es ihnen nicht gelingt, ein Gespräch zu führen. Man erlebt dann, dass Patienten nur sehr verzögert oder stereotyp auf Fragen antworten. Weitere Gesprächsangebote erscheinen dann nicht sinnvoll. Als sehr hilfreich haben wir die Methode des Reflecting Teams erlebt – zum Beispiel in einer Visitenrunde, wie im folgenden Kasten beispielhaft dargestellt.

Reflecting Team

Dem Patienten sitzen in einem Kreis fünf bis sechs Personen gegenüber: Stationsarzt, Psychologe, Oberarzt, Krankenpfleger, Sozialarbeiter, Auszubildender – hier kann man, statt eine Frage direkt an den Patienten zu richten, die gleiche Frage an das Behandlungsteam stellen.

T1: Was habt ihr für einen Eindruck, wie es Herrn A. geht?
T2: Ich hatte gestern einen kurzen Kontakt, da wirkte er sehr traurig auf mich.
T3: Heute morgen ist er früh aufgestanden und hat geholfen Frühstück vorzubereiten, da hatten wir Spaß zusammen.

Auch schwierige Themen lassen sich ansprechen:
T1: Wisst ihr, warum Herr A. so eine dicke Jacke anhat, obwohl es so warm ist?
T2: Nein, keine Ahnung, aber da schwitzt man sicher stark.
T3: Bestimmt wäre es gut, dann mal zu duschen, aber ich glaube Herr A. fühlt sich in seiner Dusche nicht wohl.
T2: Meinst du er hat Angst?
T3: Nein keine Angst, aber ich glaube, er mag nicht allein im Bad sein.
T2: Du könntest dich ja mit ihm verabreden und dich an die Tür setzen, solange er duscht.
(*Der Patient nickt mit dem Kopf.*)

Nach Conen (2005) kann man im Zwangskontext den kleinsten gemeinsamen Nenner zwischen Therapeuten und Patienten formulieren als: »Wie kann ich Ihnen helfen, mich möglichst schnell wieder loszuwerden?« Aber selbst gegenüber diesem minimalen Ziel kann sich der Therapeut veränderungsneutral verhalten. Aufträge an den Therapeuten entstehen im System um den Patienten herum. Entsprechend dem Auftragskarussell von Arist von Schlippe lassen sich diese veranschaulichen und bewusst machen. Angehörige, Betreuer, Mitbewohner, Gericht, Polizei, Chefarzt, Stationsteam, die Institution »Klinik« und nicht zuletzt der Therapeut selbst können sehr unterschiedliche bis gegensätzliche Aufträge haben. Während für einen Teil des Systems die Unterbringung in der Psychiatrie eine gute Lösung ist, ist sie für einen anderen Teil nicht akzeptabel (Schlippe 1996).

Eine der Herausforderung der therapeutischen Arbeit in diesem Kontext ist es, gegenüber dem Patienten eindeutig zu sein, für welchen Auftrag man aktiv ist und sich gleichzeitig für keinen Auftrag instrumentalisieren zu lassen.

Fallbeispiel

Pat: Wie lange halten Sie mich hier noch fest? Ich werde hier nur kränker, lassen Sie mich endlich raus.
WD: Das Gericht hat im Beschluss festgelegt, dass Sie hier bis zum ... bleiben müssen. Wir werden uns danach richten. Aber wenn Sie sich dagegen beschweren wollen, können wir Ihnen helfen, den Einspruch zu schreiben.

Therapeuten haben in der Psychiatrie unterschiedliche Rollen zu erfüllen: einerseits sollen sie bei Fremd- und Eigengefährdung Kontrolle ausüben, andererseits einfühlsame, verständnisvolle Therapeuten sein. Transparenz ist oberstes Gebot, damit die Patienten wissen, mit welchem Rollenverhalten ihrer Therapeuten sie wann, unter welchen Bedingungen verlässlich rechnen können und was sie selbst dazu beitragen können, damit ihnen ihre Therapeuten in der von ihnen gewünschten Rolle gegenübertreten (Wagner 2013).

9.5 Wege aus der Gewalt

Eine vertrauensvolle Beziehung ist die Basis jeder Psychotherapie. Im Zwangskontext entwickeln sich häufig zirkuläre Kommunikationsmuster heraus, die dieser Grundvoraussetzung zuwiderlaufen. Therapeuten begehen Grenzverletzung, indem sie Türen schließen, unter Zwang Medikamente verabreichen, Menschen fixieren, reglementieren und die Privatsphäre der Patienten nicht achten. Die Patienten erzeugen in ihrer Erkrankung ihrerseits Grenzverletzungen, indem andere beleidigt oder körperlich angegriffen werden, distanzloses Verhalten gezeigt wird und Regeln nicht akzeptiert werden.

Untersuchungen über geschlossene Stationen zeigen, dass:

>»sich auf geschlossenen im Vergleich zu offenen Stationen häufiger ein hohes Aggressionsniveau, mehr Zwangsmaßnahmen, ein bedrohliches Stationsklima, rigide Stationsregeln, weniger Mitsprache über das Behandlungsprozedere, ein geringer Einbezug der Patienten, eine geringe Compliance, ein geringes therapeutisches (v. a. psychotherapeutisches) Angebot und eine geringe emotionale Ansprechbarkeit der Bezugspersonen findet.« (Lang et al. 2016, S. 299)

Statt der gewünschten therapeutischen Beziehung herrscht eher ein Klima von Distanz, Schuldzuweisung und gegenseitigem Unverständnis. Dass dies so nicht sein muss, zeigen Untersuchungen, wonach:

>»Zwangsmaßnahmen sinken, wenn eine gute Stationsatmosphäre besteht, der Umgang mit den Patienten respektvoll ist sowie eine wertschätzende und nicht regelorientierte individualisierte Haltung beim Team besteht, Patienten positiv gewürdigt werden, eine Wertlegung auf Prävention besteht, Reflexionsfähigkeit des Teams vorliegt und den Patienten so viel Kontrolle wie möglich erhalten bleibt.« (Lang et al. 2016, S. 300)

Im Soteria-Behandlungsansatz wurden diese Ideen bereits seit dem Jahr 1960 angewendet, um Menschen mit Psychosen mit möglichst wenig Zwang und niedrigen Dosierungen von Medikamenten zu behandeln (Ciompi 2011). Auch das Safewards-Konzept geht von diesen Prämissen aus und es zeigt sich, dass durch Verhaltensveränderung der Mitarbeiter eines Behandlungsteams Konflikte und Gewalt reduziert werden können. Unter anderem fokussiert Safewards auf die Haltung des Behandlungsteams gegenüber gefährdendem Verhalten von Patienten und betont die Zirkularität der Phänomene:

>»Ängste des Personals verschärfen die Ängste bei Patienten und beeinträchtigen deren Selbstkontrollfähigkeit. Außerdem behindern sie die Fähigkeit der Pflegekräfte, auf effektivste und sozial kompetenteste Art zu reagieren. Frustrationen und Wut bei Stationsmitarbeitern können die Wut bei Patienten verstärken oder im Gegenteil einen katastrophalen Verlust an Selbstachtung auslösen.« (Safewards 2021)[6]

Gerade hier setzt die systemische Haltung an, die davon ausgeht, dass der Beobachter durch die Art, wie er beobachtet, Einfluss auf das System nimmt. Bin ich ängstlich, werde ich Angst auslösen, bin ich sicher und gelassen, werde ich Sicherheit und Gelassenheit induzieren. Die Arbeit im Zwangskontext ist Teamarbeit – wenn man sich gut aufeinander verlassen kann und sich gegenseitig stärkt, kann jeder einzelne Mitarbeiter in Krisensituationen präsent sein und mit sicherer Haltung auftreten. In bedrohlichen Situationen wirkt diese Haltung deeskalierend. Auf aggressives Verhalten nicht mit Gegenaggression zu reagieren, sondern mit Gelassenheit, ist eine Stärke und erfordert eine stabile Verankerung in sich selbst und im Team. Mit der Strategie der »Verzögerung« zu reagieren bedeutet, unter Umständen bedrohliches oder beleidigendes Verhalten einen Moment zu tolerieren, aber im Nachgang Stärke zu zeigen. Gemäß dem Satz »Man muss das Eisen schmieden, wenn es kalt ist« (Omer) werden aggressive Situation nachbesprochen, egal ob die Aggression vom Mitarbeiter oder dem Patienten ausgegangen ist. In einer Nachbesprechung geht es nicht um das Rechthaben oder um Schuldzuweisungen, sondern um die Suche nach konstruktiven Lösungen. Die zentrale Frage ist: »Was sollen wir beim nächsten Mal anders machen, um einen Konflikt zu vermeiden?«

---

6   www.safewards.net/de/modell/detaillierte-beschreibung

Transparenz ist ein weiteres wichtiges Element. Kommunikation erfolgt nicht über die Köpfe der Patienten hinweg. Unter anderem durch die Methode des Reflecting Teams erfahren Patienten, was das Behandlungsteam über sie denkt und welche Absichten es hat. Im Kontext von Beleidigungen oder Beschämung herrscht eine Kultur der Offenheit. Beleidigung ist eine Form der Aggression, die nicht tolerierbar ist. Sowohl Patienten als auch Mitarbeiter können sich darauf verlassen, dass es z. B. in der Visite eine Nachbesprechung dazu gibt und gemeinsam über Konsequenzen nachgedacht wird.

9.6 Systemische Lösungen

Das SYMPA-Projekt hat gezeigt, dass systemisches Arbeiten in der Psychiatrie möglich ist (▶ Kap. 1). Es erfordert ein Umdenken und dennoch ein störungsspezifisches Verständnis von Symptomen. Wenn man die Krankheitsdynamik verstanden hat, kann es gelingen, mit der Haltung und den Methoden des Systemischen störungsunspezifisch zu behandeln. Systemiker schauen nicht auf Symptome, sondern auf die Kommunikationsmuster im System um die Symptome herum. So individuell wie sich die Symptome ausgestalten so individuell sind auch die Kommunikationsmuster, die anzutreffen sind. Wichtig ist, sich von den Stereotypen zu befreien, dass es typische Kommunikationsmuster gebe und stattdessen individuell auf jeden Patienten und dessen System neu zu schauen.

In Familien von Betroffenen dreht sich häufig alles um den Erkrankten. Eltern und Geschwister sind in die Betreuung mit eingebunden und alle Aktivitäten werden nach den Bedürfnissen der Erkrankung ausgerichtet. Die Erkrankung hat sich auf das gesamte System ausgebreitet. Dies ist ein häufiges Phänomen bei schweren Erkrankungen. Allerdings entsteht die Zuwendung nicht nur aus Sorge und dem Wunsch, dem Erkrankten zu helfen, sondern auch weil man keine andere Möglichkeit sieht. Mitglieder des Systems fühlen sich wie erpresst. Aus Sorge, dem Betroffenen zu schaden, werden Verhaltensweisen geduldet, die der kranken Seite Raum geben. Für den Betrachter von außen kann dann der Eindruck entstehen, dass Angehörige sich merkwürdig verhalten, und ein weiteres häufiges Muster entwickelt sich. Es kommt zu Schuldzuweisung und Abwertung. Behandler erleben das Verhalten der Angehörigen als auffällig und verorten hier die Ursache für die Erkrankung des Patienten. Gleichzeitig treten sie mit Forderungen an die Angehörigen heran, ihr Verhalten zu verändern. Die Angehörigen fühlen sich in ihrer Not nicht verstanden und reagieren ihrerseits mit Schuldzuweisung und Abwertung auf das Behandlersystem.

Weitere Personen im System können gesetzliche Betreuer, Lehrer, Richter, Polizei etc. sein. Alle haben in Bezug auf den Patienten eigene Anliegen, die durch die anderen Beteiligten nicht immer erfüllt werden. Es entstehen gegenseitige Abgrenzungen, Abwertungen und Schuldzuweisungen. Häufig geht das alles am Patienten vorbei, er wird darüber nicht informiert und nicht gefragt. In Gesprächen mit ihm dauert es manchmal ungewohnt lang bis er antwortet und nicht immer sind die Antworten befriedigend. Dadurch wird der Patient zunehmend aus der Kommunikation ausgeschlossen, Entscheidungen werden über seinen Kopf hinweg getroffen. Aber auch in Gesprächen in seiner Anwesenheit wird über ihn geredet, als wenn er nicht da wäre, was von ihm auch toleriert wird.

Zur Behandlung von psychischen Erkrankungen gibt es eine Vielzahl an Medikamenten. Allen gemeinsam ist, dass sie stark wirken. In der Medizin unterteilt man diese Wirkung in erwünschte und unerwünschte Wirkungen. Psychopharmaka haben keinen guten Ruf, was nicht nur an den unerwünschten, sondern auch an den erwünschten Wirkungen liegt. Die erwünschten Wirkungen wirken zwar den Symptomen entgegen, aber sie verändern den Menschen, der sie einnimmt. Man erreicht dann zwar eine Dämpfung der Symptome, aber der behandelte Mensch fühlt sich deswegen nicht unbedingt besser. Im Gegenteil: häufig erleben Patienten ihre Medikamente als Ursache für ihre Einschränkung.

Fallbeispiel

Herr A. litt seit seinem 30. Lebensjahr an immer wiederkehrenden psychotischen Phasen. Herr A. war ein sehr gebildeter Mann mit Humor und einem feinen Sinn für Sprache. Wenn er psychotisch wurde, redete er immer mehr bis hin zu einem nicht endenden Redefluss, der sich immer wiederholte, kaum noch verstehbar und äußerst vulgär war. Herr A. reagierte gut auf ein Neuroleptikum und nach ca. sechs Wochen Behandlungsdauer verbesserte sich sein Zustand rasch. Nach der Entlassung nahm er das Medikament noch eine Zeitlang und setzte es dann wieder ab. Nach einer erneuten längeren Krankheitsphase auf der geschlossenen Station ging es ihm wieder besser und ich begrüßte ihn eines Morgens im Visitengespräch mit den Worten: »*Wie schön, dass es Ihnen wieder besser geht!*« Darauf meinte Herr A.: »*Wie kann ich einem Arzt vertrauen, der immer dann, wenn es mir schlecht geht, sich darüber freut, dass es mir besser geht?*«

Eine Grundtugend des systemischen Therapeuten ist die Neutralität, die sich auch auf die Frage der medikamentösen Behandlung bezieht. Es liegt allein in der Verantwortung des Patienten, ob er ein Medikament nehmen will oder nicht. Er allein spürt Wirkungen und Nebenwirkungen und muss mit den Konsequenzen der Einnahme oder Nichteinnahme leben. Die Aufgabe eines systemisch arbeitenden Therapeuten ist es, dem Patienten sein Expertenwissen zur Verfügung zu stellen und mit ihm ausgewogen die Vor- und Nachteile einer Medikamenteneinnahme zu besprechen. Die eigene Haltung zu Medikamenten sollte dabei keine Rolle spielen. Ziel ist eine Haltung der Kooperation, mit dem Patienten in Verhandlungsprozesse zu treten (Keller 2010). In akuten Krankheitsphasen kann eine Nichteinnahme dazu führen, dass Behandler zu Kontrolleuren werden und sich ein Zwangskontext ergibt. Insbesondere Patienten, die länger krank sind, wissen um diese Bedingungen und eine Entscheidung gegen eine Medikamenteneinnahme kann dann als Entscheidung für einen Zwangskontext gewürdigt werden. Aber hierbei handelt es sich um Grenzsituationen, die nur einen kleinen Teil der Behandlung psychischer Erkrankungen ausmachen. Sehr viel häufiger und wichtiger sind die Verhandlungen, die mit Patienten über Dosierungen geführt werden.

Die ärztliche Kunst besteht nicht darin, ein Medikament zu verordnen und es jemand anderem zu überlassen, die Einnahme zu gewährleisten. Vielmehr kann es gelingen, dass ein Patient ein Medikament einnimmt, weil es allein seine autonome Entscheidung ist. Da viele Patienten lange Krankheitsverläufe haben, kennen sie die Wirkung der Medikamente gut und können selbst einschätzen, welche Dosierung sie brauchen. Wenn es gelingt, dass Patienten Medikamente nicht als einen Zwang erleben, sondern positiv (z. B. als ein Schutzschild gegen übermäßige Belastungen von außen) steigt die Chance auf Erholung erheblich (Bingel 2019). Insbesondere wenn Patienten sich selbst gut kennen und wissen, welche Phänomene Frühwarnzeichen für eine beginnende Erkrankung sind, sind sie in der Lage, ihre Medikamentendosis selbständig anzupassen und sich so selbst zu helfen.

Es ist ein nachvollziehbarer Wunsch der Patienten, ohne Medikamente leben zu wollen. Auch dem Prinzip einer leitliniengerechten Behandlung folgend, ist es sinnvoll, die Dosierung von Medikamenten immer wieder den aktuellen Lebensumständen anzupassen. In der alltäglichen Praxis lässt sich beobachten, dass dies häufig nicht geschieht. Medikamente, die einmal angesetzt wurden, werden dauerhaft weitergegeben, ohne dass es hierfür noch Gründe gibt. Hier ist es von besonderer Bedeutung, dass alle an der Behandlung Beteiligten Kenntnisse über Pharmakologie im Allgemeinen und die pharmakologische Behandlung des Patienten haben. In den meisten Fällen haben Pflegeteams, Sozialarbeiter und andere Berufsgruppen einen viel engeren Kontakt zu den Patienten als Ärzte, sodass es sinnvoll wäre, gemeinsam die Notwendigkeit von Medikamenten zu besprechen.

Auch kommt es vor, dass Patienten ihre Medikamente ohne Absprache mit dem Behandlungsteam absetzen. Man hat dann die Möglichkeit, dieses Verhalten als »non compliant« zu bewerten oder aber den Appell des Patienten zu verstehen: »Machen sie etwas anderes« Es ändert wenig an der Medikamenteneinnahme, aber viel an der Beziehung zum Patienten.

Fallbeispiel

Eine Patientin, die ich über viele Jahre betreut habe, kam nach einem heftigen Schub und einer langen stationären Behandlung wieder in meine ambulante Behandlung und hatte eine Kombination aus fünf Präparaten angesetzt bekommen. Es ging ihr lange Zeit gut und wir begannen, langsam die Dosierung eines der Präparate zu reduzieren, was ihr guttat, ohne dass Symptome auftraten. Ich war sehr vorsichtig und langsam ob der vergangenen Krankheitsphase. Nach etwa einem Jahr kam sie zu mir und »beichtete«, dass sie ein anderes der fünf Präparate vor Monaten abgesetzt habe, weil sie davon immer sehr unangenehme Zitteranfälle bekommen hätte. Sie hatte große Sorge, dass ich ärgerlich mit ihr sein würde. Stattdessen war ich sehr erleichtert, weil ich große Sorge davor gehabt hatte, dieses Präparat abzusetzen. Ich hatte bei anderen Patienten erlebt, dass das zu Symptomverschlechterung geführt hatte. Nun war das Präparat abgesetzt und wir beide waren zufrieden!

Die systemische Haltung ist für Patienten meist ungewohnt und kann zunächst Irritation auslösen. Schon bei der Auftragsklärung ist dies spürbar. Patienten mit einer psychischen Erkrankung antworten auf die Frage nach einem guten Ergebnis häufig mit einer »nicht«-Formulierung: »Ich möchte *keine* Angst mehr haben, ich möchte *nicht* mehr depressiv sein, ich möchte *keinen* Alkohol trinken«. Diese Ziele kann man mit einer wertschätzenden Haltung zur Kenntnis nehmen, es sollten sich jedoch die Fragen anschließen: »Was soll stattdessen sein?«, »Was werden sie machen, wenn Sie keine Angst, keine Depression mehr haben?«, »Wie werden Sie sich beschäftigen, wenn Sie keinen Alkohol mehr trinken?« Auch das Gefühl des Patienten, für die Lösung des Problems eine Verantwortung zu haben und eine Entscheidung für oder gegen das Problem zu treffen, sind ungewohnt und werden eher abgelehnt: »Sie glauben ich entscheide mich für meine Angst? Sie meinen ich bin schuld daran, dass ich Angst habe?« Hier kann man behutsam erarbeiten, dass in der Verantwortungsübernahme eine große Chance liegt, aber keine moralische Bewertung von Schuld oder anderen negativ konnotierten Eigenschaften.

Fallbeispiel

Herr B. hat seit vielen Jahren eine depressive Erkrankung. Er kam, weil er erneut Symptome hatte, mit ausgeprägter Antriebsstörung, Morgentief und suizidalen Impulsen. Aus dem Gefühl heraus, seine Arbeit nicht mehr zu schaffen, hatte er seinen eigentlich interessanten Arbeitsplatz gekündigt. Am meisten machte ihm das Morgentief zu schaffen, sodass er meist erst gegen Mittag aufstand. Im Verlauf des Gesprächs fragte ich ihn:

WD: Wann entscheiden Sie sich morgens, nicht aufzustehen?
B: Ich entscheide das doch nicht, ich stelle mir morgens den Wecker, aber ich schaff es nicht aufzustehen, kämpfe mit mir, aber bleibe dann liegen.
WD: Das klingt so, als wenn es morgens ein Abwägen zwischen Aufstehen und Liegenbleiben gibt und Sie sich dann fürs Liegenbleiben entscheiden.
P: Ok, ja so könnte man das sehen.
WD: Was glauben Sie, warum das Liegenbleiben gewinnt?
P: Schwer zu sagen. Das ist halt übermächtig, ich komme abends auch nicht zur Ruhe und schlafe schlecht ein.
WD: Was machen Sie denn abends?
P: Ich sitze am Computer und spiele und kann dann auch nicht aufhören und bin ja auch nicht müde und gehe dann erst spät ins Bett.
WD: Und eher mit dem Computerspielen aufzuhören ist wahrscheinlich schwer?
P: Ja!
WD: Versuchen Sie bitte bis zur nächsten Sitzung folgendes: Verändern Sie nichts an ihren Gewohnheiten – außer, dass Sie abends, wenn Sie nach 23 Uhr noch Computerspielen, sich immer wieder laut sagen: ›Ich entscheide mich jetzt dafür, morgen spät aufzustehen‹ und stehen Sie am nächsten Tag erst mittags auf, weil Sie sich dafür entschieden haben, so zu handeln!

Beim nächsten Termin berichtet der Patient, dass es ihm besser gehe und er einiges von den Dingen, die in den letzten Wochen liegen geblieben sind, erledigt habe. Er habe Kontakt zu seinem letzten Arbeitgeber aufgenommen. Bisher habe er in depressiven Phasen immer das Gefühl gehabt, zu versagen. Die Idee, sich zu entscheiden, sei neu für ihn gewesen und er habe sich entschieden, sich nicht so viel abzuverlangen. Dadurch sei ihm einiges gelungen.

Systemisches Arbeiten ist ressourcenorientiert. Mit zirkulären Fragen lassen sich Unterschiede erfragen zwischen schlechten, weniger schlechten und vielleicht sogar guten Momenten trotz der Erkrankung. Aber es gibt auch Situationen bei lang und schwer verlaufenden Erkrankungen, wo die Hoffnungslosigkeit so groß ist und scheinbar schon alles versucht wurde, dass die Fokussierung auf Ressourcen nicht gelingt. Fragen nach Unterschieden werden mit »ich weiß nicht« oder ähnlich beantwortet, sodass dieses Vorgehen nicht anschlussfähig wirkt. Es ist dann beim Therapeuten eine Haltung der Zuversicht nötig, dass mit Sicherheit Ressourcen im System vorhanden sind, auch wenn diese gerade nicht zu erkennen sind. Die Anerkennung und Wertschätzung dafür, den aktuellen Zustand schon längere Zeit ausgehalten zu haben, kann eine kleine Entlastung für Patienten und deren Familie sein. Auch kann man sich erkundigen, wie es bisher gelungen ist, mit dem Problem umzugehen und was in Zukunft nötig ist, wenn sich an dem Problem nichts ändern lässt.

Fallbeispiel (»Wenn nichts mehr geht und schon alles probiert wurde«)

Familie D.: Frau und Herr D. haben zwei Söhne, E. (21 Jahre alt) und F. (25 Jahre alt). Sie berichten, dass der Jüngere mit 15 Jahren angefangen habe, Cannabis zu konsumieren. Bis dahin sei er ein guter Schüler gewesen und habe einen großen Freundeskreis gehabt. Von da an habe er sich verändert, habe merkwürdige Ideen entwickelt, habe mit großer Mühe und Nachsicht der Lehrer einen Abschluss geschafft. Er lebe jetzt seit längerem in einer Einzimmerwohnung, die die Eltern ihm finanzierten. Man könne nicht mehr mit ihm reden und wenn, dann gebe es lautstarke Konflikte. Die Wohnung sei verdreckt, ab und zu komme er zu seinen Eltern, um zu essen und zu trinken. Manchmal auch mitten in der Nacht – und dann sei er so laut, dass sie nicht mehr anders könnten, als ihm die Tür aufzumachen. Man habe ihnen erklärt, dass ihr Sohn eine Schizophrenie habe und dass man ihn zur Not gegen seinen Willen behandeln müsse. Das könnten sie sich nicht vorstellen, da E. das strikt ablehne und auch nicht das Gefühl habe, er sei krank. Im Gegenteil würde er immer deutlich machen, dass die Welt um ihn herum krank sei.

In der ersten Sitzung erscheinen alle vier zusammen und nach kurzer Zeit streiten sie sich in ihrem gewohnten Muster. E. macht seinen Eltern Vorwürfe und beschimpft sie heftig, die Eltern versuchen ihn davon zu überzeugen, dass er unrecht hat. Der Raum wird eingenommen von wirr anmutenden und zum Teil aggressiven Gedanken von E. und der Machtlosigkeit der Eltern, Grenzen zu setzen. Gesunde Anteile und Ressourcen sind nicht zu erkennen. In den folgenden Sitzungen strukturiere ich die Gespräche stark und unterbreche sofort, wenn sich die bekannten Muster zeigen. Mit meinen Fragen versuche ich, dazu einzuladen, über Situationen zu sprechen, die gut gelaufen sind. Dabei wird die Verzweiflung der Eltern deutlich, die über zahlreiche Szenen berichten können, in denen sie als Familie viel Freude gehabt haben. Eine Veränderung gelingt zunächst nicht. Solange ich nicht strukturierend eingreife, kehren die alten Muster zurück. In der fünften Sitzung ist es dann der ältere Bruder, der sich als erster traut, dem Verhalten seines jüngeren Bruders Grenzen zu setzen: »*Mir reicht es jetzt, wie du mit uns umgehst, ich will das nicht mehr hören. Was du erzählst, ist völlig verrückt und du merkst es nicht.*«

Hiermit scheint er ein Vorbild für seine Eltern zu sein, die jetzt erste, zarte Versuche wagen, sich ebenfalls zu widersetzen. Von da an ändern sich die Muster. Alle können beobachten, dass E. für kurze Momente (ca. fünf Minuten) in der Lage ist, sich auf ein normales Gespräch einzulassen, bevor er wieder in seine andere Welt abdriftet. Die Eltern erarbeiten sich im Beisein von E. zunehmend Strategien, Grenzen zu setzen, bis sie ihm gegenüber formulieren: »*Wenn du das nächste Mal mitten in der Nacht kommst, lassen wir dich zwar rein, aber wir werden dich am nächsten Tag in die Klinik bringen.*« Wenige Wochen später ist es so weit, dass die Eltern ihre Ansage umsetzen und ihren Sohn zu einer psychiatrischen Klinik begleiten. Hier lässt er sich auf freiwilliger Basis aufnehmen. Er weigert sich, an den Therapien teilzunehmen, aber lässt sich auf eine Medikamenteneinnahme ein, nachdem auch die Eltern diese Forderung unterstützt haben. Es sei dann schnell eine Veränderung bei E. festzustellen gewesen. Die Gespräche seien geordneter und E. habe angefangen, sich wieder um seine eigene Hygiene zu kümmern. Dann allerdings seien heftige Nebenwirkungen aufgetreten und die Mutter äußert sich enttäuscht: »*Das ist also Systemische Therapie, wir bringen unseren Sohn in die Klinik und er steht starr in der Ecke.*« Der Vater hingegen formuliert es anders: »*Wir haben gelernt, unserem Sohn liebevoll Grenzen zu setzen, das müssen wir weiter machen.*«

In der Folge lösen die Eltern ihr Versprechen ein und E. kann wieder bei seinen Eltern einziehen. Beide sind nun so klar, dass sie die Bedingungen für das Wohnen zuhause formulieren und auch durchsetzen: »*Wenn du bei uns wohnen willst, musst du morgens eine Tablette nehmen und du darfst keinen Cannabis konsumieren, wenn du dazu nicht bereit bist, musst du woanders wohnen.*«

Zweimal hat E. getestet, ob seine Eltern verlässlich sind, was sich bestätigte. Mittlerweile hat sich E.s Zustand deutlich gebessert, er bekocht die Eltern regelmäßig, macht wieder Musik und redet mit seinen Eltern. E. hat sich aktuell noch nicht entschieden, in welcher Welt er leben will. Die Eltern haben verstanden, dass sie ihn nicht zwingen, sondern nur einladen können.

Den Eltern ist es wichtig, zu diesem Bericht zu ergänzen, dass sie in der Therapie wahrgenommen haben, dass von mir Grenzen gesetzt worden seien und ich darauf bestanden hätte, dass in meinen Räumen bestimmte Beleidigungen nicht erlaubt seien. Das habe ihnen Sicherheit gegeben, ihrerseits bestimmender zu sein. Natürlich hätten sie versucht, sich von ihrem Sohn nicht alles gefallen zu lassen, aber es habe ihn bis dahin nicht interessiert. Sie hätten immer das Gefühl gehabt, schuld zu sein, weil sie so eine harmonische Ehe geführt hätten. Irgendwie hätten sie die Erlaubnis und die Sicherheit von mir gebraucht, dass sie so handeln können. Sie seien über die Jahre so verunsichert gewesen, dass sie sich nichts mehr zugetraut hätten. Die Idee, mit ihrem Sohn zu verhandeln, sei zunächst befremdlich gewesen. Bis dahin hätten sie immer nur auf ihn eingeredet, aber das hätte ja nicht geholfen. Mit dem eigenen Sohn zu verhandeln hätten sie sich bis dahin als unwürdig vorgestellt. Die ganze Zeit hätten sie geglaubt, dass es viel zu riskant sei, sich so eindeutig zu verhalten, dass ihr Sohn nicht wieder komme oder sich etwas antue. Es habe ihnen Mut gemacht, als sie von mir gehört hätten, dass ich sie miteinander und zu ihrem Sohn in Beziehung erlebe und dass sie auf diesen gesunden Anteil vertrauen können.

9.7 Fazit und Ausblick

Psychiatrische Strukturen – insbesondere die der vollstationären Akutversorgung – sind oftmals noch so organisiert, dass sie in einem deutlichen Kontrast zu den Konzepten der Systemischen Therapie stehen. Es sind diese Strukturen, auf die Menschen mit schweren psychischen Störungen in Krisen häufig zurückgreifen und die ihre Behandlung dann maßgeblich prägen.

Damit werden die unterstützenden Möglichkeiten, die sich durch den Einbezug einer systemischen Betrachtung und Haltung ergeben, leicht ausgeschlossen. Um die Behandlungsmöglichkeiten für Patienten und ihre Bezugspersonen zu erweitern, ist es gerade deshalb besonders bedeutsam beispielsweise auch in permanent geschlossenen Aufnahme-Settings systemisch zu arbeiten.

Gleiches gilt für die Übergänge ins ambulante Setting und die Frage einer kassenfinanzierten Psychotherapie mit langen Wartezeiten. Insbesondere in städtisch geprägten Regionen stehen Beratungs- und Therapieangebote auf Selbstzahlerbasis zur Verfügung und ergänzen schon seit geraumer Zeit psychosoziale Hilfesysteme. Das Kapitel zeigt die Vielfalt systemischer Lösungen in diesen Rahmenbedingungen und macht Mut, sie zu verfolgen, auch wenn es an expliziten Einladungen hierfür zunächst mangelt.

Systemische Therapie hat sich vor 50 Jahren im psychiatrischen Kontext entwickelt. Zurzeit führt sie in der Regelversorgung psychiatrischer Erkrankungen eher ein Schattendasein. Die Gründe hierfür sind vielfältiger Natur. Die aktuelle ideologische und ökonomische Ausrichtung der Psychiatrie fokussiert auf einen biologisch orientierten Behandlungsansatz. Dabei scheint die Psychiatrie mit ihren Möglichkeiten an Grenzen zu stoßen. Es gibt gute Gründe für Systemiker, selbstbewusst einen Umdenkprozess anzustoßen. Gerade an Punkten, an denen die derzeitigen Konzepte ratlos mit Zwang und Kontrolle reagieren, können systemische Ansätze kreative Lösungswege aufzeigen.

Referenzen

Bingel U, Schedlowski M, Kessler H (2019) Placebo 2.0 Die Macht der Erwartung. Zürich: rüfer&rub.
Bundesamt für Justiz (2020) Zusammenstellung der Geschäftsübersichten der Amtsgerichte für die Jahre 1995 bis 2018. (https://www.bundesjustizamt.de/SharedDocs/Downloads/DE/Justizstatistiken/Geschaeftsentwicklung_Amtsgerichte.pdf?__blob=publicationFile&v=2, Zugriff am 30.06.2021)
Ciompi L, Hoffmann H, Broccard M (Hrsg.) (2011) Wie wirkt Soteria? Eine atypische Psychosenbehandlung kritisch durchleuchtet. Heidelberg: Carl Auer.
Conen ML (2005) Zwangskontexte konstruktiv nutzen – Psychotherapie und Beratung bei »hoffnungslosen« Klienten. Psychotherapie im Dialog 2: 166–169.
Lang UE, Walter M, Borgwardt S, Heinz A (2016) Über die Reduktion von Zwangsmaßnahmen durch eine »offene Türpolitik«. Psychiatrische Praxis 43: 299–301.
Keller T (2010) Systemisches Handeln im Alltag des psychiatrischen Krankenhauses. In: Greve N, Keller T (Hrsg) Systemische Praxis in der Psychiatrie. Heidelberg: Carl Auer.
Levold T, Liebe H, Britten H (Hrsg) (2017) Für welche Probleme sind Diagnosen eigentlich eine Lösung? Tom Levold und Hans Lieb im Gespräch mit Uwe Britten. Heidelberg: Carl Auer.
Lieb H (2014) Störungsspezifische Systemtherapie. Konzepte und Behandlungen. Heidelberg: Carl Auer.
Luhmann N (1987) Soziale Systeme. Grundriß einer allgemeinen Theorie. 18. Aufl. Frankfurt/M: Suhrkamp.
Maturana HR (1985) Erkennen: Die Organisation und Verkörperung von Wirklichkeit. Ausgewählte Arbeiten zur biologischen Epistemologie. 2. Aufl. Wiesbaden: Vieweg & Teubner.
Omer H, v. Schlippe A (2016) Stärke statt Macht. Neue Autorität in Familie, Schule und Gemeinde. 3. Aufl. Göttingen: Vandenhoeck & Ruprecht.
Prünte C (2022) Co-Abhängigkeit: Was ist das überhaupt? Systeme 1: 87–92.
Safewards (2021) Detaillierte Beschreibung. (https://www.safewards.net/de/modell/detailliertebeschreibung, Zugriff am 29.6.2021)
Schweitzer J, Nicolai E (2010) SYMPAathische Psychiatrie. Handbuch systemisch-familienorientierte Arbeit. Göttingen: Vandenhoeck & Ruprecht.
v. Schlippe A, Schweitzer J (1996) Lehrbuch der systemischen Therapie und Beratung. Göttingen: Vandenhoeck & Ruprecht.
Wagner E, Jelem H (2013) Systemische Konzepte in der stationären Psychiatrie. Spectrum Psychiatrie 2: 36–39.
Zubin J, Spring B (1977) Vulnerability–a new view of schizophrenia. Journal of Abnormal Psychology 86: 103–26.

10 Notfall und Krise

Urs Hepp, Ulrike Borst

10.1 Einleitung

Notfälle und Krisen stellen für Betroffene, Angehörige aber auch für professionelle Helfer eine große Belastung dar. Notfallsituationen sind mit erheblichem Druck verbunden, gleichzeitig wäre besonnenes Handeln wichtig – unter Druck ist die Handlungsfähigkeit aller Beteiligten jedoch eingeschränkt. Krisen stellen oft Wendepunkte in Biografien dar, Weichenstellungen in Krisensituationen können langjährige Entwicklungen in positive oder negative Richtungen lenken.

10.1.1 Entwicklung der Krisenintervention

Erste Beschreibungen von Kriseninterventionen und sehr differenzierten sozialpsychiatrischen Strukturen finden sich erstaunlich früh und sind z. B. in beeindruckender Klarheit bei Querido beschrieben (Querido 1935). In den 1960er und 1970er Jahren wurden in den USA verbreitet Kriseninterventionszentren außerhalb der psychiatrischen Kliniken aufgebaut. Diese Kriseninterventionszentren bauten auf dem Krisenverständnis von Caplan auf, der Krisen nicht als Ausdruck einer psychischen Störung, sondern als Reaktion auf psychosoziale Stressoren verstand. Nach Caplan waren die Lebensumstände, die die psychische Krise ausgelöst haben zugleich Herausforderung und Chance für Entwicklungen (Caplan 1963; Caplan 1964). Ein Ziel war auch, unnötige Hospitalisationen zu vermeiden. Im Jahr 1963 forderte der US-Präsident John F. Kennedy – auch unter dem Eindruck neuer pharmakologischer Entwicklungen – einen neuen Zugang zur Behandlung schwer psychisch kranker Menschen und propagierte deren verstärkte gesellschaftliche Inklusion (Pasamanick, Scarpitti et al. 1964). Seit den 1960er Jahren wurde die Anzahl stationärer Betten in psychiatrischen Kliniken in Europa und den USA stark reduziert, was eine Verlagerung der Behandlung in gemeindenahe Strukturen erforderte (Holloway und Sederer 2011). In Europa wurden in den 1970er Jahren verbreitet Kriseninterventionszentren aufgebaut, die in der Regel organisatorisch an psychiatrische Institutionen gebunden, jedoch außerhalb der Kliniken lokalisiert waren. Es zeigte sich aber, dass die Kriseninterventionszentren nicht immer ihr Zielpublikum fanden – d. h. Menschen in Lebenskrisen ohne zugrunde liegende psychische Störungen – und es entgegen den Erwartungen zu mehr stationären Einweisungen kam (Gersons 1996). Dieser ungewollte Effekt könnte aber auch Ausdruck einer positiven

Entwicklung sein, indem durch den niederschwelligen Zugang und die Entstigmatisierung mehr Menschen die notwendige Behandlung zuteilwurde.

In den 1990er Jahren wurden in Großbritannien Crisis Resolution Teams (CRT) nach Vorbildern in den USA und Australien eingeführt (Jones und Jordan 2010) und in der Folge im Jahr 2000 vom Departement of Health in die obligatorische Regelversorgung aufgenommen (Johnson, Totman et al. 2011). In Norwegen, wo CRT ebenfalls obligatorisch sind, scheint es jedoch große regionale Unterschiede in der Umsetzung zu geben (Wheeler, Lloyd-Evans et al. 2015).

In Deutschland entwickelten sich gemeindepsychiatrische Versorgungsansätze nach der Veröffentlichung der Psychiatrie-Enquête im Jahr 1975 (Deutscher Bundestag 1975). Es wurde auf Mängel in der Versorgung, vor allem von schwer und chronisch psychisch kranken Menschen, hingewiesen. Die Forderung nach einer Verlagerung aus den großen Anstalten hin zu gemeindenahen, ambulanten und komplementären Einrichtungen leitete in Deutschland in unterschiedlicher Ausprägung die Entwicklung gemeindepsychiatrischer Versorgungsmodelle ein.

10.1.2 Strukturelle Einbindung der Notfall- und Krisenintervention

Wer sich professionell mit Notfall- und Krisenintervention beschäftigt, sollte die lokalen Angebote und Strukturen gut kennen. Psychiatrische Notfälle und Krisen können in unterschiedlichen Settings und Strukturen aufgefangen werden. Psychiatrische Notfälle laufen häufig über die bestehenden Notfallstrukturen wie Notfallstationen von Allgemeinspitälern und/oder psychiatrischen Institutionen sowie ausrückende Notfalldienste der Notärzte, Sanitäter und Polizei. In der Schweiz gibt es in vielen Regionen einen aufsuchenden psychiatrischen Notfalldienst, der durch die niedergelassenen Fachärztinnen und Fachärzte sichergestellt wird (siehe Fallbeispiele unten). Für Kriseninterventionen steht eine breite Palette von Beratungsstellen zur Verfügung: Anlaufstellen können Hausärztinnen, Psychotherapeuten und Psychiaterinnen in Praxis, sowie staatliche und private Beratungsangebote sein. Zudem spielen hier zunehmend auch Telefon- und Internetberatungen eine wichtige Rolle.

Insbesondere für Menschen mit vorbestehenden psychischen Problemen steht eine Reihe von gemeindepsychiatrischen Angeboten zur Verfügung, die jedoch je nach Region stark in Qualität und Quantität variieren können.

Die Deutsche Gesellschaft für Psychiatrie, Psychotherapie und Nervenheilkunde (DGPPN) beschreibt in der S3-Leitlinie »Psychosoziale Therapien bei schweren psychischen Erkrankungen« die gemeindepsychiatrischen Systeminterventionen auf drei Dimensionen (Deutsche Gesellschaft für Psychiatrie Psychotherapie und Nervenheilkunde 2013):

1. Grad der Akuität der Behandlung
2. Grad der Teambasierung des Modells
3. primär aufsuchende vs. nicht primär aufsuchende Ansätze

10 Notfall und Krise

Die unterschiedlichen Typen von Systeminterventionen werden in den S2-Leitlinien beschrieben und sollen an dieser Stelle kurz zusammengefasst werden (▶ Kap. 11).

- *Institutsambulanzen, Sozialpsychiatrische Dienste und Community Mental Health Teams (CMHT):*
Ambulante Dienste, die nicht primär aufsuchende Behandlung anbieten. Insbesondere die multiprofessionellen Sozialpsychiatrischen Dienste und die CMHT sind eher auf Langzeitbehandlung von Menschen mit schweren psychischen Erkrankungen ausgerichtet. In Deutschland sind Angebote dieser Art in psychiatrische Kliniken eingebunden (Psychiatrische Institutsambulanzen (PIA), § 118 (1) und (2) SGB V), können aber auch davon unabhängig organisiert sein, z. B. im Rahmen sozialpsychiatrischer Dienste, durch Kooperation und Vernetzung ambulant tätiger Fachleute im Rahmen von sogenannten IV-Verträgen nach § 140a oder auch durch die Möglichkeiten der neuen KSVPsych-RL (siehe auch ▶ Kap. 8). Dementsprechend variieren die Finanzierungssysteme und die Aufträge. Während in Deutschland gesetzliche Bestimmung bestehen, gibt es z. B. in der Schweiz keine gesetzliche Regelung und somit sehr unterschiedliche Umsetzungen der institutionellen sozialpsychiatrischen Versorgung.
- *Tageskliniken:*
Tageskliniken bieten eine Behandlungsintensität vergleichbar einer stationären Behandlung an, die Patienten wohnen aber weiterhin zu Hause. Besonders bei den Akut-Tageskliniken besteht in Bezug auf die Zielgruppe eine gewisse Nähe zu den Hometreatment-Angeboten (siehe unten), da sie ebenfalls zeitlich begrenzt auf die akute Krankheitsphase ausgerichtet sind: Dies erschwert eine differenzierte Indikationsstellung.
- *Kriseninterventionszentren:*
Kriseninterventionszentren bieten kurze stationäre Aufenthalte, i. d. R. außerhalb der psychiatrischen Kliniken, an. Die Idee der Kriseninterventionszentren ist, den Patienten eine möglichst alltagsnahe Umgebung anzubieten. Eine spezielle Form der Kriseninterventionszentren sind die Soterias für junge Menschen mit einer Erstpsychose.
- *Case Management (CM):*
Das einfache CM übernimmt in der Regel rein koordinative Aufgaben der in die Behandlung involvierten Akteure. CM ist nicht primär aufsuchend und nicht teambasiert. Die Abgrenzung zwischen reiner Koordination und Behandlung ist nicht immer klar. Vor allem beim Intensiven CM und beim Assertive Community Treatment geht es klar auch um Behandlung.
- *Intensives Case Management (ICM):*
ICM zeichnet sich durch einen höheren Personal/Patienten-Schlüssel (i. d. R. > 1:20) aus als das einfache CM. Die Case Manager übernehmen mehr als nur rein koordinative Aufgaben. In Abgrenzung zu Hometreatment ist ICM nicht primär aufsuchend, kann aber bei Bedarf auch Hausbesuche machen. Insbesondere während stationären Aufenthalten bleiben die Case Manager involviert. Das ICM ist nicht auf die akute Erkrankungsphase, sondern auf langfristige Begleitung ausgerichtet.

- *Assertive Community Treatment (ACT):*
  Das ACT ist eine strukturell und inhaltlich gut umschriebene Behandlung und wird zumindest teilweise dem ICM zugerechnet (Killapsy und Rosen 2011). Das ACT ist allerdings stärker teambasiert als ICM und primär aufsuchend – im Gegensatz zum Hometreatment ist es aber nicht auf die akute Krankheitsphase ausgerichtet, sondern als Langzeitbehandlung mit stärker rehabilitativem Fokus angelegt.
- *Hometreatment/Stationsäquivalente Behandlung (StäB):*
  Unter Hometreatment im engeren Sinne versteht man die primär aufsuchende, intensive, stationsäquivalente Akut-Behandlung von psychisch kranken Menschen in der häuslichen Umgebung statt in der psychiatrischen Klinik. In Deutschland besteht die Möglichkeit der sektorübergreifenden Finanzierung im Sinne der integrierten Versorgung nach § 140a SGB V. Neu regelt § 115d SGB V die sogenannte stationsäquivalente psychiatrische Behandlung: »In medizinisch geeigneten Fällen kann, wenn eine Indikation für eine stationäre psychiatrische Behandlung vorliegt, anstelle einer vollstationären Behandlung eine stationsäquivalente psychiatrische Behandlung im häuslichen Umfeld erbracht werden«. In der Schweiz und in Österreich besteht keine gesetzliche Regelung für Hometreatment.
  Das Hometreatment-Team übernimmt die Gatekeeping-/(Triage-)Funktion, insbesondere für die stationäre Behandlung. Das mobile und multiprofessionelle Team ist rund um die Uhr verfügbar. Die Behandlungsdauer im Hometreatment sollte nicht länger als ein Aufenthalt in einer stationären Einrichtung (i. d. R. zwei bis sechs Wochen) dauern. Falls initial eine stationäre Behandlung, z. B. zum Schutz des Patienten, unumgänglich ist, sollen die Patienten so rasch als möglich ins Hometreatment übernommen werden. Der Begriff Hometreatment wird häufig und in unterschiedlichen Kontexten verwendet. Sowohl für die klinische Forschung als auch für die Implementierung in die Versorgung und für die Finanzierung sind eine genaue Definition von Hometreatment und dessen trennscharfe Abgrenzung von anderen gemeindepsychiatrischen Angeboten wichtig. In der englischsprachigen Literatur finden sich die Bergriffe Crisis Resolution Teams (CRT) und Crisis Resolution Home Treatment Teams (CRHT), die beide oft synonym für Hometreatment für Menschen mit akuten psychischen Störungen verwendet werden.

10.1.3 Rechtliche Rahmenbedingungen

Wenn man in der Notfall- und Krisenintervention oder in psychosozialen Beratungs-Settings tätig ist, muss man neben fundierten Kenntnissen über die lokalen Notfall- und Versorgungsstrukturen auch die rechtlichen Rahmenbedingungen gut kennen. Wer hat z. B. in der Notfallsituation die rechtliche Hoheit, jemanden gegen dessen Willen in eine Klinik einzuweisen? Diese Frage sollte man sich nicht erst in der Notfallsituation stellen, sondern sich darüber vom ersten Arbeitstag an kundig machen. Dabei ist zu beachten, dass die gesetzlichen Rahmenbedingungen regional erheblich variieren können. Die Bundesländer in Deutschland haben jeweils unterschiedliche Gesetze zur Unterbringung bzw. Einweisung gegen den Willen der Betroffenen. In der Schweiz regelt das Kindes- und Erwachsenenschutzrecht die generellen Rahmenbedingungen auf nationaler Ebene, während sich die konkrete Umsetzung auf Ebene der Kantone erheblich unterscheidet. In Österreich wurde im Jahr 1991 das Unterbringungsgesetz (UbG) geschaffen, welches die Rechte der Patientinnen und Patienten schützt und alle Voraussetzungen und Rahmenbedingungen regelt.

10.2 Art der Krise

Grundsätzlich können zwei Arten von Krisen unterschieden werden:

- Kritische Lebensereignisse (Life Events) können bei Menschen *ohne psychische Vorbelastung* zu Krisen führen. Dabei kann weiter zwischen normativen und nicht normativen Lebensereignissen unterschieden werden. Normative Lebensereignisse betreffen viele Menschen in spezifischen Entwicklungsphasen des Lebens und können je nach persönlichen Ressourcen und Umweltfaktoren mehr oder weniger gut bewältigt werden (Erikson 1973). Damit verbunden sind häufig auch Rollenwechsel und Veränderungen in Beziehungsgefügen. Beispiele für normative Krisen sind Übergänge wie z. B. Auszug aus dem Elternhaus, Heirat, Trennung und Scheidung, berufliche Veränderungen, Geburt von Kindern etc. Auch der Tod von betagten Eltern kann als normative Krise verstanden werden. Beispiele für nicht normative Krisen und Lebensereignisse sind ein plötzlicher und unerwarteter Tod von nahen Angehörigen, Diagnose einer schweren, unheilbaren Erkrankung, Naturkatastrophen, Erleben von Gewalt, Kriegsereignisse etc. (Cohen, Murphy et al. 2019).
- Krisen können auch auf dem Boden einer *vorbestehenden psychischen Erkrankung* auftreten. Beispiele dafür wären eine psychotische Dekompensation bei einer vorbestehenden psychotischen Erkrankung oder eine manische Episode im Rahmen einer bipolaren Störung. Krisen können mit oder ohne erkennbaren inneren oder äußeren Stressor auftreten, wobei sich bei näherer Exploration häufig Auslöser eruieren lassen.

Während Menschen mit einer vorbestehenden psychischen Störung oft schon in psychosozialen oder medizinischen Netzwerken eingebunden sind und in Krisensituationen auf bestehende Strukturen und Einrichtungen zurückgreifen können, ist dies bei den »klassischen« Krisen ohne psychische Vorbelastung meist nicht der Fall. Besonders für die Suizidprävention ist diese Unterscheidung von großer Bedeutung, weil hier ganz andere präventive Maßnahmen zum Tragen kommen (Mann, Michel et al. 2021; Mann, Apter et al. 2005).

Ob eine Situation als Notfall oder Krise eingestuft wird und ob eine vorbestehende psychische Erkrankung der aktuellen Krise zugrunde liegt, ist entscheidend für die Frage, wo und in welchen Strukturen die Betroffenen und ihre Angehörigen Hilfe erwarten können. Die Unterscheidung zwischen Notfall und Krise mag auf den ersten Blick akademisch anmuten, hat aber durchaus praktische Implikationen (Sauvant und Schnyder 2001).

> **Notfallsituationen und Krisensituationen (Sauvant und Schnyder 2001)**
>
> Notfallsituationen zeichnen sich durch eine hohe Dringlichkeit mit unmittelbarem Handlungsbedarf aus. Häufig ist eine unmittelbare Gefahrensituation mit Selbst- oder Fremdgefährdung vorhanden. Professionelle Helfer müssen rasch innerhalb Minuten oder Stunden handeln und die Handlungsoptionen und Interventionen sind eingeschränkt und auf das Individuum konzentriert. Interventionen gegen den geäußerten Willen der Betroffenen sind nicht selten, oft ist auch die Polizei schon involviert oder wird im Verlauf beigezogen. Es sind oft definierte Notfallstrukturen und -anlaufstellen involviert.
>
> In Krisensituationen besteht i.d.R. keine akute Gefährdung und es besteht zwar dringender Handlungsbedarf, aber man hat meist etwas mehr Zeit zur Verfügung. So kann z.B. das Umfeld mit einbezogen werden und die Interventionen sind individuums- und systemorientiert. Es gibt auch mehr Anlaufstellen und Hilfsangebote, die miteinbezogen werden können.

10.3 Reaktionsmuster in Krisen

In Krisen ist zwischen dem auslösenden Ereignis und den durch das Ereignis ausgelösten Reaktionsmustern zu unterscheiden. Wie jemand auf belastende Lebensereignisse oder traumatische Erlebnisse reagiert, ist von seiner Konstitution und Resilienz, den Bewältigungs-Fähigkeiten (Coping), der Unterstützung durch das Umfeld sowie der materiellen und sozialen Sicherheit der Betroffenen abhängig. So können stressvolle Situationen als Herausforderung und Chance für die persönliche Weiterentwicklung wahrgenommen werden, während dies bei anderen Menschen als Belastung und Überforderung erlebt wird. Je größer die Belastung ist, desto größer ist die Wahrscheinlichkeit, dass Betroffene mit psychischen Symptomen reagieren. Wiederholte oder langandauernde Belastungen und Traumatisierungen sind deutlich belastender als einmalige Ereignisse (Cohen, Murphy et al. 2019).

Oft denkt man im Zusammenhang mit belastenden oder traumatisierenden Lebensereignissen zuerst an akute oder Posttraumatische Belastungsstörungen als spezifische psychopathologische Reaktionsmuster. Dabei wird oft außer Acht gelassen, dass unspezifische Reaktionen wie Angst, Depression und somatoforme Beschwerden viel häufiger auftreten. Die sogenannten Anpassungsstörungen (z.B. depressive Reaktion) werden dann diagnostiziert, wenn die Störung entweder vom Schweregrad oder vom Zeitkriterium nicht die Diagnose einer Depression, einer

Angststörung oder einer akuten bzw. Posttraumatischen Belastungsstörung erreicht. Erfüllen Patienten hingegen beispielsweise die diagnostischen Kriterien für eine Depression, so soll diese Diagnose gestellt werden, auch dann, wenn ein klarer (traumatischer) Auslöser vorliegt. Viele Menschen zeigen auch bei sehr belastenden und traumatisierenden Erlebnissen keine oder wenig psychische Symptome, die über eine normale Reaktion hinausgehen (Cohen, Murphy et al. 2019).

Psychische Krisen bei vorbestehenden psychischen Störungen können jederzeit auch ohne offensichtlichen inneren oder äußeren Auslöser auftreten. Viele psychische Störungen (Schizophrenien, bipolare Störungen, rezidivierende depressive Störungen) zeigen einen phasenförmigen Verlauf geprägt von symptomfreien oder symptomarmen Intervallen und symptomatischen Episoden.

Die Diagnostik ist in den Notfall- und Krisensituationen oft eingeschränkt, weil die Zeit und Ruhe für eine sorgfältige psychopathologische Abklärung fehlt und unklar ist, ob die Symptome persistieren und in welche Richtung sich das Zustandsbild entwickelt. Dies hat einen Einfluss auf die Forschung, die oft störungsspezifisch ausgerichtet ist. Für die Behandlung bedeutet dies, dass oft ohne klare und definitive Diagnose gehandelt werden muss (Rupp 2017).

Oft zeigen Menschen in Krisensituationen zwar heftige, aber durchaus normale Reaktionen, die auch nicht pathologisiert werden sollten. Schock, Trauer, Wut und Verzweiflung können adäquate Reaktionen auf ein belastendes oder traumatisierendes Ereignis sein und bedürfen per se auch keiner Therapie. Erst wenn die Symptome ein solches Ausmaß erreichen, dass sich die Person selbst in Gefahr bringt (z. B. durch selbstverletzendes Verhalten), andere gefährdet (z. B. durch Lenken eines Fahrzeugs in nicht fahrfähigem Zustand) oder die Symptome über längere Zeit andauern und zu deutlichen psychosozialen Einschränkungen und Leiden führen, sind Interventionen notwendig.

Besondere Herausforderung stellen – wie weiter unten ausgeführt – suizidale Krisen dar.

10.4 Coping und Ressourcen

Die meisten Menschen verfügen über eine gute Resilienz und entwickeln im Laufe ihres Lebens ein Repertoire an Coping-Strategien. Therapie oder Beratung werden erst dann nötig, wenn diese Coping-Strategien nicht mehr ausreichen (Lazarus und Folkman 1984; Lazarus 1993). Die Stresstheorie nach Lazarus betont die primäre und sekundäre Bewertung stressvoller Ereignisse, die individuell sehr unterschiedlich sein können. Dieselbe stressvolle Situation kann von verschiedenen Menschen als Herausforderung (Challenge), als Bedrohung (Threat) oder als Schädigung/Verlust (Harm/Loss) erlebt werden. Die sekundäre Bewertung betrifft die Beurteilung der eigenen Fähigkeit, das Ereignis zu bewältigen, was wiederum von den individuellen Coping-Strategien abhängt. Eigene Erwartungen bezüglich der Erholungsfähigkeit sind ein wichtiger Prädiktor für das gesundheitsbezogene Outcome (Mondloch, Cole et al. 2001). Nach Lazarus wird bei stressvollen Situationen, die als kontrollierbar erlebt werden, eher aktives problemorientiertes Coping zum Tragen kommen. Wird die Situation hingegen als unveränderbar erlebt, werden eher emotionsorientierte Coping-Strategien eingesetzt (Lazarus und Folkman 1984; Lazarus 1993). Diese Sicht muss aber relativiert werden. Es gibt nicht *ein*, der Situation entsprechendes richtiges Coping, sondern individuell unterschiedliche Coping-Stile und -strategien (Chung, Farmer et al. 2001), die sich je nach Lebenssituation auch anpassen – Coping kann sowohl als State (situationsgebundenes Persönlichkeitsmerkmal) als auch als Trait (überdauerndes Persönlichkeitsmerkmal) verstanden werden (Schnyder, Buchi et al. 2000). Das Coping-Konzept von Lazarus baut stark auf dem Individuum und dessen Wahrnehmungen und Reaktionen auf. Das Konzept kann aber ohne Weiteres auch in einem breiteren systemischen Kontext angewendet werden: Sowohl die primäre als auch die sekundäre Bewertung hängt in hohem Maße auch von den Ressourcen im Umfeld, den Beziehungen und der sozialen Unterstützung ab. Gerade in Zeiten der Pandemie sehen wir, dass Bewältigungsstrategien auch stark von Vorstellungen des sozialen Umfeldes, in dem sich Menschen bewegen, abhängen.

Wenn Betroffene realistischerweise wenig Einfluss auf ihre Situation haben, kann allzu aktives Coping durchaus auch kontraproduktiv sein. Aktiv-problemorientiertes Coping galt lange als hilfreich in akuten Belastungssituationen. Je nach Phase erweisen sich jedoch andere Coping-Strategien als sinnvoll und wirkungsvoll. So ist wahrscheinlich aktiv-problemorientiertes Coping nach schweren unfallbedingten Verletzungen auf der Intensivstation, wo die Patienten tatsächlich weitgehend den Behandlern und der Situation »ausgeliefert« sind und sie wenig Einfluss auf das Geschehen nehmen können, wenig hilfreich, während diese Coping-Strategie im späteren Verlauf der Rehabilitation durchaus erfolgsversprechend sein kann (Hepp, Moergeli et al. 2005). Wird die Vorstellung von Beherrschbarkeit einer Situation über- oder unterschätzt, kann dies die Resilienz schwächen (Boss 2008). Hier kommt auch der von Antonovsky beschriebene Sense of Coherence (Kohärenzgefühl) zum Tragen. Der Sense of Coherence umfasst die drei Komponenten (Antonovsky 1993):

- Verstehbarkeit/Vorhersehbarkeit (comprehensibility)
- Handhabbarkeit (manageability)
- Sinnhaftigkeit/Bedeutsamkeit (meaningfulness)

Krisen sind naturgemäß oft nicht vorhersehbar, wenn es den Betroffenen jedoch gelingt, die Situation einzuordnen und zu verstehen, ist dies eine wichtige Basis für eine konstruktive Bewältigung der Krise. Unter Handhabbarkeit versteht man die Zuversicht, dass die Situation bewältigbar und die Probleme lösbar sind. Bei dieser Komponente geht es somit um Selbstwirksamkeit. Die Sinnhaftigkeit ist weniger kognitiv als emotional zu verstehen. Es geht um die Fähigkeit, auch schwierige und belastende Lebensereignisse und Lebensumstände in einen größeren Zusammenhang zu stellen und diese als Herausforderung anzunehmen und ins Leben zu integrieren (Antonovsky 1987; Antonovsky 1993; Stein 2020). Ähnlich wie Lazarus bezieht sich Antonovsky stark auf die individuelle und intrapsychische Ebene. Auch hier kann das Konzept auch auf die interpersonelle Ebene übertragen werden: Die

Begriffe der »Verstehbarkeit/Vorhersehbarkeit«, »Handhabbarkeit« sowie »Sinnhaftigkeit/Bedeutsamkeit« können auch im Kontext von Beziehungen zu Mitmenschen verstanden und interpretiert werden. So können z. B. Angehörige durch stabile Beziehungen und soziale Unterstützung traumatisierte Personen darin bestärken, das Geschehen besser einordnen und verstehen sowie das Trauma besser bewältigen zu können. Gemeinsam kann es gelingen, wieder einen Sinn im Leben zu (re-) konstruieren.

Während Coping und Sense of Coherence sehr auf das Individuum und dessen Reaktionen auf Belastungen fokussieren, ist das Konzept der Resilienz primär stärker systemisch verankert. Es kann ebenso wie Coping und Sense of Coherence auf die interpersonelle Ebene übertagen werden – auch ein System kann mehr oder weniger resilient sein. Resilienz betont mehr als Coping und Sense of Coherence auch den Entwicklungsaspekt und ist somit ein dynamischeres Konzept.

10.5 Interventionen

10.5.1 Von der Notfall- zur Krisendynamik – Umgang mit Drucksituationen

Notfall- und Krisensituationen zeichnen sich meist durch Zeit- und Handlungsdruck aus. Je größer der Druck, desto eingeschränkter sind die Handlungsoptionen. In einem ersten Schritt geht es darum, sich als professionelle Helfer einen raschen Überblick über die Situation zu verschaffen. Oft ist nicht klar, wer die Situation als Notfall deklariert hat und die Hilfe von außen eingeleitet hat. Häufig sind es nicht die unmittelbar Betroffenen, sondern Angehörige oder Menschen aus dem Umfeld, die Hilfe anfordern. In der Hektik einer Notfallsituation kann es schwierig sein zu überblicken, wer welche Anliegen hat, zumal diese oft widersprüchlich sind.

Die expliziten und impliziten Aufträge und Erwartungen gilt es immer auch kritisch zu prüfen und gegebenenfalls auch zurückzuweisen oder umzuformulieren (Hepp 2018). So werden nicht selten Probleme »psychiatrisiert«, für die primär andere Instanzen zuständig wären. Beispielsweise wird bei häuslicher Gewalt häufig der psychiatrische Notfalldienst involviert, mit der Vorstellung, dass der Täter in die Psychiatrie eingewiesen werde. Wenn jedoch keine psychische Störung vorliegt, müssen sich primär die Strafbehörden um den Täter kümmern. Noch komplexer wird die Situation, wenn die Erwartung da ist, dass sich die Psychiaterin im Notfall gleichzeitig um den Täter und das Opfer kümmert.

> **Fallbeispiel 1**
>
> Die Notfallpsychiaterin in einer großen Schweizer Stadt wird über die Notfall-Zentrale in eine Wohnung in einem Mehrfamilienhaus gerufen. Vor Ort ist be-

reits die Polizei, die offenbar anonym von Nachbarn wegen nächtlicher Lärmbelästigung gerufen wurde. Die Nachbarn stehen im Treppenhaus, in der Wohnung findet sich ein zerstrittenes Paar. Beide sind alkoholisiert. Der Mann berichtet, dass die Frau täglich betrunken und ihm gegenüber verbal aggressiv sei. Sie vernachlässige den Haushalt und die persönliche Körperpflege. Die Frau wiederum bezichtigt den Ehemann, ihr gegenüber gewalttätig zu werden, weshalb sie vermehrt Alkohol trinke. Eine Nachbarin betritt die Wohnung und beschwert sich über die nächtliche Lärmbelästigung und fordert ultimativ, dass die Notfallpsychiaterin etwas unternehme. Die Polizei drängt auf eine rasche Entscheidung, weil ein nächster Einsatz bevorstehe. Weder der Mann noch dessen Partnerin sind bereit für eine stationäre Behandlung, finden aber, dass der jeweils andere eingewiesen werden sollte. Die Polizei erklärt, dass sie den Mann aufgrund des stark alkoholisierten Zustands nicht wegen mutmaßlicher häuslicher Gewalt in Gewahrsam nehmen könne. Plötzlich hört die Psychiaterin aus dem hinteren Teil der Wohnung das Weinen eines Kindes und realisiert, dass es sich bei dem Paar um Eltern handelt.

Das Beispiel zeigt auf, dass in Notfallsituationen oft widersprüchliche Anforderungen und Erwartungen aufeinandertreffen und nicht a priori klar ist, wer der »Index-Patient« (▶ Kap. 1) ist. Zudem wird klar, dass die größte Gefährdung beim Kind liegt, das selbst nicht in der Lage ist, seine Anliegen zu formulieren und zuerst gar nicht bemerkt wird. Es ist hilfreich, die verschiedenen expliziten und impliziten Anliegen der Beteiligten zu formulieren und eine Priorisierung vorzunehmen. In dem Beispiel würde die Priorisierung folgendermaßen aussehen:

1. Sicherheit des Kindes
2. Gewalt des Ehemannes gegenüber der Ehefrau
3. Alkoholproblem der Ehefrau
4. Alkoholproblem des Ehemannes
5. Lärmbelästigung der Nachbarn.

Es wird klar, dass der ursprüngliche Anlass für den Beizug der Notfallpsychiaterin in der Prioritätenliste ganz am Ende erscheint. Die erste Intervention in diesem Fall ist, das Kind in eine sichere Obhut zu bringen. Dies ist nicht die Aufgabe der Notfallpsychiaterin, aber sie kann dies veranlassen. Dadurch ist schon sehr viel Druck abgebaut. Denkbar wäre, dass die Mutter sich unter dieser neuen Voraussetzung bereit erklärt, freiwillig in eine Klinik oder in ein Frauenhaus einzutreten, da sie vorerst keine Verantwortung mehr für ihr Kind übernehmen muss. Gleichzeitig mit der Bereitschaft der Mutter zur stationären Behandlung sind auch die Probleme zwei, drei und fünf für's Erste adressiert.

Notfallinterventionen müssen keineswegs immer auf einer psychiatrisch-psychotherapeutischen Ebene erfolgen. Im Moment, in dem es aber gelingt, eine unmittelbare Gefährdung zu eliminieren (in diesem Beispiel durch sichere Unterbringung des Kindes), nimmt der sofortige Handlungsdruck ab und Lösungen, die im ersten Moment als nicht gangbar erscheinen, werden möglich (in diesem Beispiel der freiwillige Eintritt der Mutter in die Klinik).

Fallbeispiel 2

Der Psychiater, der den Patienten schon von einer früheren Behandlung kennt, wird von den Eltern eines 21-jährigen Mannes gerufen, der nach einem Beziehungsabbruch erneut in eine suizidale Krise geraten ist. Er ist nicht bereit, den Psychiater aufzusuchen, weshalb ein Hausbesuch vor Ort auf dem elterlichen Hof erfolgt. Der junge Mann ist nicht in der Lage zu einem Gespräch und wirkt schwer depressiv. Er kommuniziert nur über Kopfnicken bzw. -schütteln. Er bestätigt Suizidgedanken und es ist bekannt, dass es auf dem Hof eine Schusswaffe gibt. Der junge Mann ist ein richtiger »Naturbursche« und eine Hospitalisation auf einer geschlossenen Station würde ihn extrem belasten. Im Gespräch mit den Eltern – der Patient ist bei dem Gespräch anwesend, spricht selbst aber kein Wort – sind wir uns einig, dass eine erhebliche Suizidgefährdung vorliegt. Es herrscht aber auch Einigkeit, dass eine Einweisung gegen den Willen des jungen Mannes keine gute Lösung darstellt und die Suizidgefahr sogar erhöhen könnte. Obwohl die Voraussetzungen für eine Einweisung gegen den Willen gegeben wären, verzichtet der Psychiater auf diese Maßnahme. Als Bedingung wird aber formuliert, dass er sich für eine ambulante Behandlung inklusive Medikamenteneinnahme (auf die er früher gut angesprochen hat) bereit erklärt, wozu der Patient durch Kopfnicken sein Einverständnis gibt. Weiter werden gewisse Verhaltensregeln innerhalb der Familie abgesprochen. Es wird sehr offen und im Beisein des jungen Mannes darüber gesprochen, dass das Suizidrisiko als erheblich eingeschätzt wird, eine Zwangseinweisung aber weder als zielführend noch als sichernd beurteilt wird. Obwohl der junge Mann nicht spricht, wird er ins Gespräch mit einbezogen und in die Verantwortung genommen. Der Hausarzt, der die Familie gut kennt, wird telefonisch informiert und ist mit dem Vorgehen einverstanden. Zu guter Letzt wird sichergestellt, dass die Schusswaffe vom elterlichen Hof entfernt wird und so die Suizidgefahr deutlich minimiert wird.

An dem Beispiel kann aufgezeigt werden, dass der Druck aufgrund der Suizidgefahr reduziert werden kann, indem der betroffene junge Mann, dessen Familie und der Hausarzt in die Entscheidungsfindung miteinbezogen werden. Durch die transparente Risikoabwägung kann die Verantwortung breiter abgestützt werden, sodass die Entscheidung von allen mitgetragen werden kann. Obwohl der Patient sich verbal nicht äußert, erlebt er, dass seine Anliegen wahrgenommen werden, gleichzeitig wird er aber auch selbst in die Verantwortung genommen. Auch in diesem Beispiel bringt eine nicht psychiatrische Intervention eine weitere Entlastung ins System: Durch die Sicherstellung der Schusswaffe wird die Suizidgefahr deutlich reduziert. Die Familie war froh, dass das Thema aktiv angesprochen wurde und fühlte sich dadurch wesentlich sicherer.

Wann immer möglich sollte versucht werden, die Situation aus einer Notfalldynamik mit hohem Zeit- und Handlungsdruck und eingeschränkten Handlungsoptionen durch erste Interventionen in eine Krisendynamik zu überführen. Dies kann zum Beispiel durch Beizug der Polizei erfolgen. Auf einer zentralen Notfallstation eines großen Universitätsspitals wurde die Polizei häufig prophylaktisch in Situationen beigezogen, in denen eine Eskalation befürchtet werden musste. Oft ist die Polizei dabei gar nicht in Erscheinung getreten, sondern war lediglich in unmittelbarer Nähe auf Abruf in Bereitschaft. Dies ermöglichte den diensthabenden Psychiatern eine angstfreie Kontaktaufnahme mit den Betroffenen. Diese Sicherheit überträgt sich auch auf Betroffene und entspannt automatisch die Situation. Wenn eine unmittelbare Bedrohung durch Selbst- oder Fremdgefährdung verhindert werden kann, können Personen aus dem Umfeld mit einbezogen und Ressourcen aus dem Umfeld aktiviert werden.

10.5.2 Suizidale Krisen

Suizidale Krisen sind exemplarische Krisensituationen. Das Thema Suizid löst bei Betroffenen, Angehörigen, aber auch bei Therapeuten oft Angst aus. Angst engt aber den Handlungsspielraum ein und verhindert einen therapeutischen Prozess. Anstehende Entwicklungen werden blockiert. Ein systemischer Zugang zu suizidalen Menschen und ihrem Umfeld ist sehr hilfreich. Suizidalität ist keine Krankheit, Suizid ist immer eine aktive Handlung verbunden mit einer Entscheidung (Michel 2002). Die Haltung der Problem- und Veränderungsneutralität gibt den Therapeutinnen die notwendige Gelassenheit, sie kann aber auch zu Irritationen führen (Borst und Hepp 2012). Suizidalität ist fast immer mit Ambivalenz verbunden. Zudem haben suizidale Äußerungen und Handlungen immer auch eine kommunikative Komponente. Therapeutinnen können Suizid als mögliche Handlungsoption anerkennen, gleichzeitig aber die Frage nach Alternativen in den Raum stellen. Es ist auch hilfreich, gegenüber Betroffenen und ihren Angehörigen zu deklarieren, dass es nicht in der Macht der Therapeutinnen liegt, Suizide mit absoluter Sicherheit zu verhindern. Auch eine Einweisung in eine Klinik bringt nur bedingt Sicherheit. Erfolgt die Einweisung gegen den Willen, beeinträchtigt sie die therapeutische Beziehung langfristig, gleichzeitig ist die Zeit nach der Entlassung aus der stationären Behandlung mit dem größten Suizidrisiko behaftet (Chung, Ryan et al. 2017).

Suizidale Äußerungen sind immer Ausdruck einer inneren Not und müssen ernst genommen werden. Vom Umfeld werden »Suiziddrohungen« oft als »manipulativ« erlebt. Für die Betroffenen selbst stehen meist das innere Erleben, der seelische Schmerz sowie die Hoffnungs- und Ausweglosigkeit im Zentrum. In Familiengesprächen ist es hilfreich, diese unterschiedliche Wahrnehmung ohne Bewertung transparent zu machen und so das Verständnis für die jeweils andere Perspektive aufzubauen. Allzu oft lösen suizidale Äußerungen einen Automatismus aus, der zu einem Notfalleinsatz und anschließender Klinikeinweisung führt. Es ist deshalb wichtig, mit Betroffenen Wege zu erarbeiten, wie sie in suizidalen Krisen kommunizieren können und gleichzeitig selbst die Handlungshoheit und Autonomie behalten können.

> **Fallbeispiel 3**
>
> Eine Patientin äußerte gegenüber ihrer Familie wiederholt suizidale Absichten. Die Familie meldete sich jeweils bei Therapeuten. In der Therapie versicherte die Patientin immer wieder, dass sie nicht suizidal sei und die »Drohungen« letztlich

nicht ernst zu nehmen seien. Damit konfrontiert, dass diese Suiziddrohungen zu einer Eskalation mit notfallmäßiger Einweisung führen könnten, erklärte die Patientin, dass sie darauf vertraue, der Therapeut werde das schon richtig einschätzen können. Der Therapeut zeigte der Patientin auf, dass beispielsweise bei Ferienabwesenheit eine Vertretung anstelle des Therapeuten involviert würde, und diese Person die Situation anders beurteilen könnte. Er appellierte an die Patientin, selbst für ihre Situation Verantwortung zu übernehmen und diese nicht an andere zu delegieren. Da die Patientin phasenweise tatsächlich auch suizidal war, war es umso wichtiger, mit ihr Abmachungen zu treffen, suizidale Äußerungen in Zukunft nur dann zu machen, wenn die Patientin tatsächlich in Not war. Ansonsten würde sie Gefahr laufen, dass es entweder zu Überreaktionen kommen würde oder niemand reagieren würde, wenn sie in Gefahr wäre (Metapher vom Schäferjungen und dem Wolf).

Einem Hirtenjungen, der die Schafe hütete, war es langweilig. Da schrie er: »Hilfe, der Wolf ist da«. Die Leute aus dem nahen Dorf eilten ihm zu Hilfe, doch der Junge lachte, weil er nur zum Spaß um Hilfe gerufen hatte.

Als kurze Zeit später der Wolf tatsächlich kam, schrie der Junge um Hilfe. Doch niemand kam. Der Junge wurde vom Wolf gefressen.
(Äsopische Fabel)

In einem Familiengespräch erklärte die Patientin, dass sie suizidale Äußerungen mache, weil sie sonst »nicht gehört werde«. Dabei berichtete sie, dass ihre Mutter dies früher genauso gemacht habe und immer wieder mit Suizid gedroht habe, um sich »Gehör zu verschaffen«. Es sei aber nie zu Suizidversuchen gekommen. Wir besprachen, wie man sich in Zukunft innerhalb der Familie Gehör verschaffen könnte, ohne gleich zu suizidalen Äußerungen Zuflucht zu nehmen. In dem Fall war es zudem hilfreich, die Suizidalität im Sinne von White und Epston (White und Epston 2013) zu »externalisieren«, was die Kommunikation innerhalb der Familie erleichterte und das belastende Thema etwas von den Protagonisten loslöste: Indem wir über die »Suizidalität« als ein Phänomen, das sich in der Familie über die Generationen Raum nimmt, sprachen, war es für die Beteiligten einfacher darüber zu reden, ohne dass es gleich zu Schuldzuweisungen und Schuldgefühlen kam. Die »Suizidalität«, wurde auf diese Weise von der individuellen Ebene gelöst und war wie ein weiterer Mitspieler in der Familie, über den man sprechen konnte.

10.5.3 Notfall- und Kriseninterventionen in diversen Settings

Wie im Unterkapitel 10.1.2. ausgeführt, erfolgen Notfall- und Kriseninterventionen in ganz unterschiedlichen Behandlungs- und Beratungs-Settings. Während psychiatrische Notfälle oft über die üblichen Notfallstrukturen, die jedoch meist primär auf somatische Notfälle ausgerichtet sind, abgewickelt werden, stehen für Kriseninterventionen deutlich mehr Optionen offen. Diese reichen von Therapeutinnen in eigener Praxis über Beratungsstellen bis hin zu gemeindepsychiatrischen Versorgungsnetzen. Beratungsstellen sind häufig Themen- und/oder alters- und geschlechtsspezifisch ausgerichtet (z.B. Jugend-, LGBT-, Frauen-, Männer- etc. Beratungsstellen).

Im deutschsprachigen Raum werden wie schon beschrieben aktuell vermehrt aufsuchende Formen der Akut- und Langzeitbehandlung etabliert. Die Verlagerung insbesondere der Akutbehandlung aus dem stationären Setting ins häusliche Umfeld der Betroffenen und ihrer Angehörigen ist erfolgreich und führt zu einer relevanten Reduktion stationärer Behandlungstage (Stulz, Wyder et al. 2020). Noch ist allerdings zu wenig definiert, was inhaltlich im Rahmen des Hometreatments geschieht. Es gibt zwar die sogenannte Modelltreue (*model fidelity measures*), die erfasst aber vielmehr strukturelle Parameter des Hometreatments und weniger inhaltliche Aspekte. (fairerweise muss aber auch anerkannt werden, dass kaum definiert ist, was in einer stationären Akutbehandlung inhaltlich angeboten wird). Da sich die Behandlungsteams im Rahmen des Hometreatments mitten ins familiäre Umfeld begeben, ist es naheliegend, dass systemisches Arbeiten unabdinglich ist in diesem Setting. Für Professionelle, die aus dem stationären Setting ins Hometreatment wechseln, ist es eine völlig neue Erfahrung, dass man bei den Patientinnen zuhause als Gast kommt und dort die Regeln des Hauses und nicht die der Klinik gelten (▶ Kap. 1). Die Art der Begegnung ist eine völlig andere und es ist kaum möglich nicht systemisch zu arbeiten, da das familiäre Umfeld gar nicht »ausgeblendet« werden kann. Das Konzept des Open Dialogue von Seikkula ist ein guter Ansatz für die aufsuchende multiprofessionelle Arbeit (Ulland, Andersen et al. 2014). Dabei werden die Angehörigen von Beginn an intensiv miteinbezogen und mit der Technik der Reflecting Teams wird ein gemeinsames Fallverständnis erarbeitet, wobei jede Stimme zählt.

10.5.4 Umgang mit Autonomie

In der systemischen Therapie wird oft die Autonomie der Klientinnen betont. In Notfallsituationen muss aber immer auch berücksichtigt werden, dass Menschen in Behandlung kommen, die in einem Zustand der »beschädigten Autonomie« sind (Welter-Enderlin und Hildenbrand 2004). Der Begriff der Autonomie wird zudem oft zu oberflächlich und wenig reflektiert ins Feld geführt (Hoff 2017). Menschen können in ihrer Autonomie eingeschränkt sein, weil die Urteilsfähigkeit aufgrund psychischer Veränderungen beeinträchtigt ist. So ist jemand aufgrund von halluzinatorischen Stimmen, die die Person zum Sprung aus dem Fenster auffordern, kaum urteilsfähig und in vielen Bereichen nicht in der Lage, autonome Entscheidungen zu treffen. Dies ist eine Notfallsituation, die rasches und entschiedenes Handeln der involvierten professionellen Helfer erfordert.

Die Autonomie kann aber auch durch ungünstige Beziehungskonstellationen infrage gestellt sein. So kann zum Beispiel eine Frau, die Opfer häuslicher Gewalt wurde, sich nicht dazu durchringen, sich von ihrem Partner zu trennen: Einerseits, weil sie weiter eskalierende Gewalt fürchtet, andererseits wegen der Hoffnung, die Versprechungen des Partners, sich zu bessern, würden in Erfüllung gehen. Zwar ist die Urteilsfähigkeit gegeben, dennoch scheint eine autonome und freie Entscheidung nicht möglich zu sein.

Wie oben ausgeführt, sind autonome Entscheidungen der Betroffenen umso eher möglich, je mehr sich die Dynamik der Notfallsituationen hin zu einer Krisendynamik entwickelt.

10.5.5 Evidenz der Notfall- und Krisenintervention

Wie oben ausgeführt, ist die Diagnostik in Notfallsituationen nur sehr begrenzt möglich und oft können nur vorläufige Diagnosen gestellt werden. Oft ist nicht einmal klar, ob es sich um eine psychische Störung handelt, oder ob die Betroffenen normale Reaktionen auf belastende Erlebnisse zeigen. Zudem finden die Interventionen oft in turbulenten Settings statt und es wäre kaum möglich einen »Informed Consent« für die Teilnahme an einer Studie zu erhalten. Es gibt deshalb kaum randomisierte klinische Studien zu Notfall- und Kriseninterventionen.

10.6 Zusammenfassung

Krisen und Notfälle sind geprägt von Druck und eingeschränkter Autonomie der Betroffenen sowie begrenzter Handlungsoptionen des Helfersystems. Jede, auch nicht psychiatrisch-psychotherapeutische Intervention, die Druck aus dem System nimmt, führt zu einer Entspannung und eröffnet neue Möglichkeiten. Für Kriseninterventionen stehen – lokal sehr unterschiedlich ausgebaute – Notfall- und Kriseninterventionsstrukturen zur Verfügung. Kenntnisse dieser Strukturen und der rechtlichen Rahmenbedingungen sind Voraussetzung dafür, dass in der Notfallsituation rasch und zielführend gehandelt werden kann. Gerade in Krisen- und Notfallsituationen sollen die Ressourcen genutzt und nicht vorschnell zum Mittel der Klinikeinweisung gegriffen werden. Auch in Notfallsituationen sind therapeutische Überlegungen und Handlungsweisen sinnvoll und möglich. Die Autonomie der Betroffenen soll so weit als möglich bewahrt und respektiert werden, gleichzeitig muss der eingeschränkten Autonomie Rechnung getragen werden.

Referenzen

Antonovsky A (1987) Unraveling the mystery of health. How people manage stress and stay well. San Francisco: Jossey-Bass.
Antonovsky An (1993) The structure and properties of the sense of coherence scale. Social Science & Medicine 36(6): 725–733.

Borst U und Hepp U (2012) Die Leiden der Angehörigen – Suizidalität und Suizid in der systemischen Therapie. Psychotherapie im Dialog 2(12): 36–40.
Boss P (2008) Verlust, Trauma und Resilienz. Die therapeutische Arbeit mit dem »uneindeutigen Verlust«. Stuttgart: Klett-Cotta.
Caplan G (1963) Emotional crisis. In: Deutsch A, Fishbein H (Hrsg.) The encyclopedia of mental health. Vol. 2. New York: Franklin Watts. S. 521–532.
Caplan G (1964) Principles of preventive psychiatry. New York: Basic books.
Chung DT, Ryan CJ, Hadzi-Pavlovic D, Singh SP, Stanton C, Large MM (2017) Suicide Rates After Discharge From Psychiatric Facilities: A Systematic Review and Meta-analysis. JAMA Psychiatry 74(7): 694–702.
Chung MC, Farmer S, Werrett J, Easthope Y, Chung C (2001) Traumatic stress and ways of coping of community residents exposed to a train disaster. Australian and New Zealand Journal of Psychiatry 35(4): 528–534.
Cohen S, Murphy MLM, Prather AA (2019) Ten Surprising Facts About Stressful Life Events and Disease Risk. Annual Review of Psychology 70: 577–597.
Deutsche Gesellschaft für Psychiatrie Psychotherapie und Nervenheilkunde (DGPPN) (Hrsg.) (2013) S3-Leitlinie Psychosoziale Therapien bei schweren psychischen Erkrankungen: S3-Praxisleitlinien in Psychiatrie und Psychotherapie. Heidelberg: Springer Medizin.
Deutscher Bundestag (1975) Bericht über die Lage der Psychiatrie in der Bundesrepublik Deutschland – Zur psychiatrischen und psychotherapeutisch/psychosomatischen Versorgung der Bevölkerung. Bonn: Hans Heger.
Erikson EH (1973) Identität und Lebenszyklus. Drei Aufsätze. Frankfurt a. M.: Suhrkamp.
Gersons BP (1996) From emergency to social psychiatric service centers; The Amsterdam experience. European Psychiatry 11(S4): 192 s.
Hepp U (2018) Hintergrund und spezielle Aspekte von Krisen- und Notfallsituationen. In: von Sydow K, Borst U (Hrsg.) Systemische Therapie in der Praxis. Weinheim: Beltz. S. 633–641.
Hepp U, Moergeli H, Buchi S, Wittmann L, Schnyder U (2005) Coping with serious accidental injury: a one-year follow-up study. Psychotherapy and Psychosomatics 74(6): 379–386.
Hoff P (2017) Autonomie, ein zentraler, aber sperriger Begriff der Psychiatrie. Swiss Archives of Neurology, Psychiatry and Psychotherapy 186(6): 175–182.
Holloway F, Sederer LI (2011) Inpatient treatment. In: Thornicroft G, Szmukler G, Mueser KT, Drake R. (Hrsg.) Community Mental Health. Oxford, New York: Oxford University Press. S. 167–177.
Johnson S, Totman J, Hobbs L (2011) Crisis and emergency services In: Thornicroft G, Szmukler G, Mueser KT, Drake R. (Hrsg.) Community Mental Health. Oxford, New York: Oxford University Press. S. 118–128.
Jones R, Jordan S (2010) The implementation of crisis resolution home treatment teams in wales: results of the national survey 2007-2008. The open nursing journal 4: 9–19.
Killapsy H, Rosen A (2011) Case management and assertive community treatment. In: Thornicroft G, Szmukler G, Mueser KT, Drake R. (Hrsg.) Community Mental Health. Oxford, New York: Oxford University Press. S. 142–150.
Lazarus RS (1993) Coping theory and research: past, present, and future. Psychosom Med 55(3): 234–247.
Lazarus RS, Folkman S (1984) Stress, Appraisal and Coping. New York: Springer.
Mann JJ, Apter A, Bertolote J, Beautrais A, Currier D, Haas A, U Hegerl, Lonnqvist J, Malone K, Marusic A, Mehlum L, Patton G, Phillips M, Rutz W, Rihmer Z, Schmidtke A, Shaffer D, Silverman M, Takahashi Y, Varnik A, Wasserman D, Yip P, Hendin H (2005) Suicide prevention strategies: a systematic review. JAMA 294(16): 2064–2074.
Mann JJ, Michel CA, Auerbach RP (2021) Improving Suicide Prevention Through Evidence-Based Strategies: A Systematic Review. The American Journal of Psychiatry 178(7): 611–624.
Michel K (2002) Der Arzt und der suizidale Patient. Teil 2: Praktische Aspekte. Schweizerisches Medizin-Forum 2(31): 730–734.
Mondloch MV, Cole DC, Frank JW (2001) Does how you do depend on how you think you'll do? A systematic review of the evidence for a relation between patients' recovery expectations and health outcomes. CMAJ 165(2): 174–179.

Pasamanick B, Scarpitti FR, Lefton M, Dinitz S, Wernert JJ, McPheeters H (1964) Home Vs Hospital Care for Schizophrenics. JAMA 187: 177–181.

Querido A (1935) Community mental hygiene in the city of Amsterdam. Mental Hygiene 19: 177–195.

Rupp M (2017) Notfall Seele. Ambulante Notfall- und Krisenintervention in der Psychiatrie und Psychotherapie. Stuttgart: Thieme.

Sauvant JD, Schnyder U (2001) Zur Unterscheidung von »Notfall« und »Krise« in der Psychiatrie. In: Sauvant JD, Schnyder U (Hrsg.) Krisenintervention in der Psychiatrie. 3. Aufl. Bern, Göttingen, Toronto, Seattle: Hans Huber: 45–54.

Schnyder U, Buchi S, Sensky T, Klaghofer R (2000) Antonovsky's sense of coherence: trait or state? Psychotherapy and Psychosomatics 69(6): 296–302.

Stein C (2020) Spannungsfelder der Krisenintervention. Ein Handbuch für die Praxis. Stuttgart: Kohlhammer.

Stulz N, Wyder L, Maeck L, Hilpert M, Lerzer H, Zander E, Kawohl W, Grosse Holtforth M, Schnyder U, Hepp U (2020) Home treatment for acute mental healthcare: randomised controlled trial. The British Journal of Psychiatry 216(6): 323–330.

Ulland D, Andersen AJ, Larsen IB, Seikkula J (2014) Generating dialogical practices in mental health: experiences from southern norway, 1998-2008. Administration and policy in mental health 41(3): 410–419.

Welter-Enderlin R, Hildenbrand B (2004) Systemische Therapie als Begegnung. 4., völlig überar. u. erw. Aufl. Stuttgart: Klett-Cotta.

Wheeler C, Lloyd-Evans B, Churchard A, Fitzgerald C, Fullarton K, Mosse L, Paterson B, Zugaro CG, Johnson S (2015) Implementation of the Crisis Resolution Team model in adult mental health settings: a systematic review. BMC psychiatry 15(1): 74.

White M, Epston D (2013) Die Zähmung der Monster – der narrative Ansatz in der Familientherapie. 7. unveränd. Aufl. Heidelberg: Carl-Auer.

11 Systemische Gemeindepsychiatrie

Nils Greve

11.1 Einleitung: der Begriff »Gemeindepsychiatrie«

Bis zum Beginn der Reformbewegung vor rund 50 Jahren bestand die Psychiatrie in Deutschland aus den »Heil- und Pflegeanstalten«, großen, nach außen weitgehend abgeschlossenen Institutionen, und einem dünnen ambulanten Netz aus Einzelpraxen von »Fachärzten für Nerven- und Gemütsleiden« sowie Fürsorgern. An wenigen Orten gab es »psychosoziale Hilfsvereine«, Vorläufer der heutigen ambulanten gemeindepsychiatrischen Anbieter.

Im Gefolge der Psychiatrie-Enquête (Deutscher Bundestag 1975) hat sich die Versorgung stark verändert. Neben der Humanisierung der Krankenhausbehandlung und der starken Zunahme an niedergelassenen Arzt- und Psychotherapeutenpraxen sind mehr oder weniger wildwüchsig zahlreiche neue Dienste und Einrichtungen entstanden, deren gemeinsames Ziel es ist, Menschen mit schweren psychischen Erkrankungen alle Hilfen zukommen zu lassen, die sie für ein Leben außerhalb der früheren Anstalten benötigen. Zur ärztlich-therapeutischen Behandlung stehen sie in einem Ergänzungsverhältnis, weshalb sie früher auch als »komplementäre Leistungen« bezeichnet wurden. In der Enquête (ebd.) werden sie als »gemeindenah« bezeichnet, in Abgrenzung zu den oft auf der grünen Wiese gelegenen Anstalten.

Inzwischen hat sich der Begriff der »Gemeindepsychiatrie« weithin etabliert. Er hat allerdings eine begriffliche Unschärfe: Gemeint sein können vor allem die genannten »neuen« Einrichtungen (Variante 1) oder aber (Variante 2) alle Institutionen, die sich dem im folgenden Kasten zu lesenden Grundkonzept verpflichtet fühlen:

> **Die gemeindepsychiatrische Vision: Komplexleistungen »wie aus einer Hand«**
>
> Ganzheitliche Hilfen für schwer psychisch erkrankte Menschen:
>
> - individuell bedarfs- und bedürfnisgerecht
> - sektoren- und SGB-übergreifende Komplexleistungen
> - multikonzeptionell und multiprofessionell
> - so weit wie möglich im gewohnten Lebensumfeld
> - jederzeit leicht erreichbar (niederschwellig)

- unter Einbeziehung des »sozialen Umfelds« = der wesentlichen Bezugspersonen
- therapeutisch ausgerichtet auf Förderung der Selbstbestimmung und sozialen Teilhabe

In diesem Beitrag ist primär das letztere Verständnis von »Gemeindepsychiatrie« als Paradigma ambulant-ganzheitlicher Versorgung gemeint. Welche Rolle systemische Konzepte, Ideen und Arbeitsweisen dabei spielen können, wird in mehreren Teilschritten dargestellt.

Im ersten Teil (▶ Kap. 11.2) geht es um regionale Versorgungsstrukturen und Ansätze zur Entwicklung von »Komplexleistungen«. Der zweite Teil (▶ Kap. 11.3) befasst sich mit Paradigmata helfender Beziehungen und der besonderen Stellung systemischer Ansätze im psychiatrischen Kontext. Der abschließende Teil (▶ Kap. 11.4) ist dem Offenen Dialog gewidmet, der die beiden Ebenen der Versorgungsstruktur und der therapeutischen Beziehung idealtypisch miteinander verbindet.

Dem gemeindepsychiatrischen Sprachgebrauch folgend, verwende ich den Begriff »Klienten« auch im Sinne von »Patienten«, »Hilfesuchenden«, »Leistungsberechtigten«, Rehabilitanden«, »Index-Patienten« usw. Für die Anwender systemischer Arbeitsformen, aus deren Sicht dieser Beitrag geschrieben ist, verwende ich u. a. die Begriffe »Bezugsbetreuer« (in ihrer Beziehung zu ihren Klienten) und »Moderatoren« (in Mehrpersonen-Gesprächen).

11.2 Kontext Gemeindepsychiatrie: Vielfalt der Strukturen

Die »Landschaft« der psychiatrischen Angebote in Deutschland ist bunt: Nur wenige Einrichtungstypen existieren tatsächlich überall, Leistungen werden mal von großen, mal von kleinen Institutionen erbracht, deren Beziehungen untereinander alle Varianten von enger Kooperation bis zu offener Konkurrenz aufweisen, es gibt überversorgte Regionen neben nahezu weißen Flecken, und das Ganze ist unübersichtlich nicht nur für Hilfebedürftige und ihre Angehörigen, sondern auch für viele Profis. Das Gesamtangebot ist im internationalen Vergleich durchaus üppig, aber wildwüchsig entstanden, ungleich verteilt und stark separiert.

Eine der wichtigsten Ursachen für diese unerfreuliche Situation ist das *stark zersplitterte Sozialrecht*. Verschiedene Leistungsarten werden in verschiedenen Bänden des Sozialgesetzbuches geregelt, jede mit eigenen Kostenträgern, eigenen Finanzierungslogiken, eigenen Zugangsvoraussetzungen und Qualitätskriterien. Diese Ausgangssituation hat dazu geführt, dass die Leistungsanbieter sich meist ähnlich spezialisiert aufstellen. Viele bieten nur einzelne Sparten an, zum Beispiel nur Behandlung oder ausschließlich Hilfen zur Teilhabe im Arbeitsleben. Andere haben komplexere Portfolios, organisieren die einzelnen Leistungsarten dann aber wiederum in getrennten Abteilungen, spezialisierten Teams oder eigenständigen Tochtergesellschaften.

Ein weiterer Grund ist im *Fehlen zentraler Steuerung der Versorgungsstruktur* zu suchen. Eigentlich wären hier vor allem die Kommunen mit ihrer Verpflichtung zur Daseinsvorsorge vor Ort zuständig, daneben noch die Landesregierungen mit überregionalen Fragen, beispielsweise der Krankenhausplanung. Letztlich können beide Instanzen eine gleichmäßige, bedarfsgerechte und ganzheitliche Versorgung aber nicht bewirken. Die zahlreichen Kostenträger der Kranken-, Renten-, Arbeitslosen- und Unfallversicherung, Eingliederungshilfe, Kinder- und Jugendhilfe und weiterer Sparten steuern die Ausstattung ihrer Leistungsarten jeweils nach eigenen Regeln. Auf der anderen Seite ist die Erbringung der diversen Leistungen überwiegend in den Händen der Freien Wohlfahrtspflege oder in privatwirtschaftlicher Trägerschaft, wobei die Größe der Institutionen zwischen einstelligen Mitarbeiterzahlen und großen Konzernen alle Abstufungen aufweist. Marktwirtschaftliche Konzepte wie Wettbewerb, Niederlassungsfreiheit und Leistungssteuerung über finanzielle Anreize stehen einer bedarfsgerechten Ausrichtung des Angebots zusätzlich im Wege.

Die bisher beschriebene Situation hat strukturelle Ähnlichkeiten mit dem »Heiligen Römischen Reich deutscher Nation« mit seinen Duodez-Fürstentümern, dem Nebeneinander großer und sehr kleiner Einheiten, den Sonderprivilegien kirchlicher Besitztümer oder Freier Reichsstädte und einer weitgehend machtlosen Zentralgewalt. Hier wie seinerzeit dort sind eine stark unterschiedliche Qualität der Versorgung und große Reibungsverluste durch mangelnde Kooperation bis hin zu offenen Rivalitäten zu verzeichnen.

11.2.1 Leitliniengerechte Versorgungsstrukturen

Wie eine bedarfsgerechte Struktur des Hilfesystems auszusehen hätte, ist seit langem bekannt. Die S3-Leitlinie »Psychosoziale Therapien bei schweren psychischen Erkrankungen« liegt allerdings erst seit dem Jahr 2013 vor, mittlerweile in zweiter, überarbeiteter Auflage (DGPPN 2018). Deren Empfehlungen zu »Systeminterventionen« sehen eine »gemeindepsychiatrische, teambasierte und multiprofessionelle Behandlung« als Kernelement regionaler Strukturen vor.

Eine weithin anerkannte Blaupause für eine idealtypisch und leitliniengerecht versorgte Region haben kürzlich Steinhart und Wienberg mit ihrem »Funktionalen Basismodell gemeindepsychiatrischer Versorgung« vorgelegt (Steinhart und Wienberg 2017; Wienberg und Steinhart 2020). Die zentrale Position im regionalen Hilfesystem kommt mobilen multiprofessionellen Teams zu, mit den Aufgaben der »Beratung«, der »Erschließung individuell passgenauer Leistungen« und deren »Steuerung im Einzelfall«. Für die Arbeit dieser Teams ist systemische Beratung und Therapie besonders geeignet.

Bevor es aber darum geht, wie ein systemisches Vorgehen in der Arbeit dieser Teams aussehen kann, sollen konventionelle (nicht systemische) Ansätze zur Implementation komplexer, vernetzter Leistungen kurz dargestellt werden.

11.2.2 Gemeindepsychiatrische Verbünde

Seit dem Modellprogramm Psychiatrie der Bundesregierung in den 1980er Jahren besteht weitgehende Einigkeit darüber, dass die vielen einzelnen Hilfen in definierten Versorgungsregionen zu »*Gemeindepsychiatrischen Verbünden*« zusammengeführt werden sollen. Die Idealvorstellung einer regionalen Holding, unter deren Dach alle Anbieter zusammengeführt werden (Expertenkommission 1988), hat sich allerdings nicht durchgesetzt. Immerhin ist es aber unter der Leitidee des Gemeindepsychiatrischen Verbundes zu Kooperationen selbständiger Institutionen gekommen, die daran arbeiten, dem Ideal einer komplexen Hilfe »wie aus einer Hand« möglichst nahe zu kommen (www.bag-gpv.de). Auch hier ist eine große Heterogenität der entstandenen Verbundgebilde zu verzeichnen. Eine Zusammenführung *aller* Anbieter zu verbindlicher Kooperation ist bisher nicht zustande gekommen; insbesondere die niedergelassenen Fachärzte und Psychotherapeuten sind nur selten integriert.

Inwieweit die neue *KSVPsych-Richtlinie* des Gemeinsamen Bundesausschusses, deren »Netzverbünde« von den niedergelassenen Praxen ausgehen sollen, hier eine neue Chance eröffnen wird, bleibt abzuwarten.

Einen anderen Weg beschreiten einige Kliniken mit *Modellvorhaben gemäß § 64b SGB V* (▶ Kap. 8) und weiteren Projekten, zum Teil gefördert durch den Innovationsfonds des Gemeinsamen Bundesausschusses. Ihnen ist gemeinsam, dass sie erfolgreich die Trennung innerhalb der Klinikbehandlung in stationäre, teilstationäre, ambulante und aufsuchende Behandlung flexibilisieren; nur wenige haben allerdings andere Leistungserbringer einbezogen.

Die im Abschnitt 11.2.1 benannte zentrale Funktion mobiler multiprofessioneller First-Line-Teams mit personell kontinuierlicher Bezugsbegleitung und koordinierend-vernetzender Gesamtverantwortung fehlt dagegen, sie ist in keinem SGB-Band als Regelleistung vorgesehen.

Diese zentrale Lücke im bundesdeutschen Regelwerk wird von Psychiatrischen Institutsambulanzen, Sozialpsychiatrischen Diensten und Leistungserbringern der Eingliederungshilfe sowie gesetzlichen Betreuern gemäß §§ 1814 ff BGB nur notdürftig und teilweise geschlossen, soweit es die personelle Ausstattung und die »Spielregeln« ihrer Finanzierung jeweils zulassen. Dabei entstehen Aufgaben, die nach einer systemischen Handhabung geradezu verlangen: Mehrpersonen-Gespräche mit heterogener Zusammensetzung, in denen die Belange aller Beteiligten Gehör finden und berücksichtigt werden müssen.

Zusammenfassend lässt sich die Versorgungslandschaft als Flickenteppich ohne wirksame zentrale Steuerung beschreiben, der in seiner Vielgliedrigkeit und seinem Kooperationsbedarf eigentlich zum Einsatz systemischer Kommunikationsformen einlädt. Auch an diesem Punkt entscheidet aber jede einzelne Einrichtung bzw. deren jeweilige Akteure, ob und in welchem Maße sie diese Einladung annehmen.

11.2.3 Vielfalt der Auftraggeber: Auftragsklärung in der Gemeindepsychiatrie

Mehr noch als in anderen psychiatrischen Kontexten spielt die große Vielfalt beteiligter Auftraggeber eine Rolle in den Kontexten gemeindepsychiatrischer Arbeit.

Dem ersten Anschein nach sind die *hilfebedürftigen Personen* – Klienten, Patienten, Ratsuchende, Bewohner, Rehabilitanden – also diejenigen, denen die Leistungen zugutekommen sollen, die »Auftraggeber«. Ihre Wünsche und Bedürfnisse sollten für das Handeln professioneller Helfer ausschlaggebend sein.

Bei näherem Hinsehen führt die Frage nach »dem« Auftraggeber allerdings zu komplexen Antworten. Da Gemeindepsychiatrie im und mit dem Lebensumfeld der Klienten arbeitet, drängen sich weitere Auftraggeber unvermeidlich ins Blickfeld der Helfer.

Offensichtlich bestimmen im sozialrechtlichen Beziehungsdreieck zwischen Leistungsträger, Leistungserbringer und Leistungsberechtigtem die *Leistungsträger* als Geldgeber mittels Leistungs-, Vergütungs- und Prüfungsvereinbarungen maßgeblich die Rahmenbedingungen der Leistungen. Dazu gehören etwa die Zugangsvoraussetzungen und Leistungsberechtigungen, Vergütungen und finanziellen Anreize, Qualitätsmaßstäbe und Vorschriften zur Durchführung der Hilfen. Die Leistungsträger sind somit die primären Auftraggeber, alle übrigen Beteiligten können ihre Wünsche und Bedürfnisse nur im von ihnen gesetzten Rahmen einbringen.

An diesen Rahmenbedingungen brechen sich nicht selten die Aufträge der Klienten. Einige Beispiele: Der Wunsch eines Heimbewohners[7], in eine eigene Wohnung umzuziehen, kann abgelehnt werden, wenn die Hilfeplaner ihm ein selbständiges Leben nicht zutrauen. Eine gewünschte ambulante Psychotherapie kann am Mangel freier Plätze oder auch an einem negativen Gutachtervotum scheitern. Wünsche nach beruflicher Qualifizierung oder guter Arbeit werden oft nicht erfüllt, wenn Rehabilitationsvoraussetzungen oder geeignete Einrichtungen fehlen oder ein eigentlich gebotenes Job Coaching als Begleitung am Arbeitsplatz vom Leistungsträger nicht bewilligt wird.

Weitere wirkmächtige Auftraggeber sind bei allen Zwangsmaßnahmen die *örtlichen Ordnungsbehörden und Gerichte*. Offensichtlich engen ihre Anordnungen die Möglichkeiten der Klienten, Aufträge zu erteilen, zeitweise stark ein.

Gesetzliche Betreuer sind nach ihrem gesetzlichen Auftrag für die Durchsetzung der Wünsche und Rechte ihrer Betreuten bestellt worden, sie sind bildlich gesprochen »Steuerleute« oder »Lotsen« ihrer Betreuten. Das ändert sich immer dann, wenn es wegen Gefahrenabwehr oder anderer »schwerwiegender Nachteile« um Freiheitsentziehung und weitere Maßnahmen gegen den Willen der Betroffenen geht. Dann sind sie an der Einengung der Aufträge ihrer Betreuten beteiligt.

Weitere Einschränkungen hinsichtlich des Auftraggeber-Status der Klienten ergeben sich daraus, dass *psychiatrische Einrichtungen* sich über die Festlegungen durch

---

7 Anmerkung: Die sozialrechtlich überholten Begriffe »Heim« und »Wohnheim« sind in diesem Text der Einfachheit halber verwendet worden; die jeweils dargestellten Sachverhalte dürften auf die neuen »besonderen Wohnformen« aber unverändert zutreffen.

die genannten externen Auftraggeber hinaus eigene Regeln geben. Das gilt in besonderem Maße für stationäre und teilstationäre Einrichtungen: die Essenszeiten und Küchendienste in Heimen, die festgelegten Therapiepläne in Tageskliniken und Stationen.

Dass insbesondere stationäre und teilstationäre Einrichtungen für ihr Funktionieren Rahmenbedingungen benötigen, soll hier nicht bestritten werden. Eigene Vorlieben der Klienten, etwa für ungewöhnliche Essensgewohnheiten oder verschobene Wach- und Schlafzeiten, können aber infolgedessen nicht ohne Weiteres zum Tragen kommen.

Die lange Liste der Auftraggeber muss noch um das »*soziale Umfeld*« ergänzt werden, also Familienangehörige, Mitbewohner, Freunde, Nachbarn, Vorgesetze und Arbeitskollegen – kurz: alle Personen, die von der psychischen Erkrankung oder dem ungewöhnlichen Verhalten der »Klienten« in irgendeiner Weise mitbetroffen sind. Auch sie erheben Ansprüche darauf, dass ihre Bedürfnisse und Wünsche in der Planung und Umsetzung psychiatrischer Hilfen berücksichtigt werden. Darüber hinaus sind sie häufig eine wertvolle soziale Ressource, indem sie durch ihre Unterstützung zum Wohlbefinden und zur Gesundung der Klienten beitragen. Andererseits tragen nicht selten Konflikte in der Familie oder am Arbeitsplatz zu akuten Krisensituationen bei und sollten – wenn möglich – aufgegriffen und bearbeitet werden, um eine Trigger-Wirkung auf chronische Verläufe zu vermeiden oder zu beenden.

11.2.4 »Schnittstellen«

Die Vielfalt der Einrichtungen und Auftraggeber mit ihren heterogenen Konzepten bringt einen großen Bedarf an übergreifender Kommunikation mit sich, die geleistet werden müsste, um Missverständnisse zu klären, unterschiedliche Sichtweisen auf gemeinsame Klienten abzugleichen und Teilziele aufeinander abzustimmen.

Erfahrungsgemäß ist es aber keineswegs selbstverständlich, dass diese Kommunikation stattfindet. Im stationären Bereich, in dem alle Leistungsarten zu einer Institution gehören, gibt es immerhin meist wöchentliche Besprechungen auch mit den »entlegenen« Berufsgruppen, die nicht zum Stationsteam gehören, wie Ergo- oder Musiktherapeuten. Im ambulanten Bereich sind solche Routinen, die ja meist institutionsübergreifend sein müssten, dagegen nicht regelhaft etabliert und nur teilweise von dem einen oder anderen Kostenträger finanziert.

11.2.5 Systemische Netzwerkarbeit

Nichtsdestotrotz ergeben sich im gemeindepsychiatrischen Alltag viele Situationen, in denen Bezugsbetreuer mit ihren Klienten und zusätzlich mit Angehörigen und/oder weiteren Helfern zusammenkommen. Es liegt nahe, dafür systemische Formen der Moderation zu nutzen.

Schließlich ist die Vorstellung, dass jeder Gesprächsteilnehmer eine eigene Wirklichkeitskonstruktion ins Gespräch mitbringt, der konstruktivistische – oder besser sozial-konstruktionistische (Deissler 2016) – Ausgangspunkt systemischer

Gespräche. Eine neutrale bzw. allparteiliche Haltung gegenüber allen Gesprächspartnern, die jedem eine eigene Agenda zubilligt und auf Richtig-Falsch-Bewertungen verzichtet, bewährt sich hier in besonderer Weise. Es entstehen Räume für gegenseitiges Verstehen und neue, im besten Fall gemeinsame Sichtweisen auf die Probleme und Möglichkeiten zu ihrer Lösung.

Deissler, Keller und Schug haben bereits früh (1995) in einer Arbeitsgruppe, der auch der Autor dieses Beitrags angehörte (Deissler 1990), im Kontext einer großen psychiatrischen Klinik eine besondere Form »kooperationsfördernder Gespräche« entwickelt und moderiert. Mit einigen Modifikationen erweist sich diese Gesprächsform als alltagstauglich für gemeindepsychiatrische Netzwerkarbeit.

Auf Wunsch zum Beispiel eines Stationsteams, eines behandelnden Arztes, eines ambulanten Wohnbetreuers oder auch einer Familie, die von dieser Möglichkeit erfahren hatte, wurden alle Beteiligten zu einem Gespräch eingeladen. Bei einer großen Zahl von Teilnehmern – Gespräche mit mehr als zehn Teilnehmenden waren keine Seltenheit – kamen nacheinander Teilgruppen im Innenkreis zu Wort, also beispielsweise erst das Stationsteam, von dem der Gesprächswunsch ausgegangen war, dann die Familie, im Anschluss ambulant tätige Professionelle. Nach einem Reflektierenden Team aus Mitgliedern der systemischen Arbeitsgruppe wurden alle Teilnehmenden erneut in mehreren Sequenzen zu Reflexionen eingeladen.

Dieses Modell eines stark strukturierten Gesprächsablaufs, das noch in der Frühzeit der breiten Einführung des Reflektierenden Teams entstand, ist für »große Runden« durchaus zweckmäßig, um allen Teilnehmern Gelegenheit zu verschaffen, ihre individuelle Sicht der Dinge einzubringen.

In kleineren, weniger komplex zusammengesetzten Gesprächen kann man auf eine strikte Abfolge von »Interviews« nach dem klassischen Mailänder Modell gut verzichten zugunsten flexiblerer Formen der Moderation.

Aus der so entstehenden Vielfalt unterschiedlicher Sichtweisen können leicht neue Möglichkeiten für die Verflüssigung festgefahrener Situationen entstehen, allemal aber eine Verbesserung der weiteren Zusammenarbeit zwischen dem privaten System und diversen professionellen Einrichtungen.

Dieser zweifache Ertrag systemischer Gespräche – neue Lösungen für feststeckende Problemsituationen und Verbesserung der Kooperation zwischen vielen Beteiligten – macht systemisch inspirierte Kommunikation zu einer wertvollen Bereicherung (gemeinde-) psychiatrischer Arbeit. Wie oben dargestellt, ist Kooperation und Vernetzung vieler Beteiligter das »Missing Link« der regionalen Versorgung. Systemische Gesprächsführung ist prädestiniert für dessen praktische Umsetzung.

Der mögliche Nutzen systemischer Kommunikation in gemeindepsychiatrischen Kontexten ist vielfältig. Schütze und Greve (2016, S. 51) stellen in einem Übersichtsaufsatz zusammenfassend fest:

»Netzwerkgespräche können in psychiatrischen Kontexten genutzt werden

- als Ergänzung zu den laufenden Hilfen, insbesondere bei ungünstigen oder steckengebliebenen Verläufen,
- als Meta-Kommunikation zur Verbesserung der Koordination und Abstimmung der Hilfen,

- als Mittel der Planung zu Beginn der Hilfen, einschließlich der gemeinsamen Erarbeitung von »Krisenplänen«, Behandlungsvereinbarungen u. ä.,
- bei Übergängen zwischen Settings (z. B. Aufnahme in oder Entlassung aus stationärer Behandlung, bei Verlegung in eine Tagesklinik, bei Beginn einer Betreuung in einer komplementären Einrichtung, bei Beginn einer Einzelpsychotherapie) und
- bei akuten Krisen, um ein vertieftes Verständnis der möglichen Ursachen oder Auslöser zu gewinnen und um alle Beteiligten in gemeinsames Handeln zur Überwindung der Krisensituation einzubeziehen.«

Nicht selten gehen aus solchen Beratungen aber auch Gespräche mit systemisch-psychotherapeutischem Charakter im engeren Sinne hervor, zum Beispiel mit Paaren oder Familien. Wie so häufig in der Gemeindepsychiatrie, sind sie dann – mangels offizieller Möglichkeit – nicht als »Psychotherapie« deklariert und finanziert, sondern zum Beispiel als Teil der Leistungen der Eingliederungshilfe oder einer Institutsambulanz.

11.2.6 Transparenter Umgang mit eigenen Kontextbindungen

Die Moderation komplex zusammengesetzter Gesprächsrunden macht eine Gesprächsleitung durch Moderatoren wünschenswert, die allen übrigen Teilnehmern gleichermaßen offen (»neutral«) gegenüberstehen, also möglichst frei von Kontextbedingungen sind, die von ihnen eigene Standpunkte zu offenen oder strittigen Gesprächsthemen erwarten.

Allerdings stehen für Netzwerkgespräche in der Regel – mangels Finanzierung – keine ansonsten unbeteiligten Gesprächsleiter zur Verfügung; vielmehr handelt es sich in der Regel um Zusammenkünfte der bereits im Einzelfall Beteiligten. Sie sind dann beispielsweise Bezugsbetreuer im ambulant betreuten Wohnen, behandelnde Ärzte, Sozio- oder Ergotherapeuten, Pflegekräfte oder Sozialarbeiter der Klinik. Dann übernehmen einer oder zwei professionelle Helfer die Aufgabe der Gesprächsleitung. Das können die einladenden Gastgeber sein, oder die Frage der Gesprächsleitung entscheidet sich auf andere Weise, beispielsweise hierarchisch oder durch Aushandeln. Der wesentliche Unterschied zu anderen Kontexten systemischer Therapie und Beratung besteht dann darin, dass die Gesprächsleiter gleichzeitig noch weitere Beziehungen zu den Klienten/Patienten haben. Sie sind infolgedessen nicht »neutral« oder allparteilich im klassischen Sinne, sondern selbst »Partei« im helfenden System. Um dennoch einer allparteilichen Haltung möglichst nahezukommen, empfiehlt sich ein transparenter Umgang mit den eigenen Bindungen und Voreingenommenheiten (Greve 2002).

Sie könnten das beispielsweise wie folgt zum Ausdruck bringen: »Als Arzt habe ich natürlich eigene Kenntnisse über die Wirkungen von Medikamenten. In diesem Gespräch geht es mir aber (zunächst) darum, Ihre Haltungen dazu kennenzulernen. Danach können wir vielleicht über die unterschiedlichen Sichtweisen sprechen.« – »Ich verstehe meine Aufgabe als Therapeut nicht als ein Schiedsrichter zwischen Ihnen, zum Beispiel über die Notwendigkeit bestimmter Therapien, sondern als Berater, wie Sie mit Ihren unterschiedlichen Haltungen dazu weiterkommen könnten.«

Moderatoren können eine Allparteilichkeit nicht erreichen, wenn sie zu den Gesprächsthemen ihre Vorstellungen als Expertenmeinungen einbringen, wohl aber, wenn sie sie als eine Sichtweise unter vielen möglichen darstellen und deutlich machen, dass sie davon ausgehen, dass Klienten und Angehörige eigene Experten für ihr Leben sind – beispielsweise dafür, wie sich die Einnahme oder Nicht-Einnahme eines Neuroleptikums für sie persönlich auswirken würde (zum Umgang mit Medikamenten vgl. auch Greve und Hummelsheim 2015).

11.2.7 Symmetrische und komplementäre Beziehungsdefinitionen

Beteiligte professionelle Helfer definieren ihre Beziehungen zu ihren Klienten gewöhnlich komplementär (Helfer/Hilfebedürftiger, Auftraggeber/Auftragnehmer), die Beziehungen zu anderen Leistungserbringern dagegen symmetrisch (Kollegen, die ebenso wie ich eine Hilfeleistung erbringen; wir sitzen alle im selben Boot). Diese Definitionen sind naheliegend und zunächst in der Regel auch funktional. Wenn sich die Hilfen überschneiden oder unterschiedliche Auffassungen der professionellen Helfer zu Konflikten führen, bewährt sich die symmetrische Vorstellung allerdings häufig nicht. Es kann zu Rivalitäten mit symmetrischer Eskalation in der Frage kommen, wer denn nun im Konfliktfall entscheidet bzw. »recht hat«.

Nicht selten entstehen beispielsweise Meinungsverschiedenheiten über den Einsatz und die Dosierung von antipsychotischen Medikamenten zwischen Bezugsbetreuern der Eingliederungshilfe und behandelnden Ärzten. Beide beanspruchen Expertentum: für die Lebenswelt der Klienten (Eingliederungshilfe), in der eine höhere Dosierung zu unerwünschten Einschränkungen alltäglicher Fähigkeiten führen kann, bzw. für die fachgerechte Krankheitsbehandlung (Arzt), die bei einer hohen Symptomlast eine Dosiserhöhung vorsieht.

Ein möglicher Ausweg aus solchen symmetrischen Eskalationen kann gelegentlich das Spiel mit symmetrischen und komplementären Beziehungsangeboten sein. Definiert sich der Bezugsbetreuer nicht symmetrisch als »Kollege« im selben Boot, sondern komplementär als einer von mehreren Auftraggebern der ärztlichen Behandlung, kann er seine Wünsche an eine – in seinem Sinne – gute Dosierung geltend machen, ohne die ärztliche Kompetenz in Frage zu stellen.

Ein Betreuer aus der Tagesstätte oder am Arbeitsplatz könnte beispielsweise anfragen, ob vielleicht eine Änderung der Dosis oder der Intervalle einer Depotmedikation möglich wäre, weil der Patient in der Tagesstätte oder am Arbeitsplatz jeweils in den ersten Tagen nach der Spritze besonders müde und praktisch arbeitsunfähig wirke. Er würde dadurch den Eindruck vermeiden, mit dem Arzt über die Richtigkeit der medikamentösen Verordnung zu konkurrieren.

Wenn eine Verständigung unterbleibt oder misslingt, können Entscheidungen ggf. hierarchisch zustande kommen, zum Beispiel durch die besondere Stellung der Ärzte in den meisten psychiatrischen Kontexten. Differenzen können aber auch ungeklärt bleiben, mit Verunsicherung und Verwirrung für die Klienten.

11.3 Paradigmata helfender Beziehungen

Der oben beschriebenen strukturellen Vielfalt der Kostenträger und Leistungserbringer entspricht eine konzeptionelle Vielfalt: Psychiatrische Hilfen dienen der Therapie, Behandlung, Rehabilitation, Teilhabeförderung, Pflege, lebenspraktischen Unterstützung, sozialen Kompetenzerweiterung, Beheimatung, Versorgung, Normanpassung, Gefahrenabwehr und Sicherung der Ordnung des Zusammenlebens. Sie sollen den individuellen Bedarf an solchen Leistungen decken, den Bedürfnissen der Klienten und ihrer Angehörigen entsprechen, deren Wünsche zumindest berücksichtigen, sie bei der Durchsetzung ihres Willens unterstützen und gleichzeitig die Vorschriften ihrer jeweiligen sozialrechtlichen Normierung einhalten.

Diese Aufzählung ist weder vollständig noch frei von Überschneidungen. Sie soll verdeutlichen, dass im Einzelfall beteiligte Leistungserbringer mit ihren Zielsetzungen und Arbeitsregeln keineswegs von vorneherein »an einem Strang ziehen« oder »in einem Boot sitzen«. Eine Vielzahl möglicher Konflikte ist sozusagen vorprogrammiert: Beispielsweise kann das Ziel einer Beseitigung oder Eindämmung psychotischen Erlebens zu Medikamentendosierungen führen, die einer Teilhabe am Arbeitsleben im Wege stehen; tiefenpsychologisch orientierte Psychotherapeuten können sich schwertun, an einem Reflektierenden Team teilzunehmen; das reglementierte Alltagsleben in einer Heimeinrichtung ist mit einer selbstbestimmten Tagesgestaltung nicht ohne Weiteres vereinbar.

Auf den ersten Blick wirkt diese Vielfalt der Konzepte wiederum wie geschaffen für systemische, kooperationsfördernde Gespräche zwischen allen Leistungserbringern. Ist doch die Polyphonie der helfenden Dienste letztlich nichts anderes als die Polyphonie zwischen Familienmitgliedern – sie sprechen über das gleiche Thema (beispielsweise einen Ehestreit oder die Erkrankung eines Kindes), erzählen darüber aber verschiedene, von individuellen Sichtweisen geprägte Geschichten.

So ähnlich verhält es sich mit den Sichtweisen unterschiedlicher Leistungserbringer – die Helfenden sprechen über das gleiche Thema (z. B. Medikamentendosierungen), äußern aber vor dem Hintergrund ihrer je eigenen Aufträge unterschiedliche Erwartungen.

Insofern eignen sich, wie oben bereits dargestellt, systemisch moderierte »Fallbesprechungen«, »Helferkonferenzen«, »Super- oder Intervisionen« usw. dazu, die Kooperation zwischen den Helfern der Dienste zu fördern und ihre Angebote aufeinander abzustimmen.

Systemische Beratung und Therapie hat allerdings eine gravierende »Nebenwirkung«: Ihre Grundvorstellungen widersprechen dem medizinisch geprägten Paradigma, das nahezu allen helfenden Beziehungen in psychiatrischen Kontexten zugrunde liegt.

11.3.1 Medizinisches Paradigma

Psychiatrie ist seit etwa der Mitte des 19. Jahrhunderts primär als medizinisches Fachgebiet verortet und daher weitgehend vom medizinischen Paradigma geprägt: Experten erheben Befunde, stellen Diagnosen, entwickeln daraus Maßnahmen und verschreiben bzw. empfehlen ihren Patienten Verhaltensweisen, die ihren Zielvorstellungen entsprechen.

Diese Arbeitsweise findet über die ärztliche Behandlung hinaus breite Anwendung, beispielsweise auch in der Pflege (Pflegediagnostik, Pflegeplanung), der Ergotherapie (Arbeitsdiagnostik, gestuftes Arbeitstraining usw.) und der Eingliederungshilfe mit ihren »Hilfeplänen« bis hin zur Anwendung verhaltenstherapeutisch geprägter, manualisierter Einzel- und Gruppenbehandlungen wie Reizexposition, Desensibilisierung, Entspannungsübungen oder sozialem Kompetenztraining.

Bei allen Unterschieden hinsichtlich der Ziele und Arbeitsweisen liegt den genannten Hilfen somit ein gemeinsames Verständnis helfender Beziehungen zugrunde: Experten erstellen individuelle Zuschreibungen von Eigenschaften, Fähigkeiten oder Funktionsstörungen (Diagnosen), und die Beziehung zwischen den Beteiligten ist monologisch in dem Sinne, dass sie einseitig von der Agenda der jeweiligen professionellen Experten bestimmt ist.

In jedem Falle handelt es sich um Konzepte, die von der Kybernetik erster Ordnung und einem individualpathologischen Verständnis psychosozialer Auffälligkeiten ausgehen: Professionelle Helfende, ausgerüstet mit der »Brille« ihres Fachgebiets, betrachten den Patienten als Träger von Mängeln oder Ungewöhnlichkeiten, die sie mit dem Anspruch ihrer professionellen Expertise diagnostizieren und mit Begriffen aus ihrem beruflichen Feld bezeichnen. Aus diesen fachspezifischen Diagnosen leiten sie den Bedarf an Maßnahmen aus ihrem Repertoire ab, die sie dem Patienten applizieren. Sie verfügen über eigene Maßstäbe für den Erfolg ihrer Interventionen, etwa »Symptomrückgang«, »verbesserte Alltagsbewältigung«, »stärkere Teilhabe am sozialen Leben«, »gesteigerte Leistungsfähigkeit bei Arbeitstätigkeiten« usw.

Auf dieser gemeinsamen paradigmatischen Grundlage ruht der größte Teil professioneller psychiatrischer Hilfen. Konzepte individueller »Störungen«, »Behinderungen« oder anderer Benennungen individueller (pathologischer) Besonderheiten dominieren und haben zu einer Verfestigung von Begriffen geführt, die sich auch dann zäh am Leben erhalten, wenn sie wissenschaftlich vielfach hinterfragt wurden (vgl. die Fundamentalkritik an der »Wissenschaftlichkeit« psychiatrischer Diagnostik und Therapie bei Weinmann 2019).

Dabei spielen ärztliche Diagnosen übrigens im gemeindepsychiatrischen Alltag eine bemerkenswert untergeordnete Rolle gegenüber Pflege- oder Arbeitsdiagnostik und vor allem der Ermittlung von »Bedarfen« an Assistenzleistungen mittels Hilfeplänen.

11.3.2 Systemisches Paradigma

Systemische Therapie und Beratung hat dagegen gänzlich andere theoretische Ausgangs- und Bezugspunkte, die zum Vorgehen mit Expertendiagnosen und daraus abgeleiteten Interventionen im Widerspruch stehen.

Die mit der Zulassung der systemischen Therapie als wissenschaftliches Verfahren und Kassenleistung aufgeflammten Kontroversen um das Spannungsfeld zwischen der Kybernetik zweiter Ordnung und »störungsspezifischem Wissen« soll bei der folgenden Darstellung unberücksichtigt bleiben (siehe dazu z. B. Geyerhofer et al. 2018; Schweitzer und von Schlippe 2015)

Gemeinsam dürfte allen systemischen »Schulen« folgendes Verständnis ihrer Arbeit sein: Professionelle Helfer bringen zwar ihr Fachwissen und ihre Berufserfahrung »im Gepäck« mit, sehen aber ihre Ideen (einschließlich medizinischer und anderer Diagnosen) nicht als festzustellende Wahrheiten, sondern als Ausgangspunkte oder Leitplanken für bestimmte Richtungen der Hypothesenbildung – oder, mit dialogisch-kooperativen und ähnlichen Konzepten, sogar als Hindernisse für unvoreingenommene Offenheit in ihren Dialogen mit Betroffenen (vgl. Spitzkok von Brisinski 1999; Deissler 2016; Aderhold 2017).

In ihrer Arbeit trachten sie nicht danach, ein gesichertes Wissen über Klienten zu erreichen und sie dann für daraus resultierende Maßnahmen der Behandlung oder Assistenz zu gewinnen. Es geht ihnen nicht um »Compliance« oder »Adhärenz«, sondern darum, im gemeinsamen Gespräch neue Sichtweisen auf »Probleme« zu ermöglichen, die den Betroffenen helfen sollen, eigene Lösungswege zu gehen.

Zahlreiche Bestandteile dieses Paradigmas – wie etwa eine »Haltung des Nicht-Wissens«, (Anderson und Goolishian 1992), eine dialogische Gesprächskultur, »Hypothesen« statt Diagnosen, Reflektierende Teams der Helfer im Beisein der Patienten und ihrer Angehörigen – wirken in psychiatrischen Kontexten mit ihren jeweiligen Ausformungen des medizinischen Paradigmas wie Fremdkörper. Professionelle aller Berufsgruppen reagieren auf die Bekanntschaft mit systemischen Ansätzen meist überrascht oder geradezu verwirrt und finden dann sehr unterschiedliche Haltungen dazu, von erleichterter Bejahung bis zu klarer Zurückweisung. Häufig reagieren sie fasziniert davon, dass nicht mehr Expertenwissen für die »richtigen« Lösungen von ihnen erwartet wird, weil sie in ihrer Arbeit häufig folgende Konstellation erleben: »Der Lösungsdruck wird zum Haupthindernis bei der Lösungssuche. Die Haltung des Nicht-Wissens kann helfen, sich vom Lösungsdruck zu befreien« (Wünsche 2022, S. 26).

Die systemische Kultur ist anschlussfähig an eine Reihe weiterer Konzepte, die in den letzten Jahren und teilweise Jahrzehnten im psychiatrischen Feld, besonders in der Gemeindepsychiatrie, an Bedeutung gewonnen haben.

Zu nennen ist hier zuerst der »*Trialog*« (Bock et al. 1995; Bock 2020) mit der Ausgangsidee, dass Klienten, Angehörige und Professionelle »auf Augenhöhe« miteinander kommunizieren, miteinander zu Lösungen finden (»shared decision making«) und wechselseitig voneinander lernen – und natürlich damit, dass Angehörige, Freunde, Kollegen usw. regelmäßig einbezogen sein sollen.

Die daraus hervorgegangenen Entwicklungen der neuen Berufsgruppe der *Genesungsbegleiter* (Peer-Berater) und der an Bedeutung rasch zunehmenden *partizi-*

pativen Forschung passen ebenfalls bruchlos zu der systemischen Vorstellung von cokreativer Kommunikation.

Eine besondere Nähe hat die systemische Kultur zum *Recovery-Konzept* (Abderhalden et al. 2010; Amering und Schmolke 2012) und zum Ansatz des »*Empowerment*« (Knuf 2013; 2022). Beide Ansätze verstehen professionelles psychiatrisches Handeln als Unterstützung bei der Findung eigener Wege zu einem sinnerfüllten und zufriedenen Leben.

> »Bei Recovery geht es darum, dein Schicksal, deine Herausforderungen, dein Leben wieder in den Griff zu bekommen und die entsprechende Unterstützung zu erhalten, damit du das Leben führen kannst, das du willst.« (Abderhalden et al. 2010, S. 7)

> »Empowerment zielt darauf ab, dass Menschen die Fähigkeit entwickeln und verbessern, ihre soziale Lebenswelt und ihr Leben selbst zu gestalten und sich nicht gestalten zu lassen.« (DGPPN 2018, S. 50)

Das auf Asmus Finzen zurückgehende Schlagwort »*Ver-handeln statt be-handeln*«, das bereits in der sozialpsychiatrischen Diskussion der 1990er Jahre eine bedeutende Rolle spielte, ist ein weiteres Anzeichen eines gewandelten Verständnisses der Beziehung zwischen Helfenden und Hilfesuchenden (Greve und Hummelsheim 2015).

Angestrebt werden übereinstimmend eine größere Autonomie und Selbstwirksamkeit der Klienten (vgl. Lützenberger 2017; Prestin 2020 und ▶ Kap. 13), die aktive Übernahme von Verantwortung für die eigene Lebensführung einschließlich der Steuerung der in Anspruch genommenen Hilfen sowie das hierfür erforderliche Wachstum psychischer, aber auch sozialer und körperlicher Ressourcen. Helfende Tätigkeiten sollen unterstützen, aber nicht belehren und dirigieren. In diesem Verständnis helfender Beziehungen finden sich Systemische Therapie und Beratung leicht wieder.

11.3.3 Systemisches Arbeiten in der Gemeindepsychiatrie: eine janusköpfige Beziehung

Zusammenfassend sind systemische Konzepte und Praktiken sehr gut geeignet für gemeindepsychiatrische Arbeit. Während einerseits die institutionelle Vielfalt und Polyphonie gemeindepsychiatrischer Systeme zu einer kooperationsfördernden systemischen Moderation geradezu einlädt (▶ Kap. 11.2), stehen systemische Konzepte andererseits im Widerspruch zu den experten- und maßnahmenorientierten Paradigmata nahezu aller gemeindepsychiatrischen Hilfearten, sind aber auch Teil einer Reformbewegung hin zu Selbstbestimmung und Partizipation.

11.4 Offener Dialog

Seit Jahrzehnten existiert eine Blaupause dafür, wie eine leitliniengerechte, systemisch inspirierte Umgestaltung der regionalen Versorgung am Ende aussehen könnte: die bedürfnisangepasste Behandlung und besonders der Offene Dialog nach finnischen Vorbildern (Aderhold et al. 2003; Aderhold und Greve 2009; Seikkula und Arnkil 2022).

Dieses Modell vereint eine ambulante First-line-Versorgung durch mobile multiprofessionelle Teams, die für die gesamte Dauer verantwortlich für die Einleitung und Moderation der individuell erforderlichen Hilfen bleiben, mit einer systemisch-dialogischen Gesprächskultur zwischen allen Beteiligten.

Es eignet sich darum in besonderer Weise dazu, Entwicklungsstränge in der deutschen Psychiatrie zusammenzuführen, die bisher weitgehend unverbunden nebeneinanderher verlaufen (Greve 2003; 2022): Es verbindet eine *gemeindepsychiatrische*, der zitierten Leitlinie entsprechende Struktur mit einem *systemisch-psychotherapeutischen* Verständnis psychischer Erkrankungen und einem daraus resultierenden Konzept des dialogischen Zusammenwirkens von Patient, Angehörigen und professionellen Helfern.

Gegenüber den Empfehlungen der Leitlinie und dem Modell von Steinhart und Wienberg (siehe auch Kap. 11.2.1) beinhaltet das Konzept des Offenen Dialogs noch wesentliche Erweiterungen:

- Netzwerkgespräche (»Treatment Meetings«), zu denen alle Beteiligten eingeladen werden, als Start- und Kristallisationspunkt des gesamten Hilfegeschehens;
- ein Konzept der Kommunikation im Netzwerk, das weitgehend den systemischen Ansätzen von Tom Andersen, Harold Goolishian und insbesondere dem »collaborative-dialogic approach« von Harlene Anderson entspricht (Olson et al. 2014; Anderson 1999);
- ein psychotherapeutisches Verständnis der Genese psychischer (zunächst lediglich psychotischer) Störungen, deren Symptome in allerdings verschlüsselter Form auf Not- und Konfliktsituationen hinweisen, die in offen-dialogischer Kommunikation zum Vorschein kommen und einer Lösung zugeführt werden sollen.

Allerdings ist das deutsche Versorgungssystem in mehrfacher Weise widerständig gegen die Übernahme des Offenen Dialogs:

- Zum einen gibt es keine Zuständigkeit irgendeines Leistungserbringers für Erstkontakte nach dem finnischen Vorbild (oder, hier durchaus gleichsinnig, nach dem Modell von Steinhart und Wienberg, s. o.), sondern Hilfesuchende mit psychischen Problemen oder Erkrankungen können an allen möglichen Stellen mit dem Hilfesystem in Kontakt kommen – seien es Kliniken, niedergelassene Fach- oder Hausärzte, Psychotherapeuten, Arbeitsagenturen oder Jobcenter, Beratungsstellen verschiedener Art, Sozialpsychiatrische Dienste, Pflegedienste, Krisendienste oder andere Stellen.

- Keine der genannten Einrichtungen verfügt zudem regelhaft über ein mobiles multiprofessionelles Team mit der Lizenz der Einleitung und verbindlichen Vernetzung und Steuerung aller Hilfen und der verantwortlichen Begleitung des gesamten Hilfeprozesses.
- Außerdem ist eine Gesprächskultur mit einem offenen Dialog aller Sichtweisen und Narrative und dem Qualitätskriterium einer »Toleranz der Ungewissheit« aufseiten der professionellen Helfer (Seikkula und Arnkil 2022) grundsätzlich verschieden vom vorherrschenden Modell der expertengeleiteten Diagnose und Behandlung und dem üblichen Case Management.

11.4.1 Annäherungen in Deutschland

Trotz dieser Widersprüche hat das Konzept des Offenen Dialogs sowohl in der Kliniklandschaft als auch in gemeindepsychiatrischen Einrichtungen einigen Zuspruch erfahren (von Peter et al. 2020; Aderhold 2022; Greve 2022). Dazu haben Fortbildungen im Umfang von 16 Seminartagen einen wesentlichen Beitrag geleistet, die von Volkmar Aderhold mit dem Ziel einer Basisqualifikation zur Moderation dialogischer Netzwerkgespräche initiiert wurden (Aderhold und Borst 2016). Aderhold und seine Co-Trainer haben mehrere hundert Mitarbeiter in solchen Kursen fortgebildet. Ähnlich wie die SYMPA-Fortbildungen (Schweitzer und Nicolai 2010) haben die Kurse nach Angaben ihrer Absolventen zu einer veränderten Haltung gegenüber ihren Klienten und zu einer vermehrten Einbeziehung von Angehörigen geführt.

Eine Umfrage unter Teilnehmern der Kurse (von Peter et al. 2021) hat allerdings gezeigt, dass die Rahmenbedingungen psychiatrischer Kontexte sich auf die Umsetzung des Ansatzes hemmend auswirken. Als Resümee der Umfrage bilanzieren die Autoren, dass »Bedürfnisorientierung«, »personelle Kontinuität« und »Verantwortlichkeit« in hohem Maße umgesetzt wurden, »Transparenz« und »Tolerieren von Ungewissheit« in mittlerem Maße und »sofortige Hilfe« sowie »Netzwerkgespräche« nur in einer Minderheit der Fälle verwirklicht werden konnten.

Als wesentliche Ursachen benannten die Befragten vor allem strukturelle Hindernisse (Organisations- und Zeitaufwand, Personalknappheit) und fehlende Finanzierung für Leistungen, insbesondere für eine kurzfristige flexible Erreichbarkeit (Vorhaltekosten für Krisendienste) oder für Netzwerkgespräche mit mehreren Moderatoren.

Neben diesen Bemühungen, Elemente des Offenen Dialogs in der Regelversorgung umzusetzen, haben einige gemeindepsychiatrische Dienstleister gemeinsam mit der Techniker Krankenkasse bereits im Jahr 2009 begonnen, mit Sonderverträgen der Integrierten Versorgung (jetzt »Besondere Versorgung«, § 140a SGB V) verbesserte Rahmenbedingungen für eine bedürfnisgerechte ambulante Versorgung zu implementieren.

Der damals gestartete Selektivvertrag »Netzwerk psychische Gesundheit« (NWpG) wurde zeitweise in rund 80 Regionen Deutschlands umgesetzt, mehrere Krankenkassen sind dem Vertrag beigetreten, und mit anderen Kassen sowie dem PKV-Beihilfe-System sind ähnliche Verträge zustande gekommen. Ziel ist es, durch pauschal vergütete und dadurch flexibel einsetzbare Zusatzleistungen das ambulante System zu ertüchtigen. Inhalte sind eine personell konstante Bezugsbetreuung mit Lotsenfunktion bezüglich aller weiteren Hilfeleistungen, eine Vernetzung der beteiligten Dienste und eine Erreichbarkeit rund um die Uhr per Telefon, mit aufsuchendem Krisendienst und mit kurzfristigen Alternativen zur stationären Aufnahme (»Rückzugsräume«, »Krisenpension«, »Krisenwohnung«). Dadurch soll das ambulante System haltgebender auch in Krisensituationen sein.

Ein großer Teil der beteiligten Teams orientiert sich ausdrücklich am Modell des Offenen Dialogs, berichtet aber, wegen der knappen Pauschalvergütungen auch mit den Selektivverträgen eine vollständige Umsetzung des Modells nicht erreichen zu können.

Leider hat sich die Hoffnung der Kassen, durch die Verträge Krankenhauskosten einzusparen und daraus die Selektivverträge zu finanzieren, aus ihrer Sicht nicht erfüllt, es gab mehrere Modifikationen mit Senkungen der Pauschalvergütungen sowie Kündigungen. Einige Verträge laufen zum Zeitpunkt der Niederschrift dieses Beitrags aber weiterhin, weil die Beteiligten – Kassen ebenso wie Leistungserbringer – unverändert eine leitliniengerechte ambulante Gesamtversorgung anstreben.

11.4.2 Gemeindepsychiatrische Basisversorgung: das GBV-Projekt

Aufsetzend auf diesen Verträgen, starteten NWpG-Teams aus zwölf Regionen gemeinsam mit insgesamt 15 Krankenkassen unter Konsortialführung des Dachverbands Gemeindepsychiatrie im Juli des Jahres 2019 ein Projekt mit vierjähriger Laufzeit, das vom Innovationsfonds des Gemeinsamen Bundesausschusses gefördert wurde. Es trug den Namen »GBV – Gemeindepsychiatrische Basisversorgung schwerer psychischer Erkrankungen« und orientierte sich am Strukturmodell von Steinhart und Wienberg (a. a. O.), an den Konzepten von Recovery und Empowerment (s. o.) sowie am Offenen Dialog mit seinen Netzwerkgesprächen mit allen Beteiligten (https://gbv.online).

Da die Evaluation als randomisierte Kontrollstudie durchgeführt wurde, erfolgte im Anschluss an das Erst-Assessment eine zufallsgesteuerte Verteilung auf eine GBV- und eine Kontrollgruppe. Beide Gruppen erhielten die in ihren Regionen verfügbaren Angebote der Regelversorgung aus allen SGB-Rechtskreisen.

Die Teilnehmenden der GBV-Gruppe erhielten zusätzlich für die Dauer von zwei Jahren eine individuelle Bezugsbegleitung und das Angebot von Netzwerkgesprächen unter Einschluss ihrer Angehörigen und weiterer Personen ihres sozialen Umfelds sowie fallbeteiligter professionellr Helfer. Das Angebot wurde durch einen rund um die Uhr verfügbaren vierstufigen Krisendienst und am Recovery-Konzept orientierte Gruppen ergänzt. Genesungsbegleiter waren in den meisten Regionen gleichberechtigte Mitglieder der GBV-Teams, neben den dominierenden Berufsgruppen der Sozialen Arbeit und der Pflege sowie der Psychologen.

Primäre Erfolgskriterien waren eine erfolgreiche selbständige Lebensführung und aktive Gestaltung des Hilfegeschehens sowie subjektive Zufriedenheit der

Teilnehmenden, eine Entlastung der Angehörigen und die Kosten-Nutzen-Effektivität aus volkswirtschaftlicher und aus Kassen-Sicht.

Da es sich um ein Modellvorhaben gemäß § 64b SGB V sowie um ein vom Innovationsfonds gefördertes Projekt handelte, besteht bei positiven Evaluationsergebnissen die Aussicht einer Übernahme dieser Basisversorgung in den Kanon der kassenfinanzierten Regelleistungen. Damit wären dann nicht nur die multiprofessionellen Teams im Kern der ambulanten Hilfen regelfinanziert, sondern auch die systemisch-dialogische Vernetzung nach dem Vorbild des Offenen Dialogs in ihrer Wirksamkeit bestätigt. Zum Zeitpunkt der Niederschrift dieses Beitrags war die Auswertung der Daten allerdings noch nicht abgeschlossen.

11.5 Ausblick

Nachdem das systemische Feld und die Psychiatriereform, der die »Gemeindepsychiatrie« sowohl als Konzept als auch als Versorgungslandschaft ihre Existenz verdankt (▶ Kap. 11.1), sich seit Jahrzehnten mit allenfalls punktuellen Verbindungen nebeneinanderher entwickelt haben, wäre zu wünschen, dass sie das Potenzial nutzen, das sich aus einem stärkeren Zusammenwachsen ergeben würde – dass »zusammenwächst, was zusammengehört« (Willy Brandt). Die Klienten und ihre Angehörigen, die gemeindepsychiatrische Hilfen in Anspruch nehmen, könnten davon im Sinne des Recovery-Konzepts erheblich profitieren.

Referenzen

Abderhalden C, Schulz M, Stefan H, Winter A (Hrsg.) (2010) Das Leben wieder in den Griff bekommen. Ein Handbuch zur Planung deiner eigenen Recovery. Bern: UPD.
Aderhold V (2017) Das Un-Wesen psychischer Krankheiten. Über den aktuellen Zerfall von Krankheitskonstruktionen und den phänomenalen Nutzen der Konstruktionslücke. Familiendynamik 42(2): 112–120.
Aderhold V (2022) Vorwort zur Neuausgabe. In: Seikkula J, Arnkil TE (2022) Offener Dialog. Die Vielfalt der Stimmen im Netz. Köln: Paranus im Psychiatrie-Verlag. S. 9–17.
Aderhold V, Alanen YO, Hess G, Hohn P (Hrsg.) (2003) Psychotherapie der Psychosen. Integrative Behandlungsansätze aus Skandinavien. Gießen: Psychosozial Verlag.
Aderhold V, Greve N (2009) Bedürfnisangepasste Behandlung und offene Dialoge. Kontext 40(3): 228–242.
Aderhold V, Borst U (2016) »Stimmenhören lernen«. Qualifizierung für systemisches Arbeiten in der psychiatrischen Grundversorgung. Familiendynamik 41(1): 34–43.
Amering M, Schmolke M (2012) Recovery. das Ende der Unheilbarkeit. 5., überarb. Aufl. Bonn: Psychiatrie Verlag.
Anderson H (1999) Das therapeutische Gespräch. Der gleichberechtigte Dialog als Perspektive der Veränderung. Stuttgart: Klett Cotta.

Anderson H, Goolishian H (1992) Der Klient ist Experte. Ein therapeutischer Ansatz des Nicht-Wissens. Zeitschrift für systemische Therapie und Beratung 10(3): 176–189.

Bock T, Buck D, Gross J, Maß E, Sorel E, Wolpert E (Hrsg.) (1995) Abschied von Babylon. Verständigung über Grenzen in der Psychiatrie. Bonn: Psychiatrie-Verlag.

Bock T (2020) Vom Psychoseseminar zum »mobilen Recovery-College«. Geschichte und Verbreitung des Trialogs. Kerbe 38(4): 7–9.

Deissler K (1990) Zur Konstruktion eines systemtherapeutischen Kontextes an einer psychiatrischen Landesklinik. Zeitschrift für Systemische Therapie und Beratung 8: 238–247.

Deissler K (2016) Sozialer Konstruktionismus – Wandel durch dialogische Zusammenarbeit. In: Levold T, Wirsching M (Hrsg.) Systemische Therapie und Beratung – das große Lehrbuch. 2. Auflage. Heidelberg: Carl-Auer, S. 67–71. (https://www.deissler.org/resources/dialogische_zusammenarbeit_2016.pdf, Zugriff am 06.11.2023)

Deissler K, Keller T, Schug R (1995) Kooperationsfördernde Gesprächsmoderation. »Selbstreflexive Systemische Diskurse« – ein Bouquet von Ideen und Methoden für (Organisations-) Beratung als sozialer Konstruktionsprozess. In: Königswieser R, Haller M, Jarmai H, Maas P (Hrsg.) Risiko-Dialog im Dissens. Zukunft ohne Harmonieformel. Köln: Deutscher Institutsverlag.

Deister A, Wilms B (Hrsg.) (2014) Regionale Verantwortung übernehmen. Modellprojekte in Psychiatrie und Psychotherapie nach § 64b SGB V. Bonn: Psychiatrie Verlag.

Deutscher Bundestag (1975) Bericht über die Lage der Psychiatrie in der Bundesrepublik Deutschland — Zur psychiatrischen und psychotherapeutisch/psychosomatischen Versorgung der Bevölkerung. Drucksache 7/4200. Bonn: Deutscher Bundestag.

DGPPN – Deutsche Gesellschaft für Psychiatrie und Psychotherapie, Psychosomatik und Nervenheilkunde (Hrsg.) (2018) S3-Leitlinie Psychosoziale Therapien bei schweren psychischen Erkrankungen. 2. Aufl. Berlin: Springer.

Expertenkommission der Bundesregierung (1988) Empfehlungen der Expertenkommission der Bundesregierung zur Reform der Versorgung im psychiatrischen und psychotherapeutisch/psychosomatischen Bereich auf der Grundlage des Modellprogramms Psychiatrie der Bundesregierung. Bonn.

Geyerhofer S, Ritsch M, Thoma C (2018) Systemische Haltung und störungsspezifisches Wissen – vom Entweder-oder zum Sowohl-als-auch. Systeme 32(1): 61–89.

Greve N (2003) Können wir das skandinavische Modell der bedürfnisangepassten Therapie in Deutschland übernehmen? In: Aderhold V, Alanen YO, Hess G, Hohn P (Hrsg.) (2003) Psychotherapie der Psychosen. Integrative Behandlungsansätze aus Skandinavien. Gießen: Psychosozial Verlag. S. 245–248.

Greve N (2002) Sechs Vorschläge für professionelle HelferInnen in gemeindepsychiatrischen Diensten und Einrichtungen. In: Greve N, Keller T (Hrsg.) Systemische Praxis in der Psychiatrie. Heidelberg: Carl-Auer-Systeme Verlag (2010 als E-Book). S. 278–295.

Greve N, Hummelsheim T (2015) Verhandeln statt behandeln – ein Paradigmenwechsel auf dem Weg der Psychiatriereform. In: Armbruster J, Dieterich A, Hahn D, Ratzke K (Hrsg) 40 Jahre Psychiatrie-Enquête – Blick zurück nach vorn. Köln: Psychiatrie Verlag. S. 304–316.

Greve N (2022) Nachwort: Stand der Dinge aus versorgungspolitischer Sicht. In: Seikkula J, Arnkil TE (2022) Offener Dialog. Die Vielfalt der Stimmen im Netz. Köln: Paranus im Psychiatrie-Verlag. S. 212–220.

Knuf A (2013) Empowerment in der psychiatrischen Arbeit. 4., korr. Aufl. Köln: Psychiatrie Verlag.

Knuf A (2022) Recovery und Empowerment. Buch- und Webinar-Reihe. Köln: Psychiatrie-Verlag.

Lützenberger M (2017) Selbstwirksamkeit – ein Schlüsselfaktor in der Psychotherapie. Systeme 31(2): 184–206.

Olson M, Seikkula J, Ziedonis D (2014) The key elements of dialogic practice in Open Dialogue. The University of Massachusetts Medical School. Worcester, MA.

Prestin E (2020) (Selbst-)Ermächtigung in der Psychiatrie. Überlegungen zu Grundlagen, Möglichkeiten und Grenzen. Kerbe 38(4): 4–7.

Schütze W, Greve N (2016) Implementierung von netzwerkbezogenen Therapien in ein klinisches und in ein außerklinisches Versorgungssystem. Familiendynamik 41(1): 44–51.

Schweitzer J, Nicolai E (2010) SYMPAthische Psychiatrie. Handbuch systemisch-familienorientierter Arbeit. Göttingen: Vandenhoeck & Ruprecht.
Schweitzer J, von Schlippe A (2015) Lehrbuch der systemischen Beratung und Therapie II. Das störungsspezifische Wissen. 6., unveränd. Aufl. Göttingen: Vandenhoeck & Ruprecht.
Seikkula J, Arnkil TE (2022) Offener Dialog. Die Vielfalt der Stimmen im Netz. Köln: Paranus im Psychiatrie-Verlag. (Deutsche Erstausgabe: Dialoge im Netzwerk. Neue Beratungskonzepte für die psychosoziale Praxis. Neumünster: Paranus 2007).
Spitzkok von Brisinski I (1999) Zur Nützlichkeit psychiatrischer Klassifikationen in der systemischen Therapie. DMS, ICD und MAS als Hypothesenkataloge dynamischer Systemkonstellationen. Zeitschrift für Systemische Therapie und Beratung 17(1): 43–51.
Steinhart I, Wienberg G (Hrsg.) (2017) Rundum ambulant. Funktionales Basismodell psychiatrischer Versorgung in der Gemeinde. Köln: Psychiatrie Verlag.
von Peter S, Heumann K, Kuhlmann M, Aderhold V (2020) Der Offene Dialog und seine Anwendung in Deutschland. Psych. Pflege Heute 26: 191–198.
von Peter S, Aderhold V, Heumann K (2021) Open Dialogue in German Psychiatric Care Efforts, Challenges and Obstacles. Vortrag beim Kongress MIODRC (virtuell), 23.06.2021.
Weinmann S (2019) Die Vermessung der Psychiatrie. Täuschung und Selbsttäuschung eines Fachgebiets. Köln: Psychiatrie-Verlag.
Wienberg G, Steinhart I (2020) Das Funktionale Basismodell der Versorgung von Menschen mit schweren psychischen Erkrankungen – ein Update. Psychiatrische Praxis 47: 1–8.
Wünsche R (2022) Nichtwissen und Professionalität in psychosozialen Hilfekontexten. Zeitschrift für Systemische Therapie und Beratung 40(1): 22–28.

12 Systemische Rehabilitation

Werner Geigges

12.1 Einleitung

Die medizinische Rehabilitation stellt in Deutschland neben der ambulanten und stationären Akutversorgung eine eigene Säule in der Gesundheitsversorgung dar. Die medizinische Rehabilitation basiert auf der Bismarckschen Sozialgesetzgebung und hat sich aus dem Kurwesen der 1920er Jahre entwickelt. Wurden zunächst Infektionskrankheiten, insbesondere Tuberkulose, in stationären Einrichtungen behandelt, so veränderte sich das Behandlungsspektrum in den letzten Jahrzehnten hin zu weiteren relevanten chronischen Erkrankungen wie Herz-Kreislauf-Erkrankungen, Tumorerkrankungen, Magen-Darm-Erkrankungen, Muskel- und Skelett-Erkrankungen und schließlich psychischen und psychosomatischen Störungen.

Die Rehabilitation soll Menschen helfen, trotz Einschränkungen durch Behinderungen und Krankheiten familiäre und berufliche, aber auch gesellschaftliche Aufgaben weiterhin zu erfüllen. Neben Leistungen zur Teilhabe am Arbeitsleben (LTA; berufliche Rehabilitation) und Leistungen zur Teilhabe am Leben in der Gemeinschaft (soziale Rehabilitation) sind dies im Wesentlichen Leistungen der medizinischen Rehabilitation. Sie soll Arbeitsunfähigkeit und Erwerbsminderung verhindern und die Versicherten im Arbeitsprozess halten. Sie ergänzt die ambulante und stationäre Krankenbehandlung und setzt einen Antrag beim Sozialversicherungsträger voraus. Alle Sozialversicherungsträger können Träger einer Rehabilitationsmaßnahme sein. Für abhängig Beschäftigte ist dies vor allem die gesetzliche Rentenversicherung (DRV; Deutsche Rentenversicherung), bei Auszubildenden und Rentnern die gesetzliche Krankenversicherung (GKV) und bei Erwerbslosen die Agentur für Arbeit. In Fällen von Unfallverletzten oder Berufserkrankung sind Unfallversicherungen oder Berufsgenossenschaften die Rehabilitationsträger. International finden sich keine Länder mit vergleichbaren Strukturen.

12.2 Besonderheiten der psychosomatischen Rehabilitation

Psychische Beeinträchtigungen nehmen auch als Grund für eine medizinische Rehabilitation zu: Leistungen steigen seit mehreren Jahren an. Eine Gegenüberstellung der Zahlen aus den Jahren2008 und 2018 bei der Rentenversicherung zeigt, dass psychische Erkrankungen derzeit auf Platz 2 der Rehabilitation begründenden Diagnosen direkt nach den Muskel- und Skelett-Erkrankungen stehen. Der Anteil medizinischer Rehabilitationsleistungen bei psychischen Erkrankungen stieg von 15,3 % im Jahr 2000 auf 19,6 % im Jahr 2019 (DRV Reha-Atlas 2020), dies entspricht einer Zunahme um rund 62 %.

Während bei den meisten somatischen Erkrankungen die Kooperation von Akut-Krankenhäusern und entsprechend spezifizierten Rehabilitationseinrichtungen in vielen Fällen durch die sogenannte Anschlussheilbehandlung (AHB) geregelt ist und direkte Verlegungen aus dem Akut-Krankenhaus in die Rehabilitationseinrichtung möglich sind, existieren diese beiden Bereiche der Krankenhausversorgung und der stationären oder ambulanten Rehabilitation im Bereich psychischer und psychosomatischer Störungen unverbunden nebeneinander. Im Bereich der Krankenhausversorgung finden wir Fachabteilungen für Psychiatrie und Psychotherapie, darunter Sucht ebenso wie Fachabteilungen für psychosomatische Medizin und Konsiliar- und Liaisondienste, während wir auf der Seite der Rehabilitation Psychiatrie- und Psychotherapieeinrichtungen finden, darunter Sucht-Rehabilitation sowie psychosomatische Rehabilitation, sowie die RPK-Einrichtungen, die sich in erster Linie an schwer psychisch erkrankte Menschen mit erheblichen Beeinträchtigungen der Teilhabe und Teilhabefähigkeiten richten (Kauffeldt 2021). Automatisch kommt es daher beim Übergang zu Brüchen in der Betrachtungsweise, Beziehungskontinuität und Beziehungsgestaltung in einem solchen fragmentierten Gesundheitssystem mit voneinander abgegrenzten Sozialgesetzbüchern.

Hinzu kommt, dass die Überschneidungen der Patienten der psychosomatischen Rehabilitation und der psychiatrischen, psychosomatischen und psychotherapeutischen Akutversorgung groß sind. Differenzielle, indikationsbezogene Zuweisungskriterien liegen bisher nicht vor (Bengel et al. 2020). Problematisch ist die Unterscheidung zur Akutversorgung nicht nur hinsichtlich der Diagnose, sondern auch beim sogenannten »Schweregrad« der Erkrankung oder dem Zeitpunkt der Rehabilitation im Krankheitsverlauf. Der Rehabilitationsbedarf kann zwar eingeschätzt werden, jedoch fehlen Kriterien der Unterscheidung zum »Akutbedarf«. Zuweiser wie bspw. Hausärzte, die mit begrenzten Therapieplätzen konfrontiert sind, nutzen alle Möglichkeiten, ihre Patienten zu versorgen. Auf diese Weise gelangen zum Teil auch Patienten in die Rehabilitation, die möglicherweise effektiver in der Akutversorgung behandelt würden. Umgekehrt werden in der Akutversorgung häufig besondere berufliche Problemlagen und Rehabilitationsbedarf zu spät oder gar nicht erkannt und damit möglicherweise eine berufliche Reintegration erschwert (Scheidt et al. 2015).

Die hohe Komorbidität der häufigsten Zugangsdiagnosen (depressive Störungen, Angststörungen und somatoforme Störungen) erschwert rein störungsspezifische Therapieansätze, die dennoch von der Deutschen Rentenversicherung im Rahmen von sogenannten evidenzbasierten Therapiemodulen (ETM) gefordert werden. Gemeinsame Merkmale dieser hauptsächlich behandelten Störungen sind ihre Chronizität und die sich daraus ergebenden therapeutischen Konsequenzen.

Gleichzeitig wird die komorbide Bedeutung psychischer Störungen, insbesondere von Depression und Angsterkrankungen, für die Prognose und Krankheitsbewältigung primär somatischer Erkrankungen immer wichtiger, sodass auch in der Rehabilitation integrierte Behandlungsangebote, etwa im Sinne von Psychokardiologie, Psychoonkologie, Psychodiabetologie und der multimodalen psychosomatischen Schmerzbehandlung zunehmend notwendig wurden. Ein weiteres Hemmnis für eine integrierte, vernetzte Versorgungsstruktur bei psychischen und psychosomatischen Störungen bildet die weitgehend ungeregelte Kommunikation zwischen stationären Behandlern und niedergelassenen Psychotherapeuten. Anders als im somatischen Bereich liegen in der Regel bei stationärer Aufnahme in der Rehabilitation keine schriftlichen Befunde niedergelassener Psychotherapeuten vor und telefonische Kontaktaufnahmen erweisen sich regelhaft als schwierig und zeitaufwendig.

12.3 Von der Auftragskomplexität zur Auftragsklärung in der systemischen Rehabilitation

Die beschriebenen Brüche und systemimmanente Desintegriertheit des Helfersystems Rehabilitation gilt es bei einem systemischen Ansatz zunächst anzuerkennen und einer intensiven und umfangreichen Auftragsklärung zuzuführen (► Abb. 12.1).

Der Zugang zur psychosomatischen Rehabilitation ist wie in der medizinischen Rehabilitation insgesamt durch das von der Deutschen Rentenversicherung bzw. der gesetzlichen Krankenversicherung vorgegebene Antragsverfahren strukturiert. Bei vielen Patienten ist der erste Ansprechpartner zunächst der Hausarzt. Liegt eine chronische psychische Störung vor, hat der Patient ggf. schon seit längerer Zeit Kontakt zum Hausarzt oder ambulanten Psychotherapeuten bzw. Psychiater. Der Antrag für die stationäre Rehabilitation wird vom Patienten selbst gestellt, unterstützt durch den behandelnden Arzt oder Psychotherapeuten/Psychiater.

Im Hinblick auf die Vorgaben des Kostenträgers muss eine Gefährdung oder Minderung der Erwerbsfähigkeit wegen Krankheit oder Behinderung vorliegen und die Gesundheit durch eine Rehabilitationsleistung voraussichtlich wiederhergestellt oder stabilisiert werden können (positive Prognose). Ziel ist das Verbleiben oder die Rückkehr in die Erwerbstätigkeit (return to work oder Wiedereingliederung). Der

II Auftragslagen

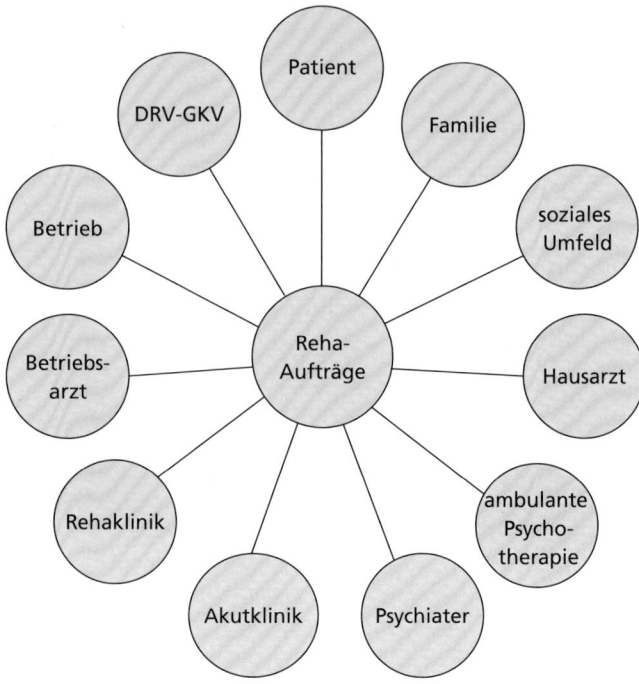

Abb. 12.1: Auftragskomplexität

Antrag sollte einen ärztlichen Befund enthalten und wird beim sozialmedizinischen Dienst der Rentenversicherung begutachtet bzw. bei anderen Kostenträgern geprüft. Andererseits gibt es seitens der Kostenträger auch die Möglichkeit, Versicherten, deren Erwerbsfähigkeit nach ärztlichem Gutachten erheblich gefährdet oder gemindert ist, eine Frist von zehn Wochen zu setzen, innerhalb derer sie einen Antrag auf Leistungen zur medizinischen Rehabilitation und zur Teilhabe am Arbeitsleben zu stellen haben (§ 51 SGB V). Erfahrungsgemäß kommen etwa 20 % der Patienten zunächst unfreiwillig bzw. in einer Art »Zwangskontext« zur Rehabilitation, in der Regel nach längerer Arbeitsunfähigkeit und fehlender positiver Therapieprognose. Bei einem weiteren Teil der Patienten steht im Hinblick auf Überweisungskontext und -aufträge die Erstellung eines sozialmedizinischen Gutachtens zur Frage einer vorzeitigen Erwerbsminderung offen oder verdeckt im Vordergrund. Im ambulanten Behandlungssystem dominieren häufig Überforderung, Hilflosigkeit und chronifizierte Handlungs- und Kommunikationsmuster.

In der Aufbauphase einer systemischen Orientierung in einer psychosomatischen Rehabilitationsklinik hingen lange Zeit in allen Therapeuten- und Arztzimmern die »Beziehungstypen im Beratungskontext« (nach Steve de Shazer 1989) zur vorläufigen Einschätzung der Erwartungen und Ziele ihrer Rehabilitanden: *Kunden* – sie wollen etwas verändern und sind bereit, etwas dafür zu investieren; *Klagende* – sie suchen ein verständnisvolles Ohr, um über ihre Lage zu lamentieren; Wenn eine Veränderung erwartet wird, dann in erster Linie von anderen sowie drittens *Besucher*

– sie kommen oft nicht freiwillig, haben keine expliziten Beschwerden, keine Veränderungserwartung und keinen Veränderungsauftrag.

Eine andere Kontextbeschreibung nutzt die Unterscheidung Therapie- und Kontrollkontext sowie Gutachtenskontext. Im klinischen Gebrauch gibt es auch Unterscheidungen von »Therapiepatient«, »Kurpatient«, »Ich-bin-hier-falsch-Patient«, »Multiproblempatient« und »Konfrontationspatient«. Gleichzeitig gilt es, den eigenen Arbeitskontext kritisch zu reflektieren: Was ist der offizielle Auftrag und was das Selbstverständnis der Einrichtung? Wie sehen die finanziellen und zeitlichen Ressourcen aus, gibt es Richtlinien und festgelegte Vorgehensweisen? In der Praxis schränken zunehmende Festlegungen seitens der Kostenträger im Hinblick auf evidenzbasierte Therapiemodule (ETM) und den Katalog Therapeutischer Leistungen (KTL) sowie ökonomische Zwänge seitens der Kliniken die Verhandlungsspielräume zwischen Behandlern und Rehabilitanden ein.

Beim Beziehungs- bzw. Auftragsmuster »Kurpatient« gilt zu berücksichtigen, dass sich die Rehabilitation in den 1920er Jahren aus dem Kurwesen entwickelt hat. Andererseits wollen sich die Behandler im Rehabilitations-Setting aufgrund der eingetretenen Professionalisierung und Ausdifferenzierung von störungsspezifischen Fachkliniken dezidiert von den früheren Bezeichnungen »Kurarzt« und Ähnlichem in ihrem eigenen Selbstverständnis abgrenzen. Der Wunsch »in Kur zu gehen« lässt sich positiv konnotieren als Versuch, soziale Stigmatisierung bei psychischen Störungen zu umgehen und sich als psychisch krank zu definieren und ermöglicht behandlerseitig die Fokussierung auf eher gesunde Anteile des Rehabilitanden und den Wunsch nach gesunder Selbstfürsorge.

In den Aufnahmegesprächen in der Rehabilitationsklinik lässt sich mit Hilfe eines Genogramms und evtl. einer Helferskulptur der Überweisungskontext sowie die verschiedenen impliziten und expliziten Aufträge an die Rehabilitation herausarbeiten mit dem Ziel, dass die Behandler im Sinne der Allparteilichkeit zu Moderatoren in der Abklärung vielfältiger, zum Teil widersprüchlicher und zum Teil verdeckter Aufträge werden können und zu einem Contracting als kokreative Verhandlungslösung in der Lage sind.

Im Dreieck zwischen einer Kontrollinstitution (Kostenträger), die Druck ausüben oder gar finanzielle Sanktionen verhängen kann, einem Rehabilitandensystem, das kein Problem benennt oder das Problem völlig anders verortet und Behandlern, die eine minimale Eigenmotivation als Grundlage der Kooperation erwarten, bietet sich folgendes Contracting-Angebot an (von Schlippe und Schweitzer 2012): »Wie kann ich Ihnen helfen, dass der Kostenträger Sie in Ruhe lässt, dass die anderen nicht mehr denken, dass Sie …, dass Sie so schnell wie möglich die Rehabilitationsklinik verlassen können?« (Triadisches Contracting).

Fallbeispiel 1

Frau A., 49-jährige Mutter von zwei Söhnen mit zwölf und 16 Jahren und verheiratet, wird nach § 51 SGB V mit depressiver Symptomatik wegen einjähriger Arbeitsunfähigkeit stationär in eine psychosomatische Rehabilitationsklinik aufgenommen. Sie befindet sich in hausärztlicher Behandlung sowie in kontinuierlicher ambulanter Psychotherapie. Bei der Auftragsklärung im Aufnahmegespräch schildert Frau A. vor allem Regenerationswünsche (»Kurpatientin«) und wünscht einen eher kurzen Aufenthalt. Der behandelnden Ärztin gelingt es dennoch, sie für eine interaktionelle Gruppentherapie und für eine körperorientierte Gruppenpsychotherapie zu motivieren und begleitet sie stützend im Einzel-Setting. Nach anfänglich eher zurückhaltendem, passivem Verhalten lässt sie sich im Therapieverlauf mehr und mehr auf den Gruppenprozess ein und thematisiert eigene Konfliktsituationen. Unerwartet kommt es nach drei Wochen Therapie zu einer Krise und dem abrupten Wunsch, vorzeitig abzureisen. In einer Fallbesprechung taucht die Idee auf, nochmals nach verdeckten Aufträgen seitens der Familie bzw. des ambulanten Helfersystems zu suchen. Frau A. schildert jetzt offener, dass sie ja unfreiwillig zur Rehabilitation gekommen sei und ambulant mit ihrer Therapeutin in einem guten Prozess sei. Auch ihre Psychotherapeutin habe die Rehabilitation kritisch gesehen und ihr geraten, sich nur auf unspezifische Therapiemaßnahmen einzulassen, um den ambulanten Psychotherapieprozess nicht zu gefährden. Deutlich wird ihr Loyalitätskonflikt, den sie durch die geplante Abreise lösen wollte. Durch Verständnis seitens der Behandlerin für diese Konfliktsituation konnte die Patientin die Idee der Rehabilitations-Therapeutin, sie solle telefonisch mit ihrer ambulanten Therapeutin Kontakt aufnehmen, aufgreifen und der ambulanten Therapeutin ein Telefongespräch mit der Rehabilitations-Ärztin in Anwesenheit der Patientin vorschlagen. Diese Gespräche klärten die Situation und ermöglichten der Patientin, einen wichtigen Schritt in der stationären Therapie erfolgreich zu Ende zu bringen und in Folge auch wieder eine berufliche Perspektive zu entwickeln.

12.4 Das biopsychosoziale Modell als systemisches Metamodell

Wenn in der systemischen Rehabilitation somatische, psychische, soziale sowie gesellschaftliche Faktoren sowohl für die Chronifizierung als auch für einen Rehabilitationserfolg von großer Bedeutung sind, bedarf es eines systemischen Metamodells, mit dessen Hilfe eine Integration und nicht nur additive Ergänzungen dieser Faktoren gelingen können. Das von G. L. Engel (1977) entwickelte biopsychosoziale Krankheitsmodell, das letztlich auf die allgemeine Systemtheorie bezogen ist, bietet hierfür nach wie vor eine gute theoretische Grundlage. In diesem Modell ist der Mensch Teil umfassender, übergeordneter Systeme (Zwei-Personen-Ebene, Familie, Gesellschaft, Subkultur, Kultur, Staat, Nation, Biosphäre) und stellt selbst wiederum ein System aus mehreren Subsystemen (Nervensystem, Organsystem, Organe, Gewebe, Zelle, Organelle) dar, bis hinab in die molekulare Ebene. Diese Ebenen sind so integriert, dass das jeweilige Subsystem über eine gewisse Selbstregulation verfügt, gleichzeitig von den über- und untergeordneten Subsystemen aber auch beeinflusst und geregelt werden kann. Es besteht eine Hierarchie solcher Systeme mit Programmen aus Regulation und Gegenregulation, die über Steuer- und Rückmeldevariablen funktionieren und jeweils über eigene Zeichen und Kodierungen verfügen (vgl. von Uexküll und Wesiack 1988). Auf der physiologischen Ebene »kommunizieren« Nervensysteme und Organsysteme mit Hilfe biochemischer und elektrophysiologischer Signale, die von spezifischen Rezeptoren empfangen werden und der jeweiligen Prozessregulation dienen. Dabei lassen sich verschiedene Zeichensysteme unterscheiden, unter anderem das immunologische, das endokrine und das neuronale. Auch bei den psychosozialen Systemen gibt es spezifische und voneinander differenzierte Zeichensysteme, welche die Kommunikation der Person mit ihrer Umwelt regulieren. Konditionierungsprozesse sowie epigenetische Wechselwirkungen zwischen spezifischen Umweltfaktoren und Aktivierung bestimmter Genabschnitte sind derzeit gesicherte Mechanismen beim Wechsel zwischen den verschiedenen Ebenen des biopsychosozialen Modells. Umwelt und Organismus bilden so ein sich dynamisch entwickelndes Gesamtsystem, das maßgeblich durch die individuelle Sozialisation bzw. Biografie des Einzelnen geprägt wird. Durch die Wechselwirkungen zwischen biologischen, psychischen und sozialen Subsystemebenen kommt es zu Emergenzeffekten, d. h. zur spontanen Herausbildung neuer Phänomene oder Strukturen und neuer Eigenschaften.

Ausgehend vom biopsychosozialen Krankheitsmodell können inzwischen für die meisten relevanten Rehabilitationsdiagnosen spezifische Ausformulierungen dieses biopsychosozialen Modells erfolgen, unabhängig davon, ob die Krankheiten primär als somatische oder psychische Störungen nach ICD klassifiziert wurden.

Mit dieser systemtheoretischen Rahmenkonzeption sind nun auch Verständigungsprozesse in einem multidisziplinären Rehabilitationsteam möglich und ebenso integrative Rehabilitationskonzepte, die der hohen Komorbidität von somatischen und psychischen Störungen gerecht zu werden versuchen, bspw. die Psychokardiologie, die Psychodiabetologie und die Psychoonkologie.

Auf der Grundlage des biopsychosozialen Krankheitsmodells entwickelte die WHO (2001) eine neue medizinische Klassifikation zur Beschreibung des funktionalen Gesundheitszustandes, der Behinderung, der sozialen Beeinträchtigung sowie der relevanten Umweltfaktoren von Menschen (ICF: International Classification of Functioning, Disability and Health) und ebnete damit entscheidend den Weg vom medizinischen zum biopsychosozialen Rehabilitationsmodell sowie von der Krankheits- zur Gesundheitsorientierung, verbunden mit einem expliziten Ressourcenansatz.

Während die im medizinischen Bereich ansonsten verwendeten ICD-Diagnosen systemisch betrachtet mit einer Dekontextualisierung von Lebens- und Umweltbezügen einhergehen, bestehen die ICF-Rehabilitationsdiagnosen explizit aus Kontextbezügen sowohl im Hinblick auf Belastungen wie auch auf Ressourcen (▶ Abb. 12.2). Leider ist dieser Ressourcenaspekt in der Abbildung nicht ausdrücklich aufgeführt. Nach der ICF ist ein Mensch funktional gesund, wenn die körperlichen und seelischen Funktionen und die Körperstrukturen allgemein anerkannten Normen entsprechen – dass er also all das tut oder tun kann, was von einem Menschen ohne Gesundheitsproblem erwartet werden kann.

II Auftragslagen

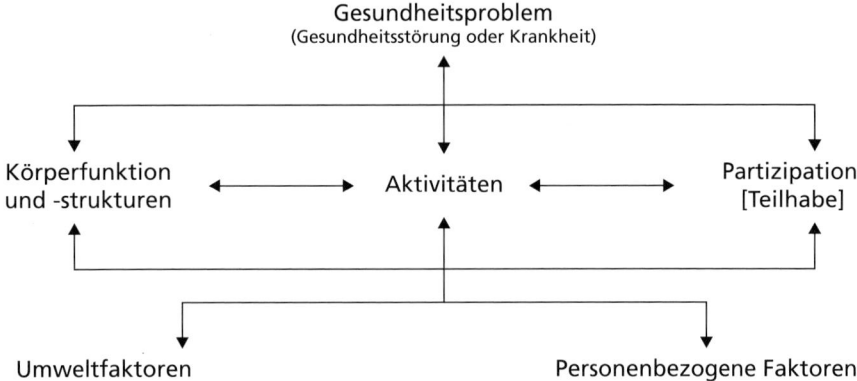

Abb. 12.2: Biopsychosoziales Modell der ICF (DIMDI 2005)

Definition der verschiedenen ICF-Komponenten:

- *Körperstrukturen:*
  Anatomie des Körpers wie Organe, Gliedmaßen
- *Körperfunktionen:*
  physiologische und psychopathologische Funktionen von Körpersystemen (bspw. psychopathologischer Befund)
- *Aktivität*
  Durchführung einer Aufgabe oder Handlung bezogen auf alle wesentlichen Lebensbereiche eines Menschen
- *Partizipation (Teilhabe):*
  das Einbezogensein in seine Lebenssituation, den beruflichen und gesellschaftlichen Kontext
- *Umweltfaktoren:*
  die Ebene des Individuums sowie die Ebene der Gesellschaft, Themen wie Armut, Arbeitslosigkeit, kulturelle Bewertung von Krankheit und Ausmaß sozialer Unterstützung
- *Personengebundene Faktoren:*
  z. B. Geschlecht, Alter, Lebensstil, Biografie, Persönlichkeitsstil, Bewältigungsstrategien

Für eine systemische Rehabilitation liegt der Vorteil der ICF vor allem in der konsequenten Umsetzung des biopsychosozialen Denkens bei der Diagnostik und Behandlung. Da bei den wichtigen Kontextfaktoren neben Belastungen auch Ressourcen eine zentrale Rolle spielen, findet hier der ressourcenorientierte Ansatz der systemischen Therapie sowohl im Hinblick auf diagnostische Einschätzungen wie auch im Hinblick auf Therapiestrategien ein systematisches Anwendungsfeld.

In einer system(at)ischen Ressourcendiagnostik im Bereich der Rehabilitation werden kompensatorische Fähigkeiten, persönliche Ressourcen, Ressourcen im sozialen Umfeld und das Ausmaß an sozialer Unterstützung näher untersucht.

Beispielhafte Fragen der Ressourcendiagnostik:

- Was tun Sie, wenn Sie sich eingeschränkt fühlen?
- Setzen Sie Kompensationsstrategien ein?
- Gibt es Menschen, die Sie darin unterstützen, gesund und leistungsfähig zu werden?
- Was haben Sie unternommen, um Ihre Funktionseinschränkungen auszugleichen?
- Zu welchen Hilfsstrategien raten Ihnen Ihre Kollegen, Ihr Partner?
- Welche Eigenschaften haben Ihnen bisher geholfen, mit Schwierigkeiten im Leben zurechtzukommen?
- Welche Unterstützung bräuchten Sie, um Ihre Arbeit weiterhin zu bewältigen?

Das biopsychosoziale Modell der ICF führt systemisch betrachtet zu einem Paradigmenwechsel im Hinblick auf individuelle Therapieziele: Häufig orientierten sich die Ziele der multimodalen Therapie in der Rehabilitation vor allem an Störungen der Körperfunktion und -struktur bzw. an psychopathologischen Störungsprofilen, die mit störungsspezifischen Therapiemaßnahmen »trainiert« werden sollten, um sich weitgehend der Norm gesunden Funktionierens wieder anzunähern. Gezielte Lebensstiländerungen wie Nichtrauchen, regelmäßige sportliche Aktivitäten und Stressreduktion standen regelhaft im Mittelpunkt des Rehabilitationsprozesses. Vor dem Hintergrund des ICF-Modells erscheint ein an Ressourcen orientierter, Teilhabewünsche berücksichtigender, idiografischer Ansatz zielführender und entspricht viel eher systemischen Prämissen.

Fallbeispiel 2: Geriatrische Rehabilitation

Bei einer 86-jährigen Patientin kam es durch ein Sturzereignis zu vielfachen Verletzungen, unter anderem mit mehreren Wirbelkörperkompressionsbrüchen, die operiert werden mussten, Rippenbrüchen und Bruch des Schulterblattes und damit einhergehender weitgehender Immobilität. Auf der geriatrischen Rehabilitationsstation interessierte sich die zuständige Physiotherapeutin zunächst einmal für die konkrete Lebenswelt der Patientin: Frau Z. lebte zusammen mit ihrem zwei Jahre jüngeren Ehemann, der an einer beginnenden Demenz litt, in einer eigenen Wohnung weitgehend selbstständig. Sie war lebenslang Mutter und Hausfrau, eine gute Köchin und schaffte es bis zum Sturz, für sich und ihren Ehemann täglich zu kochen, woraus sie wichtige Bestätigung zog. Im Hintergrund wurde sie von zweien ihrer Kinder, die mit ihren Familien in der Nähe wohnten, unterstützt. Auf die Frage der Therapeutin, was ihr wichtigstes Ziel des Rehabilitationsaufenthaltes sei, antwortete sie spontan, sie wolle wieder kochen können und spezifizierte dieses Ziel noch, indem sie ergänzte, es sei ihr vor allem wichtig, wieder Kartoffeln schälen zu können. Dieses konkrete Ziel stand zunächst im Mittelpunkt des Behandlungs-Contracting mit der Physiotherapeutin, andere normative Ziele, wie Treppensteigen usw., wurden zurückgestellt. Es gelang, die lebenslang unsportliche und aktuell deprimiert wirkende Patientin für gezielte Trainingsmaßnahmen zu motivieren, sodass sie zum großen Erstaunen ihrer Angehörigen auch selbstständig in ihrem Rehabilitationsbett sogar mit Trainingsgewichten übte. In relativ kurzer Zeit erreichte sie ihr erstes Ziel und durfte in ihrem Klinikbett eine Kartoffel schälen. Ihre Stimmung besserte sich und es konnten mit ihr weitere kleine Therapieschritte, gemäß ihrer (Teilhabe-) Rolle im familiären Kontext erarbeitet werden.

12.5 Der multimodale Rehabilitationsprozess

Im Mittelpunkt des Rehabilitationsprozesses stehen chronische Krankheitsverläufe mit hoher somatopsychischer Komorbidität und wichtigen Funktions- und Aktivitätseinschränkungen, die die familiäre und soziale Teilhabe gefährden oder bereits zu einer Erwerbsminderung geführt haben. Systemisch betrachtet handelt es sich um hochkomplexe, problemdeterminierte Systeme. Dieser Ausgangssituation wird am ehesten ein multimodales Behandlungsprogramm gerecht, dessen wesentliches Merkmal die interdisziplinäre Teamarbeit der Behandler darstellt.

Damit die notwendige Integrationsleistung innerhalb dieses interdisziplinären Rehabilitationsteams möglich wird, bedarf es einer gemeinsamen Sprache, d. h. ausreichend gemeinsamer Wirklichkeitskonstruktionen sowohl zwischen den verschiedenen Berufsgruppen und gleichzeitig auch zwischen Team und Rehabilitand. Wie bereits ausgeführt, ermöglicht hier das biopsychosoziale Systemmodell im Sinne der ICF einen gemeinsamen sprachlichen Bezugsrahmen und kann daher Fachgruppen-übergreifend in der interdisziplinären Zusammenarbeit eingesetzt werden.

Dadurch kann es gelingen, den nach wie vor auch in der medizinischen Rehabilitation vorherrschenden Dualismus zwischen einer »Körpermedizin ohne Seele« und einer »Psychomedizin ohne Körper« (vgl. von Uexküll und Wesiack 1988) zu überwinden.

Darüber hinaus bedarf es großer Anstrengung, innerhalb eines solchen interdisziplinären Teams zentrale systemische Haltungen zu etablieren:

1. Multiperspektivität
2. Ressourcenorientierung
3. Lösungsorientierung
4. Allparteilichkeit/Veränderungsneutralität
5. Die Bedeutung von Zirkularitätsmustern für den Rehabilitationsprozess

12.5.1 Multiperspektivität – Die Rolle des Beobachters

Für das Ringen um eine gemeinsame Wirklichkeit unter den Teammitgliedern und zusammen mit dem Patienten ist eine konstruktivistische Sicht aller Teammitglieder von großer Bedeutung – d. h. die Einsicht, dass wissenschaftliche Modelle stets ab-

12 Systemische Rehabilitation

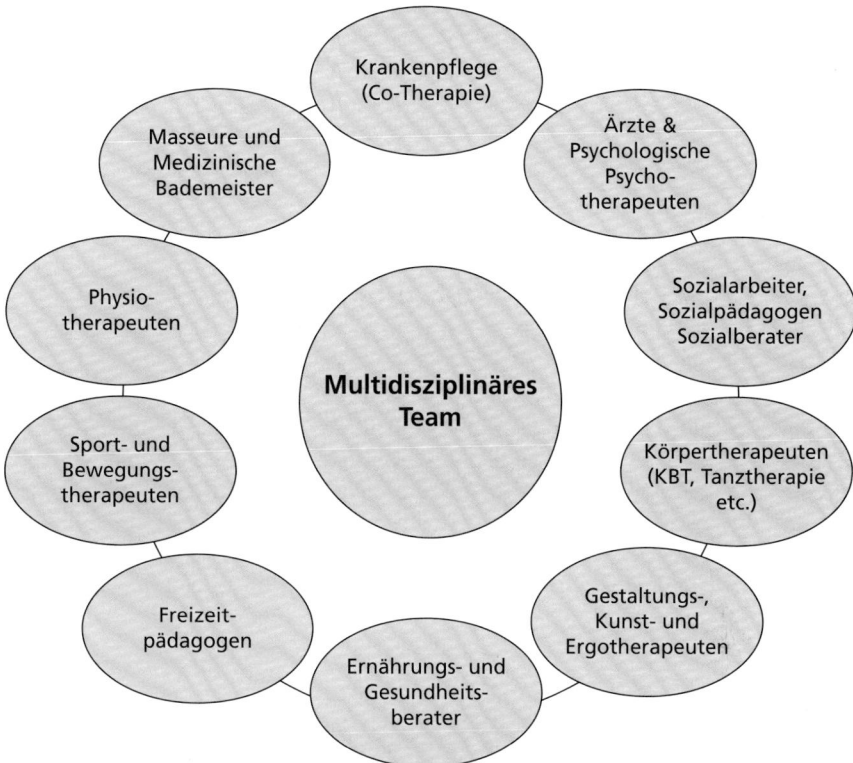

Abb. 12.3: Multidisziplinäres Reha-Team (beispielhafte Berufsgruppen)

hängig von der Position des Beobachters bleiben. So sind im naturwissenschaftlich geprägten somatischen Krankheitsmodell Symptome Wirkungen von im Körper verborgenen, biomechanischen Ursachen, die erkannt und beseitigt werden müssen. Deshalb haben Krankheitssymptome für Ärzte eine ganz andere Bedeutung als für die betroffenen Patienten und ihre Familienangehörigen. Nur wenn wir uns für die subjektiven Wirklichkeitskonstruktionen unserer Patienten interessieren, kann es uns gelingen, eine gemeinsame Sprache zu entwickeln, in der die jeweils subjektiv erlebte Wirklichkeit zu einer gemeinsamen neuen Wirklichkeit werden kann.

Das Dilemma jeder Beobachtung von Phänomenen, auch im Rehabilitations-Setting (Gefühle, Gedanken, Beziehungsmuster, Körpersymptome und -reaktionen) liegt darin, dass der Beobachter etwas fokussiert (beobachtet) und etwas anderes nicht fokussiert (nicht beobachtet); dies ist notwendig wegen der unendlich großen Zahl von Beobachtungsmöglichkeiten. Sowohl im Rehabilitationsteam als auch gegenüber den Patienten gilt es, eine stets schwierige Balance zu finden zwischen der Notwendigkeit, einerseits Komplexität zu erhöhen (durch Neukontextualisierung und Unterschiedsbildungen) und andererseits Komplexität zu reduzieren (mit Hilfe von Diagnoseklassifikationen, störungsspezifischen Ansätzen und Vereinfachung von Hypothesen). Entscheidend bleibt, ob es gelingt, ein gesundes Maß an Verstörung, Unsicherheit und Neugierde zu bewahren. Notwendig ist in diesem Zusammenhang auch die kritische Auseinandersetzung des Rehabilitationsteams mit der Attribuierung »chronische Krankheit«, einem Wirklichkeitskonstrukt, das quasi den Charakter einer Eintrittskarte für das Rehabilitations-Setting darstellt. Hier bedeutet es einen Perspektivenwechsel, Chronizität (regelhaft definiert als eine länger als sechs Monate anhaltende Krankheitssymptomatik) nicht oder zumindest nur teilweise als Eigenschaft der zu Grunde liegenden Krankheit zu betrachten, sondern sich aus einer Meta-Position heraus für die sozialen Kommunikationsprozesse zu interessieren, die sich aus einer Krankheitssymptomatik entwickelten und zu Geschichten der Patienten mit den Agenturen des Krankheitsversorgungs- und Sozialsystems als Lebenserzählungen wurden. In interessanten Fallstudien in der ärztlichen Basisversorgung, bei der chronische Krankheitsverläufe im Fokus waren (Schaub 2008) fanden sich schier unverändert wiederholende Patientennarrative, die sich als »verbale Ausdrücke« chronifizierter Krankheitsverläufe darstellten, in denen stereotype Coping-Strukturen enthalten waren. Diese Krankheitsnarrative hängen den Klienten häufig über Jahre an und repräsentieren deren Symptome und Verhalten wie eine zweite Haut, die einerseits Schutz bietet und gleichzeitig Veränderung verhindert (Schaub 2008). Die Konsultationen in den Hausarztpraxen waren ebenfalls von wenig variablen und situativ inadäquaten Interaktionen bestimmt und trugen deshalb unfreiwillig zur Stabilisierung eines unangemessenen Copings bei. Durch einen Perspektivwechsel, wie z. B. die Einbeziehung des familiären Systems und Initiierung gezielter sozialtherapeutischer Interventionen, wie sie auch typisch sind für das Rehabilitations-Setting, konnte in der Mehrzahl der Fälle ein Ausstieg aus den nahezu ritualisierten Abläufen erreicht und damit die Chronifizierung aufgehoben werden.

Als Gegengewicht zur unvermeidlichen Pathologieorientierung in der medizinischen Rehabilitation und einseitigen Parteinahme für den Index-Patienten durch die stationäre Einzel- und Gruppentherapie bedarf es dringend interner und externer systemischer Supervision.

12.5.2 Ressourcenorientierung und Achtsamkeit

Die Suche nach vernachlässigten oder unentdeckten Ressourcen und das Entdecken eigener Lösungskompetenzen wird sehr durch die Haltung einer inneren Achtsamkeit sowohl auf Behandler- wie auch auf Patientenseite gefördert: Die bewusste Wahrnehmung und das Erleben des aktuellen Moments mit allem, was dazu gehört: Gedanken, Emotionen, Sinneseindrücke, körperliche Vorgänge. Die Rehabilitanden hängen mit ihren Gedanken meist entweder in der Vergangenheit fest, beschäftigen sich mit Sorgen oder denken über die Zukunft nach. In der Rehabilitationspraxis hat sich die Metapher des eigenen Werkzeugkoffers für die Ressourcendiagnostik sehr bewährt: Anregung von Selbsterkundungen, welche Fähigkeiten und Kompensationsstrategien sich zum Beispiel in der Bewältigung von belastenden Symptomen bewährt haben und welche Lebensbereiche vernachlässigt wurden, die früher eine Quelle von Spaß, Erfolg und sozialer Verbundenheit waren. Die Ressourcenorientierung muss bei der dominanten Pathologieorientierung im rehabilitationsmedizinischen Kontext von den Behandlern immer wieder neu entdeckt und eingeübt werden. So macht es einen großen Unterschied, ob zu Beginn der verschiedenen Gruppentherapien im Rehabilitations-Setting von den Therapeuten die Frage nach Beschwerden, Krisen und Rückfällen gestellt wird oder eher gefragt wird nach persönlichen Ereignissen, wie etwas gelungen ist, oder positiven Veränderungen, die beobachtet werden konnten. Eine sehr effektive Strategie für den Wechsel von einer eher pathologieorientierten hin zu wertschätzender und respektvoller Haltung Rehabilitanden gegenüber kann durch eine modifizierte Form des Reflecting Team erzielt werden: Interdisziplinäre Teamsitzungen, in denen einzelne Patienten besprochen werden, finden in Anwesenheit dieser Patienten statt. Danach geben die betroffenen Patienten eine Rückmeldung, was bei Ihnen durch die Kommentare der Therapeuten angestoßen wurde und was davon sie für sich hilfreich finden.

12.5.3 Lösungsorientierung

Stehen in der Diagnostikphase die Systemanalyse mit Hilfe des Genogramms unter Einbezug des Helfersystems, die Kontext- und Auftragsklärung, die Wirklichkeitskonstruktionen des Rehabilitanden sowie die Wirklichkeitskonstruktionen in der Familie und im Helfersystem im Vordergrund, erweitert durch eine systematische Ressourcenanalyse, so geht es im weiteren Rehabilitationsprozess um die Erschließung des Möglichkeitsraums. In dieser Phase spielen hypothetische Fragen eine wichtige Rolle.

Als theoretischer Rahmen bietet sich das von dem belgischen Ethnologen Arnold van Geneb (1873–1957) entwickelte Konzept des Übergangsrituals (»Les rites de passages«) an, das von A. Retzer (2002) als systemisches Konzept für Therapieprozesse weiterentwickelt wurde. Übergangsrituale haben ganz allgemein betrachtet das Ziel, ein Individuum von einer definierten Situation in eine andere, genauso definierte Situation überzuführen und finden immer dann Anwendung, wenn ein Bruch im Leben eines Menschen stattfindet. Unterschieden werden drei Phasen:

1. Trennungsphase (van Geneb)/Ausgänge (Retzer)
2. Übergangs- oder Schwellenphase (van Geneb)/Unterwegs (Retzer)
3. Angleichungsphase (van Geneb)/Ankunft (Retzer)

Bezogen auf den Rehabilitationsprozess ist die sogenannte Trennungsphase bis zur Antragsstellung für eine Rehabilitationsbehandlung gekennzeichnet durch festgefahrene Problemlösungsstrategien, Selbstblockierungen und sehr eingeengte Wirklichkeitskonstruktionen, zum Beispiel: »Ich bin mir sicher, dass es eine körperliche Ursache für meine Beschwerden geben muss und ich verzweifle daran, dass die Ärzte nicht in der Lage sind, die körperliche Ursache zu finden.« In dieser Phase entwickelt sich Leidensdruck entweder beim Betroffenen bzw. im familiären System als mitbelastetem System oder im Helfersystem bzw. bei Kostenträgern im sozialen System (Krankenversicherungen und Rentenversicherungen), wodurch ein zunehmender Handlungs- und Veränderungsdruck entsteht. Für die meisten Menschen, die eigenmotiviert eine Rehabilitationsantrag stellen, ist dies ein mutiger Schritt und mit dem Aufbau positiver innerer Erwartungen eine erste Öffnung innerer und äußerer Möglichkeitsräume. Das theoretische Modell »Der Rehabilitationsprozess als Übergangsritual« konzeptualisiert diesen Therapieprozess als unterstützende Haltung, die dem Rehabilitanden dabei hilft, über eine Schwelle zu gehen, sich von Überholtem zu trennen, wenn es nötig ist, und Neuland zu betreten. In dieser zweiten Übergangs- oder Schwellenphase ist der Rehabilitand von den meisten, alten und neuen persönlichen, familiären und gesellschaftlichen Strukturen, Ordnungen und Verhaltensnormen in gewisser Weise losgelöst. Insbesondere für Menschen aus bildungsferneren Schichten sind die meisten therapeutischen Angebote absolut unvertraut: »Gemalt habe ich zuletzt in der Grundschule und ich war dabei völlig unbegabt!«. Vieles wirkt auf den ersten Blick verstörend und unerwartet krisenhaft. Hinzu kommen häufig durch die erstmalige Thematisierung familiärer Verstrickungen und zum Teil traumatischer Erfahrungen Loyalitätskonflikte bzw. Schuldgefühle auf. Im therapeutischen Prozess werden häufig »Weder-hier-noch-da-Situationen« praktiziert und es tauchen grundlegende Fragen nach Lebenssinn, der eigenen Identität und eigenen Lebensprioritäten auf, häufig angeregt durch Unterschiede im Fühlen, Denken und Handeln bei den Mitpatienten. Viele Patienten drücken den Prozess so aus: »Ich kam mit ganz anderen Erwartungen und Wünschen in die Reha und meine inneren Suchprozesse nahmen eine Richtung, die mich selbst komplett überraschte«. Die Konzeptualisierung des Rehabilitationsprozesses als Übergangsritual relativiert auch eine allzu einengende initiale Festlegung auf Therapieziele und betont den Prozesscharakter von Auftragsklärung und Zielorientierung. In der dritten Angliederungsphase geht es darum, neue Wirklichkeitskonstruktionen, Veränderungsimpulse in eine neue und komplexe konkrete Wirklichkeit und konkrete Sinnstrukturen zu integrieren. In dieser Phase ist es sehr hilfreich Angehörige einzubeziehen, aber auch zusammen mit den Rehabilitanden Ideen zu entwickeln für die Neugestaltung des aktuellen beruflichen Kontextes.

12.5.4 Allparteilichkeit – Veränderungsneutralität

Wie in kaum einem anderen Bereich der medizinischen Versorgung verlangen die Kostenträger im Rahmen eines systematischen Qualitätsmanagements ständige Wirksamkeitsnachweise. Die Ergebnisqualität kann anhand des sozialmedizinischen Zwei-Jahres-Verlaufes nach der Rehabilitation abgeschätzt werden. 84 % der Rehabilitanden sind in den zwei Folgejahren wieder erwerbsfähig, d. h. sie sind erwerbstätig oder arbeitslos; 14 % beziehen EM-Rente und 2 % Altersrente (Bengel et al. 2020). Andererseits wurde die initial ausgeprägte Auftragskomplexität zu Beginn der Rehabilitation bereits erwähnt. Hinzu kommt ein struktureller Konflikt durch die Doppelrolle der Therapeuten in der Rehabilitation als Behandler und gleichzeitig Gutachter der Erwerbsfähigkeit des Patienten am Ende der Rehabilitation. Nur durch eine hohe Transparenz der verschiedenen Auftragspositionen eröffnen sich Verhandlungsspielräume und im Hinblick auf den einzelnen Rehabilitanden Entscheidungs- und Entwicklungsmöglichkeiten im privaten und beruflichen Umfeld. Besonders durch eine Haltung der positiven Konnotation, d. h. der systemischen Sicht von Symptomen als suboptimalen Lösungsversuchen und der Würdigung von Problem- und Lösungsseite von Problemen lösen Rehabilitationstherapeuten bei den Rehabilitanden regelhaft eine kreative Verstörung aus und gewinnen andererseits Vertrauen, um im Therapieprozess eine weitgehende Allparteilichkeit umzusetzen. So wird beispielsweise in Gesundheitsseminaren unter diesen systemischen Prämissen regelhaft zunächst nach Beweggründen gesucht, weshalb ein bestimmtes Risikoverhalten – wie zum Beispiel »Rauchen« – verändert werden soll, welche wichtige Funktion dieses Verhalten bisher mit aufrechterhielt und welche Nachteile und Risiken aus einer Verhaltensänderung resultieren können. Diese Haltung positiver Konnotation inklusive einer Veränderungsneutralität gilt es, für systemische Therapeuten im Rehabilitationsprozess bei allen therapeutischen Angeboten authentisch einzubringen und insbesondere bei initial hoher Veränderungsmotivation und schneller Veränderungsdynamik. Die Rehabilitanden erleben sich durch diese Haltung innerhalb des therapeutischen Teams befreit aus ihrem Selbsterleben als Versager und eher aufgerufen, im Feld neuer Optionen gute neue Entscheidungen zu treffen.

Hilfreich ist in solchen Gesprächen auch die »Zaun-Metapher«.

Zaun-Metapher

Auf den spitzen Pfählen des Zauns zu sitzen ist relativ unbequem. Jeweils auftretende Impulse, auf der linken oder rechten Seite auf das relativ unebene Gelände abzuspringen, werden jeweils wieder gebremst durch Befürchtungen, Ängste und das Risiko, dass der gelungene Sprung die Situation eher noch verschlechtern könnte.

12.5.5 Die Bedeutung von Zirkularitätsmustern für den Rehabilitationsprozess:

Interaktions- und Kommunikationsmuster sind auch im Rehabilitationsprozess ein wichtiger Orientierungsrahmen. Folgende Musterebenen sind dabei zu unterscheiden, wobei wiederum jede dieser Ebenen mit den anderen Ebenen zirkulär verbunden ist:

- familiäre Interaktions- und Kommunikationsmuster
- Interaktionsmuster der »inneren Familie« (Schwartz 1997)/Konzept des »inneren Teams« (Schulz von Thun 2005)
- Interaktions- und Kommunikationsmuster innerhalb des Rehabilitationsteams
- Interaktions- und Kommunikationsmuster in der Therapeut-Rehabilitand-Beziehung

Im Sinne der Selbstähnlichkeit von Mustern (Simon et al. 1999, S. 72–73) kann es zwischen diesen Musterebenen zu Spiegelungen kommen, die es im Supervisionsprozess zu entdecken gilt und woraus sich hilfreiche systemische Interventionen entwickeln lassen.

Fallbeispiel 3: Zirkuläre Musteraspekte in der psychosomatischen Rehabilitation

42-jährige Patientin, die mit den Diagnosen Panikstörung, Fibromyalgie und anamnestische Binge-Eating-Störung in die psychosomatische stationäre Rehabilitation aufgenommen wird.

Familiäre Kommunikations- und Interaktionsmuster:
Bei einer emotional wenig erreichbaren Mutter und einem meist abwesenden Vater konnte die Patientin keine sichere Bindungserfahrung machen. Sie war als Kind häufig mit Mittelohrentzündungen krank und zum Teil längere Zeit jeweils im Krankenhaus. Als Jugendliche wurde sie zunehmend für ihre häufig kranke Mutter zuständig (frühe Parentifizierung).

Aktuelle Beziehungssituation:
Häufig wechselnde Beziehungen mit Männern, von denen sie sich jeweils ausgebeutet fühlt (»*Immer das gleiche Muster, weshalb falle ich auf diese Typen herein?*«).

Innere Selbstanteile:
Neben einem bedürftigen kindlichen Selbstanteil findet sich ein »strenger Peiniger«, der sie zu ständigen Höchstleistungen anstachelt und bei ihr Schuldgefühle induziert, wenn sie sich bedürftig zeigt. Daneben findet sich ein Selbstanteil, den sie selbst als »selbstlose Heldin« bezeichnet – nach dem Motto »ich brauche niemanden«.

Teamebene:
Teile des Rehabilitationsteams bemühen sich sehr um die Patientin und zeigen ein schon fast »bemutterndes Verhalten«, drängen auf eine Verlängerung des stationären Aufenthaltes, damit die Patientin endlich Zugang zu ihren emotionalen Grundbedürfnissen erhalte und emotional korrigierende Erfahrungen in den therapeutischen Beziehungen machen könne. Ein anderer Teil des Teams erlebt sie als arrogant und die Beziehung kontrollierend und wendet sich mehr und mehr ab und fordert eine Begrenzung der Aufenthaltsdauer.

Musterebene Therapeutin-Patientin:
Bezugstherapeutin in der Einzelarbeit ist eine junge Psychologische Psychotherapeutin, die einerseits Empathie und Mitgefühl empfindet der Patientin gegenüber und ihre Not spüren kann, gleichzeitig aber eine Hemmung erlebt, der Patientin näherzukommen. Sie erlebt die Patientin einerseits bedürftig, andererseits sehr kontrolliert und »fassadär«. Die Therapeutin erlebt bei sich unterschwellig einen hohen Leistungsdruck, der Patientin schnell zu therapeutischen Erfolgen zu verhelfen. Die systemische Hypothese einer Spiegelung von Kommunikations- und Interaktionsmustern wird dem Rehabilitationsteam im Rahmen einer externen Supervision zugänglich.

Folgender Interventionsvorschlag wird besprochen: in einer modifizierten Form des Reflecting Teams unterhält sich ein Kleinteam aus Protagonisten der unterschiedlichen Teampositionen zusammen mit der Einzeltherapeutin vor der Patientin untereinander. Anschließend gibt die Patientin als Reflecting Team eine Rückmeldung zu den gehörten Kommentaren.

12.6 Systemische Therapie als spezifisches Setting in der Rehabilitation

Neben den dargestellten generellen Chancen und Möglichkeiten systemischen Arbeitens in der medizinischen Rehabilitation entwickelten sich durch das systemische Behandlungsmodell auch spezifische Rehabilitations-Settings, bei denen Angehörige systematisch einbezogen werden (Geigges 2016).

12.6.1 Paar- und Familiengespräche im stationären Setting

Folgende Indikationen bieten sich für systemische Paar- und Familiengespräche im stationären Setting an:

1. *Bei Aufnahme:*
   Die Familie, insbesondere die Partner der Rehabilitanden, sind einerseits ein ebenfalls belastetes System und andererseits ein wichtiges Unterstützungssystem. Eine Einbeziehung der Partner bei der stationären Aufnahme kann helfen, den Überweisungskontext zu klären. Ziel ist dabei stets, Partner bzw. Familienangehörige als unterstützendes System zu gewinnen. Eine besondere Bedeutung hat die frühe Einbeziehung von Familienangehörigen bei Jugendlichen bzw. sehr gebundenen bzw. sich sehr abhängig erlebenden Rehabilitanden, aber auch wenn starke Ausstoßungstendenzen dem Rehabilitanden gegenüber früh deutlich werden.
2. *Eventuell bei therapeutischen Krisen während des stationären Aufenthaltes:*
   Therapeutisch induzierte Veränderungsschritte führen oft zu Loyalitätskonflikten mit den natürlichen Beziehungssystemen und eventuell auch mit dem bisherigen ambulanten Behandlungssystem.
3. *Entlassung und Vorbereitung, neue Erlebnis- und Verhaltensmuster in die natürlichen Lebens- und Beziehungskontexte zu integrieren:*
   In der konkreten Praxis hat sich bewährt, dass Bezugstherapeuten immer nur als Co-Therapeuten solche Paar- bzw. Familiengespräche führen, weil es Einzeltherapeuten, die eine empathische Beziehung zu ihren Patienten unterhalten, in der Regel schwerfällt, eine neutrale bzw. allparteiliche Position einzunehmen.

12.6.2 Stationäre Paartherapie

In Einzelfällen werden auch Paare stationär aufgenommen in der psychosomatischen Rehabilitation. Häufig handelt es sich um stark gebundene Paare, bei denen deshalb die notwendige stationäre Behandlung des Partners bzw. der Partnerin anders nicht möglich ist. Eine andere Indikation ist häufig eine Posttraumatische Belastungsstörung – zum Beispiel nach Unfalltod eines Kindes –, die beide Partner betrifft.

Gut zu wissen

Bei der stationären Aufnahme von stark gebundenen Paaren neigen Therapeuten stets dazu, von Anfang an einen, dem therapeutischen System eigenen Individuationsauftrag verwirklichen und diesen Auftrag im Rahmen des Therapieprogramms umsetzen zu wollen. D. h. in aller Regel: die Aufnahmegespräche werden von verschiedenen Kollegen geführt und möglichst sehr unterschiedliche Therapieprogramme zusammengestellt. Aus systemischer Sicht sind hier auch wieder die beiden Grundhaltungen der Veränderungsneutralität sowie der positiven Konnotation von großer Bedeutung. Hieraus resultiert in erster Linie eine Würdigung der symbiotisch anmutenden Beziehungsstruktur durch das Herausarbeiten der lebensgeschichtlichen Bedeutung im Sinne eines suboptimalen Lösungsversuches dieser Beziehungsstruktur und im Therapieprogramm die Betonung der Nichtveränderung durch möglichst viele gemeinsame Therapiemodule und auch gemeinsame Paarvisiten. Erfahrungsgemäß weckt dies bei diesen Paaren eher eigene Wünsche nach therapeutischen Erfahrungen ohne den anderen und ermöglicht dem Paar, im Rehabilitationsprozess eine neue Balance von Autonomie und Bindung selbstwirksam zu finden.

12.6.3 Stationäre Familienkonferenzen

Dieser systemische Ansatz findet sich beispielsweise in der neurologischen Frührehabilitation (Neumann und Zielke 2003). In einem solchen stationären Rehabilitations-Setting nehmen alle Teamkollegen, die mit dem betreffenden Patienten arbeiten, sowie die nahestehenden Angehörigen unter der Leitung eines im jeweiligen medizinischen Fachgebiet qualifizierten und familientherapeutisch geschulten Psychotherapeuten teil.

Indikationsstellung für Familienkonferenzen im Rehabilitations-Setting sind:

- Vermeidung der Auseinandersetzung mit den medizinischen Diagnosen und resultierenden Handicaps seitens der Familie
- Inakzeptanz und Verständnisprobleme gegenüber der komplexen Situation des Störungsbildes und den resultierenden Veränderungen im sozialen Umfeld
- Inadäquate Erwartungen an die Erfolge der laufenden Rehabilitationsphase

- Schwierigkeiten, das Therapiekonzept und daher die Funktion der Angehörigen für die weitere Entwicklung des Patienten verständlich zu machen
- Mangel an interaktiven Kompetenzen der Angehörigen im Umgang mit dem Patienten
- Überforderung durch die Vorbereitung auf die poststationäre Versorgung
- Notwendigkeit zur Forcierung einer Entscheidung
- Konfliktpotenziale bei den Angehörigen
- Kommunikationsprobleme zwischen Angehörigen und Mitarbeitern der Station, die nicht ausschließlich auf dyadische Prozesse beschränkt sind
- Ein ganz offensichtlich belastetes und überfordertes familiäres System

12.6.4 Stationäre Familienrehabilitation

Seit 30 Jahren stehen in Deutschland Konzepte der familienorientierten Rehabilitation zur Verfügung, beginnend mit krebskranken Kindern und ihren Angehörigen sowie auch jungen Patienten mit Herzkrankheiten oder Mukoviszidose. In diesen speziellen Behandlungs-Settings wird insbesondere versucht, dem Doppelaspekt des familiären Unterstützungssystems gerecht zu werden: als wesentliche Ressource des betroffenen kranken Familienangehörigen zum einen und als selbst von der Krankheit des Angehörigen vielfach belasteten familiären Systems zum anderen. In einer prospektiven Studie (Goldbeck et al. 2011) konnte die Effektivität eines solchen Familienrehabilitationsprogramms sowohl auf die Lebensqualität der betroffenen Eltern als auch auf die psychische Belastung der chronisch kranken Kinder (Krebserkrankung, schwere kardiale Erkrankung, Zystische Fibrose) nachgewiesen werden, auch noch sechs Monate nach der Intervention.

Schwachstelle dieser Form stationärer Rehabilitation ist die bis heute meist fehlende systemische Kompetenz in Kinderarzt- bzw. Allgemeinpraxen, die die betroffenen Familien bei der Antragstellung unterstützen müssen. Zu klären sind im Vorfeld wichtige Fragen: Wie hoch ist der Belastungsgrad der betroffenen Familie bzw. inwieweit ist die Gesamtfamilie die entscheidende Ressource für den Therapieerfolg? Ist evtl. ein familiäres Subsystem besonders betroffen (traditionell Mutter und krankes Kind)? Inwieweit sind die Geschwister als Mitbetroffene bzw. als wichtige Ressource von Bedeutung?

12.6.5 Multifamilientherapie (Asen und Scholz 2019)

Vor allem in der Kinder- und Jugendrehabilitation finden sich zunehmend Ansätze der in den 1940er Jahren aus den USA bekannten Multifamilientherapie als fester Bestandteil der multimodalen Behandlung (Noack et al. 2017; Imgart und Plassmann 2020). Bei diesem Ansatz arbeiten mehrere Familien in einer festen Gruppe zusammen und entwickeln selbstständig neue Strategien und kreative Lösungsansätze für individuelle und familiäre Probleme.

12.7 Ausblick

Medizinische Rehabilitation ist aktuell ein unverbundenes Versorgungssystem neben akuter Versorgung, ambulanter Versorgung und Krankenhausversorgung. Systemische Rehabilitation bietet eine große Chance einer besseren Vernetzung dieser Versorgungsbereiche durch konsequentere Einbeziehung der Vorbehandler, den kreativen Umgang mit der per se vorhandenen Auftragskomplexität und durch den konsequenten Lebenswelt-Bezug. Hierdurch lässt sich die Rückkehr in den privaten und beruflichen Kontext der Rehabilitanden konkreter und umfassender vorbereiten und darüber den Rehabilitationserfolg sichern. Eine systemische Konzeptualisierung der medizinischen Rehabilitation hilft auch, das therapeutische Spektrum der Rehabilitation zu erweitern, insbesondere durch konsequentes und systematisches Einbeziehen der Angehörigen. Systemische Rehabilitation bietet mit ihren ressourcenorientierten und innovativen Ansätzen auch wichtige Anstöße für die medizinische Akutversorgung im Sinne einer Entwicklung der Medizin in Richtung Ganzheitlichkeit und Teilhabeorientierung.

Referenzen

Asen E, Scholz M (2019) Praxis der Multifamilientherapie. Heidelberg: Carl Auer.
Bengel J, Dorr F, Geigges W (2020) Psychosomatische Rehabilitation. In: Egle U, Heim C, Strauß B, von Känel R (Hrsg.) Psychosomatik. Stuttgart: Kohlhammer. S. 770–777.
de Shazer S (1989) Wege der erfolgreichen Kurztherapie. Stuttgart: Klett-Cotta.
Engel GL (1977) The need for a new medical model: a challenge for biomedicine. Science 196: 129–136.
Geigges W (2016) Körperliche Krankheit und Familie. Psychotherapie im Dialog 1–2016: 43–47.
Goldbeck L, Hölling I, Schlack R et al. (2011) The impact of an outpatient family-oriented rehabilitation program on patient reported psychological symptoms of chronically ill children. Klinische Pädiatrie 223(2): 79–84.
Imgart H, Plassmann R (2020) Wirkfaktoren in der Multifamilientherapie bei Patienten mit Essstörungen. Neuropsychiatrie 34(2): 48–60.
Deutschen Institut für Medizinische Dokumentation und Information (DIMDI) (2005) Internationale Klassifikation der Funktionsfähigkeit, Behinderung und Gesundheit ICF. Inhaltl. unveränd. Nachdr. Bonn: BfArM.
Kauffeldt, S (2021) Personenzentrierte psychiatrische Rehabilitation in der RPK-Einrichtung. In: Weiß P, Brieger P (Hrsg.) Psychische Gesundheit fördern, Teilhabe an Arbeit sichern. Bonn: Aktion Psychisch Kranke. S. 262–271.
Neumann-Zielke L (2003) Die Familienkonferenz als Beispiel der Angehörigenarbeit auf einer neurologischen Frühreha-Station. Rehabilitation 42: 3–10.
Noack M, Kaya-Heinlein D, Diers AK (2017) Multifamilientherapie mit Familien drogenabhängiger Jugendlicher in der suchtmedizinischen Rehabilitationsstation. Suchttherapie 18: 1–72.
Retzer A (2002) Passagen-Systemische Erkundungen. Stuttgart: Klett-Cotta.

Scheidt C, Hofmeier M, Kraft J, Geigges W et al. (2015) Wege in die psychosomatische Rehabilitation – Differentielle Indikationsstellung an der Schnittstelle zwischen Krankenhaus und psychosomatischer Rehabilitationsklinik. Rehabilitation 45: 74–80.
Schaub HA (2008) Klinische Sozialarbeit. Göttingen: V&R unipress. S. 201–237.
Schulz von Thun F (2005) Miteinander reden 3. Reinbek bei Hamburg: Rowohlt Taschenbuch Verlag. S. 11–327.
Schwartz R (1997) Systemische Therapie mit der inneren Familie. München: J.Pfeiffer Verlag.
von Schlippe A, Schweitzer J (2012) Lehrbuch der systemischen Therapie und Beratung. Göttingen: Vandenhoeck & Ruprecht. S: 244–245.
Von Uexküll T, Wesiack W (1988) Theorie der Humanmedizin: Grundlagen ärztlichen Denkens und Handelns. München: Urban & Schwarzenberg.

Literaturempfehlung zur Vertiefung

Köllner V, Bassler M (2020) Praxishandbuch Psychosomatische Medizin in der Rehabilitation. München: Elsevier.

13 Recovery und systemische Arbeit: eine Nutzendenperspektive

Elke Prestin

13.1 Einleitung

Die Perspektiven auf psychische Erkrankungen sind naturgemäß unterschiedlich. Was sich aus professioneller Sicht zunächst als analytische oder epistemische (in der klassischen Psychiatrie: diagnostische) und dann als therapeutische Herausforderung darstellen mag, ist für den betroffenen Menschen mit intensivem Erleben und oft auch Erleiden verbunden. Gerade schwere und länger andauernde psychische Erkrankungen können existenzielle Ängste auslösen. Grundlegende Fragen stehen im Raum: Wer bin ich (noch), wenn ich nicht mehr so funktioniere, wie ich selbst und andere es von mir erwarten? Was passiert jetzt mit mir? Bin ich dem »System Psychiatrie« hilflos ausgeliefert, oder werde ich dort Unterstützung finden? Wie wird mein persönliches Umfeld reagieren? Bin ich nun für alle Zeiten »irgendwie anders«, unpassend, aus der Gesellschaft ausgestoßen?

Im Umgang mit diesen Fragen wurde (und wird) die klassische psychiatrisch-psychotherapeutische Versorgung von vielen Psychiatrieerfahrenen als wenig hilfreich, teils gar als schädlich empfunden, da sie Defizite fokussiert und zur Stigmatisierung beiträgt. Als Gegenbewegung, die ausdrücklich ganzheitlich lebenszentriert, nicht störungs- und therapiezentriert ist, entstand das Recovery-Konzept der Selbsthilfe, das mittlerweile vor allem im angelsächsischen Raum, zunehmend aber auch in Deutschland und vielen weiteren Ländern an Bedeutung gewonnen hat.

Zugleich nimmt auch die moderne Systemische Therapie für sich in Anspruch, die Defizitorientierung klassischer Methoden zu überwinden und die persönliche Entwicklung des psychisch erkrankten Menschen zu fördern – in diesem Fall als professioneller Ansatz. Insofern ist es interessant zu fragen, in welchem Verhältnis Recovery und Systemische Therapie zueinander stehen.

Der vorliegende Beitrag stellt einen Versuch dar, sich dieser höchst komplexen Frage zu nähern. Komplex ist die Frage deshalb, weil weder das Recovery-Konzept noch die Systemische Therapie klar definiert sind. Unter beiden Oberbegriffen gibt es jeweils unterschiedliche Entwicklungsstränge und Schwerpunkte, teils auch einander widersprechende Haltungen. Hinzu kommt, dass gerade in den letzten Jahren beide Konzepte durch die schrittweise Integration in die psychiatrisch-psychotherapeutische Standardversorgung einer Transformation unterliegen, die ihrerseits wiederum interne Gegenbewegungen auslöst. Insofern gilt: Vieles ist in Bewegung. Beschreibungen und Interpretationen sind entsprechend immer auch subjektiv geprägt und hängen von den Präferenzen und dem Wertesystem der Beschreibenden ab.

Vor diesem Hintergrund wurde der Beitragstitel bewusst gewählt: Es handelt sich tatsächlich nur um »*eine* Nutzendenperspektive«. Die folgende Darstellung greift zwar nicht nur auf diverse Fachliteratur, sondern auch auf vielfältigen persönlichen Austausch in der Selbsthilfe zurück, kann aber nicht für sich in Anspruch nehmen, pauschal »die Sicht der Betroffenen« wiederzugeben. Die Ausführungen sollen lediglich einige Impulse für eine hoffentlich vielstimmige und ertragreiche vertiefende Diskussion bieten, sowohl innerhalb der Selbsthilfe Psychiatrieerfahrener als auch innerhalb der »Systemiker-Szene« – und insbesondere zwischen beiden Gruppen.

Eine erste Grundlegung erfolgt im nächsten Abschnitt, der einen einführenden, knappen Überblick über die zentralen Charakteristika von Recovery und von Systemischen Therapien insgesamt bietet – letzteres nur kursorisch und exemplarisch, denn diesem Beitrag liegt zentral die Erfahrungsexpertise psychischer Erkrankung zugrunde, nicht die Fachexpertise systemischer Arbeit. Im Anschluss werden einzelne Aspekte und Fragen, die aus Betroffenensicht besonders wichtig erscheinen, separat näher beleuchtet. Der abschließende Ausblick nimmt die Entwicklungsperspektiven und Chancen gerade auch angesichts der aktuellen Veränderungen im gesamten psychiatrischen Versorgungssystem in den Blick.

13.2 Erste Annäherungen an Recovery und systemische Arbeit

13.2.1 Recovery, Empowerment und Fürsorge

Wer erklären möchte, was Recovery im Sinne der Selbsthilfe bedeutet, kommt nicht umhin, erst einmal festzuhalten, was es *nicht* bedeutet. Missverständnisse entstehen bis heute immer wieder dadurch, dass der Begriff Recovery auch in der Medizin verwendet wird und dort die Remission von Krankheitssymptomen meint. Medizinisch definierte Recovery lässt sich also am ehesten mit »Wiedergewinnung« oder »Wiederherstellung« des Ausgangszustands vor der Erkrankung übersetzen. Das von Psychiatrieerfahrenen entwickelte Recovery-Konzept unterscheidet sich davon grundlegend. Es hat seine Ursprünge in den USA der 1980er Jahre und hat seitdem vor allem im englischsprachigen Raum eine große Bedeutung innerhalb der psychiatrischen Versorgung erlangt. In den USA, Kanada, Großbritannien, Irland, Australien und Neuseeland ist die Recovery-Orientierung inzwischen fester Bestandteil der staatlichen Gesundheitspolitik im Bereich der psychiatrischen Versorgung.

Recovery bedeutet hier einen höchst individuellen Prozess der Krankheitsbewältigung, zu dem die Verarbeitung des Erlebten ebenso gehört wie der Wiedergewinn von Hoffnung und eine neue persönliche Sinnfindung (vgl. Amering und Schmolke 2012; Roberts und Boardman 2013, 2014). Die Reduktion von Krankheitssymptomen wird zwar angestrebt, doch ist die vollständige medizinische »Heilung« ausdrücklich keine Voraussetzung für die persönliche Genesung (so die wohl treffendste deutsche Übersetzung des Recovery-Begriffes der Selbsthilfe). Im Gegenteil: Eine Kernaussage des Recovery-Konzeptes lautet, dass ein gelingendes, sinnerfülltes Leben auch mit ggf. verbleibenden Symptomen und Einschränkungen möglich ist.

Diese neue Perspektive hat erhebliche Auswirkungen auf das (Er-)Leben und das Selbstwertgefühl psychisch erkrankter Menschen. Wer die klassische Psychiatrie mit ihrem medizinischen Bild von Krankheit und Gesundung erlebt hat, weiß, wie sehr dort »Dysfunktionalitäten« im Fokus stehen. Dies führt leicht dazu, dass sich auch die Selbstwahrnehmung der Betroffenen immer mehr auf das bezieht, was gerade (oder auch längerfristig) nicht »normal« ist. Die eingangs genannte Frage »Wer bin ich (noch)?« ist dann ungefähr wie folgt zu beantworten: »Ein Problemfall mit dringendem Reparaturbedarf, so nicht mehr passend, so nicht gewollt«. Die Idee von Recovery im Sinne eines Genesungsprozesses stellt dem eine Alternative der Hoffnung gegenüber. Denn hier wird der psychisch erkrankte Mensch eingeladen, den Kopf zu heben und den Blick langsam zu weiten. Aus der ersten Antwort: »Ich bin auch jetzt noch ein wertvoller Mensch mit Lebensberechtigung« können mit der Zeit neue Fragen erwachsen: »Wer und wie will ich denn künftig sein? Wie lässt sich die Krankheitserfahrung – als Episode oder als auch als wiederkehrende Begleiterin – in mein Leben integrieren? Inwieweit bin ich daran schon gewachsen, und wie will ich weiterwachsen?«

Es geht also immer weniger um das Können und Nicht-Können (ohne die Realität manches Nicht-Könnens und die daraus entstehenden Belastungen zu negieren!), sondern im Mittelpunkt steht zunehmend das eigene Wollen. Letzteres allerdings nun ausdrücklich *nicht* im Sinne eines brachialen »Du kannst, wenn Du nur willst«-Gesundungsansatzes, sondern im Sinne eines persönlichen Wachstums- und Entwicklungsprozesses, der mit einer neuen Sinn- und Zielfindung einhergeht.

Je mehr Relevanz das eigene Wollen erhält, umso mehr verlieren die eingangs genannten Fragen: »Was passiert jetzt mit mir? Bin ich dem System Psychiatrie hilflos ausgeliefert, oder werde ich dort Unterstützung finden?« ihre beängstigende und lähmende Kraft. Denn Recovery bedeutet auch, dass die Betroffenen lernen, die eigenen Bedürfnisse zu erkennen und sich die Hilfen zu holen, die individuell sinnvoll sind. Der psychisch erkrankte Mensch ist also nicht, wie leider allzu oft noch in der klassischen Psychiatrie, Objekt einer *Be*-Handlung, sondern aktiv handelndes Subjekt im Kontext der persönlichen Genesung.

Wunderbar illustriert wird dies durch das folgende Zitat von Patricia Deegan (1993, zitiert nach Abderhalden et al. 2009, S. 1):

> »Für mich bedeutet Recovery, im Führersitz meines Lebens zu sitzen. Ich lasse mich nicht von meiner Krankheit dominieren. Über die Jahre bin ich eine Expertin in meiner Selbstpflege geworden. Über die Jahre habe ich verschiedene Arten kennen gelernt, mir selbst zu helfen. Manchmal benutze ich Medikamente, Psychotherapie, Selbsthilfe, Selbsthilfegruppen, Freunde, meine Beziehung zu Gott, Arbeit, sportliche Betätigung, Aufenthalt in der Natur – all diese Maßnahmen helfen mir, ganz und gesund zu bleiben, obwohl ich psychische Probleme habe.«

Nun ist es durchaus nicht jedem Menschen, schon gar nicht jedem psychisch erkrankten Menschen gegeben, jederzeit, wie hier beschrieben, »im Führersitz« des eigenen Lebens zu sitzen. Hinderungsgründe hierfür können sowohl in der Person selbst und in krankheitsbedingten Einschränkungen als auch in den Rahmenbedingungen des Gesundheitssystems, des sozialen Umfelds und der Gesellschaft insgesamt liegen. Deshalb ist eine wesentliche Komponente des Recovery-Konzepts das »Empowerment«, also die (Selbst-)Ermächtigung der Betroffenen (vgl. Prestin 2020a). Leider wird auch dieser Begriff im klassischen psychiatrischen und psychosozialen Versorgungssystem häufig missverstanden oder auch gezielt so zurechtgebogen, dass er in tradierte Behandlungsmodelle eingepasst werden kann. Als Empowerment gilt dann schon die »Aktivierung« des Patienten[8], der dazu bewegt werden soll, bestimmte vorgegebene Therapien wahrzunehmen und Aufgaben zu erfüllen – um sich dabei als »selbstwirksam« zu erfahren. Dies ist allerdings eine doppelte Engführung: Denn zum einen verlangt Empowerment die Mitbestimmung der psychisch erkrankten Menschen bei der eigenen Therapieplanung im Sinne geteilter Entscheidungsfindung. Zum anderen geht die Grundidee der (Selbst-)Ermächtigung weit über den Bereich der Gesundheitsversorgung und der Selbstsorge hinaus.

Um die volle Bedeutung von Empowerment zu erfassen, ist ein Blick auf den Entstehungskontext des Begriffes hilfreich (vgl. Knuf 2013). Dieser liegt historisch in den Emanzipationsbewegungen benachteiligter Bevölkerungsgruppen, insbesondere der Schwarzen in den USA. Das hier verfolgte Ziel der Überwindung von Stigmatisierungen und der vollen, gleichberechtigten gesellschaftlichen Teilhabe lässt erkennen, dass Empowerment im Kern eine politische Bewegung ist. Einen wichtigen Anknüpfungspunkt für Menschen mit schweren psychischen Erkrankungen bietet seit dem Jahr 2006 die Behindertenrechtskonvention der Vereinten Nationen (UN-BRK).

Während die enge Verbundenheit von Recovery und Empowerment unstrittig ist, findet ein dritter Schlüsselbegriff erst in jüngerer Vergangenheit Eingang in die entsprechenden Diskurse: der Begriff der Fürsorge (vgl. Prestin 2021, 2022). Tatsächlich gibt es bis heute nicht wenige Psychiatrieerfahrene, die Fürsorge als Angriff auf ihre Selbstbestimmtheit ansehen und deshalb vehement ablehnen. Dies ist erstens vor dem Hintergrund der Entstehungsgeschichte des Recovery-Konzeptes zu verstehen, denn dessen Wurzeln liegen in der Psychiatriekritik. Und wer will schon ein System, das als biologistisch, defizitorientiert und bevormundend erlebt wird, für sich sorgen lassen? Zweitens ist der traditionelle Fürsorgebegriff dadurch diskreditiert, dass unter seinem Deckmantel in der Vergangenheit allzu oft paternalistisch und erniedrigend gehandelt wurde, bis hin zu Menschenrechtsverletzungen und Misshandlungen, beispielsweise im Rahmen der »Fürsorgeerziehung«.

Dennoch ist der eigentliche Grundgedanke von Fürsorge meines Erachtens ein wichtiger und letztlich auch unverzichtbarer. Denn zum menschlichen Leben gehören eben immer auch Phasen der Angewiesenheit auf Unterstützung und Solidarität. Bei Menschen mit wiederkehrenden psychischen Krankheitsepisoden oder

---

8 Auf Wunsch der Autorin wird das generische Maskulinum verwendet, um die Lesbarkeit zu erleichtern. Sie verbindet damit keinerlei politische Aussagen.

Krisen sind diese Phasen möglicherweise besonders häufig und/oder intensiv, und der Hilfebedarf kann zeitweise besonders ausgeprägt sein. Wenn man ernst nimmt, dass Recovery ein Prozess mit Höhen und Tiefen, mit Aufbrüchen zu neuen Ufern, aber auch mit Rückschlägen und Krisen ist, dann müssen realistisch auch Zeiten solcher Bedürftigkeit im Blick sein. Benötigt wird dann aber keine kalte Bevormundung »nach Sachlage«, sondern eine mitmenschliche, stützende Begleitung. Ein Mensch, der nicht *für* den Betroffenen sorgt, sondern sich *um* ihn sorgt und deshalb ein Stück des Weges mit ihm gemeinsam geht, kann gerade in schweren Krisen eine unschätzbare Hilfe sein. Hier kommt nicht zuletzt der therapeutischen Beziehung im Sinne der humanistischen Psychotherapie eine besondere Bedeutung zu.

Einführend ist also festzuhalten: Recovery als individueller Genesungs- und Wachstumsprozess erfolgt letztlich immer im Spannungsfeld von Autonomie und Empowerment einerseits und der Angewiesenheit auf mitmenschliche Sorge andererseits.

13.2.2 Systemische Therapie

Die wesentlichen Grundsätze systemischer Arbeit und insbesondere Systemischer Therapie in einem knappen einführenden Überblick zusammenfassen zu wollen, stellt eine kaum zu bewältigende Herausforderung dar. Denn es gibt eine nur schwer überschaubare Vielfalt von Ansätzen und Methoden, die gleichermaßen das Etikett »systemisch« für sich beanspruchen, dabei aber äußerst heterogen, in Teilen sogar vollständig konträr ausgerichtet sind (vgl. Pfeifer-Schaupp 2015, S. 10). Für psychisch erkrankte Menschen bedeutet das: Die eingangs genannte Frage »Was passiert jetzt mit mir?« ist hinsichtlich der Systemik nicht so einfach zu beantworten, vorhandene Ängste vor psychiatrisch-psychotherapeutischen Interventionen bleiben erst einmal bestehen. Das ist insofern bedauerlich, als moderne Formen Systemischer Therapie teils große Schnittmengen mit dem Recovery-Konzept aufweisen. Es lohnt also allemal, genauer hinzuschauen und sozusagen die Spreu vom Weizen zu trennen.

Als allererste, grobe Annäherung möge die folgende Skizzierung dienen: Ihren Ursprung hat die systemische Arbeit ab den 1950er Jahren in der Familientherapie. Im Laufe der Zeit entwickelten sich daraus zwei Stränge mit vielfältigen Ausprägungen: erstens die systemische Beratung, beispielsweise in der sozialen Arbeit oder in der Organisations- und Unternehmensberatung, und zweitens die Systemische Therapie als »Heilverfahren im Gesundheitswesen« (von Schlippe und Schweitzer 2016, S. 31) – nicht mehr nur im Familien-Setting, sondern auch als Einzel-, Paar- und Gruppentherapie. Im November des Jahres 2019 wurde die Systemische Therapie vom G-BA als viertes Richtlinienverfahren neben der (kognitiven) Verhaltenstherapie, der tiefenpsychologisch fundierten Therapie und der psychoanalytischen Therapie anerkannt und wird seitdem für Erwachsene von den gesetzlichen Krankenkassen finanziert.

Die Systemische Therapie distanzierte sich lange Zeit von psychopathologischen Konstrukten der traditionellen Psychiatrie und sah Probleme grundsätzlich nicht in der Person verortet, sondern an bestimmte Kontexte gebunden. Diese Position wird seit der Aufnahme in den »Mainstream« als Richtlinienverfahren allerdings zunehmend relativiert. Dennoch gilt nach wie vor als Grundannahme: Symptome sind (letztlich schädliche) Problemlöseversuche, eingebettet in erstarrte Wirklichkeitskonstruktionen, die es zu überwinden gilt.

Für die Vielzahl von Ansätzen, wie auf dieser Grundlage therapeutisch zu arbeiten sei, gibt es unterschiedliche Ordnungs- und Gliederungsversuche (vgl. von Schlippe und Schweitzer 2016; Pfeifer-Schaupp 2015). Ein häufig anzutreffendes Unterscheidungskriterium ist die Zuordnung zur Kybernetik erster oder zweiter Ordnung. Den Bezugsrahmen hierfür bildet die Kybernetik als Steuerungslehre technischer Systeme. In den strukturellen und strategischen Ansätzen der Familientherapie der 1960er und 1970er Jahre wurden problembelastete Familien als dysfunktionale, also sozusagen defekte Systeme angesehen, die es mittels direktiver therapeutischer Interventionen zu reparieren galt. Von einer Kybernetik erster Ordnung spricht man hier deshalb, weil der Therapeut selbst nicht als Bestandteil des Systems angesehen wird, sondern von außen beobachtet, beurteilt und korrigierend eingreift. Diese Außenperspektive zeigte sich ganz konkret darin, dass im einflussreichen Ansatz des frühen Mailänder Modells das therapeutische Team (mit Ausnahme des Moderators) unsichtbar blieb, die Sitzung durch einen Einwegspiegel beobachtete, dem Moderator bei Bedarf Anweisungen gab und am Ende die »Schlussintervention« verkündete.

Mit dem Aufkommen des Konstruktivismus und des sozialen Konstruktionismus veränderte sich jedoch der Blick auf Interaktionen, und es wurde zunehmend realisiert, dass auch die Therapeuten Teil des Systems sind und den Wechselwirkungen gemeinsamer Wirklichkeitskonstruktion unterliegen. Damit entstand ab den 1980er Jahren die Kybernetik zweiter Ordnung. Der Einwegspiegel fiel, der Weg von der einseitigen Intervention zur Kooperation war offen – und wurde in der Folgezeit in unterschiedlicher Weise und mit unterschiedlicher Konsequenz begangen, u. a. zurückhaltend und distanziert im »Reflecting Team« nach Tom Andersen (1990) und empathisch, persönlich und zugewandt im kollaborativen sprachsystemischen Ansatz von Harlene Anderson (1999).

Parallel zur theoriegeleiteten Sicht auf die Kybernetik änderten sich also auch die therapeutische Haltung und Beziehung der Beteiligten – was aus der Perspektive der psychisch erkrankten Menschen allemal der wichtigere Aspekt ist. Exemplarisch zeigt sich dies an der Entwicklung der Mailänder Gruppe um Mara Selvini Palazzoli. Das frühe Mailänder Modell zeichnete sich durch eine implizite Verachtung gegenüber den Mitgliedern des »dysfunktionalen« Familiensystems aus, basierend auf der Annahme, dass die Familie sich eigentlich gar nicht verändern wolle und deshalb als »Gegner« in einem therapeutischen Kampf zu betrachten sei. Gepflegt wurde eine »mit Metaphern des Kalten Krieges durchsetzte Sprache, in der die ›Strategien‹, ›Gegenangriffe‹ und ›Manöver‹ der Klientenfamilien erkannt und durchkreuzt werden müssen.« (von Schlippe und Schweitzer 2016, S. 53) Zwei Mitglieder des Mailänder Teams, Luigi Boscolo und Gianfranco Cecchin, distanzierten sich ab Beginn der 1980er Jahre von dieser Haltung und entwickelten kooperativere Ansätze.

Insgesamt geht der Weg der Systemik seitdem »in die Richtung weniger wertender, weniger pejorativer, weniger instrumenteller und weniger hierarchischer

Haltungen und Positionen, die das Ziel haben, Kontexte für Veränderungen zu schaffen, statt expertendominierte Veränderungsziele vorzugeben« (Haselmann 2008, S. 211). Damit erhalten die Bedürfnisse und die Ressourcen der Betroffenen ein zunehmend größeres Gewicht. Eine moderne systemische Sichtweise lautet kurz zusammengefasst:

> »Die ganze Person und ihre Lebenswelt steht im Fokus; Krisen gehören zum Leben und zur menschlichen Entwicklung; die Entwicklung kann ins Stocken geraten und in Krankheit münden; für einen Ausweg aus Krise und Krankheit ist es nie zu spät; die Lösung ist im System bereits vorhanden; bei zu starker Fokussierung auf das Problem kann jedoch die Sicht auf den Ausweg verstellt sein; leidbringende Denk-, Fühl- und Verhaltensmuster haben einen Sinn, der erkannt werden muss, bevor die Muster sich ändern können.« (Borst 2021, S. 18)

Wie eingangs bereits angemerkt, sind mittlerweile vielfältigste Ausprägungen und Richtungen Systemischer Therapie entstanden, wobei auch Einflüsse anderer Therapieformen aufgenommen wurden. Eine besondere Rolle spielt der Offene Dialog, der als Weiterentwicklung der Bedürfnisangepassten Behandlung (Need Adapted Treatment) bereits recht früh mit dem Aufbau einer weiter gefassten, integrierenden Struktur psychiatrischer Hilfen verbunden war (▶ Kap. 11). Angesichts der aktuellen Zuwendung der Systemischen Therapie zum klassischen psychiatrischen Versorgungssystem dürften solche strukturellen Fragen an Bedeutung gewinnen.

Nach dieser ersten Skizze einiger wesentlicher Grundlagen soll im Folgenden der Blick auf diejenigen Aspekte gerichtet werden, die für Menschen mit psychischen Erkrankungen konkret relevant sind. Das Recovery-Konzept dient dabei jeweils als Ausgangspunkt und Maßstab.

13.3 Diskussion einzelner Aspekte

13.3.1 Krankheitsmodelle

Grundsätzlich gilt: Recovery befasst sich mit individuellen Genesungswegen, nicht mit diagnostischen Zuschreibungen. Jeder psychisch erkrankte Mensch hat das Recht, das für ihn passende und hilfreiche Krankheitsmodell zu wählen oder auch neu zu entwickeln. Fachpersonen müssen dieses individuelle Modell nicht notwendig teilen oder übernehmen, aber sie müssen es anerkennen und zum offenen Austausch darüber bereit sein.

Problematisch sind Krankheitsmodelle aus Recovery-Sicht dann, wenn sie Genesungsprozesse behindern, indem sie beispielsweise (i) die Hoffnung auf Besserung nehmen (»Mythos der Unheilbarkeit«), (ii) den psychisch erkrankten Menschen auf die Rolle des nur (Er-)Leidenden, nicht Handlungsfähigen beschränken oder (iii) mit Schuldzuweisungen einhergehen.

Wie verhält sich hierzu nun die Systemische Therapie? Zur Beantwortung sind zwei Entwicklungslinien der Systemik relevant:

- von der radikalen Kontextualisierung von Problemen und »Störungen« hin zu einer erweiterten Sicht auf psychisches Leiden, die das aktuelle biopsychosoziale Krankheitsmodell der »Mainstream-Psychiatrie« integriert
- vom technischen Blick auf »dysfunktionale« Systeme hin zur humanen Begleitung menschlicher Entwicklungs- und Wachstumsprozesse

Die Integration von systemischem Denken und biopsychosozialem Krankheitsmodell floss in Anlehnung an Luc Ciompi (1982) frühzeitig in die Bedürfnisangepasste Behandlung ein (vgl. Giertz und Aderhold 2020), stand aber noch längere Zeit in Konkurrenz zu der Annahme der alten systemtheoretischen Schulen, dass Symptome *nur* als kontextbedingt zu betrachten seien.

Nun ist es zunächst einmal durchaus im Sinne des Recovery-Konzeptes, sich von psychopathologischen Festschreibungen und der alleinigen Verortung von Störungen *in* einer Person zu distanzieren, denn solche Festschreibungen können dazu führen, dass der Betroffene sich hoffnungslos und der Erkrankung ausgeliefert fühlt. Keineswegs Recovery-gemäß ist allerdings auch das andere Extrem: die Unterstellung, der psychisch erkrankte Mensch könne sich jederzeit frei für oder gegen seine Symptome entscheiden.

Leider werden jedoch bis heute Fragen der Art »Was würde passieren, wenn Sie auf Ihre depressiven Symptome verzichten würden?« als systemtherapeutisches Handwerkszeug gelehrt. Was als provokative »Verstörung« verfestigter Sicht- und Erlebensweisen (in der Tradition der Kybernetik erster Ordnung) gedacht sein mag, ist m. E. tatsächlich zynisch und kann betroffene Menschen, die so ziemlich alles geben würden, um nicht mehr depressiv zu sein, zutiefst verletzen. Dies gilt umso mehr, wenn die übertriebene Betonung angeblicher »Krankheitsgewinne« zusätzlich Schuldgefühle verursacht.

Aus der humanistischen Psychotherapie stammt dazu folgendes Zitat:

»Wir haben eine individuelle Wahlfreiheit und Gestaltungskraft, aber wir sind auch ›geworfen‹ (Sartre) in Verhältnisse, die wir zunächst bloß vorfinden. Es gibt das ›Ich will/ich werde das (nicht) tun‹, aber auch das ›Ich kann nicht (anders)‹:

- Unsere Fähigkeit zur aktiven Neugestaltung macht humanistisch orientierte Psychotherapie überhaupt erst möglich.
- Das Erleben von äußerem und innerem Ausgeliefertsein macht Psychotherapie (manchmal) überhaupt erst nötig.« (Eberwein und Thielen 2014, S. 26 f.)

Dies gilt insbesondere vor dem Hintergrund, dass der große Einfluss von Traumatisierungen auf die Entstehung psychischer Erkrankungen längst bekannt ist (vgl. Amering und Schmolke 2012, S. 207 und S. 211).

Dabei soll nicht verkannt werden, dass die analytische Frage nach den individuellen (Kontext-)Faktoren für die Entstehung und Aufrechterhaltung von Symptomen hilfreich sein kann, indem sie den Blick für persönliche Gestaltungsspielräume öffnet. Eine solche Frage ist jedoch einzubetten in einen verstehenden, akzeptierenden und ermutigenden Gesprächskontext. Ein sehr schönes Beispiel aus der modernen Systemtherapie sei hier zitiert:

»Eine Frau kam in Therapie, nachdem sie 18 Jahre lang unter bulimischen Symptomen gelitten hatte (bis zu dreimal tägliche Anfälle). In der Therapie ließ sich herausarbeiten, dass die Symptomatik besonders dann auftrat, wenn sie sich in Situationen befand, in denen es eigentlich ihr Bedürfnis gewesen wäre, ›nein‹ zu sagen, sie aber stattdessen ›ja‹ sagte. So fand sie eine neue Beschreibung der Störung unter dem Gesichtspunkt des Lösungsversuches: ›Es ist mein kreativer Weg zwischen ja und nein.‹ Diese Beschreibung wurde von der Klientin sehr entlastend erlebt, sie begann zu experimentieren und neue Erfahrungen zu machen. Zum Abschluss der Therapie trat die Symptomatik immer wieder phasenweise auf, verglichen mit dem vorhergehenden Zustand jedoch deutlich verringert. Hierfür fand die Klientin die Bezeichnung ›Ich bin noch einmal den Weg des Symptoms gegangen‹ oder ›Manchmal brauche ich es halt noch!‹ Diese Beschreibungen waren auch in der 5-Jahreskatamnese stabil und wurden von der Klientin als hilfreich erlebt, die gelegentliche ›Einladung ans Symptom zur Rückkehr‹ mache ihr nichts aus.« (von Schlippe und Schweitzer 2019, S. 79 f.)

An diesem Beispiel wird das wunderbare Potenzial deutlich, dass der Systemtherapie eigentlich innewohnt. Das nicht verurteilende, individuelle Verstehen der Symptomatik, das mutige Erproben neuer Wege und die gelassene Akzeptanz verbleibender (Rest-)Symptome sind wichtige Bestandteile persönlicher Genesung und entsprechen dem Recovery-Konzept in vielfacher Weise.

Hier zeigt sich nun auch, dass Krankheitsmodelle tatsächlich im Grunde sekundär sind: Sie stellen lediglich einen Baustein des persönlichen Verstehens dar, das es dem psychisch erkrankten Menschen ermöglichen soll, individuelle Handlungsoptionen zu entdecken und zu erproben. Entsprechend offen und integrativ gestaltet, erweist sich die Kontextbezogenheit der Systemik in ihrer modernen Form als Stärke, denn sie eröffnet den Blick auf das, was möglich sein könnte, akzeptiert aber auch das Derzeit-noch-nicht-Mögliche.

Was erforderlich ist, um neue Spielräume zu gewinnen, benennt Ulrike Borst wie folgt: »[…] leidbringende Denk-, Fühl- und Verhaltensmuster haben einen Sinn, der erkannt werden muss, bevor die Muster sich ändern können« (Borst 2021, S. 18 – vgl. das ausführlichere Zitat im einführenden Überblick in Unterkapitel 13.2.2). Damit rückt die Frage nach der Sinnfindung in den Fokus, die sowohl im Recovery-Konzept als auch in der Systemischen Therapie eine zentrale Rolle einnimmt.

13.3.2 Sinnfindung und Einordnung der Erkrankung in die Lebensgeschichte

Der individuelle Recovery-Prozess psychisch erkrankter Menschen ist an mehreren Stellen eng mit der Sinnfrage verknüpft. Zum einen geht es darum, das eigene Krankheitserleben einzuordnen und zu verstehen, notfalls auch in Abgrenzung gegen lähmende Zuschreibungen der klassischen Psychiatrie. Eindrucksvoll veranschaulicht wird dies am Beispiel der niederländischen Selbsthilfe-Aktivistin Wilma Boevink:

»Ein wichtiger Aspekt ihres Recovery-Prozesses war der Versuch zu verstehen, was mit ihr passiert ist. Ihre Recovery begann in dem Moment, in dem sie sich traute, auf ihr Leben zurückzublicken und über ihre psychotischen Erfahrungen zu sprechen. Bis dahin gab es nur eine offizielle Version ihrer Lebensgeschichte: Sie habe eine psychiatrische Erkrankung gehabt, die einen Klinikaufenthalt notwendig gemacht habe. […] Sie erklärt vehement, dass dies nicht ihre Geschichte sei, sie nicht daran glaube und diese Geschichte keinen Nutzen für sie habe. Ihre eigene Version ist eine andere: Sie sei nicht die Trägerin einer psychiatrischen Krankheit. Ihre Klinikeinweisung sei das Ergebnis einer komplexen Interaktion verschiedener Faktoren gewesen. Ein Faktor sei ihre Vulnerabilität für eine Psychose und ein anderer, dass sie Opfer von körperlichem Missbrauch und Gewalt gewesen sei. Ihre Psychose sei zweifellos auch eine Reaktion auf diese ungesunden Umstände gewesen. Sie fragt sich, warum sie nie nach den Umständen ihrer Erkrankung gefragt worden ist, und meint, dass solche naheliegenden Fragen in der Psychiatrie gewöhnlich nicht gestellt würden.« (Amering und Schmolke 2012, S. 151)

Vor dem Hintergrund ihrer eigenen Lebenserfahrung schreibt Wilma Boevink: »Recovery heißt: Zurückschauen auf das, was passiert ist, seine eigene Geschichte neu schreiben und eine neue Identität entwickeln. Das Recht auf Eigentum über die eigenen Erfahrungen. Den Dingen, die passiert sind, eine eigene Bedeutung geben [...]« (Boevink 2002, zitiert nach Amering und Schmolke 2012, S. 156).

Die retrospektive Sinnfindung ist eng mit dem Blick nach vorne verbunden, und zwar ausdrücklich in einer weit gefassten Perspektive, die über den Umgang mit Vulnerabilitäten und Symptomen hinausreicht. In Großbritannien, Nordirland und Irland ist diese Erkenntnis bereits seit längerem auch in psychiatrischen Fachkreisen angekommen, wie das folgende Zitat zeigt: »For many people, recovery is the process of developing a new sense of self, purpose in life and hope. It is a journey for the individual and those close to them in rebuilding a satisfying life [...]« (Royal College of Psychiatrists 2012, zitiert nach Roberts und Boardman 2013, S. 403).

Nicht selten finden gerade Menschen, die schwere und lange Krankheitsepisoden durchlebt haben, einen Sinn darin, sich in der Selbsthilfe zu engagieren, ihre Erfahrungen weiterzugeben und für die Interessen psychisch erkrankter Menschen einzutreten. Damit ist auch das Ziel des Empowerments berührt.

Eine dritte Bedeutung von Sinnfindung wird in akuten Krisen relevant und betrifft die Frage, wofür es überhaupt lohnt, weiterzukämpfen und sich zu quälen. Dazu eine kleine Geschichte aus dem realen Leben: Eine Patientin wurde nach der Klinikaufnahme wegen akuter Suizidgefährdung von ihrer »fallverantwortlichen« Therapeutin im ersten Gespräch gefragt, was denn ihre Ziele für den Klinikaufenthalt seien. Die Antwort: »Ich möchte wieder leben wollen«, stieß bei der Therapeutin auf Ablehnung. Benötigt werde eine konkrete Zielsetzung, die in kleine, messbare Schritte aufzuteilen sei. Es wird nicht überraschen, dass die folgende Zusammenarbeit nur begrenzt erfolgreich war ...

Die humanistische Psychotherapie nimmt diese Tiefendimension wahr und ernst:

»Die konkreten Probleme und Symptome, die der Patient in die Therapie einbringt (z. B. Depressionen, Ängste, psychosomatische oder Beziehungsprobleme) werden als eingebunden betrachtet in die Auseinandersetzung mit *existenziellen Fragen* wie:

- ›Wofür lebe ich eigentlich?‹
- ›Wie gehe ich mit Erlebnissen von Gewalt, Verachtung, Schmerz oder Verlust um?‹«

(Eberwein und Thielen 2014, S. 19)

In der Systemischen Therapie finden solche Themen dagegen bislang leider noch keine konsequente Berücksichtigung. Dies mag auch daran liegen, dass hier traditionell eher konkrete Lösungen für klar definierte Probleme im Blick sind.

Ihre Stärken entfaltet die Systemische Therapie dagegen im genannten ersten und tendenziell auch im zweiten Bereich der Sinnfindung, also in der Einordnung des

Krankheitserlebens und der persönlichen Neuausrichtung – sofern die Therapeuten sich hinreichend von den Einflüssen der alten systemischen Schule lösen. Denn die prominenten Herangehensweisen, nämlich die narrativen Methoden und die Biografiearbeit, können eher interventionistisch (und damit Recovery-fern) oder kollaborativ-begleitend (und damit Recovery-nah) ausgerichtet sein.

Die narrativen Ansätze wurden wesentlich durch Michael White geprägt, auf den der Begriff der »Dekonstruktion« (White 1992) zurückgeht. Er knüpft an die Idee der »Verstörung« verfestigter Problemsichten an, die schon in der frühen Systemtherapie verfolgt wurde, wählt dafür aber ein wesentlich weniger brachiales Vorgehen. Eine zentrale (schon ältere, aber von White aufgegriffene) Technik ist die der Umdeutung (»Reframing«) auf Bedeutungs-, Kontext- oder Inhaltsebene durch das Angebot neuer Perspektiven. Insbesondere geht es darum, auch hilfreiche, lebensdienliche Aspekte zu erkennen, wo bisher nur ein Problem, eine Belastung, eine Einschränkung wahrgenommen wurde.

Ein solches kreatives, bestenfalls leichtes und (wo passend) spielerisches Erkunden alternativer Sichten und Sinngebungen für Erfahrungen kann im persönlichen Recovery-Prozess eines psychisch erkrankten Menschen außerordentlich hilfreich sein. Es kann geradezu befreiend wirken, aus der Wahrnehmung eines geschlossenen, düsteren Erlebensraumes hinauszutreten und eine ganz neue Weite von Möglichkeiten zu erleben. Wichtig ist allerdings, dass – im Unterschied zur alten Systemik (siehe Kybernetik erster Ordnung) – nicht die Sicht des Therapeuten als Zielvorgabe definiert wird. Es geht also auch »nicht darum, auf Biegen und Brechen positive Beschreibungen zu finden« (von Schlippe und Schweitzer 2019, S. 76). Hier sei an die von Wilma Boevink genannte Forderung auf das »Recht auf Eigentum an den eigenen Erfahrungen« (s. o.) erinnert. Recovery bedeutet, den *eigenen* Weg zu finden und die *eigene* Identität weiterzuentwickeln.

Die größte Nähe zum Recovery-Konzept weist diesbezüglich die kollaborative narrative Methode von Harlene Anderson auf, in der gilt: »Ein Therapeut ist kein Redakteur von Erzählungen. […] Es ist […] nicht Aufgabe des Therapeuten, die Erzählung eines Klienten auseinanderzunehmen, zu reproduzieren oder wieder neu zusammenzusetzen, sondern das Erzählen und immer wieder neu Formulieren zu fördern und sich daran zu beteiligen« (Anderson 1999, S. 116 f.). Auf diese Weise erfolgt bestenfalls eine inspirierende Begleitung im individuellen Genesungsprozess, also Recovery-Förderung im besten Sinne.

Allerdings ist eine derartige Inspiration in der Regel nicht die einzige relevante therapeutische Aufgabe. Denn der psychisch erkrankte Mensch steht zunächst einmal vor der Herausforderung, das Krankheitserleben und die damit verbundenen Erfahrungen *emotional* zu bewältigen. Trauer, Scham und Angst sind häufige Gefühle, die nicht nur durch die Erkrankung selbst, sondern auch durch belastende, teils gar traumatisierende Erlebnisse im psychiatrischen Versorgungssystem und durch stigmatisierende, abwertende Reaktionen des sozialen Umfelds ausgelöst werden (vgl. Knuf und Bridler 2008). Wie ist damit umzugehen? Diese Frage berührt einen zentral wichtigen Bereich aller Therapien, nämlich die therapeutische Beziehung und das Verhältnis von Nähe und Distanz.

13.3.3 Therapeutische Beziehung

Genesungsgeschichten im Sinne von Recovery handeln nicht nur von ganz individuellen psychisch erkrankten Menschen und ihrer Entwicklung, sondern sie handeln sehr oft auch von ganz individuellen Professionellen, die für die Betroffenen eine Zeit lang empathische und stützende Wegbegleiter waren. Das Recovery-Konzept hebt hervor, was eigentlich ohnehin längst bekannt ist: »Die Intersubjektivität der therapeutischen Beziehung ist – unabhängig von der Form der Therapie [...] – das Entscheidende für deren Verlauf und Erfolg« (Mahler et al. 2014, S. 40).

Eine Studie von Marit Borg und Kristjana Kristiansen (2004, zitiert nach Amering und Schmolke 2012, S. 218–232) belegt, was unzählige Menschen mit der Erfahrung schwerer psychischer Erkrankungen bestätigen können: Hilfreiche, genesungsfördernde Beziehungen zwischen Betroffenen und professionellen Helfern zeichnen sich durch eine Reihe klar benennbarer Faktoren aus. Recovery wird demnach u. a. gefördert durch Empathie und Respekt, echtes Interesse des Professionellen an seinem Gegenüber, Sensibilität für die aktuellen Bedürfnisse des Betroffenen, menschliche Begegnung und Austausch auch über Persönliches, Geduld des Professionellen und die Sicherheit für den Betroffenen, nicht »aufgegeben« zu werden. Zusammenfassend gilt:

> »Menschliche Qualitäten scheinen wichtiger zu sein als Titel, Ausbildungshintergrund oder angewandte Methoden und Techniken. Als hilfreich wurde eine therapeutische Beziehung von den Teilnehmern dann erlebt, wenn Helfer und Hilfesuchende bereit und fähig waren, ihre menschliche Seite zu zeigen, und sich trauten, sie selbst zu sein. Durch das gemeinsame Sich-Zeigen wird Zusammenarbeit und Wechselseitigkeit möglich, was von den Teilnehmern als wichtig, wenn nicht als wesentlich für den Recovery-Prozess erlebt wurde. Die Wechselseitigkeit scheint zu entstehen aus den anerkannten und geteilten Stärken, Schwächen, Möglichkeiten und Grenzen auf beiden Seiten.« (Amering und Schmolke 2012, S. 332)

Vor dem Hintergrund dieser Ausführungen ist es offenkundig, dass die frühen Systemischen Therapien (Kybernetik erster Ordnung) inkompatibel mit dem Recovery-Gedanken sind. Wo Recovery menschliche Begegnung fordert, bietet das frühe Mailänder Modell Therapeuten hinter einem Einwegspiegel. Wo Recovery Empathie und Respekt fordert, sieht die alte Systemik ihre Klienten als Gegner, deren angebliche Veränderungsunwilligkeit es zu besiegen gilt.

Eine interessante Weiterentwicklung des Mailänder Settings bietet strukturell und inhaltlich das »Reflecting Team« (RT) nach Tom Andersen (1990), das nicht zuletzt als wesentlicher Bestandteil des Offenen Dialogs aktuell einige Bedeutung erlangt hat. In der äußeren Rahmung der therapeutischen Situation bleibt die grundsätzliche Trennung von »Beratungssystem«, bestehend aus Klienten und Moderator, und »beobachtendem System« bestehen. Allerdings entfällt der Einwegspiegel, und die zwischenzeitlichen internen Reflexionen der therapeutischen Beobachter werden von allen Anwesenden unmittelbar mitgehört.

Als Stärke dieses Ansatzes gilt, dass die Klienten als bloße Zuhörer und Nicht-Adressierte das Gehörte bedenken können, ohne sofort darauf reagieren zu müssen. Unter dem Beziehungsaspekt ist es jedoch problematisch, dass die Therapeuten im RT in der dritten Person *über* die Klienten sprechen, nicht mit ihnen, und dabei sogar jeden Blickkontakt vermeiden sollen. In diesem Zusammenhang sei an die in der Einleitung genannte Frage psychisch erkrankter Menschen erinnert: »Wer bin ich (noch), wenn ich nicht mehr so funktioniere, wie ich selbst und andere es von mir erwarten?« Professionelle, die sich nicht mit mir an einen Tisch setzen, nicht mit mir sprechen und mir nicht einmal in die Augen sehen wollen, beantworten diese Frage auf eine deprimierende Weise. Erfreulicherweise gibt es mittlerweile auch modernere Ansätze, die auf das klassische RT verzichten und stattdessen mit »reflektierenden Positionen« arbeiten – letztere können auch von den Klienten selbst eingenommen werden, indem diese phasenweise den äußeren und inneren Standort wechseln und von außen auf das Geschehen blicken (vgl. von Schlippe und Schweitzer 2019, S. 85 ff.).

Wichtig ist es bereits für Tom Andersen im klassischen Modell des RT, dass die »Therapeuten in wertschätzender und achtsamer Weise über das Klientensystem sprechen« (Pfeifer-Schaupp 2015, S. 12). Vor dem Hintergrund, dass die menschliche Authentizität der Professionellen für die Recovery-Förderung von hoher Bedeutung ist (s. o.), muss an dieser Stelle jedoch gefragt werden: Handelt es sich um eine bloße Technik oder um eine echte Haltung? Ein guter Prüfstein hierfür dürfte die Frage sein, wie denn in Abwesenheit der Klienten über diese gesprochen wird.

Die Frage der Authentizität betrifft nun allerdings nicht nur die Arbeit von »Reflecting Teams«, sondern die Systemische Therapie insgesamt. Denn mit der »affektiven Rahmung« wurde mittlerweile eine neue Strategie entwickelt, die dazu Anlass geben kann, »ab der zweiten Hälfte der 1990er Jahre von einer ›emotionalen Wende‹ in der systemischen Therapie [zu] sprechen« (von Schlippe und Schweitzer 2016, S. 63). Nunmehr ist auch das Erfordernis einer stabilen Beziehung im Blick, die dem psychisch erkrankten Menschen die nötige emotionale Sicherheit gibt, um sich der Beschäftigung mit schmerzhaften Themen zu stellen. Die Beziehungsgestaltung hat hier einerseits einen explizit instrumentellen Charakter, soll sich aber andererseits durch »Echtheit und Selbstkongruenz« (von Schlippe und Schweitzer 2016, S. 65) auszeichnen. Ulrich Pfeifer-Schaupp (2015, S. 14) spricht wohl auch hinsichtlich solcher Phänomene insgesamt noch von einem »Lernprozess […], der von der Technik zur Beziehung führt«.

Als »Markstein in diesem Prozess« bezeichnet er das Buch »Das therapeutische Gespräch« von Harlene Anderson. Und in der Tat findet sich dort eine Haltung, die als wirklich Recovery-konform zu bezeichnen ist. Denn bei ihr »kehrt der Mensch hinter Klient und Therapeut wieder in den Behandlungsraum zurück« (Anderson 1999, S. 114). Jenseits von Theorien und Techniken bringt sie sich persönlich ein, wird spürbar und erkennbar. Sie stellt nicht nur Fragen, sondern zeigt sich auch befragbar – als Mensch, nicht nur als Fachperson.

Ein weiterer beachtenswerter Vertreter einer Recovery-gerechten Haltung ist Jaakko Seikkula, der zu den Begründern des Offenen Dialogs gehört. Er plädiert für einen offenen Umgang mit Emotionen:

> »Die Therapeuten fördern das Einbringen von Gefühlen. Sie reagieren offen, verständlich und authentisch als Person. Offen in einem Sinne, der erkennen lässt, dass sie von den Berichten und Gefühlen der Netzwerkteilnehmer bewegt und angerührt sind, was zur Herausforderung für sie wird, die in den Treffen auftretenden intensiven Gefühle zu ertragen bzw. mitzutragen und auszuhalten.« (Seikkula und Trimble 2005, S. 2)

Viele Menschen mit der Erfahrung schwerer psychischer Erkrankungen und Krisen wissen, wie hilfreich ein solches menschliches Gegenüber sein kann, das sich wirklich anrühren lässt und auch auf Emotionen wie Trauer und Verzweiflung nicht mit Abwehr reagiert. Die Erfahrung, dass mich jemand aushält, auch in diesem furchtbaren Zustand, kann mir die Kraft geben, mich selbst auszuhalten. Die Erfahrung, dass jemand mich und mein Erleben (mit-)trägt, kann mir die Kraft geben, weiterzukämpfen, bis ich selbst wieder einigermaßen festen Boden unter den Füßen habe.

Ein weiteres berührendes Zitat knüpft ebenfalls unmittelbar an die Bedürfnisse von Menschen in Krisensituationen an:

»Seikkula (1996) vergleicht psychotische Klienten und ihre Familien mit Menschen, die in einen Fluss gefallen sind und zu ertrinken drohen. Während im ›konventionellen‹ Therapiestil die Rettungsaktionen dann vom Ufer aus in Angriff genommen würden, spränge nach seinem dialogischen Ansatz das Therapieteam selbst ebenfalls in den Fluss, in dem Vertrauen darauf, ›dass wir […] uns an der Oberfläche halten können, indem wir in ständigem Dialog miteinander stehen und dass wir einen geeigneten Platz finden, um ans Ufer zu gelangen.‹« (Haselmann 2008, S. 317)

Es gibt zahlreiche Berichte von Psychiatrieerfahrenen, denen in Grenzsituationen (nicht nur im Zusammenhang mit Psychosen, sondern z. B. auch mit Depression und Suizidalität) eben nicht durch distanzierte Standard-Verfahren geholfen wurde, sondern durch Professionelle, die metaphorisch »mit in den Fluss gesprungen« sind. Das erkennbar ehrliche »Ich will, dass Sie leben!«, die entsprechend ausgestreckte Hand (vielleicht ganz wörtlich) kann nach meiner Erfahrung mehr Leben retten als jede Lehrbuch-Intervention.

Dankenswerterweise gibt es also durchaus Vertreter Systemischer Therapie, die nachdrücklich für authentische Empathie stehen und bereit sind, Genesungsprozesse menschlich zu begleiten. Insgesamt jedoch ist in der Systemik leider nach wie vor auch der Einfluss der kalten Distanz aus der Gründerzeit noch deutlich zu spüren. Menschliche Zugewandtheit und emotionale Präsenz der Professionellen werden nach meinem Eindruck teils eher diskreditiert als gefördert.

Entsprechende Entwicklungsbedarfe wurden immerhin bereits erkannt, wie das folgende Zitat zeigt:

»Einfühlendes Verstehen ist inzwischen nicht nur für mich persönlich, sondern für die meisten systemischen Therapeuten eine wichtige Grundhaltung. Aber […] Empathie wird nach meiner Beobachtung weder in der Theorieentwicklung ausreichend berücksichtigt noch in systemtherapeutischen Weiterbildungen systematisch gelehrt. Auch in der Forschung zur systemischen Therapie wird die Bedeutung von Empathie (zu) wenig berücksichtigt.« (Pfeifer-Schaupp 2015, S. 14)

13.3.4 Selbstbestimmtheit und Partizipation

Nachdem im vorigen Kapitel vor allem die »weichen«, zwischenmenschlichen, emotionalen Komponenten von Beziehung im Blick waren, soll es nun um einen anderen, für das Recovery-Konzept ebenfalls zentralen Aspekt gehen, nämlich die Frage der Selbstbestimmtheit und Partizipation.

Wie eingangs bereits angemerkt wurde, ist die Recovery-Idee der Selbsthilfe Teil einer Emanzipationsbewegung, die sich explizit von einem als abwertend, stigmatisierend und bevormundend empfundenen psychiatrischen Versorgungssystem abgrenzt. Gefordert wird ein Umgang auf Augenhöhe, der auf der Anerkennung der beidseitigen Expertise basiert: Die Professionellen sind Fachexperten, stellen (hoffentlich) fundiertes Wissen über vielfältige (!) mögliche Krankheitsursachen bzw. -auslöser, Krankheitsverläufe und Therapieverfahren zur Verfügung. Die psychisch erkrankten Menschen sind Experten ihres eigenen Lebens und bringen ihren persönlichen Erfahrungsschatz, ihre Wertvorstellungen und Ziele ein.

Die Integration dieser beiden Arten von Expertise soll auf vier Ebenen erfolgen (vgl. Prestin 2020a): Auf der Ebene der Behandlung/Unterstützung/Begleitung haben die Professionellen die Aufgabe, die individuellen Entwicklungsprozesse der psychisch erkrankten Menschen in Abstimmung mit den Betroffenen fachlich zu fördern und zu begleiten, nicht einzufordern und zu dominieren. Die nächsthöhere Ebene der Partizipation betrifft die Beteiligung von Menschen mit reflektierter eigener Krankheits- und Genesungserfahrung (»Peers«) an Behandlungs-/Unterstützungsangeboten, beispielsweise durch EX-IN-Genesungsbegleitung (vgl. Jahnke 2012). Wiederum eine Ebene darüber ist die Mitwirkung von Psychiatrieerfahrenen bei der Planung und Konzeption des gesamten psychiatrischen und psychosozialen Unterstützungssystems anzusiedeln. Hier geht es um die gleichberechtigte Mitarbeit in verschiedensten psychiatriepolitischen Gremien und Verbänden. Und schließlich ist, viertens, auch die Beteiligung von Betroffenen an der Versorgungsforschung und der Evaluation psychiatrischer Angebote im Rahmen partizipativer Forschung gefordert.

Wie verhält sich nun die Systemische Therapie zur Betroffenen-Partizipation? Einmal mehr ist die Antwort komplex, sowohl in diachroner als auch in synchroner Betrachtung. Zunächst ist festzustellen, dass die Zusammenarbeit auf Augenhöhe Vertrauen voraussetzt. Dies ist mindestens in der Systemik der frühen Mailänder Schule nicht gegeben – hier gelten die Klienten eher als pauschal veränderungsunwillig und »ihre Aussagen nur als ›vorgetäuscht‹« (von Schlippe und Schweitzer 2016, S. 199). Nach meiner Erfahrung wirkt der Einfluss dieser Zuschreibungen faktisch bis heute nach. Es gibt nach wie vor systemische Lehrtherapeuten mit der Auffassung, dass psychisch erkrankte Menschen regelhaft täuschen, tricksen und tarnen würden und eine wesentliche therapeutische Aufgabe darin bestehe, diese Manöver zu durchschauen.

Zugleich gibt es aber auch vollständig konträre Sichtweisen dessen, was moderne Systemische Therapie ausmacht. Harlene Anderson schreibt (1999, S. 118): »Ein Therapeut ist kein Detektiv, der die Wahrheit herausfindet oder was richtig oder richtiger, falsch oder falscher ist. Der Therapeut soll nicht nach verborgenen Tatsachen, Absichten und Bedeutungen suchen.« Ihr kollaborativer sprachsystemischer Ansatz geht von einer gemeinsamen Verantwortung von Therapeuten und Klienten auf der Basis eines geteilten Expertentums aus: »Der Klient […] ist Experte für seine Erlebnisse und dafür, was ihn veranlaßt hat, die therapeutische Beziehung aufzunehmen. […] Der Therapeut ist zuständig für Sachkenntnis im Prozeßbereich […]« (Anderson 1999, S. 115).

Besonders deutlich wird die Autonomie der Klienten heutiger systemischer Arbeit im Bereich der Auftragsklärung und der noch weiter gehenden Auftragsorientierung: »Wie lange die Therapie dauert, welche Themen (nicht) bearbeitet werden, oft sogar mit welchen Methoden gearbeitet wird, entscheidet der Klient« (Pfeifer-Schaupp 2015, S. 15). Zwar ist die rahmende Gleichsetzung von Heilkunde mit Dienstleistung und von leidenden Menschen mit Kunden durchaus auch kritisch zu hinterfragen (vgl. Maio 2014; Prestin 2020b), doch entspricht die hier genannte Entscheidungshoheit des psychisch erkrankten Menschen inhaltlich genau dem, was auf der Grundlage von Recovery und Empowerment zu fordern ist.

Somit bleibt festzuhalten: Soweit es gelingt, das Rollenverständnis alter systemischer Modelle zu überwinden, erscheint die moderne Systemische Therapie auf der Ebene der Behandlung/Unterstützung/Begleitung erfreulich partizipativ. Anders sieht es dagegen auf den oben genannten höheren Ebenen der Partizipation aus. Vor dem Hintergrund der viel weiter fortgeschrittenen Recovery-Orientierung in seinem Umfeld merkt Eia Asen (GB) dazu in höflichem britischem Understatement an: »Hier scheint [...] die deutschsprachige systemische Szene ein bisschen hinterherzuhinken [...]« (Vorwort Asen in von Schlippe und Schweitzer 2016, S. 19).

Dazu ist allerdings fairerweise anzumerken, dass bezüglich der Betroffenen-Partizipation das gesamte psychiatrisch-psychotherapeutische Versorgungssystem in Deutschland erst in den letzten Jahren langsam aus dem Dornröschenschlaf zu erwachen beginnt. Immerhin ist hier derzeit auf verschiedenen Ebenen eine gewisse Aufbruchstimmung spürbar. Insofern besteht die Hoffnung, dass sich die Systemische Therapie auch in dieser Beziehung weiterentwickeln wird.

13.4 Ausblick

Es gibt historisch bedingte Unterschiede, aber auch deutliche Schnittmengen zwischen moderner Systemischer Therapie und dem Recovery-Konzept. Beide vereint die klare Ressourcenorientierung und die Zielsetzung, individuelle Handlungsspielräume des psychisch erkrankten Menschen zu entdecken und zu erweitern.

Beide sind inzwischen auch ganz (Systemik) oder zumindest in Ansätzen (Recovery) im psychiatrisch-psychotherapeutischen »Mainstream« angekommen (vgl. z. B. DGPPN 2018). Es wird spannend sein zu beobachten, wer hier nun wen verändert. Bezüglich der Systemischen Therapien besteht die Gefahr, dass Institutionen der klassischen Psychiatrie immer mehr zu den primär relevanten »Auftraggebern« werden und somit Kontexte, Methoden und Inhalte wesentlich beeinflussen (vgl. von Schlippe und Schweitzer 2016, S. 210). Und dem Recovery-Konzept droht die Vereinnahmung durch »Interventionen«, in denen dann doch wieder die Professionellen die Richtung vorgeben (vgl. Slade et al. 2014).

Andererseits besteht aber auch die Chance, dass die grundlegenden Impulse von Recovery und Empowerment sowie das dazu passende »Handwerkszeug« moderner Systemik zu einem Wandel des psychosozialen Versorgungssystems beitragen können – mit Auswirkungen auch auf die gesellschaftliche Wahrnehmung psychischer Erkrankungen und den Umgang mit den Betroffenen. Dazu bedarf es visionärer Vertreter, die leidenschaftlich für Reformen streiten. Bisher konzentriert sich die Systemik nach meinem Eindruck eher auf konkrete Beratungsfälle und Problemlösungen sowie auf strukturelle Versorgungsfragen, statt visionäre Entwürfe für den gesamtgesellschaftlichen Umgang mit psychisch erkrankten Menschen zu entwickeln. Ob das so bleiben muss, ist eine wesentliche Anfrage der Selbsthilfe Psychiatrieerfahrener an die Systemische Therapie.

Referenzen

Abderhalden C, Schulz M, Stefan H, Winter A (Hrsg.) (2009) Das Leben wieder in den Griff bekommen. Ein Handbuch zur Planung deiner eigenen Recovery. Bern: UPD.
Amering M, Schmolke M (2012) Recovery. Das Ende der Unheilbarkeit. 5. Aufl. Köln: Psychiatrie Verlag.
Andersen T (1990) Das reflektierende Team. Dortmund: modernes lernen.
Anderson H (1999) Das therapeutische Gespräch. Stuttgart: Klett-Cotta.
Borst U (2021) Das Genogramm, die Lebenslinie und das Familienbrett. Systemische Biografiearbeit. Kerbe 2: 17–21.
DGPPN – Deutsche Gesellschaft für Psychiatrie und Psychotherapie, Psychosomatik und Nervenheilkunde (Hrsg.) (2018) S3-Leitlinie Psychosoziale Therapien bei schweren psychischen Erkrankungen. 2. Auflage. Berlin: Springer.
Eberwein A, Thielen M (Hrsg.) (2013) Humanistische Psychotherapie. Theorien, Methoden, Wirksamkeit. Gießen: Psychosozial-Verlag.
Giertz K, Aderhold V (2020) Der Offene Dialog in der Behandlung von Patient_innen mit einer Borderline-Persönlichkeitsstörung. Psychotherapie Forum 24: 153–160.
Haselmann S (2008) Psychosoziale Arbeit in der Psychiatrie – systemisch oder subjektorientiert? Göttingen: Vandenhoeck & Ruprecht.
Jahnke B (2012) Vom Ich-Wissen zum Wir-Wissen. Mit EX-IN zum Genesungsbegleiter. Neumünster: Paranus.
Knuf A (2013) Empowerment in der psychiatrischen Arbeit. Köln: Psychiatrie Verlag.
Knuf A, Bridler S (2008) Recovery konkret. Wie man Zuversicht im psychiatrischen Alltag vermitteln kann. Psychosoziale Umschau 4: 26–29.
Mahler L, Jarchov-Jädi I, Montag Ch, Gallinat J (2014) Das Weddinger Modell. Resilienz- und Ressourcenorientierung im klinischen Kontext. Köln: Psychiatrie Verlag.
Maio G (2014) Geschäftsmodell Gesundheit. Wie der Markt die Heilkunst abschafft. Berlin: Suhrkamp.
Pfeifer-Schaupp U (2015) Systemische und personzentrierte Ansätze: Perspektiven der Begegnung. Gesprächspsychotherapie und Personzentrierte Beratung 1: 9–17.
Prestin E (2020a) (Selbst-)Ermächtigung in der Psychiatrie: Überlegungen zu Grundlagen, Möglichkeiten und Grenzen. Kerbe 4: 4–7.
Prestin E (2020b) Stationsäquivalente Behandlung. Eine Einschätzung aus der Betroffenenperspektive. Nervenheilkunde 11: 725–730.
Prestin E (2021) Zur Weiterentwicklung des psychiatrischen Hilfesystems: Anfragen und Wünsche aus Betroffenensicht. Sozialpsychiatrische Informationen 3: 39–42.
Prestin E (2022) Wohltätiger Zwang? Das Verhältnis von Menschenwürde, Autonomie und Fürsorge. In: Aktion Psychisch Kranke (Hrsg.) Förderung der Selbstbestimmung und Vermeidung von Zwang. Bonn: Aktion Psychisch Kranke. S. 22–31.

Roberts G, Boardman J (2013) Understanding ›recovery‹. Advances in psychiatric treatment 19: 400–409.
Roberts G, Boardman J (2014) Becoming a recovery-oriented practitioner. Advances in psychiatric treatment 20: 37–47.
Seikkula J, Trimble D (2005) Heilende Elemente im therapeutischen Gespräch: Dialog als körperlicher Ausdruck von Liebe. Family Process 44(4): 1–14.
Slade M, Amering M, Farkas M et al. (2014) Uses and abuses of recovery: implementing recovery-oriented practices in mental health systems. World Psychiatry 13: 12–20.
von Schlippe A, Schweitzer J (2016) Lehrbuch der systemischen Therapie und Beratung I. Das Grundlagenwissen. 3. Aufl. Göttingen: Vandenhoeck & Ruprecht.
von Schlippe A, Schweitzer J (2019) Systemische Interventionen. 4. Aufl. Göttingen: Vandenhoeck & Ruprecht.
White M (1992) Therapie als Dekonstruktion. In: Schweitzer J et al. (Hrsg.) Systemische Praxis und Postmoderne. Frankfurt: Suhrkamp. S. 39–63.

Literaturempfehlungen zur Vertiefung

Buber M (1999) Das dialogische Prinzip. Gütersloh: Gütersloher Verlagshaus.
Maio G (Hrsg.) (2015) Ethik der Gabe. Humane Medizin zwischen Leistungserbringung und Sorge um den Anderen. 2. Aufl. Freiburg: Herder.
Schulz M, Zuaboni G (2014) Die Hoffnung trägt. Psychisch erkrankte Menschen und ihre Recoverygeschichten. Köln: Psychiatrie Verlag.
Zinkler M, Mahlke C, Marschner R (Hrsg.) (2019) Selbstbestimmung und Solidarität. Unterstützte Entscheidungsfindung in der psychiatrischen Praxis. Köln.

III Internationale Konzepte

14 Ein Beispiel aus Norwegen: Best Practice durch die Integration von Forschung und klinischer Praxis

Terje Tilden, Mariane Borge Skakstad, Maria Borcsa, Kristoffer Whittaker

14.1 Geschichte der Modum Bad Family Unit in Vikersund, Norwegen

Im Jahr 1857 gründete der deutschstämmige Arzt Heinrich Arnold Thaulow das Modum Bad in Vikersund, Norwegen. Thaulow war der erste, der in Norwegen Kurhäuser mit Balneotherapie einrichtete, eines im Modum Bad in Vikersund und das andere in Sandefjord. Die Balneotherapie wird auch heute noch in vielen Ländern als eine Reihe von wasserbasierten Behandlungen angeboten, zum Beispiel in Spas[1]. Thaulow ließ sich stark von der Tradition der Kur- und Balneotherapie in anderen europäischen Ländern inspirieren, und so wurde die Gründung von Modum Bad stark von den Behandlungsmethoden, der Architektur, der Kunst, der Kultur und der Ästhetik dieser Orte beeinflusst. Mit der Zeit verblasste das Konzept der Balneotherapie in Norwegen, sodass diese Kurorte geschlossen wurden und Modum Bad zum Verkauf stand. Dies ebnete den Weg für einen anderen Gründer – Gordon Johnsen, der 100 Jahre später auf dem Gelände von Modum Bad eine moderne psychiatrische Klinik errichtete, die auf den neuesten Ideen der internationalen Psychotherapie basierte. Viele der ursprünglichen Gebäude aus der Kurzeit wurden restauriert und andere für diesen Zweck neu gebaut. So ist das Psychiatrische Zentrum Modum Bad seit dem Jahr 1957 sowohl ein staatliches psychiatrisches Krankenhaus als auch eine diakonische Einrichtung auf der Grundlage christlicher Werte, deren Behandlung vollständig von den Krankenkassen bezahlt wird. Als psychiatrisches Krankenhaus, das Menschen im nicht akuten Spektrum psychischer Störungen behandelt, hat sich Modum Bad nach und nach zu einem angesehenen Krankenhaus für die stationäre Behandlung von Patienten entwickelt. Heute besteht diese Einrichtung aus fünf Abteilungen, von denen vier individuelle Behandlungen für depressive Störungen, Angststörungen, Essstörungen und Traumafolgestörungen anbieten.

---

1 Dabei werden in der Regel natürliche heiße Quellen, Schlamm, Mineralwasser oder Meerwasser verwendet. Die Temperatur des Wassers wechselt häufig zwischen warmen und kalten Bädern mit dem Ziel der Entspannung, der Linderung von Schmerzen, Muskel- und Gelenkbeschwerden, der Verbesserung der Durchblutung, der Stimulierung des Immunsystems und der Revitalisierung des Körpers.

Die fünfte Abteilung in Modum Bad, die Familienabteilung (FA), um die es hier geht, hat ihre eigene Geschichte: Gordon Johnsen stellte fest, dass sich der Zustand mehrerer Patienten, die während des stationären Aufenthaltes erfolgreich behandelt worden waren, nach der Rückkehr in ihre häusliche Umgebung verschlechterte. Ausgehend von den zunehmenden Erfahrungen in der Paar- und Familientherapie, insbesondere in den Vereinigten Staaten, wollte er prüfen, ob es einen Unterschied machen würde, auch der Familie des Patienten einen Aufenthalt in der Klinik zu ermöglichen. Da die kleinen Häuschen des alten Modum Bad noch intakt waren, konnte eine Unterkunft für die gesamte Familie angeboten werden. Johnsen machte dann die Erfahrung, dass der Anteil der Verschlechterung nach der Entlassung aus der Behandlung bei denjenigen Patienten, die ihre Familien mitbrachten, geringer war als bei denen, die dies nicht taten. Vor diesem Hintergrund schlug er der Krankenkasse vor, die Kosten für jedes Familienmitglied zusätzlich zum identifizierten Patienten zu erstatten. Seine Ansicht war, dass dies als prophylaktisches Mittel zur Verringerung des Rückfallrisikos nach Beendigung der Behandlung dienen würde, wodurch die langfristigen Kosten durch die Minimierung des Bedarfs an neuen Behandlungen gesenkt würden. Sein Vorschlag wurde genehmigt und so zeigten die Finanzierungsbehörden schon früh Verständnis für die Bedeutung der Familientherapie als sekundärpräventives Angebot für individuelle psychische Störungen. Dies wirkte auch als starker Anreiz für das Wachstum der Familientherapie als eigenständige Psychotherapiedisziplin in Norwegen und ebnete den Weg für eine professionelle Entwicklung in Lehrinstituten und -stellen. Für Modum Bad führten Johnsens bahnbrechende Bemühungen zu einer wirtschaftlichen Absicherung und längerfristigen Planbarkeit, sodass die im Jahr 1968 gegründete Familienabteilung seither in Betrieb ist.

14.2 Kontext

Modum Bad ist ein ländlicher Ort, umgeben von Feldern und einem Wald, in der Nähe des Dorfes Vikersund[2], etwa eineinhalb Autostunden westlich von Oslo gelegen. Ganz in der Nähe befindet sich auch eine alte Bergbaustätte – das Modum Blaafarveværk –, in der blaue Farbe aus dem Mineral Kobalt gewonnen wurde. Die Erwähnung von Modum Blaafarveværk ist nicht zufällig, da der Gründer von Modum Bad, Heinrich Arnold Thaulow, ursprünglich als Arzt der Bergbaugesellschaft in diese Gegend zog. Parallel dazu war er auf der Suche nach einem geeigneten Standort für die Verwirklichung seiner Ambitionen für ein Kur-Sanatorium. Aus Neugierde erfuhr er von einem Süßwasserbrunnen, der einer Sage nach heilig war und Krankheiten heilen konnte, weil er vom Heiligen Olaf, König von Norwegen in den Jahren 1015–1028, geschaffen wurde. Thaulow hielt es für sinnvoll,

---

2 Vikersund ist international vielleicht eher als Standort der größten Skiflugschanze der Welt bekannt.

diesen alten Mythos mit der Einführung der Balneotherapie im Modum Bad zu verbinden, da beide die Heilkraft des Wassers vermittelten.

Inspiriert durch seine häufigen Besuche von Kurorten in Deutschland, der Schweiz, Österreich, Ungarn, Tschechien und Italien brachte Thaulow ein Behandlungsprogramm sowie architektonische, ästhetische und kulturelle Einflüsse mit nach Modum Bad, die wir heute als ein Erbe schätzen, das durch Skulpturen, Gemälde und Gebäude im Schweizer Stil repräsentiert wird. Das Krankenhaus liegt in einem Park mit Innen- und Außenanlagen sowie Waldwanderwegen, der eine ruhige und angenehme Atmosphäre für Meditation, Reflexion und Entspannung bietet. Besucher und Patienten bringen oft zum Ausdruck, dass sie das Modum Bad nicht mit einem Krankenhaus, sondern mit einem Erholungsort assoziieren. Die Betonung der Ästhetik in Modum Bad beruht auf der Überzeugung, dass Menschen in Not, die eine schöne und ruhige Umgebung vorfinden, dies als ein Symbol für eine würdevolle und respektvolle Behandlung empfinden, was sich positiv auf ihr Selbstwertgefühl auswirken kann. Diese Überzeugung wird durch eine anthropologische Studie aus Modum Bad gestützt, laut der Patienten sagen: »Bin ich es wirklich wert, das hier zu verdienen?« Sie spiegeln damit die implizite Botschaft der ästhetischen Umgebung wieder, dass jeder Patient sich wertgeschätzt und respektiert fühlen sollte (Vike und Haukelien 2017). Für Patienten, die häufig unter einem geringen Selbstwertgefühl leiden, das auf Verletzungen ihrer Würde und Integrität zurückzuführen ist, unterstützt diese Studie die Bedeutung des Kontextes als Heilungsfaktor. Darüber hinaus ist das diakonische Profil von Modum Bad in ähnlichen humanistischen und christlichen Werten verwurzelt, die von allen Mitarbeitern geteilt werden. Trotzdem und obwohl es am Standort eine Kirche mit zwei Pfarrern gibt, die Seelsorge anbieten, ist die Behandlung säkular professionell, sodass die »Diakonie« keine Predigt beinhaltet.

Die FA-Behandlungseinrichtung besteht aus den Krankenhausgebäuden, in denen sich Therapieräume und Versammlungsräume für Paare und Familien befinden; hier finden Therapiesitzungen, Aufklärungsveranstaltungen und Gruppenaktivitäten statt. Jede Familie ist in einem eigenen Haus untergebracht und es bildet sich ein Dorf auf dem Krankenhausgelände mit maximal zehn Familien gleichzeitig. Zum Behandlungsumfeld der FA gehören ein Kindergarten, eine Schule und Freizeitaktivitäten für Kinder im Alter von ein bis 16 Jahren; an diesen Gegebenheiten richten sich die Aufnahmemöglichkeiten für betroffene Familien aus.

14.3 Zulassungskriterien und -verfahren

Im Allgemeinen leiden Patienten, die nach Modum Bad überwiesen werden, an psychischen Störungen, die üblicherweise ambulant behandelt werden, aber eine Behandlungsgeschichte haben, die diese Art von Hilfe als unzureichend erscheinen lässt, um ihre Behandlungsziele zu erreichen. Daher haben die Patienten von

Modum Bad eine deutlich längere Anamnese seit dem Auftreten ihrer Probleme als der durchschnittliche Patient in ambulanten und teilstationären Settings. Als Teil eines abgestuften Versorgungsmodells befindet sich Modum Bad in Norwegen auf der höchsten Stufe der spezialisierten Behandlung, was bedeutet, dass wir das Privileg haben, die Patienten auszuwählen, die für unsere spezialisierten Behandlungsprogramme als geeignet angesehen werden. Zu den Ausschlusskriterien gehören akute Psychosen, Selbstmordgedanken, Gewalt und Drogenmissbrauch. Bei uns gibt es keine Zwangsbehandlungen und alle Patienten können sich frei bewegen. Außerhalb der Behandlungszeiten wird von den Patienten erwartet, dass sie in der Lage sind, sich selbst zu versorgen, wobei sie jedoch die Möglichkeit haben, bei Bedarf diensthabendes Personal aufzusuchen. An der FA bedeuten diese Aufnahmekriterien (da dieser Dienst als Teil der Erwachsenenpsychiatrie organisiert ist) dass mindestens einer der Erwachsenen des Paares an einer psychiatrischen Störung leiden muss, die nach der Internationalen Klassifikation der Krankheiten (ICD-11) diagnostiziert wurde. Darüber hinaus müssen sie als Paar oder Familie eine ungelöste schwere Beziehungsstörung haben, die mit der psychischen Störung interagiert. In den meisten Fällen betrifft dies auch die gesamte Familie, sodass die Kinder Träger von Symptomen sein können, die sich z. B. als Verhaltensstörungen manifestieren können – was üblicherweise die örtlichen Kinderschutzdienste und die psychiatrische Versorgung von Kindern und Jugendlichen in Anspruch nimmt.

Die Familien werden in der Regel von ihrem Hausarzt zur Behandlung überwiesen, oft in Zusammenarbeit mit lokalen psychiatrischen Einrichtungen, wenn sie nach mehreren Versuchen feststellen, dass ihre Dienste den Bedürfnissen dieser Familien nicht gerecht werden und dass sie eher von einer intensiven stationären Behandlung profitieren würden, bei der die komplexen Probleme der Familie gleichzeitig behandelt werden. Nach Erhalt der Überweisung an die FA werden die Erwachsenen der Familie gebeten, eine Selbsteinweisung zu verfassen, in der sie ihre Notlage, ihre Motivation und ihre Behandlungsziele darlegen. Außerdem werden sie gebeten, im Rahmen des Bewertungsverfahrens eine Reihe standardisierter Fragebogen auszufüllen. Wenn die Überweisung und die Selbsteinweisung für die Zielsetzung der FA als geeignet befunden werden, werden die Erwachsenen gebeten, an einem Beurteilungsgespräch teilzunehmen – entweder durch ein Treffen am Standort der FA oder per Videolink. In diesem Gespräch werden ihre Beziehungsgeschichte, ihre Motivation, ihre Ziele und ihr Leidensdruck näher untersucht und sie erhalten Informationen über das Behandlungsprogramm. Aus der Gesamtbeurteilung ergibt sich, ob der Familie eine Behandlung an der FA angeboten wird oder nicht. Familien wird ein zwölfwöchiger Aufenthalt nahegelegt, während der Aufenthalt von Paaren sechs bis acht Wochen dauert. Die Erwachsenen werden von der Arbeit krankgeschrieben und die Kinder im schulpflichtigen Alter bis 16 Jahre folgen den Bildungsplänen in Zusammenarbeit mit ihrer Heimatschule. Die Behandlung ist kostenlos und wird vollständig von den öffentlichen Versicherungen übernommen.

14.4 Personal und Aufgaben

Die Behandlung an der FA wird mit einem professionellen Team um jede Familie herum organisiert, das aus einem Therapeuten (klinischer Psychologe, Arzt/Psychiater, klinischer Sozialarbeiter oder klinische Krankenschwester[3]) und einem Milieutherapeuten (Krankenschwester oder Pädagoge), einem Ergotherapeuten und dem Schul- und Kindergartenpersonal (je nach Alter der Kinder) besteht. Darüber hinaus stehen weitere Fachleute für die Beratung zur Verfügung, wie z. B. ein Sportlehrer oder ein Pastoralreferent. Die meisten Mitarbeiter der Abteilung haben eine Zusatzausbildung in Erwachsenenpsychiatrie und Paar- und Familientherapie (FT). Die Mitarbeiter erhalten regelmäßige kollegiale Supervision durch den Austausch von Fällen und systematisch gesammeltem Patienten-Feedback, was ein transparentes und reflektierendes Arbeitsumfeld fördert, das auch durch den Einsatz von Einwegspiegeln unterstützt wird. Das FA-Personal besteht aus insgesamt 28 Fachleuten, von denen fünf Lehrer sind, die von der Schulverwaltung der örtlichen Gemeinde bezahlt werden.

14.5 Behandlungsansatz

Als wichtige Erinnerung an die Vision und Erfahrung des Gründers Gordon Johnsen mit der FA als prophylaktische Maßnahme stehen die Kinder der Familien als nächste Angehörige im Mittelpunkt. Wir erleben, wie wichtig die Erleichterung für die Kinder in einer belasteten Familie ist, wenn ihnen ausdrücklich gesagt und gezeigt wird, dass ihren Eltern Hilfe angeboten wird. Auf der Grundlage unseres Wissens über die Entstehung individueller psychischer Störungen und Belastungen liegt es für uns auf der Hand, dass eine Entlastung der Familie präventiv wirkt, indem sie das Risiko der Kinder dieser Familien, selbst individuelle psychische Störungen zu entwickeln, senkt. In dem Maße, in dem die Behandlung die Interaktionskompetenz der Familie verbessert, werden die Kinder eine erhöhte Bereitschaft erfahren, ihre eigenen, zukünftigen intimen Beziehungen zu managen.

Die Behandlungsstruktur und das wöchentliche Programm sind seit vielen Jahren recht stabil, was bedeutet, dass die Art und Weise, wie dies organisiert ist, als erfolgreich erlebt wird. Die theoretischen Bezüge, die dem Programm zugrunde liegen, wurden dabei regelmäßig evaluiert und im Einklang mit dem zunehmenden Wissen auf diesem Gebiet verbessert, insbesondere unter dem Einfluss von evidenzbasierten Behandlungsansätzen. Traditionell war Modum Bad stark von der Psychodynamik geprägt, die an der FA in Kombination mit systemisch orientierten Ansätzen praktiziert wurde. Unter diesem Dach hatte früher jeder Therapeut die

---

3 Die aktuelle Leiterin der FA hat einen akademischen Abschluss als Krankenschwester (nurse).

Freiheit, sich auf die von ihm bevorzugten Behandlungsmodelle zu spezialisieren. In letzter Zeit hat die Abteilung jedoch mit dem Ziel, evidenzbasierte Behandlungen anzuwenden, die Entscheidung getroffen, sich auf emotionsfokussierte Paar- und Familientherapiemodelle (EFT) zu spezialisieren, die von Sue Johnson (2019) sowie Leslie Greenberg und Rhonda Goldman (2008) inspiriert wurden. Darüber hinaus sind diese Modelle im Paradigma der evidenzbasierten Praxis verwurzelt (APA 2006), die, kurz gesagt, die Integration von Forschungsevidenzen mit klinischem Fachwissen und Patientenurteilen beinhaltet. Ein systematischer Weg, die Therapie durch Patienten beurteilen zu lassen, ist dabei die Anwendung einer routinemäßigen Ergebnisüberprüfung (Routine Outcome Measurement (ROM) – Tilden und Wampold 2017), die für klinische und Forschungszwecke eingesetzt werden kann. Der Einsatz von ROM wird als schulenübergreifender Wirkfaktor in der Psychotherapie (Norcross und Lambert 2018) und als ein evidenzbasierter Ansatz (McHuge und Barlow 2012) angesehen. ROM wird als eine notwendige Komponente für die Durchführung praxisorientierter Forschung betrachtet, die dazu beiträgt, die Kluft zwischen klinischer Praxis und Forschung zu verringern (Holmqvist et al. 2015). Eine solche Integration von klinischer Praxis und Forschung hat sich in Modum Bad allmählich zu einer konstruktiven Alltagspraxis entwickelt. Die Anwendung von ROM impliziert ein regelmäßiges Feedback der Patienten auf der Grundlage standardisierter Fragebogen zu therapierelevanten Zielen, Prozessen und Ergebnissen. Die Anwendung von ROM hilft den Therapeuten und den Patienten in ihrer Zusammenarbeit beim Verstehen, Planen und Durchführen der Behandlung und ist besonders hilfreich, wenn es um komplexe Systeme wie Paare und Familien geht (Tilden und Whittaker 2022).

14.6 Typische Problemkonstellationen an der Abteilung für Familientherapie

Paare und Familien, die in der FA Hilfe suchen und angeboten bekommen, zeigen eine große Vielfalt individueller und relationaler Probleme und Herausforderungen, was bedeutet, dass sich eine heterogene Patientenpopulation zusammenfindet. Dies steht im Gegensatz zu den anderen vier Abteilungen in Modum Bad, die gruppenbasierte Behandlungen für Patienten mit ähnlichen Diagnosen anbieten. Hier beginnen und beenden die Patienten die Behandlung gleichzeitig und bilden somit homogene Gruppen, die modularisierte Therapieprogramme absolvieren. Die Behandlung in der FA erfolgt nach dem Slow-Open-Verfahren, d. h. die Patienten werden kontinuierlich aufgenommen und beginnen und beenden die Behandlung zu unterschiedlichen Zeiten, sodass die Patientengruppe aus einer Mischung von »Veteranen« und »Neulingen« besteht. Aufgrund der Heterogenität und der kontinuierlichen temporeduzierten Aufnahmeplanung ist es eine Herausforderung, ein festes Behandlungsprogramm anzubieten. Das Personal muss daher sehr flexibel sein, um das Behandlungsprogramm auf ein breites Spektrum von Problemen und Behandlungszielen abzustimmen.

Die Kombination von individuellen und Beziehungsproblemen kann anhand einer Patientin mit sozialen Ängsten veranschaulicht werden, die sich nur selten an den sozialen Aktivitäten ihrer Kinder in der Schule beteiligt. Infolgedessen muss ihr Ehepartner dies kompensieren und mehr Verantwortung für derartige Verpflichtungen übernehmen, wodurch sich die Beziehungsprobleme der Eheleute noch verschärfen. Ein weiteres Beispiel ist der Ehepartner, der ein schweres Trauma erlitten hat, welches dann zu einer individuellen Belastung führt, die sich auch auf den Ehepartner und das Funktionieren der Familie insgesamt auswirkt. Ein drittes Beispiel wäre das Vorhandensein einer abhängigen Persönlichkeitsstörung bei einem Partner in Verbindung mit pathologischen narzisstischen Zügen des Ehepartners. Ein viertes Beispiel sind schwerwiegende Beziehungskonflikte, die sich auf eine individuelle Notlage auswirken. Da der FA-Behandlungskontext darauf abzielt, ein sicheres und anregendes Umfeld zu schaffen, können sich die erwachsenen Mitglieder der hospitalisierten Familien intensiv auf ihre individuellen und relationalen Probleme konzentrieren. Da der FA-Kontext für die Familien geeignet zu sein scheint, eine wiedererkennbare Umgebung zu erleben, wie sie es zu Hause tun, können ihre Probleme als Paar und Familie im Krankenhaus »in Echtzeit« dargestellt werden, was frische und relevante Beispiele und Situationen liefert, auf die sich das Personal und die Patienten gleichermaßen beziehen und die die Therapie unterstützen. Auf diese Weise werden ihre individuellen Symptome und Beziehungsschwierigkeiten wie Ängste, Traumata, Persönlichkeitsprobleme, Ehekonflikte und Familienkonflikte in ihren Interaktionen mit Gleichaltrigen und dem Personal deutlich. Dies kann z. B. Reaktionen anderer Patienten hervorrufen, was den Betroffenen die Möglichkeit gibt, sich bewusstzumachen, wie ihr Verhalten solche Reaktionen auslöst, und sie anschließend auffordert, anpassungsfähigere Verhaltensweisen zu trainieren. Der gleiche Kontext eignet sich auch für Einzelpersonen, Paare und Familien, die herausgefordert und unterstützt werden sollen, sich beispielsweise angstauslösenden Situationen auszusetzen und dadurch bessere Bewältigungsstrategien für sich selbst und für ihre Beziehungen zu entwickeln. Der sichere Kontext der FA impliziert die notwendige Risikobereitschaft, um neue Erfahrungen zu sammeln. Dies kann für die Patienten ein optimaler Ort sein, um neue Bewältigungsstrategien auszuprobieren, die dann wiederkehrend erprobt und geübt werden können, um eine dauerhafte Veränderung zu erreichen (Vike und Haukelien 2017). Oft wird ein und dasselbe Thema in mehreren Subsystemen der Familien- und Behandlungsarenen an der FA als problematisch wahrgenommen. So kann beispielsweise die Unklarheit der Grenzen ein gemeinsames Thema im gesamten Familiensystem sein, z. B. wenn sich die Schwiegerfamilie in die Entscheidungsfindung in der Familie einmischt, eines oder mehrere der Kinder übermäßig viel Verantwortung in der Familie übernehmen oder ein Elternteil sich mit den Kindern in einem Kampf gegen den Ehepartner verbündet (Tilden und Whittaker 2022).

Zusammenfassend lässt sich sagen, dass die Behandlung das Auftreten und die Erforschung typischer individueller und interaktioneller Probleme und Herausforderungen ermöglicht, die für den Behandlungsschwerpunkt von Familien im Krankenhaus repräsentativ sind. Darüber hinaus bietet derselbe Kontext die Möglichkeit, neue adaptive Verhaltensweisen und Bewältigungsstrategien zu erproben und zu trainieren, die für die Umsetzung in der häuslichen Umgebung verallgemeinerbar sein sollten.

14.7 Behandlungsprogramm

Das Behandlungsprogramm findet nach einem wöchentlichen Therapieplan statt und umfasst zwei Paartherapiesitzungen (oder Einzelsitzungen, wenn der Patient alleinerziehend ist) mit dem Therapeuten und dem Milieutherapeuten. Darüber hinaus finden die Familiensitzungen entweder im Büro des Therapeuten, im Haus der Familie oder auf einem Spielplatz statt. In einigen Sitzungen wird auch ein Einwegspiegel verwendet, um eine reflektierende Team- und Peer-Supervision zu ermöglichen. Wöchentlich finden regelmäßige psychoedukative Sitzungen (Informationsrunden) statt, in denen Beziehungsthemen und psychische Probleme miteinander behandelt werden. Die Patienten geben ihr Einverständnis, dass das Personal offen über wichtige Situationen, Muster, Herausforderungen usw. sprechen kann. So werden z. B. Beobachtungen des Kindergartenpersonals oder des Sportlehrers an die Therapeuten weitergegeben, was zu einem besseren Verständnis der Probleme führt, für deren Lösung die Patienten Hilfe suchen. In ähnlicher Weise fließen Informationen von den Therapeuten in die andere Richtung, zum Beispiel über vereinbarte Therapieziele und vorgeschlagene Interventionen. Auf diese Weise erhält das Personal im Kindergarten, in der Schule und bei Freizeitaktivitäten das nötige Wissen, um die Interventionen so zu gestalten, dass alle Behandlungsbereiche in die gleiche Richtung gehen.

14.8 Empirisch fundierte Behandlung

Die Verwendung von ROM wirkt sich darauf aus, wie die Paar- und Familientherapie an der Familienabteilung durchgeführt wird. ROM bedeutet, dass die Patienten zweimal pro Woche aufgefordert werden, standardisierte therapierelevante Fragebogen auszufüllen. So werden sie beispielsweise nach ihrer Einschätzung der Symptome und der Beziehungsbelastung gefragt, die als Zeichen des Fortschritts gemessen werden. Außerdem werden sie gefragt, wie sie sich fühlen und wie sie über den Therapieprozess denken, z. B. über ihre Erwartungen an die Therapie oder ihr Arbeitsbündnis mit dem Therapeuten. Diese Daten werden dann in einem Bericht verarbeitet, der an den Bezugstherapeuten zurückgesendet wird und Zahlen, Spalten und Grafiken für jeden Einzelnen, das Paar und die Familie in Echtzeit anzeigt (Tilden und Wampold 2017, Tilden und Whittaker 2022). So dient dieser Bericht als

Instrument zur Anzeige wichtiger Informationen, wie z. B. Veränderungen von einer Sitzung zur nächsten, und gibt dem Therapeuten eine Hilfe bei der Vorbereitung der nächsten Sitzung, z. B. auf welches Ziel er sich konzentrieren soll. Diese regelmäßige Berücksichtigung der Fortschritte und des Prozesses der Patienten bildet eine Grundlage für die Bewertung, das Verständnis und die Planung von weiteren Behandlungsmaßnahmen. Und wenn die Therapeuten ihre Patienten zu einer solchen Erkundung und Interpretation ihrer eigenen Daten einladen, wird dies als eine konkrete Form der Nutzerbeteiligung wahrgenommen, die eine Diskussion und Bewertung erleichtert, um Anpassungen der Vorgehensweise zur Optimierung des Behandlungserfolges vornehmen zu können.

Die Anwendung von ROM wird auch als eine Maßnahme zur Überbrückung der Kluft zwischen Forschung und klinischer Praxis empfohlen (Tilden und Wampold 2017). Da die systematische und häufige Erfassung von Daten durch ROM auch für Forschungszwecke genutzt werden kann, wird ein praxisorientiertes Forschungsdesign (Holmqvist et al. 2015) empfohlen, bei dem die Forschung als natürlicher Teil der klinischen Praxis integriert wird. Da der Einsatz von ROM das Potenzial hat, die Qualität der Zusammenarbeit zwischen Therapeuten und Patienten durch eine stärkere Einbeziehung der Patienten zu verbessern, ist es plausibel zu erwarten, dass dies mit einer Verbesserung der therapeutischen Allianz einhergeht. Und da die therapeutische Allianz mit dem Therapieergebnis in Verbindung steht (Norcross und Lambert 2018), legen Forschungsergebnisse nahe, dass die Verwendung von ROM verbesserte Ergebnisse ermöglicht, insbesondere wenn Therapeuten und Patienten die Verwendung von ROM als produktiv erleben (Lutz et al. 2015).

14.9 Die Integration der Forschung in die klinische Praxis

Obwohl die Paar- und Familientherapie eine relativ junge Psychotherapiedisziplin ist, gibt es eine große Menge an Forschung[4]. Wie es in den Leitlinien der European Family Therapy Association (EFTA 2011) heißt, besteht das Ziel darin, »die Anerkennung der Familien- und systemischen Therapie als eigenständige, wissenschaftlich fundierte Form der Psychotherapiepraxis zu erreichen und strenge Standards für die Ausbildung und die berufliche Praxis in ganz Europa zu gewährleisten.« Um diese Anforderungen zu erfüllen, die sowohl von unserem Berufsfeld als auch von Interessenvertretern und Finanzierungsinstitutionen an hohe professionelle Standards gestellt werden, muss die Forschung ausdrücklich in die klinische Praxis integriert werden. Dies sollte sich auf mehreren Ebenen widerspiegeln:

---

4 Das Buch *Systemic research in individual, couple, and family therapy and counseling* (Ochs et al. 2020) gibt einen beeindruckenden und aktualisierten Überblick über die verschiedenen Arten von Forschung, die in diesem Bereich durchgeführt werden.

- Paar- und Familientherapie als Psychotherapie und akademische Disziplin muss sich auf explizite Forschungsergebnisse stützen, um ihre Wirksamkeit bei den Behandlungsergebnissen zu legitimieren.
- Es müssen spezifische Beschreibungen (Manuals) zu evidenzbasierten Paar- und Familientherapie-Ansätzen für bestimmte Störungen, Leiden und Probleme vorliegen. Entgegen der Auffassung einiger Kliniker wird in den Handbüchern durchaus explizit beschrieben, wie die Behandlungskomponenten *flexibel* eingesetzt werden können, um die Behandlung auf die Bedürfnisse der Patienten abzustimmen (Pote und Stratton 2022; Mariotti et al. 2021).
- Evidenzbasierte Ansätze müssen in die Ausbildung von Paar- und Familientherapie-Praktikern aufgenommen werden, ebenso wie diese auch eine Ausbildung zur Teilnahme an und Durchführung von Paar- und Familientherapie-Forschung beinhalten sollte.
- Die Forschung sollte als Teil der klinischen Praxis gefördert werden (praxisorientierte Forschung – Holmqvist et al. 2015), und als solche sollte die Forschung die klinische Praxis informieren und damit die Bewertung von Behandlungsprogrammen beeinflussen und direkt als Feedback für die Echtzeittherapie dienen.[5]

Die professionelle Entwicklung der Integration von Forschung und klinischer Praxis an der FA hat sich an den genannten Empfehlungen orientiert. Dies geschah in mehreren Schritten:

1. Nach dem Vorbild der einzelnen Abteilungen des Modum Bad wurden standardisierte Fragebogen zum Ausfüllen durch die Patienten bei Aufnahme und Entlassung an der FA eingeführt, um die individuelle Belastung und Funktionsfähigkeit zu erfassen. Dies geschah zum einen aus klinischen Gründen als Ergänzung zu den strukturierten diagnostischen Interviews bei der Aufnahme und zum anderen, um Veränderungen während des Behandlungszeitraums zu messen, die als Dokumentation des Behandlungserfolgs in den Berichten über die Patienten dienen. Da dieses Vorgehen als klinisch hilfreich empfunden wurde, wurden nach und nach maßgeschneiderte Fragebogen zu Beziehungsfunktion und Zufriedenheit eingeführt. Die Daten aus diesen Fragebögen wurden später in

---

5 Diese Anforderungen sollten im Zusammenhang mit der Grundsatzerklärung der American Psychological Association zur evidenzbasierten Praxis (APA 2006) gesehen werden, in der es heißt: »evidence-based practice is the integration of best research evidence with clinical expertise and patient values.« Es gibt insbesondere zwei zentrale Prinzipien, die in dieser Erklärung eingeführt wurden. Erstens hat kein Forschungsdesign Vorrang vor einem anderen – was bedeutet, dass der Praktiker durch eine Vielzahl klinisch relevanter Forschungsergebnisse aus unterschiedlichen Designs informiert werden muss. Zweitens muss die Stimme des Patienten (d. h. das Wissen des Patienten über sich selbst, sein Glaubenssystem, seine Kultur, seine Präferenzen usw.) stärker als bisher berücksichtigt werden. Es kann argumentiert werden, dass Forschung auf der Grundlage von subjektiven Patientendaten eine Möglichkeit ist, die Stimme des Patienten einzubeziehen. In der APA-Grundsatzerklärung wird vorgeschlagen, ein systematisches und regelmäßiges Verfahren zur Überprüfung der Therapie einzuführen, um die Eigenverantwortung der Patienten und die Beteiligung der Nutzer zu fördern, z. B. durch den Einsatz von ROM.

der Forschung zu den Ergebnissen in der FA verwendet (Tilden et al. 2019, 2020; Whittaker et al. 2021, 2022a, 2022b).
2. Die Grundlage des systemischen Konzepts der Rückkopplung (Kybernetik) besagt: Gibt man Informationen über ein System (z. B. eine Einzelperson, ein Paar oder eine Familie) an das System weiter (insbesondere, wenn diese Informationen von der bestehenden Wahrnehmung des Systems über sich selbst abweichen) haben diese das Potenzial, Veränderungen zu bewirken (Scheier und Carver 2003). Aus diesem Grund haben wir einen wöchentlich auszufüllenden Feedback-Fragebogen für Patienten und Therapeuten entwickelt, der zentrale Fortschritts- und Prozesspunkte anspricht und zu einer gemeinsamen Überprüfung der Behandlungsschwerpunkte sowie der Frage einlädt, ob etwas fehlt oder »aus dem Ruder gelaufen« ist. Die Erfahrung, dass dieses einfache Formular und das dazugehörige Feedback als Teil der regulären Therapie eingesetzt und als hilfreich für den Therapieprozess und -fortschritt empfunden wurde, inspirierte uns zu der Frage, ob es gültige und zuverlässige Feedback-Instrumente mit besonderer Relevanz für den Bereich der Paar- und Familientherapie gibt. In der Folge knüpften wir internationale Kontakte und lasen Forschungsberichte, um uns einen Überblick über verfügbare Fragebogen und empfohlene Forschungsdesigns zu verschaffen. Aufbauend auf unseren guten Erfahrungen mit der Anwendung standardisierter Fragebogen, die sowohl klinisch als auch zu Forschungszwecken eingesetzt werden können, wollten wir eine systematische Sammlung von Daten aufbauen, die für die Untersuchung von Veränderungspfaden und -mechanismen während der Behandlung produktiv sein würde.
3. Wir beschlossen, das Systemic Therapy Inventory of Change (STIC – Pinsof 2017) zur routinemäßigen Ergebnisüberprüfung (ROM) an der FA und an zwei anderen norwegischen Standorten, die paar- und familientherapeutisch arbeiten, zu nutzen. Dieses Vorhaben wurde als klinisch nützlich empfunden und lieferte wertvolle Forschungsdaten im Rahmen eines RCT-Projekts (Tilden et al. 2020).
4. Aus forschungsbezogenen administrativen Gründen konnten wir in Folge die Verwendung von STIC nicht fortsetzen. Als Ersatz haben wir nun ein lokales ROM-System in Modum Bad eingeführt – den MPOQ (Modum Process and Outcome Questionnaire), der für klinische und Forschungszwecke gut funktioniert (Whittaker et al. 2021, 2022a, 2022b).
5. Die aktuellen Bemühungen um die professionelle Weiterentwicklung in der FA bestehen in der Spezialisierung und Schulung des Personals im emotionsfokussierten Behandlungsansatz (Johnson 2019, Greenberg und Goldman 2008).

Die Entwicklung der FA, in der Forschung in die klinische Praxis integriert wurde, kann rückblickend als Erfolg bezeichnet werden, da wir heute erleben, dass klinische Praxis und Forschung in konstruktiver Weise voneinander abhängig sind. Voraussetzung für eine solche Integration ist die wirtschaftliche Planbarkeit. Während die klinische Tätigkeit des Krankenhauses von den gesetzlichen Krankenkassen erstattet wird, ist dies für die Forschungsabteilung nicht der Fall – sie wird aus verschiedenen Quellen finanziert: Einige Projekte werden von Forschungsförderungsagenturen realisiert und Promotionsstipendien von akademischen Einrichtungen in hartem Wettbewerb mit anderen Bewerbern eingeworben. Da diese Quellen allmählich schrumpfen, basiert das verbleibende wirtschaftliche »Sicherheitsnetz« auf der Bereitschaft des Modum-Bad-Vorstands, Ausgaben für die Forschung zu budgetieren, und zwar aufgrund der zugrundeliegenden Vorstellung, dass klinische Praxis und Forschung miteinander verflochtene und voneinander abhängige Aktivitäten sind, die die Behandlungsqualität erhöhen.

Es wurden verschiedene Möglichkeiten erörtert, die Forschung in die FA einzuführen. So sind z. B. modellspezifische Forschung oder vertiefende Forschung zu klinischen Phänomenen mit Hilfe qualitativer Designs valide Ansätze – je nachdem, welches Design zur Beantwortung der Forschungsfrage geeignet ist. Der Beginn der Forschung und die an der FA angewandten Methoden wurden eher aus pragmatischen Gründen gewählt. Da wir Teil eines psychiatrischen Krankenhauses für Erwachsene waren, das bereits mit der Erhebung quantitativer Daten begonnen hatte, war die Anwendung der gleichen Instrumente und Verfahren für uns, die wir damals noch keine Forschungskompetenz besaßen, ein praktikabler Ansatzpunkt. Ebenso hatten wir damals keine Forschungsambitionen, die über unser Interesse hinausgingen, Nachweise für positive Therapieergebnisse zu erhalten – also, um zu beurteilen, ob sich unser Behandlungsprogramm als effizient erwiesen hat und wie es gegebenenfalls verbessert werden kann. Mit zunehmender Erfahrung und der Erkenntnis, wie die Daten für klinische Zwecke genutzt werden können (insbesondere im Hinblick auf die Patientenberichte über ROM) entwickelte sich zunächst ein quantitatives Forschungsvorgehen. Ein anderer Ansatz wird in einer Studie demonstriert, in der quantitative und qualitative Methoden in abwechselnder Reihenfolge angewandt wurden (Whittaker et al. 2022a, 2022b). Ein Meilenstein in unserer Forschung wurde erreicht, als Sexton et al. (2013) die FA-Forschung als »statistisch signifikante Ergebnisse, die zeigen, dass die Behandlung erfolgreich ist« (S. 612–613) bezeichneten.

Nach mehreren Jahren der Forschung in den klinischen Abteilungen von Modum Bad stellen wir einen gemeinsamen Trend bei den Mitarbeitern fest: Wenn neue Projekte ins Leben gerufen werden, bei denen der Schwerpunkt auf spezifischen Behandlungsansätzen liegt, erfordert dies eine Schulung der Therapeuten, bei der die Kompetenz mit und die Einhaltung des gewählten Modells überprüft wird. Solche Verfahren und Bemühungen scheinen mit einer verbesserten Behandlungsqualität einherzugehen. Wir glauben, dass die Erklärung dafür darin liegt, dass das Personal, wenn es weiß, dass seine Therapien einer Evidenzprüfung unterliegen, höchstwahrscheinlich zusätzliche Anstrengungen unternimmt, um seine Aufgaben zu erfüllen. Wir haben auch die Erfahrung gemacht, dass sich die Mitarbeiter der Abteilung bei der Durchführung von Forschungsprojekten oft privilegiert und anerkannt fühlen, da die Forschung mit einem höheren Status und einer Legitimierung der eigenen Arbeit verbunden ist. Das kann ein gesteigertes berufliches Bewusstsein und Interesse fördern, das den Kliniker dazu anregt, sein berufliches Niveau und seine Leistung zu verbessern. Ebenso scheint die Beendigung von Forschungsprojekten, d. h. die Verringerung der Bedeutung einer solchen gemeinsamen Ausrichtung und Anstrengung, mit einem Rückgang der Behandlungsqualität verbunden zu sein. Aus diesen Gründen gehen wir davon aus, dass die Durchführung von Forschungsprojekten in einer klinischen Einheit an sich zu einer besseren Behandlungsqualität führen kann, da sie sich positiv auf das Klima und die Konzentration des Personals auswirkt. Eine solche Hypothese könnte durch Forschungsergebnisse gestützt werden, die darauf hinweisen, dass eine stärkere Fokussierung auf spezifische Ziele in der Therapie mit besseren Ergebnissen verbunden ist (Yulish et al. 2017).

Es ist von entscheidender Bedeutung, wie die Forschung in einer klinischen Einheit umgesetzt wird. Die Einführung von Forschung könnte von einigen Therapeuten als Bedrohung ihrer Autonomie empfunden werden, wenn von ihnen erwartet wird, dass sie sich an ein anderes Behandlungsmodell oder einen anderen Ansatz halten als den, den sie persönlich bevorzugen. Sie könnte auch die tief verwurzelte Überzeugung bedrohen, dass die eigene Behandlung erfolgreich ist: Die Forschung zeigt, dass wir als Therapeuten in unserer klinischen Beurteilung nicht genau sind, da erfahrene Therapeuten nur 2,5 % der Patienten entdeckten, die sich tatsächlich verschlechterten (Walfish et al. 2012). Das mit der Forschung verbundene »Risiko« besteht also in der Sichtbarmachung, dass sich ein Teil der behandelten Patienten nach der Behandlung nicht verbessert oder verschlechtert. Aus diesen Gründen kann die Durchführung der Forschung bei einigen Klinikern auf erhebliche Skepsis stoßen. Es wird empfohlen, diese Skepsis anzusprechen und eine Diskussion über mögliche unerwünschte Folgen der Durchführung von Forschung anzuregen – z. B. darüber, wie diese die tägliche Arbeit der Therapeuten beeinträchtigt und wie damit auf konstruktive Weise umgegangen werden kann. Der Erfolg der Umsetzung von Forschung »von unten nach oben« im Einklang mit der praxisorientierten Forschung (Practice-oriented research, POR – Holmqvist et al. 2015) hängt von der Neugier und dem Eifer der Kliniker ab, mehr zu lernen, und würde eine innere Motivation zur Teilnahme an der Forschung darstellen, die sich letztendlich wiederum auf die Behandlungsqualität auswirkt. Wir haben die Erfahrung gemacht, dass Kliniker, sobald sie sich daran gewöhnt haben, diese Informationen in ihre klinische Praxis zu integrieren, dies als ein wichtiges Instrument ansehen, das sie auch nach Abschluss des Forschungsprojekts weiterverfolgen möchten.

Fallbeispiel[6]

Mary (39) und Ed (41) wurden zusammen mit ihren Kindern Roy (7) und Sue (4) von ihrem Hausarzt zur stationären Behandlung an die FA überwiesen. Mary war aufgrund eines diagnostizierten posttraumatischen Stresssyndroms psychisch beeinträchtigt, nachdem sie als Jugendliche von ihrem Stiefvater sexuell missbraucht worden war. Ihre Symptome waren Angstzustände, Depressionen und Müdigkeit sowie zwischenmenschliche Überempfindlichkeit. Ed war Lagerarbeiter und hatte sich zuvor einer Behandlung wegen Alkoholsucht unterzogen. Er war seit fünf Jahren abstinent, nahm aber weiterhin regelmäßig an Treffen der Anonymen Alkoholiker teil. Als Paar hatten sie schwere Kommunikationsprobleme, die insbesondere mit den Auswirkungen von Marys Erfahrung des sexuellen Missbrauchs zusammenhingen, was das Vertrauen ihres Partners und ihre

---

6 Der hier abgedruckte Text stellt eine geänderte Fassung dessen dar, was ursprünglich in Tilden und Whittaker (2022) veröffentlicht wurde.

sexuelle Beziehung beeinträchtigte. Das Paar berichtete über Verhaltensprobleme ihres Sohnes, der ihrer Erfahrung nach nicht gehorchte. Dementsprechend führte sein herausforderndes Verhalten zu mehreren schwierigen Situationen in der Familie mit Konflikten, Geschrei und Bestrafung. Beispielsweise waren die täglichen Abläufe konflikträchtig geworden (z. B. die Schlafenszeit der Kinder) und die Eltern hatten daraufhin resigniert und aufgegeben. Die Familie, die als Multiproblemfamilie mit Schwierigkeiten auf individueller, Paar- und Familienebene eingeschätzt wurde, hatte bereits mehrere örtliche Hilfsdienste aufgesucht, ohne die gewünschten Verbesserungen zu erzielen. Die Inanspruchnahme von Hilfe an der FA war ihre letzte Hoffnung, andernfalls zogen sie die Auflösung ihrer Ehe in Betracht.

Aus systemischer Sicht wurden Hypothesen darüber aufgestellt, wie diese drei Ebenen (Individuum, Paar, Familiensystem) interagieren und sich gegenseitig beeinflussen. In Anlehnung an die Forschung, die Paartherapie für Personen mit individuellen psychiatrischen Problemen empfiehlt (Carr 2019), legt dies beispielsweise nahe, dass die Arbeit mit einem individuellen Fokus auf Mary im Rahmen einer Paartherapie ein großes therapeutisches Potenzial hat. So könnten beispielsweise mehrere aktuelle Beziehungsprobleme wie Vertrauen und Bindung angesprochen werden, die ihren Ursprung in ihrer Erfahrung des sexuellen Missbrauchs haben (Johnson 2019). Dies wirkt sich insbesondere darauf aus, dass sie sich den intimen Avancen von Ed entzieht, wodurch beide in ihrer Ehe unzufrieden werden. Da es bei sexuellem Missbrauch auch um die Verletzung intimer Grenzen geht, könnte man annehmen, dass dies auch zu einem umfassenderen Thema der Unklarheit von Grenzen im Allgemeinen gehört – etwas, das auch Ed aus seinem Leben kannte, nämlich seine früheren Alkoholprobleme. Daher schien die Unklarheit der Grenzen für sie als Eltern ein gemeinsames Thema zu sein, wie weiter unten ausgeführt wird.

In der Therapie ging es also um ein Verweben der Perspektiven auf das Individuum und das Paar, die sich auch auf die Familienebene auswirken sollten. So wurde beispielsweise sowohl die Art und Weise wie Mary und Ed miteinander kommunizierten und ihre Zuneigung zueinander zeigten, untersucht als auch die Tatsache, dass sie sich als Liebespaar nur wenig Priorität einräumten. Die Anwendung der empirischen Ergebnisse auf der Grundlage der Bindungstheorie (Johnson 2019) befasste sich mit Marys unsicherem Bindungsstil und damit, wie es ihr allmählich gelang, Ed als sichere und nährende Basis zu betrachten. So würde eine besser funktionierende Paarbeziehung als Heilungsarena fungieren, die individuelle Wunden repariert, welche ihren Ursprung in früheren Beziehungsverletzungen haben. Auf diese Weise könnte der Beziehungsaspekt eng mit den individuellen Aspekten verknüpft werden. Aus systemischer Sicht würde diese wechselseitige Beeinflussung im Idealfall als Verstärkungsschleife im Einklang mit der Feedback-Theorie funktionieren (Heatherington et al. 2015; Scheier und Carver 2003).

Unter Betonung der strukturellen Familientherapie (Minuchin 1974) wurde das gemeinsame Problem der Eltern mit unklaren Grenzen angesprochen. Insbesondere ging es um ihren Verzicht auf die Rolle als entschiedene Eltern in Bezug auf die Schlafenszeit ihrer Kinder. Da die Unklarheit der Grenzen als ein durchgängiges Thema auf individueller, Paar- und Familienebene betrachtet wurde, war dies ein geeignetes Thema, um es in den verschiedenen FA-Bereichen zu behandeln. So wurde in Teamsitzungen besprochen, wie in Paar- und Familiensitzungen, in der Schule, im Kindergarten und in der Freizeit daran gearbeitet werden kann. Den Kindern wurde z. B. gezeigt, dass ihre Eltern, die Therapeutin und das übrige Personal sich einig sind, um ihnen die Bedeutung von Grenzen zu vermitteln und so ihren übertriebenen Versuchen, Grenzen auszutesten, entgegenzuwirken. Die Eltern wurden angeleitet, mit ihren Kindern in einer Weise zu sprechen, die Einigkeit demonstrierte, z. B. darüber, was sie tun dürfen und was nicht, sowie, wie sie die Kinder auf eine bessere Schlafenszeit vorbereiten können. So wurden sie beispielsweise dazu angehalten, ihre Kinder zum Diskutieren und Planen aufzufordern, indem sie ihnen innerhalb der von den Eltern festgelegten Grenzen eine begrenzte Autonomie einräumten, wie Mary es darlegte: »*Roy und Sue: Euer Vater und ich wollen die Situation abends vor dem Schlafengehen besser gestalten. Wir entscheiden das, aber ihr könnt gerne etwas vorschlagen, was ihr vorher tun wollt – zum Beispiel was ihr spielen oder lesen wollt nach dem Abendessen und bevor ihr ins Bett geht und wir das Licht ausmachen. OK?*« Diese Intervention besteht zum Teil darin, die elterliche Führung zu demonstrieren und feste Grenzen zu kommunizieren, von denen erwartet wird, dass sie Sicherheit, Vorhersehbarkeit und Abgrenzung zwischen den Generationen schaffen (Minuchin 1974); zum Teil zielt sie darauf ab, den Kindern eine gewisse Autonomie und Selbstkontrolle entsprechend ihrem Reifegrad innerhalb der von den Eltern festgelegten Grenzen zu geben.

Durch den Einsatz von ROM lieferten die wöchentlichen Feedback-Berichte von Mary und Ed dem Therapeuten Echtzeitdaten darüber, wie das Paar und die Familie auf die Behandlungsmaßnahmen reagierten.[7] Die Daten verdeutlichten, dass sich bei Mary und Ed während ihres Behandlungsaufenthalts vor allem der Zusammenhalt des Paares, das Engagement, das Vertrauen und das elterliche Coping verbessert hatten, während insbesondere Mary immer noch erhebliche individuelle Symptome aufwies. Die Werte und Diagramme wurden mit dem Paar geteilt, gefolgt von einer Diskussion, bei der sie zu einer eigenen Interpretation eingeladen wurden. Sie formulierten, dass die Art und Weise, wie sie im Laufe der Behandlung regelmäßiges Feedback zu diesen Themen erhalten hatten, ihren Glauben an ihre Kompetenzen als Eltern und Partner gestärkt hatte. Zudem wirkte sich der Einsatz von ROM positiv auf ihren Selbstwert und ihre Selbstwirksamkeit aus, da sie erlebten, dass sie Einfluss auf ihre eigene Richtung und ihren eigenen Fokus in der Therapie hatten. Sie reflektierten, dass diese ermächtigende Erfahrung für sie in ihrer Rolle als Eltern und Partner von Be-

---

[7] So kann jede einzelne Therapie als ein kleines Forschungsprojekt betrachtet werden, bei dem die Feedbackdaten in Echtzeit verwendet werden, was Diskussionen und Interpretationen zusammen mit den Klienten ermöglicht. Dementsprechend können notwendige Anpassungen vorgenommen werden, um die Behandlung auf die Bedürfnisse, persönlichen Eigenschaften und Ziele der Klienten abzustimmen. Dies bezeichnen wir als »empirisch informierte Therapie«. Darüber hinaus werden dieselben Daten auf Gruppenebene aggregiert, was anspruchsvolle statistische Datenanalysen ermöglicht.

deutung war und ihre Hoffnung stärkte, nach der Entlassung als Familie zurechtzukommen.

14.10 Ausblick

Die Forschung an der FA hat bisher (Stand 2022) zu 13 wissenschaftlichen Artikeln geführt, die in international anerkannten Fachzeitschriften veröffentlicht wurden. Die Ergebnisse der FA-Behandlung wurden weltweit auf Psychotherapie- und Familientherapiekonferenzen verbreitet und haben sowohl aufgrund der guten Therapieergebnisse als auch aufgrund des einzigartigen Kontextes der kostenlosen stationären Behandlung Aufmerksamkeit erregt. Die Forschung der FA schafft neues Wissen, das häufig mit den Mitarbeitern als Grundlage für Entscheidungen über das Behandlungsprogramm zur Verbesserung der Behandlungsqualität diskutiert wird. Sobald etwas Neues eingeführt wird, haben wir die Möglichkeit, es zu erforschen, um zu beurteilen, ob es im Sinne der Intentionen erfolgreich war. Aufgrund der etablierten Infrastruktur zur Datenerhebung an der FA haben wir mittlerweile eine sehr gute Basis für die Durchführung von Forschung, die zu Ergebnissen führt, wie sie in internationalen Empfehlungen gefordert werden. Gepaart mit der Fülle an Daten sind wir auch auf dem neuesten Stand der Forschung zur Methodik der Paar- und Familientherapie. Dies setzt im Wesentlichen voraus, dass die Daten auf einer dyadischen Ebene und nicht auf der individuellen Ebene analysiert werden, was bei vielen Paar- und Familientherapie-Forschern die übliche Forschungspraxis ist (Kenny et al. 2020). Im systemischen Feld ist es folglich erforderlich, dass wir Beziehungen und ihre angenommenen wechselseitigen Wirkungen als unser Forschungsziel ansprechen, wenn wir unser Verständnis dafür verbessern wollen, wie sich Paare und Familien als Ergebnis einer Therapie verändern. Ein Beispiel für einen solchen Ansatz, bei dem dyadische Datenanalysen eingesetzt werden, findet sich bei Whittaker et al. (2022b). Die Verwendung in regelmäßiger Frequenz fortlaufend erhobener Daten während des gesamten Behandlungsverlaufs ermöglicht differenzierte Untersuchungen von Datenverläufen über die Entwicklung der Therapie und damit die Identifizierung von Veränderungsmomenten und -mechanismen. So werden wir beispielsweise besser in der Lage sein, die gegenseitige Beeinflussung von Einzelsymptomen und Beziehungsstress zu untersuchen, wie es bei FA-Patienten häufig der Fall ist. Diese als Zeitreihen erhobenen Daten von jedem einzelnen Mitglied des Paares und/oder der Familie werden es uns ermöglichen, den Einfluss der individuellen Wahrnehmung des eigenen Verhaltens und des Verhaltens von Partner und Familie zu untersuchen. Dies eröffnet die Möglichkeit, Schwerpunktbereiche zu identifizieren, die für die gewünschte Veränderung hilfreich sind, herauszufinden, zu welchem Zeitpunkt Interventionen optimal sind und für wen dies während des therapeutischen Prozesses geschieht. Auf diese Weise wird die Forschung sowohl als Maßnahme zur Schaffung von nützlichem Allgemeinwissen auf nomothetischer Ebene als auch auf idiografischer Ebene beitragen, die es dem Therapeuten in Zusammenarbeit mit den Patienten ermöglicht, die Therapie auf die Bedürfnisse jedes Einzelnen, des Paares und der Familie zuzuschneiden (Tilden 2020). Auch wenn die FA in Bezug auf den Kontext und die öffentliche Kostenerstattung möglicherweise einzigartig ist, glauben wir, dass die Art und Weise, wie Forschung und klinische Praxis an der FA integriert sind, repräsentativ und relevant für eine größere Öffentlichkeit sein sollte.

Referenzen

APA (2006) American Psychological Association Presidential Task Force on Evidence Based Practice. Evidence-based practice in psychology. American Psychologist 61(4): 271–285. https://doi.org/10.1037/0003-066X.61.4.271

Carr A (2019) Couple therapy, family therapy and systemic interventions for adult-focused problems: the current evidence base. Journal of Family Therapy 41(4): 492–536. https://doi.org/10.1111/1467-6427.12225

EFTA (2011) EFTA Guidelines (Minimum Training Standards). (https://efta-tic.eu/minimum-training-standards/, Zugriff am 09.08.2022).

Greenberg LS, Goldman RN (2008) Emotion-focused couples therapy: The dynamics of emotion, love, and power. American Psychological Association.

Heatherington L, Friedlander ML, Diamond GM, Escudero V, Pinsof WM (2015) 25 years of systemic therapies research: Progress and promise. Psychotherapy Research 25: 348–364. https://doi.org/10.1080/10503307.2014.983208

Holmqvist R, Phillips B, Barkham M (2015) Developing practice-based evidence: Benefits, challenges, and tensions. Psychotherapy Research 25(1): 20–31.

Johnson SM (2019) The practice of emotionally focused couple therapy. London: Routledge.

Kenny DA, Kashy DA, Cook WL (2020) Dyadic data analysis. New York: Guilford press.

Lutz W, De Jong K, Rubel J (2015) Patient-focused and feedback research in psychotherapy: Where are we and where do we want to go? Psychotherapy Research 25(6): 625–632. https://doi.org/10.1080/10503307.2015.1079661

Mariotti M, Saba G, Stratton P (Hrsg.) (2022) Handbook of systemic approaches to psychotherapy manuals: integrating research, practice, and training. *Cham:* Springer International. https://link.springer.com/book/10.1007/978-3-030-73640-8

McHugh RK, Barlow DH (2012) Dissemination and implementation of evidence-based psychological interventions. Oxford: Oxford University Press. https://doi.org/10.1093/med:psych/9780195389050.001.0001

Minuchin S (1974) Families and family therapy. London: Routledge.

Norcross JC, Lambert MJ (2018) Psychotherapy relationships that work III. Psychotherapy 55(4): 303–315. https://doi.org/10.1037/pst0000193

Ochs M, Borcsa M, Schweitzer J (Hrsg.) (2020) Systemic research in individual, couple, and family therapy and counseling. Cham: Springer. https://doi.org/10.1007/978-3-030-36560-8

Pinsof WM (2017) The Systemic Therapy Inventory of Change – STIC: A multi-systemic and multi-dimensional system to integrate science into psychotherapeutic practice. In: Tilden T, Wampold BE (Hrsg.) Routine outcome monitoring in couple and family therapy. The empirically informed therapist. Cham: Springer. S. 85–101.

Pote H, Stratton P (2022) Procedures for manualizing systemic practice illustrated by the Leeds Systemic Therapy Manual. Fokus på familien 50(2): 113–133. https://doi.org/10.18261/fokus.50.2.3

Scheier MF, Carver CS (2003) Goals and confidence as self-regulatory elements underlying health and illness behavior. In: Cameron LD, Leventhal H (Hrsg.) The self-regulation of health and illness behavior Oxfordshire, UK: Taylor & Francis. S. 17–41.

Sexton TL, Datchi C, Evans L et al. (2013) The effectiveness of couple and family-based clinical interventions. In: Lambert MJ (Hrsg.) Bergin and Garfield's handbook of psychotherapy and behavior change. 6 Aufl. Hoboken: Wiley. S. 587–639.

Tilden T (2020) The idiographic voice in a nomothetic world. Why client feedback is essential in our professional knowledge. In: Ochs M, Borcsa, Schweitzer J (Hrsg.) Systemic research in individual, couple, and family therapy and counseling. Cham: Springer. S. 385–399.

Tilden T, Theisen M, Wampold BE et al. (2019) Individual distress and dyadic adjustment over the course of couple therapy and three-years follow-up: A replication study. Psychotherapy Research 30(3): 375–386. https://doi.org/10.1080/10503307.2019.1645369

Tilden T, Wampold BE, Ulvenes P et al. (2020) Feedback in couple and family therapy: A randomized clinical trial. Family Process 59(1): 36–51. https://doi.org/10.1111/famp.12485

Tilden T, Wampold BE (Hrsg.) (2017). Routine outcome monitoring in couple and family therapy. The empirically informed therapist. Cham: Springer. https://doi.org/10.1007/978-3-319-50675-3

Tilden T, Whittaker KJ (2022) Using ROM in family therapy. Journal of Clinical Psychology 78: 1973–1985. https://doi.org/10.1002/jclp.23398

Vike H, Haukelien H (2017) Forventningens kraft. Psykoterapi og kulturelle kontekster ved Modum Bad. Oslo: Gyldendal Akademisk.

Walfish S, McAlister B, O'Donnell P et al. (2012) An investigation of self-assessment bias in mental health providers. Psychological Reports 110(2): 639–644. https://doi.org/10.2466/02.07.17.pr0.110.2.639-644

Whittaker K, Johnson SU, Solbakken O et al. (2021) Childhood trauma as a predictor of change in couple and family therapy: A study of treatment response. Couple and Family Psychology: Research and Practice 12(1):24–38. https://doi.org/10.1037/cfp0000181

Whittaker K, Stänicke E, Johnson SU et al. (2022a) Troubled Relationships: A Retrospective Study of Couples with Histories of Trauma Experience Therapy. Journal of Couple and Relationship Therapy: 1–23. https://doi.org/10.1080/15332691.2022.2053262

Whittaker K, Johnson SU, Solbakken O et al. (2022b) Treated together – Changed together: The application of Dyadic Analyses to understand the reciprocal nature of Alliances and Couple Satisfaction over time. Journal of Marital and Family Therapy 48: 1226–1241. https://doi.org/10.1111/jmft.12595

Yulish NE, Goldberg SB, Frost ND et al. (2017) The importance of problem-focused treatments: A meta-analysis of anxiety treatments. Psychotherapy 54(4): 321–338. https://dx.doi.org/10.1037/pst0000144

15 Ein Beispiel aus Polen: Familientherapie, Paartherapie und systemische Konsultationen – Die Abteilung für Familientherapie an der Psychiatrischen Klinik für Erwachsene der Universität Krakau

Mariusz Furgał, Katarzyna Gdowska, Maria Borcsa

15.1 Einführung

Psychotherapie war in der Krakauer Psychiatrischen Universitäts-Klinik schon immer sehr gefragt. Selbst während der Herrschaft der kommunistischen Ideologie, die die Psychotherapie in Frage stellte, wurden verschiedene Formen therapeutischer Interventionen auf- und ausgebaut. Die erste psychotherapeutische Gruppe wurde auf Initiative von Antoni Kepinski im August des Jahres 1956 ins Leben gerufen. Es handelte sich um eine gemischte Gruppe für Patienten mit sogenannten Gemütskrankheiten, Psychosen und Neurosen, die sowohl stationär als auch ambulant behandelt wurden. Zu dieser Zeit wurden therapeutische Gemeinschaftsgruppen in psychiatrischen Abteilungen in organisierter Form eingerichtet (Madeja 2019). Nach und nach entstanden Gruppenpsychotherapien in psychiatrischen Abteilungen und auch externe, ambulante Strukturen, die Patienten mit neurotischen Störungen oder sogenannten Persönlichkeitsstörungen zur Verfügung standen. Aktivitäten dieser Art waren in Polen bahnbrechend. Krakau ist bis heute ein führendes psychotherapeutisches Zentrum geblieben, und die an der Krakauer Psychiatrischen Klinik praktizierte Psychiatrie war immer als psychosoziale Disziplin anerkannt, im Gegensatz zum rein biomedizinischen Ansatz, der in anderen Zentren vorherrscht.

Die systemische Familientherapie hat sich in Polen seit Ende der 1980er Jahre verbreitet. Sie war der einzige therapeutische Ansatz, der sich parallel zu seiner Ausbreitung in Europa entfalten konnte. Andere psychotherapeutische Ansätze wurden aufgrund der Dominanz der kommunistischen Ideologie längere Zeit in ihrer Ausbreitung gehemmt[8].

In der Krakauer Psychiatrie gibt es zwei Organisationen, die zusammenarbeiten und personell miteinander verbunden sind. Die eine ist die Jagiellonen-Universität –

---

8 Die Familientherapie entwickelte sich auch in Warschau, ausgehend von der Abteilung für Kinder- und Jugendpsychiatrie am Institut für Psychiatrie und Neurologie, wo sie von Prof. Irena Namysłowska ins Leben gerufen wurde – nachdem sie im Jahr 1984 von einer Ausbildung in den Vereinigten Staaten zurückgekehrt war –, die sich hauptsächlich auf den strukturellen Ansatz bezog.

die älteste polnische Universität und eine der größten –, die andere ist das Universitätsklinikum, das mit der Patientenbetreuung betraut ist. Praktisch alle Angestellten der medizinischen Fakultät der Universität sind im Universitätskrankenhaus beschäftigt, obwohl nicht alle Angestellten des Krankenhauses auch Angestellte der Universität sind. In der Praxis werden diese Strukturen oft zusammen behandelt und gemeinhin als Psychiatrische Klinik Krakau bezeichnet.

An der Psychiatrischen Klinik in Krakau entwickelte sich die Familientherapie parallel in zwei nebeneinander bestehenden Zentren. Die psychiatrische Klinik für Erwachsene – Abteilung für Familientherapie, die wir hier beschreiben, unter der Leitung von Professor Bogdan de Barbaro, und die kinder- und jugendpsychiatrische Klinik – Ambulanz für Familientherapie, die viele Jahre lang von der verstorbenen Professorin Maria Orwid (Bomba et al. 2019) geleitet wurde. Das an die Klinik für Kinder- und Jugendpsychiatrie angegliederte Familientherapiezentrum konzentrierte sich in seiner klinischen Arbeit auf Probleme jugendlicher Patienten und ihrer Familien. Es wurde weitgehend durch den Mailänder Ansatz und die Kontakte zu den Begründern des Mailänder Ansatzes in der Familientherapie inspiriert[9]. Beide Zentren haben stets zusammengearbeitet und voneinander gelernt, wobei sie von internationalen Kontakten, gemeinsamen Seminaren und gegenseitigen kollegialen Supervisionen profitierten.

15.2 Entwicklung der klinischen Praxis

Die Abteilung für Familientherapie an der Psychiatrischen Klinik für Erwachsene besteht seit dreißig Jahren. Ihre klinische Praxis hat ihren Ursprung in der psychoedukativen Arbeit mit Familien von schizophrenen Patienten (Kępiński 1979). In den Anfängen des familientherapeutischen Teams waren psychoedukative Ansätze zur Verbesserung des emotionalen Klimas in der Familie üblich (Rostwrorowska 1999; Addington et al. 2001). Auch die transgenerationale Analyse sowie strukturelle und strategische Interventionen wurden in der Therapie immer häufiger eingesetzt. Im Laufe der Zeit und aufgrund zahlreicher Seminare – die sowohl intern als auch von erfahrenen Familientherapeuten, die nach Krakau kamen, angeboten wurden – entwickelten sich der Therapieansatz und die Art und Weise, wie die Therapie durchgeführt wurde, weiter. Die Trainingserfahrungen mit dem Mailänder Ansatz trugen dazu bei, die Struktur der Sitzung zu etablieren, die den Einwegspiegel, den Einsatz einer Pause während der Sitzung und eine Intervention nach der gemeinsamen Reflexion der Sitzung einschloss (Barbetta und Telfener

---

9 Professorin Maria Orwid war in der internationalen Gemeinschaft der Familientherapeuten sehr aktiv. Auf ihre Anregung hin fand im Jahr 1990 der Kongress der Internationalen Vereinigung für Familientherapie (IFTA) in Krakau statt, und im Jahr 1998 wurde die wissenschaftliche Sektion für Familientherapie in der Polnischen Psychiatrischen Vereinigung neben der bestehenden wissenschaftlichen Sektion für Psychotherapie gegründet.

2021). Als sich die Ausbildungsfunktion des Zentrums entwickelte, wurde die Rolle des Co-Therapeuten hinter dem Einwegspiegel von Psychotherapeuten, die sich in der Einrichtung in Ausbildung befanden, etabliert. An die Stelle strategischer Interventionen traten zirkuläre Fragen und das Aufstellen und Verwerfen von Hypothesen, wobei sich der Therapeut um Neutralität bemühte und einen Zustand der Neugierde kultivierte. Relativ schnell hielten Methoden Einzug, die sich mehr auf den Dialog, das aktive Zuhören, die Verständigung über Bedeutungen und die gemeinsame Suche nach Lösungen stützten und die Expertenansätze verdrängten (Larner 1995). Es entstanden Sitzungen, in die Tom Andersens reflexive Teammethode Einzug hielt (Andersen 1987). Mit der Entwicklung der narrativen und konstruktivistischen Ansätze in der Familientherapie weltweit begannen diese Konzepte die hiesige Arbeitstechnik zu dominieren (Anderson und Goolishian 1988; Berg und de Shazer 1993). Ungeachtet dessen blieben die Erfahrungen der früheren Ansätze – strategisch, strukturell, kommunikativ – und verschiedene Errungenschaften der Mailänder Schule in der Praxis der Therapeuten lebendig. Innerhalb des Teams gab es eine hohe Akzeptanz der Nutzung unterschiedlicher Erfahrungen in der psychotherapeutischen Arbeit und wenig Neigung, die Arbeit zugunsten eines vorherrschenden Arbeitsmodells einzuengen. Von großer Bedeutung in einem solchen Entwicklungsprozess waren einige Kontakte mit ausländischen Zentren[10].

Als die zweite Generation von Therapeuten der Abteilung, die sowohl in psychodynamischen als auch in systemischen Ansätzen ausgebildet waren und auch über eigene psychoanalytische Therapieerfahrungen verfügten, immer aktiver wurde, tauchten in den durchgeführten therapeutischen Prozessen Elemente der Integration von psychoanalytischen oder psychodynamischen Ansätzen mit systemischen Ansätzen auf (Flaskas 2005). Dies wurde durch die zunehmende Dauer von Paartherapien, die mehr im Verhältnis zur Familientherapie auftraten, sowie durch entsprechende Teamsupervisoren begünstigt. Besonders wichtig für die Entwicklung der aktuellen Arbeitsmethode waren eine siebenjährige Supervision durch einen Gruppenanalytiker, der auch in der Familientherapie erfahren ist, und eine weitere siebenjährige Supervision mit einem Psychiater, der psychoanalytisch und systemisch mit Familien arbeitet. Diese Zeit hat den Ansatz für die Arbeit mit Paaren und insbesondere mit Patienten, die mit einer Persönlichkeitsstörung diagnostiziert wurden, deutlich beeinflusst. Die wachsende öffentliche Nachfrage nach Paartherapie hat zusammen mit der Spezialisierung der benachbarten Familientherapie-Ambulanz der Abteilung für Kinder und Jugendliche auf die Behandlung von Familien mit identifizierten jugendlichen Patienten dazu geführt, dass Paare heute bei den Therapieanfragen an der Abteilung für Familientherapie dominieren.

---

10 Die zahlreichen Beziehungen, die aufgebaut wurden, ermöglichten die Teilnahme am weltweiten Mainstream der Familientherapie. Die Abteilung für Familientherapie wurde Mitglied der European Family Therapy Association. Im Laufe der Jahre haben unter anderem folgende Kollegen und Kolleginnen das Zentrum mit ihren Seminaren bereichert: Helm Stierlin, Lyman Wynne, Donald Bloch, Hugh Jenkins, Alan Cooklin, Gill Gorel Barnes, Gianfranco Checcin, Mauricio Andolfi, Mony Elkaim, Harlene Anderson, Salvatore Minuchin, Tom Andersen, Klaus Deissler, Hugh Fox, Esther Perel, Peter Rober, Jill Scharff und David Scharff.

15.3 Das Team der Abteilung Familientherapie

Unser Team besteht derzeit aus drei Psychiatern, die Psychotherapeuten sind und zusammen ein Vollzeitäquivalent (VZÄ) arbeiten, sowie drei Psychologischen Psychotherapeutinnen mit etwas mehr als 1,5 klinischen VZÄ. Drei dieser Personen sind erfahrene Supervisor(inn)en für Psychotherapie. Gleichzeitig ist ein Teil des Teams an der Universität in der medizinischen Fakultät mit insgesamt 3,5 Vollzeitstellen beschäftigt. Zu ihren Aufgaben gehören somit neben der Familien- und Paartherapie auch die Forschung und die Ausbildung von Studenten an der Medizinischen Fakultät. Der größte Teil davon ist die Lehre in der Psychiatrie. Die Familien- und Paartherapie wird an der Universität im Rahmen der postgradualen Ausbildung von Ärzten und Psychologiestudierenden gelehrt.

Die Arbeit in unserem Team wird von einer Sekretärin organisiert. Sie ist die Schlüsselperson, die Anträge von Familien für eine Therapie annimmt und an Supervisionen und klinischen Sitzungen des Teams teilnimmt. Obwohl sie nicht direkt Psychotherapie durchführt, integriert sie viele Informationen über den Kontext der Anträge und die Beziehung zwischen organisatorischen Fragen und therapeutischen Prozessen. Andere Teammitglieder, die sich auf ihre eigenen laufenden Prozesse konzentrieren, können so die Gesamtprozesse in einer breiteren Perspektive besser verstehen.

Diese Teamstruktur trägt dazu bei, wissenschaftliches und theoretisches Denken mit der klinischen Praxis zu verbinden. Ein hohes klinisches Engagement mit Patienten bereichert unsere wissenschaftliche Arbeit und macht sie praxisbezogen, erschwert aber zugleich die Erfüllung von wissenschaftlichen und Forschungsaufgaben.

Die Familientherapie-Einrichtung ist ein Ort, an dem die Ausbildungskandidaten in Psychotherapie ihre praktischen Fähigkeiten erproben können. Es gibt etwa fünf Therapeuten, die zur gleichen Zeit in der Einrichtung ausgebildet werden. In der Regel handelt es sich um Personen, die sich in der Grundausbildung befinden oder diese abgeschlossen haben und vor der Zertifizierungsprüfung stehen. Manchmal befinden sich unter den Praktizierenden auch Fachärzte für Psychiatrie, für die dieses Praktikum nicht obligatorisch ist, die es aber wählen können, wenn sie sich für Familientherapie interessieren. Diese Personen haben die Möglichkeit, als Beobachter an Familien- und Paartherapiesitzungen teilzunehmen und aktiv als beobachtende Therapeuten oder als reflektierende Teamteilnehmer beizutragen. Die Familien werden über die Teilnahme und die Rolle der Praktikanten informiert. Diese Form der Zusammenarbeit kommt allen Beteiligten zugute: Patienten, Therapeuten und Praktikanten, vor allem aber den Ersteren, da sie die Möglichkeit haben, das Feld der Reflexion über ihre Situation zu erweitern. Das Praktikum dauert in der Regel zwei Monate und bezieht Therapeuten mit unterschiedlichem Erfahrungsstand ein, sodass wir sowohl Anfänger auf dem beruflichen Weg als auch fortgeschrittene Teilnehmer im Team haben. Wenn der Praktikant über Erfahrung verfügt oder an einer Universitätsklinik angestellt ist, werden in der Regel längere Kooperationsbeziehungen aufgebaut. Unter bestimmten Bedingungen laden wir Praktikanten auch ein, den therapeutischen Prozess zu leiten, indem wir ihnen eine kontinuierliche Live-Supervision bieten. Wir sind nicht in der Lage, dieses Lehrmodell routinemäßig einzuführen, aber diejenigen die sich darauf einlassen, haben die außergewöhnliche Gelegenheit, sich auf eine Weise aus- bzw. fortzubilden die anderswo nur schwer zu erreichen ist.

15.4 Klinische Praxis

Die klinische Arbeit der Abteilung vollzieht sich derzeit in zwei Richtungen. Zum einen betreiben wir eine Ambulanz, in der wir Familien und Paare empfangen, die sich selbst zur Therapie vorstellen; zum anderen beraten wir Patienten, die in anderen Zentren unserer Klinik behandelt werden.

Wir arbeiten mit Familien und Paaren, die sich hauptsächlich wegen bestehender elterlicher Schwierigkeiten, emotionaler Probleme eines der Familienmitglieder, Paarkonflikten, psychosomatischer Störungen, Essstörungen, komplizierten Trauerfällen oder psychischen Erkrankungen eines der Familienmitglieder zur Therapie anmelden. Derzeit werden alle ambulanten Besuche in unserer Klinik von der Sozialversicherung erstattet. Damit die Kosten für einen Besuch erstattet werden, muss mindestens eine Person in der Familie oder im Paar eine psychiatrische Diagnose erhalten (Kategorie F des ICD 11). Daher können wir keine Paare behandeln, die sich in einem Konflikt befinden, der nicht auf eine diagnostizierte psychische Störung bei einem der Mitglieder des Paares zurückzuführen ist. Nicht in die Therapie aufgenommen werden Patienten, die von psychoaktiven Substanzen abhängig sind und nicht über einen längeren Zeitraum (mindestens mehrere Monate) abstinent sind.

Ursprünglich waren wir auf Überweisungen von Psychiatern und Psychologen angewiesen. Aufgrund der hohen Abbrecherquote von Patienten, die auf diese Weise überwiesen wurden, haben wir jedoch eine Praxis entwickelt, bei der sich die Familien selbst anmelden. Auch wenn eine primäre Kontaktperson (Hausarzt, anderer Therapeut, erweitertes Familienmitglied) den Beratungsbedarf einer Familie sieht und sie an uns verweist, bitten wir die Familie, persönlich mit uns Kontakt aufzunehmen und ein Anliegen zu formulieren. Der Telefonanruf wird von der Sekretärin entgegengenommen, die die administrativen Grunddaten erfasst und den Inhalt und die Art und Weise des Anrufs festhält. Die Person, die das Paar oder die Familie anmeldet, beschreibt kurz das Beziehungsproblem, mit dem sie zur Therapie kommen möchte. Wenn das Hauptproblem eine psychische Störung des Kindes ist, leiten wir die Therapie an die Familientherapie-Ambulanz der Klinik für Kinder und Jugendliche weiter, weil dort auch ein minderjähriges Familienmitglied individuelle Hilfe erhalten kann.

Auf der Grundlage des Antrags wird die Familie zu einem ersten Beratungsgespräch eingeladen. Bei diesem geht es darum, zu erkennen, ob das Familienproblem von den Therapeuten der Abteilung behandelt werden kann, einen Vertrag zu schließen, vorläufige Therapieziele zu formulieren und einen vorläufigen Plan für diese Therapie zu erstellen. Unsere Informationen für Patienten, die eine Paar- oder Familientherapie in Anspruch nehmen möchten, umfassen eine Beschreibung der Personengruppen, denen vor Ort geholfen und der, denen nicht geholfen werden kann, die Zusammensetzung und die Kompetenzen des Teams, den Zusammenhang zwischen unseren Dienstleistungen und unserer Lehrtätigkeit, die Bedingungen unter denen Praktikanten an den Sitzungen teilnehmen, die Regeln für die Vertraulichkeit in der Therapie und das Berufsgeheimnis. Ebenfalls auf der Website zu finden ist die Information, dass Sitzungen aufgezeichnet werden, sowie eine Beschreibung des Zwecks der Aufzeichnung und des Umgangs mit den Aufnahmen. Auch die Regeln der Supervision und unsere Supervisoren werden dort vorgestellt; außerdem gibt es einen Hinweis auf die Notwendigkeit eines psychiatrischen Erstgesprächs und eine Beschreibung seines Zwecks. Wir informieren über die Arbeitsmethoden und -techniken und mögliche Schwierigkeiten, die im Therapieprozess auftreten können.[11]

Leider können aufgrund des sehr hohen Bedarfs an Familientherapie und unserer begrenzten Kapazitäten die Beratungen oft erst lange Zeit nach der Anmeldung stattfinden. Derzeit beträgt die Wartezeit etwa zwei Jahre[12].

Wir sind wahrscheinlich eines der letzten Zentren in Polen, das Familien- oder Paartherapie ohne den Kontext einer kindlichen Störung anbietet. Das hängt damit zusammen, dass die Dienstleistung der Familien- oder Paartherapie für erwachsene Patienten politisch wenig geschätzt wird und immer mehr Zentren ohne Unterstützung durch eine größere Organisationsstruktur (z. B. eine Universität) diese Art von Therapie aufgeben. Die Wartenden werden darüber informiert, wo sie schneller Hilfe finden können, aber wir sind derzeit nicht in der Lage, ein ähnliches Zentrum zu finden das eine von der Versicherung erstattete Psychotherapie anbietet.

In der Familientherapie zwingen wir den Therapeuten kein bestimmtes Format auf, das mit einem bestimmten therapeutischen Ansatz verbunden ist. Die Arbeitstechnik, die jeder von uns im Laufe der Jahre anwendet, wird weitgehend von unserer Erfahrung, den Ausbildungen, Workshops und Supervisionen, die wir erhalten haben, sowie von unserer Persönlichkeit bestimmt.

Die Supervision unseres Teams durch einen Gruppenanalytiker, der uns ermutigte, unsere Prozesse über die für die Systemische Therapie typischen Zeiträume hinaus auszudehnen und eheliche Beziehungen unter Berücksichtigung der Objektbeziehungstheorie (Scharff und Scharff 1997) zu verstehen, auf die wir in unserer psychodynamischen Ausbildung und unseren eigenen psychoanalytischen Therapien vorbereitet worden waren, fiel mit der Tatsache zusammen, dass sich immer mehr Paare meldeten, bei denen eine Person mit einer Persönlichkeitsstörung diagnostiziert war. Damit ergab sich die einmalige Chance, oft wenig motivierten Menschen mit Persönlichkeitsstörungen in einer Psychotherapie zu helfen. Seither sammeln wir praktische und wissenschaftliche Erfahrungen in der Therapie mit

---

11 Die Familien sind verpflichtet, vor der Anmeldung unsere auf der Website veröffentlichte Erklärung über die Offenlegung von Informationen zu lesen.
12 Dies ist eine Quelle unserer Sorge und Frustration, doch bis jetzt scheiterten leider alle Bemühungen, die Rückentwicklung der Familientherapie im polnischen Gesundheitssystem umzukehren.

diesem Paar-Typ. Ein Teil der wissenschaftlichen Tätigkeit des Zentrums bezieht sich auf die Untersuchung der Beziehungen, die bei solchen Paaren auftreten (Janusz et al. 2021).

Fallbeispiel

Ein Paar in den Vierzigern – Adam und Iwona (Pseudonyme) – meldete sich zur Therapie an. Als Grund für ihre Anfrage nannten sie Ehekonflikte, Meinungsverschiedenheiten und unterschiedliche Erwartungen an die Partnerschaft. Der Ehemann hatte mehrere erfolglose Versuche unternommen, einen Arbeitsplatz zu finden. Er sah darin eine der Hauptursachen für den Konflikt, der seit mehreren Jahren in der Beziehung bestand und seit einigen Monaten eskalierte. Das Paar kämpfte mit einer Last negativer Emotionen, Nervosität, gegenseitigem Unverständnis und Schwierigkeiten, sich an die Erwartungen des anderen anzupassen. Der Mann glaubte, dass es zwischen ihnen einen Charakterkonflikt gab: seine Frau sei energisch, er sei kleinlich, und es falle ihm schwer, die Mauer auf Seiten seiner Frau zu durchbrechen. Jedes Mal, wenn er versuchte, sie »zu erreichen«, endete dies mit Geschrei und Feindseligkeit auf beiden Seiten. Nach Aussage seiner Frau hatte ihr Mann ein Problem mit der elterlichen Kompetenz. Er schrie seinen Sohn (9 Jahre alt) an und beteiligte sich sonst nicht an seiner Erziehung. Die Frau fühlte sich mit der Verantwortung für die Familie überfordert.

Bereits nach der Heirat traten Probleme in der Beziehung des Mannes zu seiner Herkunftsfamilie auf. Auch die Ehefrau geriet in Konflikt mit der Mutter des Mannes. Der Ehemann erklärte sich mit seiner Frau zwar verbündet, erfüllte aber heimlich und vor seiner Frau verborgen die verschiedenen Erwartungen seiner Mutter. Der Psychologe des Kindes empfahl dem Ehemann, sich mehr in die Beziehung zu seinem Sohn einzubringen – doch dieser verlor oft die Geduld, hatte Wutanfälle und explodierte. Die Ehefrau sprach viel über den Ehemann und erwartete, dass er sich änderte, sie selbst erkannte ihre eigene Beteiligung an der Entstehung des Problems nicht und ließ ihre eigene Person, ihre Gefühle und Bedürfnisse außen vor – außer denen, die mit der Veränderung ihres Ehemanns zusammenhingen.

Die Probleme des Ehemannes sahen regelmäßig sehr ernst aus, er schrie und war aggressiv, obwohl es keine körperliche Gewalt gab. Manchmal zerstörte er Gegenstände, manchmal schloss er sich tagelang in einem Zimmer ein und versuchte zwanghaft, verschiedene Dinge zu organisieren, z. B. korrigierte er wiederholt die Softwareinstallation auf seinem Computer. Der 9-jährige Sohn, der nicht zur Therapie kam, hatte emotionale Probleme, kam in sozialen Situationen mit Gleichaltrigen nicht gut zurecht und erhielt deswegen psychologische Hilfe. Die Ehefrau erwartete von ihrem Mann mehr Interesse an der Familie, eine bessere Kommunikation und das gemeinsame Lösen von Problemen. Sie wollte auch, dass ihr Mann nicht mehr lügt und zuverlässig ist.

Die therapeutische Arbeit stützte sich zunächst auf die Analyse des Genogramms. Die Frau sah keine schwierigen Beziehungen in ihrer Herkunftsfamilie, vielmehr schien sie diese zu idealisieren. Die Familie des Ehemannes erschien hingegen sehr verschmolzen und verstrickt. Ein schwieriges Ereignis in seiner Geschichte war das Ertrinken seines fünfjährigen Bruders. Adam war damals neun Jahre alt, und kurz vor dem Unfall waren die Brüder in die Obhut einer Tante gegeben worden. Damals gab man ihm die Schuld an diesem Tod, und danach wurde das Thema jahrelang nicht mehr angesprochen.

Dem Ehemann gelang es im Laufe der Therapie, Zugang zu verschiedenen schwierigen Gefühlen in Bezug auf dieses Ereignis zu finden. Es gelang ihm auch, mit seinen Eltern zu sprechen. Seine Mutter entschuldigte sich bei ihm dafür, dass sie ihm die Schuld gegeben hatte und danach nie mehr mit ihm darüber sprechen konnte. Im Laufe von einem Dutzend Sitzungen wurde das Thema von Adams Verstrickung mit seiner Herkunftsfamilie bearbeitet. Der Loyalitätskonflikt wurde gelöst und die unbewältigte Trauer konnte aufgearbeitet werden. Dies führte zu einem wesentlich besseren Kontakt zwischen Adam und seinem eigenen Sohn. Die Beziehungen in der Kernfamilie veränderten sich, und der Sohn hörte auf, sich in die Angelegenheiten von Adam und Iwona einzumischen.

Die gewünschten Veränderungen im Familiensystem, die im ersten Jahr der Therapie stattfanden, reichten nicht aus, um die Dynamik der Paarbeziehung langfristig zu verändern. Wir mussten uns immer noch mit aktiven Vorwürfen, Angriffen und Kritik seitens Iwona auseinandersetzen, wenn ihre Erwartungen und damit ihre Identitätsansprüche nicht erfüllt oder anerkannt wurden (Janusz et al. 2021). Es gab eine klare Rückkopplungsschleife zwischen den Partnern: Je mehr er sich zurückzog, desto mehr versuchte seine Frau, ihn zu erreichen, weil er nicht für sie da war. Das resultierte wiederum in Adams Rückzug aus der Beziehung, in passiver Wut, in seinen Schwierigkeiten, irgendeine Aktivität zu unternehmen (insbesondere bei der Arbeitssuche) oder sogar darin, dass er sein Zimmer tagelang nicht verließ. Es wurde immer deutlicher, dass nicht nur das breitere Familiensystem in der Beziehung eine Rolle spielte, sondern auch die Art und Weise, wie die Partner ihre Identitäten in der Beziehung konstruierten und sie in der Erwartung ausfüllten, dass der andere in der Paarinteraktion entsprechend handelte (Janusz et al. 2021).

Auf klinischer Ebene wurde sowohl bei Adam als auch bei Iwona eine rezidivierende depressive Störung diagnostiziert. Dies war ausreichend, um eine Therapie über die Versicherung zu rechtfertigen[13].

In der weiteren Therapie wurde die Arbeit an der Analyse der projektiven Identifikationen zwischen den Partnern, die Arbeit an der eigenen Mentalisierung und der des Partners sowie die vertiefte Reflexion über das emotionale Funktionieren in der Beziehung immer wichtiger. Allmählich wurde Adam immer bewusster, dass seine zuvor egozentrische Wut oft die projizierte Wut seiner Partnerin war. Die systemische Arbeit an Adams Abgrenzung vom Familiensystem reichte ihm nicht aus, um in der Beziehung autonom zu funktionieren. Erst die direkte Arbeit mit seiner Partnerin ermöglichte es ihm, seine eigenen

---

13 Die Diagnose einer Persönlichkeitsstörung wurde nicht gestellt, obwohl die Art und Weise, wie das Paar funktionierte, die Ego-Syntonizität der Symptome oder das Vorherrschen primärer Abwehrmechanismen die Möglichkeit einer solchen Diagnose gerechtfertigt hätten.

Wünsche zu differenzieren und auf konstruktive Weise Grenzen zu setzen. Iwona begann zu erkennen, wie sehr sie das Engagement ihres Mannes brauchte, und zu sehen, wie sehr ihre aus diesem Mangel resultierenden Ansprüche und ihre Wut sie dieser Nähe beraubten. Allmählich hörte Adam auf, Iwona als seine »fordernde Mutter« zu behandeln, und im Gegenzug hörte Iwona auf, ihn als einen vernachlässigenden und gleichgültigen, zuweilen missbrauchenden Vater zu empfinden (obwohl sie während der Therapie nie viel über ihren eigenen Vater sagen konnte). Diese Aufgabe wurde möglicherweise dadurch erleichtert, dass sie den Therapeuten allmählich statt eines autoritären, strengen Richters, gegen den man sich wehren muss, als einer an ihr interessierten, verständnisvollen und mitfühlenden Person sehen konnte.

Ungeachtet des psychodynamischen Denkens in Bezug auf Übertragung, Gegenübertragung und innere Objekte war der Therapeut die ganze Zeit über nahe an den Konventionen der systemischen Arbeit. Er zeigte in der Sitzung viel Aktivität, eine Haltung der Neutralität und Neugier und stimulierte das Mentalisieren durch Hypothesenbildung. Das Paar führte er in eine Art der Beziehung zueinander ein, die später, nach dem Ende der sechsjährigen Therapie, als Grundlage weiterer gegenseitiger Entwicklung diente. Die Therapie hätte nach dem ersten Jahr beendet werden können, nachdem wichtige Aspekte der Funktionsweise des Familiensystems geklärt waren. Aufgrund unserer eigenen Reflexion des therapeutischen Prozesses und als Ergebnis der Supervision haben wir uns jedoch entschlossen, ihn mehrmals zu verlängern. Bereits im ersten Jahr zeigten sich vielversprechende Veränderungen auf der Ebene des individuellen psychologischen Funktionierens der Partner. Diese Veränderungen unterstützten eindeutig das Funktionieren des Paares und des Familiensystems. Die Therapie wurde so lange fortgesetzt, wie Fortschritte erkennbar waren, und an einem Punkt beendet, der hoffen ließ, dass das Paar relativ ungestört selbständig funktionieren konnte.

Die obige Beschreibung einer langwierigen Paartherapie für Menschen mit starken emotionalen oder diagnostizierten Persönlichkeitsstörungen zeigt unseres Erachtens, dass ein systemischer Ansatz einerseits notwendig, andererseits für sich genommen möglicherweise unzureichend ist, um tiefgreifende Veränderungen in der Funktionsweise des Paares zu bewirken und die tieferen Muster der Partner zu verändern. Es ist wichtig, die Psychodynamik der einzelnen Partner und ihre Interaktionen miteinander zu verstehen (Landucci und Foley 2014). Die Veränderungen in der Einzeltherapie von Adam waren in Bezug auf sein Funktionieren als Paar mit Iwona nicht ausreichend. Während die strukturell tiefer liegende Störung von Adam sichtbar war, wurden die Probleme von Iwona durch ihr Funktionieren in der Ehe verdeckt. Die Stärke der Paartherapie war (und ist in der Regel) die Möglichkeit für das Paar, sich außerhalb der Sitzungen zur Arbeit inspirieren zu lassen und die Leistungen des anderen zu validieren.

Die Hauptmethode zur Überprüfung der Wirksamkeit unserer therapeutischen Prozesse besteht in der Evaluation und klinischen Bewertung der Auswirkungen unserer Behandlung. In regelmäßigen Abständen führen wir verschiedene Forschungsprogramme durch, um die Wirksamkeit unserer Arbeit mit objektiveren

Methoden zu überprüfen. Dies wird einerseits durch Forschungsinteressen und andererseits durch die Reflexion aktueller Prozesse, die unsere Aufmerksamkeit erregen, inspiriert. So haben wir Drop-Out-Studien durchgeführt (de Barbaro et al. 2003) und regelmäßig SOFTA (Friedlander et al. 2006) – ein System zur Beobachtung von Familientherapie-Allianzen[14] – eingesetzt. Derzeit untersuchen wir Veränderungen in den Bindungsstilen, die therapeutische Beziehung, das Ausmaß der psychischen Belastung im Zusammenhang der Lebensqualität und die sexuelle Funktionsfähigkeit innerhalb der Paarbeziehung.

Ein zweiter wichtiger Bereich unserer Arbeit sind Konsultationen und Supervisionen der Arbeit mit stationären Patienten auf den psychiatrischen Stationen und auch in anderen psychiatrischen Kliniken des Universitätsklinikums. Einzelne Mitglieder unseres Teams übernehmen regelmäßig die monatliche Supervision der vom jeweiligen Stationsteam ausgewählten klinischen Fälle. Die Supervision wird für zwei Stationen (eine allgemeinpsychiatrische Station für Erwachsene, die andere für Kinder und Jugendliche), eine Tagesklinik für Patienten mit Doppeldiagnosen und für eine Suchtklinik angeboten. Dieser Dienst ist besonders wichtig für Patienten, die aus Beziehungsgründen keine guten Ergebnisse mit der Drogenbehandlung im Krankenhaus erzielen. In Ausnahmefällen führen wir auch Supervisionen in anderen, nicht psychiatrischen Abteilungen durch. So hat eine Kollegin aufgrund ihrer umfangreichen klinischen und Forschungserfahrung auf dem Gebiet der komplizierten Trauerfälle die Arbeit von Psychologen in der hämatologischen und neonatologischen Abteilung supervidiert. Ein weiteres Beispiel für eine Konsulation war die Systemberatung eines medizinischen und psychologischen Teams angesichts einer Krise innerhalb des Teams im Zusammenhang mit der Behandlung eines Patienten mit Münchhausen-Syndrom. Wir haben zudem große Erfahrung in der Beratung von Patienten oder Familien von Patienten mit medikamentenresistenten Depressionen. Dies war die Grundlage für die Durchführung einer systematischen qualitativen Studie über Familien von Patienten mit arzneimittelresistenten Depressionen (Janusz et al. 2018), in der wir alle Fälle von arzneimittelresistenten Depressionen bei Patienten, die aus der Abteilung gemeldet wurden, zusammen mit ihren Familien beraten haben.

Fallbeispiel

Die 18-jährige Maria wurde mit der Diagnose Magersucht – BMI 13 – in die Tagesklinik der Abteilung für Kinder- und Jugendpsychiatrie eingeliefert. Ihre Einweisung erfolgte in einer Zeit der pandemischen Maßnahmen, die einen sehr eingeschränkten Kontakt mit Menschen außerhalb der Abteilung mit sich brachten, und gleichzeitig wurde sie in einer Situation der stationären Überfüllung aufgenommen. Nach zwei Monaten war immer noch keine Besserung erkennbar. Die Patientin entließ sich auf eigenen Wunsch und gegen den Rat der Ärzte. Es schien so, als ob sowohl die schwierigen Bedingungen als auch ihre

---

14 Ein kurzer Fragebogen mit Selbstauskünften, der die Qualität der Allianz aus der Sicht des Patienten und des Therapeuten bewertet.

mangelnde Bereitschaft, ihre Krankheit als real und ernsthaft zu akzeptieren, sowie die Angst, die Schule zum Ende des letzten Schuljahr zu verlassen, in dieser unabhängigen und schwer zu akzeptierenden Entscheidung von Maria – einer ehrgeizigen Schülerin – zusammenkamen. Im nächsten Schritt weigerte sie sich, die Ärzte zu kontaktieren. Das Personal der Tagesklinik schlug als Alternative eine Familientherapie vor.

Die Familie (Mutter, Vater, Maria und ein zwei Jahre jüngerer Bruder) begegnete der therapeutischen Konsultation mit Ambivalenzen, die vor allem von der Patientin zum Ausdruck gebracht wurde – indem sie sich zwar weigerte zu sprechen, aber nicht die Teilnahme an sich verweigerte – und vom Vater – indem er Zweifel am Sinn einer Therapie im Allgemeinen hegte, während er zugleich darauf bestand, auf seine Tochter einzuwirken. Gleichzeitig äußerten alle Anwesenden (mit Ausnahme der identifizierten Patientin (IP)) eine starke und verständliche Angst und Hilflosigkeit über den Zustand von Maria und deren Ablehnung der Behandlung. Die Eltern brachten ihre Angst, ihren Stress und ihre Ohnmacht zum Ausdruck, indem sie während der therapeutischen Sitzung starken Druck ausübten, um ihre Tochter davon zu überzeugen, wieder mit dem Essen zu beginnen.

Die Therapiesitzung mit der Familie in der Abteilung für Familientherapie und Psychosomatik wurde von zwei Therapeuten durchgeführt, die von einem Team von Praktikanten unterstützt wurden. Das Gesamtteam war der Meinung, dass das wichtigste Ziel in dem Gespräch darin liegen müsste, den Kontakt und jedwedes Gespräch aufrechtzuerhalten: zwischen den Familienmitgliedern, aber auch zwischen der gesamten Familie und der Familientherapieeinrichtung und damit dem Behandlungsort. Unser Hauptanliegen war es also – wie generell in der Beratungsphase, in der noch viele Wege möglich sind –, die Familie dazu zu bringen, wiederzukommen. Die Eltern und hier vor allem die Mutter sollten zunächst von Schuldgefühlen entstigmatisiert und dann eine allmähliche Mentalisierung und Kommunikation von Gefühlszuständen zwischen den Familienmitgliedern ermöglicht werden. Die Therapeuten waren sich bewusst, wie schwierig und riskant die Situation ist, wenn der Patient eine Behandlung ablehnt und die Therapie am Rande des Einverständnisses/der Resignation der Patientin balanciert, aber auch wenn die Therapie mit dem fast unerbittlichen Druck der Eltern weitergeht, denen der Einfluss auf ihre volljährige Tochter entzogen wurde. Die Therapie wurde von einem Supervisor aus einer benachbarten Abteilung supervidiert. Im Verlauf der Therapie versuchte die Patientin mehrfach, einen Psychiater der erwachsenenpsychiatrischen Ambulanz zu kontaktieren. Der Kontakt des Psychiaters mit der Patientin wurde wiederum auf dessen Wunsch von einem erfahrenen Psychiater des Familientherapie-Teams begleitet. Dieser nahm an der Besprechung des Falles dieser Familie im Rahmen der Peer-to-Peer-Supervision teil.

Die obige Vignette vermittelt ein Bild von den Funktionen und klinischen Möglichkeiten der Zusammenarbeit, ja sogar einer gewissen gegenseitigen Durchdringung der Einheiten innerhalb der Klinik in der Situation einer Person (und ihrer Familie) in einer Krise. Gleichzeitig werden die Wichtigkeit und Bedeutung der Eigenständigkeit der Patientin deutlich. Man kann vermuten, dass für Maria und ihre Familie die Tatsache, sich in einem etwas anderen Kontext zu befinden – auf einer anderen Etage derselben Klinik, aber unter einem anderen Motto mit anderem Personal – im Vergleich zum ersten missglückten Behandlungsversuch eine gewisse Veränderung mit sich brachte. Einerseits wurde ihre Ablehnung der Behandlung respektiert, andererseits wurde ihr therapeutische Hilfe angeboten und die Akzeptanz der Diagnose erleichtert. Darüber hinaus war es wichtig, eine schnelle Beratung und Überleitung in die Erwachsenenpsychiatrie zu erhalten, da sich die Krise mit dem Grenzalter von 18 Jahren überschnitt. Familientherapie kann eine Vielzahl von Funktionen erfüllen; ihre Ziele ergeben sich im Wesentlichen aus der Bereitschaft und Fähigkeit sowohl der Familie als auch der Therapeuten. Es scheint, dass in Marias Situation die Abteilung für Familientherapie der einzige Ort war, an dem ein anderes Gespräch als das über das Studium und die Pflichten zwischen Eltern und Kindern stattfinden konnte, an dem ein Gespräch im Allgemeinen stattfinden konnte, und an dem die autonome Entscheidung von Maria, sich aus freien Stücken für eine therapeutisch-heilende Beziehung zu entscheiden, motiviert und nicht behindert wurde. All dies war im Zusammenhang mit ihren ehrgeizigen Plänen und ihrem Wunsch, ein anspruchsvolles Studium zu absolvieren, unerlässlich. Während der Therapie legte Maria ihr Abitur ab. Die Gespräche endeten mit der Abreise der Patientin in eine andere Stadt, um ihr Studium aufzunehmen.

Obwohl die meisten Abteilungen daran gewöhnt sind, Familienberatungen von Krankenhauspatienten selbst durchzuführen, bringt der Beitrag der therapeutischen und diagnostischen Erfahrung, die von Ausbildern und Systempraktikern gesammelt wurde, einen zusätzlichen Wert für die Arbeit dieser Abteilungen – insbesondere in komplexen klinischen Situationen.

15.5 Aktuelle Herausforderungen in der Versorgung

Die Nachfrage nach und das Bewusstsein für die Möglichkeiten der Psychotherapie nehmen in Polen rasch zu. Die Krise der Familie als Institution, Bindungsstörungen, die mit einer Störung der Konstanz des familiären Umfelds einhergehen, und das Tempo des gesellschaftlichen Wandels sind wichtige Faktoren, die sich auf die Störung der Beziehungen in der Familie und folglich auf das Wohlbefinden des Einzelnen auswirken. Die Zahl der Paare aber auch der Familien, die sich in Therapie begeben, steigt rapide an. In privaten Zentren für Familien- und Paartherapie, in denen eine recht hohe Zuzahlung verlangt wird, reichen die Wartezeiten von mehreren Monaten bis zu einem Jahr. Unser Zentrum ist eines der wenigen in unserer Region, in dem die Familien- und Paartherapie von den Krankenkassen erstattet wird, doch die Wartezeit für Familien und Paare beträgt derzeit mehr als zwei Jahre. In besonderen Fällen – wie dem Tod eines Kindes und komplizierten Trauerfällen – entscheiden wir, Familien außer der Reihe aufzunehmen. Ähnlich verhält es sich mit Familien von Patienten, die in den Abteilungen der Klinik stationär behandelt werden und die wir beraten. In den meisten Fällen ist die Wartezeit jedoch zu lang, als dass die Familie Hilfe bekommen könnte, wenn sie sie braucht. Das Universitätsklinikum baut nach und nach Personal ab, weil unsere Tätigkeit als finanziell unzureichend bewertet wird. Familien- und Paartherapien werden von den Krankenkassen zu sehr niedrigen Preisen angeboten. Für eine zweistündige Paartherapie, die von zwei Therapeuten durchgeführt wird, erhält das Krankenhaus von der Versicherung einen Betrag, der halb so hoch ist wie der für eine einstündige Einzelpsychotherapie, die von einem Therapeuten durchgeführt wird. Dies führt dazu, dass unsere Arbeitszeit finanziell fast achtmal weniger wert ist als die eines Therapeuten, der eine Einzeltherapie durchführt, obwohl die Paar- oder Familientherapie aufwändiger ist und zusätzliche Kompetenzen erfordert. Zahlreiche Interventionen des Gesundheitsministeriums über viele Jahre hinweg haben keine Wirkung gezeigt. Unserem Team gelingt es nur deshalb, die Strukturen des Krankenhauses aufrechtzuerhalten, weil die Familien- und Paartherapie in der Klinik als wichtig für die Gesamtwirksamkeit und Qualität der Behandlung anerkannt ist. Wenn das Krankenhaus in finanzielle Schwierigkeiten gerät, werden diese verlustbringenden Aktivitäten leider reduziert werden. Die Familientherapie in der öffentlichen Gesundheitsversorgung in Polen ist rückläufig, außer in der Kinder- und Jugendpsychiatrie, wo sie zu anderen Preisen angeboten wird. Familientherapeuten sind in der Regel auch in der Einzeltherapie qualifiziert, und diese Qualifikation wird bevorzugt.

Zusätzlich ist noch ein zweites beunruhigendes Phänomen in Polen zu beobachten: Bislang gibt es keine gesetzliche Regelung für den Beruf des Psychotherapeuten. Die Standards der Arbeit werden nur von den psychotherapeutischen Gesellschaften kontrolliert, die sie nur unter ihren Mitgliedern überwachen können. Es kommt häufig vor, dass Praxen, die die Bezeichnung »Psychotherapie« tragen, von unqualifizierten Personen betrieben werden. Es gibt aber auch eine Grauzone in der Familien- und Paartherapie. Angesichts der hohen Nachfrage insbesondere nach Paartherapien wird diese im privaten Sektor von Personen durchgeführt, die nur eine Ausbildung in Einzelpsychotherapie oder gar keine paarorientierte Ausbildung haben. Dies führt zu vielen ethisch riskanten Situationen sowie zu negativen Erfahrungen der Patienten mit Familien- oder Paartherapie. So haben wir einen schwindenden Markt für öffentlich finanzierte Familien- und Paartherapie und einen nur teilweise regulierten privaten Markt. Als anerkanntes und führendes Zentrum für Familien- und Paartherapie versuchen wir, uns an der Entwicklung neuer gesetzlicher Regelungen und ethischer Standards zu beteiligen, doch wir befinden uns zweifellos in einer tiefen Krise.

Referenzen

Addington J, Addington T, Jones B, Ko T, (2001) Family intervention in early psychosis program. Psychiatric Rehabilitation Skills 5: 272–286. https://doi.org/10.1080/15487760108415433

Andersen T (1987) The reflecting team: Dialogue and meta-dialogue in clinical work. Family Process 26: 415–428.

Anderson H, Goolishian HA (1988) Human systems as linguistic systems: Preliminary and evolving ideas about the implications for clinical theory. Family Process 27: 371–393.

Barbetta P, Telfener U (2021) The Milan approach, history and evolution. Family Process 60: 4–16. https://doi.org/10.1111/famp.12612

Bomba J, Józefik B, de Barbaro B (2019) Orwid, Maria. In: Lebow JL, Chambers AL, Breunlin DC (Hrsg.) Encyclopedia of Couple and Family Therapy. Cham: Springer. https://doi.org/10.1007/978-3-319-49425-8_948

de Barbaro B, Ostoja-Zawadzka K, Cechnicki A (1986) Możesz pomóc. Przewodnik dla rodzin pacjentów chorych na schizofrenię i zaburzenia schizotypowe. Warszawa: PZWL.

De Barbaro B (Hrsg.) (1994) Wprowadzenie do systemowego rozumienia rodziny. Kraków: Wydawnictwo UJ.

De Barbaro B, Zielińska E, Grabowski G, Budzyna-Dawidowski P (2003) »Drop-out« w terapii rodzin: badania własne. Psychoterapia 4(127): 21–33.

Berg IK, de Shazer S (1993) Making numbers talk: Language in therapy. In: Friedman S (Hrsg.) The new language of change: Constructive collaboration in psychotherapy. New York: Guilford Press. S. 5–24.

Bowen M (1993) Family Therapy in Clinical Practice. New York: Jason Aronson, Inc.

Cecchin G (1987) Hypothesizing, circularity, and neutrality revisited: An invitation to curiosity. Family Process 26: 405–413. https://doi.org/10.1111/j.1545-5300.1987.00405.x

Flaskas C (2005) Psychoanalytic ideas and systemic family therapy: Revisiting the question ›Why Bother?‹, ANZJFT 26: 125–134. https://doi.org/10.1002/j.1467-8438.2005.tb00659.x

Friedlander ML, Escudero V, Horvath AO, Heatherington L, Cabero A, Martens MP (2006) A system for observing family therapy alliances: A tool for research and practice. Journal of Counseling Psychology 53: 214–225. https://doi.org/10.1037/0022-0167.53.2.214

Furgal M, Janusz B, Bobrzynski J (2013) O możliwości użycia przeciwprzeniesienia w terapii par. Psychoterapia 165(2): 29–44.

Janusz B, Chwal-Błasińska M, Michalowska K, Furgal M, Bobrzynski J, de Barbaro B, Siwek M, Dudek D (2018) Czy rodzina »potrzebuje« depresji? Badania pilotazowe konsultacji rodzinnych. Psychiatria Polska 52(3): 573–583. https://doi.org/10.12740/pp/onlinefirst/39750

Janusz B, Bergman J, Matusiak F, Perakyla A (2021) Practices of claiming control and independence in couple therapy with narcissism. Frontiers in Psychology 11. https://doi.org/10.3389/fpsyg.2020.596842

Kępiński A (1979) Schizofrenia, Wydawnictwo Lekarskie. Warszawa: PZWL.

Landucci J, Foley GN (2014) Couples Therapy: Treating Selected Personality-disordered Couples Within a Dynamic Therapy Framework. Innovations in Clinical Neuroscience 11: 29–36.

Larner G (1995) The real as illusion: deconstructing power in family therapy. Journal of Family Therapy 17: 191–217. https://doi.org/10.1111/j.1467-6427.1995.tb00013.x

Mateja A (2019) Poznawanie Kępińskiego. Biografia psychiatry. Wydawnictwo Literackie.

Penn P (1982) Circular questioning. Family Process 21: 267–280. https://doi.org/10.1111/j.1545-5300.1982.00267.x

Rober P (1999) The therapist's inner conversation in family therapy practice: Some ideas about the self of the therapist, therapeutic impasse, and the process of reflection. Family Process 38: 209–228. https://doi.org/10.1111/j.1545-5300.1999.00209.x

Rostworowska M (1999) Zależność przebiegu schizofrenii od emocjonalnego klimatu rodzin mierzonego wskaźnikiem ujawnianych uczuć. Niepublikowana praca doktorska.

Scharff JS, Scharff DE (1997) Object relations couple therapy. American Journal of Psychotherapy 51: 141–173. https://doi.org/10.1176/appi.psychotherapy.1997.51.2.141

16 Ein Beispiel aus Griechenland: Systemische (Multi-)Familientherapie nach einer psychotischen Krise – Zusammenarbeit zwischen universitären, öffentlichen und gemeinnützigen psychiatrischen Diensten

Valeria Pomini, Afrodite Zartaloudi, Dimitris Galanis, Afrodite Ferentzaki, Maria Borcsa, Mirjana Selakovic

»Erfahrung ist nicht das, was einem passiert. Es geht darum, was du mit dem machst, was dir passiert.« (A. Huxley)

16.1 Einführung

Schwere psychiatrische Störungen wie Psychosen sind nicht nur für die Person, die die Symptome zeigt (identifizierte Patientin – IP; ▶ Kap. 1), sondern auch für die Familienmitglieder eine massive Belastung. Laut einer umfangreichen Meta-Analyse manifestiert sich die Störung in fast der Hälfte der Fälle (47,8 %) vor dem Alter von 25 Jahren (Solmi et al. 2021), d. h., wenn die Person in der Regel noch in ihre Familie eingebettet ist. Darüber hinaus haben die Reaktionen der Familienmitglieder auf die Erkrankung der IP einen großen Einfluss auf den Verlauf der Krankheit (Claxton et al. 2017). Die Systemische Therapie bietet einen theoretischen Rahmen und Interventionen, die sich einerseits gut an die Bedürfnisse von IPs und ihren Familien und andererseits an die Besonderheiten und Schwierigkeiten der öffentlichen Versorgung anpassen. In diesem Kapitel wird a) das Angebot der systemischen Familientherapie für Menschen mit Psychosen und ihre Familien in einem öffentlichen psychiatrischen Universitätskrankenhaus und b) das Angebot der systemischen Multifamilien-Gruppentherapie beschrieben, das aus der Zusammenarbeit von drei Einrichtungen in Athen, Griechenland, resultiert.

16.2 Systemische Therapie mit Familien nach einer psychotischen Krise

In den letzten Jahrzehnten hat sich die internationale systemische Gemeinschaft eher am Rande mit psychotischen Störungen befasst, während sich gerade von dort aus der systemische Ansatz entwickelt hat (▶ Kap. 1). Gleichzeitig sind familienbezogene Interventionen in der Psychiatrie gut etabliert (Mc Farlane 2016, Onewmere et al. 2011), und die Rolle, die Familienmitglieder sowie das breitere soziale Umfeld bei der Rückfallprävention und der Unterstützung der Genesung spielen, ist weitgehend anerkannt (Burbach 2018).

Es hat sich gezeigt, dass familiäre Interventionen die Wahrscheinlichkeit eines Rückfalls bei Personen aus dem gesamten Spektrum der Psychose verringern; diese werden in internationalen Praxisleitlinien für Psychosen empfohlen (NICE 2014; Galletly et al. 2016). Eine Vielzahl von Ansätzen hat sich entwickelt, darunter die Multifamilien-Gruppentherapie, die später in diesem Kapitel beschrieben wird, sowie Familiensitzungen, die zu Hause oder an anderen Orten in der Gemeinde stattfinden (Seikkula et al. 2006). Die meisten dieser Ansätze beziehen die IP mit ein, anders als die reine Psychoedukation, die sich manchmal nur an die Angehörigen richtet (Lucksted et al. 2011). Darüber hinaus können bei ersten psychotischen Krisen (first episodes of psychosis; FEP) psychoedukative Ansätze, die sich hauptsächlich auf die biologischen Aspekte der Symptome konzentrieren, eine starre Vorstellung von Krankheit und Chronizität einführen und die spontanen Heilungsressourcen der Person und ihrer Familie verhindern.

Systemische Interventionen nach psychotischen Krisen müssen die Bewältigung eines hochgradig belastenden Zustands für die Einzelne und die Familie befördern. Die Diagnose selbst kann für die Patientin und die Familienmitglieder eine traumatische Erfahrung sein, insbesondere im Falle einer Zwangseinweisung. Die Bewältigung von Schuldgefühlen, Verlusten, wahrgenommener sozialer Stigmatisierung und Überzeugungen im Zusammenhang mit psychotischen Zuständen sowie dysfunktionalen Interaktionsmustern gehören zu den Hauptzielen systemischer Familieninterventionen (Burbach und Stanbridge 2006).

Die systemische Familientherapie nach FEP wird seit dem Jahr 1988 in der Ambulanz für Familien- und Paartherapie (AFP)[15] der 1. Abteilung für Psychiatrie der Nationalen und Kapodistrianischen Universität Athen, Eginition Hospital, durchgeführt. Die von Vlassis Tomaras und Valeria Pomini gegründete Klinik[16] gehört zum Zentrum für Psychotherapie derselben Einrichtung, einem separaten Gebäude in der Nachbarschaft des Krankenhauses, zusammen mit anderen klini-

---

15 Die Einrichtung war die erste ihrer Art, die in der Region Attika eine Systemische Therapie im Bereich der öffentlichen Psychiatrie für Erwachsene anbot.
16 Von Anfang an mussten die Gründer in ihrer Rolle als leitende Therapeutin/Ausbilderin/Supervisorin ihre Unterschiede herausarbeiten (V.P. eine weibliche Psychologin, Italienerin, ausgebildet von Luigi Boscolo und Gianfranco Cecchin am Mailänder Zentrum für Familientherapie – V.T. ein männlicher Psychiater, Grieche, ausgebildet am Maudsley Hospital, London) (Tomaras und Pomini 2002).

schen Einheiten, die Psychotherapie nach den wichtigsten Ansätzen (psychodynamisch, CBT, Gestalt, interpersonell) anbieten. Sie begannen, Familien mit einem breiten Spektrum schwerer psychiatrischer Störungen zu therapieren, die von ihren und anderen, vor allem öffentlichen Einrichtungen überwiesen wurden, und später psychiatrisches Fachpersonal in systemischer Familien- und Paarpsychotherapie auszubilden[17]. Im Laufe der Jahre schlossen sich weitere Fachleute dem Team an und wurden selbst Ausbildende und Supervisorinnen[18]. Was die theoretischen Ansätze betrifft, die in der Klinik umgesetzt wurden, so entwickelte sich der anfängliche Mailänder Ansatz (Selvini Palazzoli et al. 1980) in Verbindung mit dem strukturell-strategischen Ansatz (Minuchin 1974) zu einem breiteren, integrativen Modell (Sexton und Lebow 2016), das durch den Reichtum der Kybernetik zweiter Ordnung, des Konstruktionismus, der narrativen und dialogischen Ansätze und der Bindungstheorie beeinflusst wurde (zu sehen im nachfolgenden Kasten).

> **Theoretische Modelle, die in die Familienbehandlung nach FEP Eingang gefunden haben:**
>
> - Psychosoziales Modell
> - Systemisches Modell
> - Mailänder Modell
> - Generationsübergreifendes Familienmodell
> - Konstruktionismus
> - Bindungstheorie
> - Trauma-Perspektive
> - Offener Dialog
> - Mentalisierungsbasierte Familientherapie

Die Hauptziele des AFP sind:

- die Bereitstellung von Therapien für Familien und Paare mit einem erwachsenen und/oder jugendlichen Mitglied, das eine psychische Störung aufweist und/oder mit Beziehungsproblemen konfrontiert ist (wie z. B. hohe Konflikte, chronische Kommunikationsprobleme, innerfamiliäre Gewalt, konfrontative Scheidungen usw.)

---

17 Das vierjährige Ausbildungsprogramm für System- und Paartherapie gehört zum Forschungsinstitut für psychische Gesundheit, Neurowissenschaften und Präzisionsmedizin »Costas Stefanis« der Universität Athen, das mit der ersten und zweiten Abteilung für Psychiatrie der Nationalen und Kapodistrianischen Universität Athen zusammenarbeitet, und wird von Valeria Pomini, Rossetos Gournellis und Vlassis Tomaras geleitet. Sie ist ordentliches Mitglied der European Family Therapy Association, Training Institute Chamber (EFTA – TIC).

18 Das aktuelle Team besteht aus Valeria Pomini (Vorsitz), Emilia Legaki, Roula Pantazi, Xenia Pappa, Marina Soldatou, Lefteris Mellos und Menia Grigoriou. Vlassis Tomaras hat seit seiner Pensionierung im Jahr 2009 die Rolle des Beraters inne.

- die Bereitstellung von Schulungen in systemischer Familien- und Paarpsychotherapie für Fachkräfte im Bereich der psychischen Gesundheit
- die Durchführung von Forschungsstudien zu Familien und Paaren, die eine Vielzahl von psychischen Störungen und/oder Beziehungsproblemen aufweisen. (Pomini et al. 2017)

Das therapeutische Team besteht aus leitenden Therapeutinnen, Supervisorinnen und angehenden psychosozialen Fachkräften, die die Rolle von Beobachterinnen und/oder Co-Therapeutinnen übernehmen. Eine Triade von Therapeutinnen (in der Regel eine leitende Therapeutin und zwei Auszubildende) ist für jede Familie zuständig und trifft sich mit ihr in verschiedenen Konstellationen.

Das Team arbeitet derzeit an drei Tagen pro Woche in einem ambulanten Rahmen, wobei das traditionelle Setting mit zwei Räumen und einem Einwegspiegel genutzt wird. Im Laufe der Jahre wurde die Verwendung des Spiegels in beide Richtungen erweitert, um mehr Transparenz und eine stärkere Nutzung des reflektierenden Teams[19] (Andersen 1987) in allen Phasen der Therapie zu erreichen (▶ Kap. 13).

Über mehr als drei Jahrzehnte hinweg hat sich unsere Arbeit mit Familien von Personen nach FEP auf zwei Hauptachsen entwickelt:

Die *erste Achse* betrifft die Bedeutung des spezifischen psychotischen Symptoms, das von der IP ausgedrückt wird. Die Bedeutung entsteht im und aus dem therapeutischen Dialog, als ein Prozess der Co-Konstruktion, an dem alle Teilnehmenden des therapeutischen Prozesses beteiligt sind, vor und hinter dem Spiegel. Die Bedeutungszuschreibungen sind in der Regel vielfältig, denn die Hypothesen über die Bedeutung des Symptoms sind immer mehr als eine, das Symptom ist immer ein Konzentrat, es enthält und offenbart wichtige Themen für die spezifische Familie, entscheidende Knotenpunkte der individuellen und familiären Geschichte. Es kann nie auf eine einzige Bedeutung zurückgeführt werden, sondern es können auch gegensätzliche Bedeutungen zugeschrieben werden.

Dieser Prozess zielt darauf ab, das Symptom zu »vermenschlichen« und es auf eine gewisse »logische« Weise verständlich zu machen. Das Ergebnis dieses Prozesses ist in der Regel, dass das symptomatische Verhalten weniger beängstigend wird, dass es aufhört, die Familienmitglieder und die Patientin in Panik zu versetzen, und dass es in gewissem Sinne erklärbar wird, als etwas, das nicht als ein Zeichen von Wahnsinn festgeschrieben wird. Die Akzeptanz des Symptoms, zunächst durch die Therapierenden und dann durch die Familie und der IP selbst, ist der erste Schritt, um es zu normalisieren und es von seinen einschüchternden Eigenschaften als unvernünftig und unkontrollierbar zu befreien.

---

19 Das Team wendet sein eigenes Modell des reflektierenden Teams an: Am Ende der Sitzung kommt die Supervisorin oder eine der Co-Therapeutinnen, die hinter der Einwegscheibe teilgenommen haben – und nachdem diese Person die Ideen der anderen Teammitglieder, die die Sitzung verfolgt haben, gesammelt hat –, zur Familie und den Therapierenden in den Raum und teilt die Überlegungen vor der Familie mit. Bevor die Therapierenden die Sitzung beenden, bitten sie die Familienmitglieder um Feedback zu den geäußerten Gedanken oder eventuellen Vorschlägen.

Wichtig ist nicht nur seine symbolische Bedeutung, sondern die Tatsache, dass das Symptom innerhalb einer Interaktionsdimension bedeutsam wird, die die wichtigsten Familienmitglieder und die Therapierenden einbezieht. Die Therapeutin ist keine externe Akteurin im Prozess der Erkundung möglicher Bedeutungen, sondern ein aktives und ermöglichendes Element. Das Ergebnis der Bedeutungszuschreibung trägt wiederum dazu bei, den Teufelskreis der Angst zu durchbrechen, der sich bei den ersten Anzeichen einer Psychose oft bei allen Familienmitgliedern einstellt. Und natürlich ermöglicht dies ein besseres Krisenmanagement seitens der Familienmitglieder, der Patientin und des Hilfsnetzes.

Die *zweite Achse* unseres Ansatzes betrifft die Rolle, die frühere traumatische Erfahrungen bei der Entwicklung einer psychotischen Krise spielen können. Die Mechanismen der Stressreaktion und Angst werden in hohem Maße von traumatischen Erfahrungen und deren Verarbeitung beeinflusst (Duhig et al. 2015; Varese et al. 2012), wie z. B. Traumata in der frühen Kindheit, die häufig als Vorläufer schwerer psychischer Störungen erkannt werden (ebd.). In vielen Fällen wurden solche traumatischen Situationen nicht nur von der IP, sondern auch von einem der beiden Eltern- oder Großelternteile erlebt (Isobel et al. 2021). Traumatische Erfahrungen können drei Generationen betreffen, aber manchmal können auch noch ältere Geschichten auftauchen.

Unsere Hypothese ist, dass das psychotische Symptom mit starken affektiven Spiegelungsprozessen zusammenhängt, die traumatische Erfahrungen der Eltern oder früherer Generationen auf die nächste Generation haben können. Manchmal – vor allem in Fällen, in denen keine Informationen über die Vergangenheit vorliegen – werden die mit traumatischen Ereignissen verbundenen Gefühle ohne eine Beziehung zu konkreten Situationen an die nächste Generation weitergegeben.

Die Spiegelung traumatischer Erfahrungen kann in einer nonverbalen, emotionalen, unterschwelligen Form an die nächste Generation weitergegeben werden, sie wird von der nächsten Generation wahrgenommen, kann aber nicht verbalisiert, also nicht erklärt werden, weil sie entweder durch zu starken Schmerz verschlossen, mit einem Tabu oder mit Scham und Schuld verbunden ist – oder alles zusammen (Pomini 2011).

Die jüngste Generation verfügt daher nicht über die Mittel, um mit den intensiven Gefühlen von Angst und Furcht umzugehen, die manche Situationen in der Gegenwart hervorrufen, sie kann nicht mit dem umgehen, »*was sie wahrnimmt, aber nicht weiß*« oder was in ihrer Vorstellung noch erschreckender wird, wenn sie es nicht oder nur teilweise kennt (ebd.).

Fallbeispiel: Die Familie Kapatou[20]

Die Familie wurde von dem Psychiater überwiesen, der für die Tochter Katerina zuständig war, die nach einer psychotischen Episode sechs Wochen lang im Krankenhaus lag. Katerina war das zweite Kind, 27 Jahre alt, ihr Bruder Angelos, 28, lebte im Ausland, wo er einen Master-Abschluss machte. Ihr Vater war Arzt in

---

20 Die Namen und andere Details aller klinischen Beispiele in diesem Kapitel wurden geändert, um die Anonymität zu gewährleisten.

einem öffentlichen Krankenhaus, ihre Mutter war Hausfrau. Katerina hatte vor sieben Jahren ein Studium der Informatik in Thessaloniki begonnen. Sie hatte die schwierige Vorauswahl erfolgreich bestanden und war in ihren ersten Jahren eine brillante Studentin, bevor die ersten Anzeichen eines psychischen Leidens auftraten. Sie wurde zusammen mit ihren Eltern zu uns überwiesen, nachdem sie unmittelbar nach einer psychotischen Episode ins Krankenhaus eingeliefert worden war, etwa zwei Monate vor unserem ersten Treffen.

Der Psychiater, der sie überwiesen hatte, setzte die Therapie mit Neuroleptika fort. Katerinas Verhalten zum Zeitpunkt ihrer stationären Zwangseinweisung war extrem unruhig, aber jetzt, wo sie sich besser fühlt, ist sie bereit, ein Protokoll zur Reduzierung der Medikamente zu beginnen. Die Einnahme der Medikamente wird von der Mutter streng kontrolliert, da sie befürchtet, dass ihre Tochter sie nicht einnimmt und es zu einem Rückfall kommen könnte. Der Vater hingegen mischt sich nicht in das Medikamentenprotokoll ein und erklärt sein Vertrauen in Katerina.

Vier Jahre zuvor hatte es erste Anzeichen einer psychischen Störung gegeben, und Katerina hatte für kurze Zeit ein antipsychotisches Medikament eingenommen, ohne dass ein Krankenhausaufenthalt erforderlich war.

Das therapeutische Team versuchte, die Ereignisse von damals und die Ereignisse der jüngsten Krise zu rekonstruieren. Während die ganze Familie die psychiatrische Terminologie benutzte, versuchten wir, wie wir es immer tun, die Beschreibungen von Katerinas Verhalten zu entpathologisieren, indem wir Begriffe wie »Krise, Bedrängnis, Angst und Furcht« einführten.

Beide Krisen fielen mit der Trennung von ihrem Bruder zusammen, das erste Mal wegen des Militärdienstes, das zweite Mal wegen des Masterstudiums. Vor vier Jahren erlebte Katerina Verfolgungsideen und wurde ängstlich, sie begann sich zu isolieren, konnte sich nicht auf ihr Studium konzentrieren, war sehr unruhig und kehrte schließlich nach Athen zurück, wo sie ihr Studium für etwa ein Jahr einstellte. Während dieser Zeit wohnte sie zu Hause bei ihren Eltern. Schließlich gelang es ihr jedoch, an ihre Fakultät zurückzukehren und die meisten Prüfungen zu bestehen – mit Hilfe ihrer Mutter, die Monate mit ihr in Thessaloniki verbracht hatte.

Die zweite Krise fiel auch mit ihren letzten Prüfungen und einem Treffen mit einem jungen Mann in Thessaloniki zusammen, mit dem sie eine kurze Affäre hatte. Auch hier erlebte sie erneut Verfolgungsgedanken, diesmal viel intensiver, die Angst war unbeherrschbar geworden und die Krise führte zu einem Krankenhausaufenthalt.

In den ersten beiden Familiensitzungen konzentrierten sich die Therapierenden auf die Schilderungen aller Teilnehmenden (Katerinas und ihrer Eltern) über die Situationen und Emotionen, die sie in zwei kritischen Momenten der Familiengeschichte erlebten, über die Umstände, die unmittelbar vorausgingen, über die gewählten Lösungen, über die Veränderungen, die sich aus der Krise ergaben, über die Erklärungen, die jeder von ihnen gab, über die Sorgen, usw. Alle Anwesenden, sowohl die Erzählenden als auch die Zuhörenden, wurden in genau diese Momente versetzt, die Vergangenheit tauchte in der Gegenwart auf und die Gefühle von damals wurden neu erlebt und oft zum ersten Mal mitgeteilt. Die Geschichte wurde durch die Beiträge jedes Familienmitglieds vervollständigt, jedes Detail, das den Zuhörenden neu war, konnte Informationen hinzufügen und entscheidend für eine andere Sicht der Umstände sein. Die Fragen der Therapierenden zielten darauf ab, diesen Prozess zu erleichtern und neue sinnvolle Verbindungen zu schaffen.

In der dritten Sitzung widmeten wir uns der Geschichte der beiden Herkunftsfamilien: In beiden gab es schmerzhafte und vorzeitige Verluste. Die Mutter war in einer kleinen Provinzstadt aufgewachsen, sie war kaum achtzehn Jahre alt, als sie in kurzer Zeit beide Eltern verlor, sie war die Erstgeborene mit zwei jüngeren Brüdern. Sie übernahm die Leitung der Familie und gab ihr Studium auf. Sie lernte ihren Mann kennen, und in den ersten Jahren lebten sie zusammen mit ihren beiden Brüdern.

Das Haus im Dorf wurde zu einem Ferienhaus für alle, Katerina und Angelos verbrachten dort den ganzen Sommer nach der Schule und genossen ein reiches gesellschaftliches Leben und viel Freiheit im Vergleich zum Leben in Athen. Die Dinge änderten sich, als die Brüder der Mutter heirateten und Kinder bekamen, und auch sie begannen, das väterliche Haus für sich zu beanspruchen, das sie in den Ferien gemeinsam zu nutzen versuchten, was jedoch bald zu Spannungen führte. Katerinas Mutter kümmerte sich weiterhin um alle, allerdings mit Zorn und ohne etwas zu erklären. Der Konflikt mit den Brüdern eskalierte und blieb ungelöst, und das Paar beschloss, nicht mehr ins Dorf zu fahren. Seitdem hatte die Mutter nicht mehr mit ihren Geschwistern gesprochen. Die Gefühle, die sie dabei empfand, waren Wut, Traurigkeit, Frustration und die Überzeugung, dass sie das Opfer einer großen Ungerechtigkeit sei.

Was hat Katerina von diesen Ereignissen in Erinnerung? Wie wirkten sie sich auf sie aus? Während der Sitzung öffnete sich eine Kaskade von Gefühlen auf Seiten der Tochter. Das Gefühl des Unbehagens an der Position ihrer Mutter, die Freiheit, die sie als Kind im Dorf genossen hatte, ihr erster Flirt, die Sicherheit eines gemeinschaftlichen Kontextes, in dem jeder jeden kannte, was ihr intensive Freude und ein Gefühl der Zugehörigkeit und Sicherheit gegeben hatte. All dies hatte sie plötzlich verloren. Sie beschrieb es als ein verlorenes Paradies, das mit dem Übergang von der Kindheit zum Erwachsenwerden zusammenfiel.

Ihr Vater hatte zur gleichen Zeit auch einen heftigen Konflikt mit seinem einzigen Bruder wegen Erbschaftsangelegenheiten. Auch der Vater hatte seit Jahren nicht mehr mit seinem Bruder gesprochen und pflegte eine distanzierte und formelle Beziehung zu seinem eigenen Vater. Die Mutter des Vaters war früh gestorben, und der Vater gab seinem Vater die Schuld daran, dass sie krank wurde. Als sein Vater starb, weigerte er sich, an der Beerdigung teilzunehmen, und die Beziehung zu seinem Bruder zerbrach endgültig.

Das Team begann zu vermuten, dass diese emotionale und soziale Isolation die familiäre Beziehung zwischen den vieren während des Heranwachsens der Kinder zementierte. Katerina blieb eher gefangen und zerbrechlich, und entwickelte keine Fähigkeiten in ihren Beziehungen zu Gleichaltrigen. Die Therapierenden spekulierten mit den Familienmitgliedern (den Eltern sowie Katerina und Angelos, der nur an wenigen Sitzungen teilnahm) über die Periode der ersten und dann der zweiten Krise, die Katerina präsentierte, wobei sie sich auf die Trennung von ihrem Bruder und den Eltern konzentrierte. Es stellte sich heraus, dass sowohl Katerina als auch ihre Mutter große Angst vor Angelos' Weggang hatten, allerdings aus unterschiedlichen Gründen. Katerinas Ängste vor der Entfremdung, die sie bei beiden Elternteilen gegenüber ihrem Bruder beobachtete, wurden deutlich. Außerdem war Katerina das einzige Kind, das in der Familie geblieben war und sich um ihre Eltern »kümmerte«. Die vermittelnde Rolle von Katerina in der elterlichen Beziehung wurde deutlich.

Die zeitlichen Momente, die im Laufe dieser beiden Sitzungen untersucht wurden, weiteten sich aus: Wir wurden in die griechische Provinzstadt in den frühen 2000er Jahren und sogar noch früher, in die Teenagerjahre der Eltern, versetzt. Der therapeutische Dialog fand auf mehreren zeitlichen Ebenen statt, wobei die Familie und die Therapierenden gemeinsam Details aus der Vergangenheit, weitreichende Pläne, Panoramablicke, die Rückkehr in die Gegenwart und Ausflüge in Zukunftsszenarien in einem teilweise sehr schnellen, teilweise aber auch sehr langsamen Tempo anschauten.

Die Verbindungen zwischen der Gegenwart und der Vergangenheit der Familie eröffneten die Möglichkeit, neue Bedeutungen von Katerinas Symptomen zu erforschen und zu konstruieren. Nach der fünften Sitzung schlug der Psychiater vor, die Dosis der Neuroleptika zu verringern, um sie bei der Vorbereitung auf ihre letzten Prüfungen und ihre Abschlussarbeit zu unterstützen, die sie ein Jahr später erfolgreich abschloss. Während dieser Zeit fanden regelmäßig Familiensitzungen statt – ein- bis zweimal im Monat, wenn Unterstützung in schwierigen Phasen benötigt wurde.

Der Dialog und die reflektierende Kommunikation mit der gesamten Familie, auch in verschiedenen Kombinationen der teilnehmenden Mitglieder, halfen dabei, die Entwicklungsaufgabe dieser jungen Frau zu unterstützen, ihre Autonomie zu stärken, die soziale Isolation der Familie und die wahrgenommene soziale Stigmatisierung (vor allem durch die Mutter) zu bekämpfen, ungelöste Probleme des Elternpaares anzusprechen, Angelos' weitere Entwicklung fern von seiner Familie zu unterstützen und Katerinas Gefühle von übermäßiger Angst und überwältigenden Emotionen zu bewältigen.

Die Therapie mit Katerina und ihrer Familie dauerte zwei Jahre, gefolgt von gelegentlichen Auffrischungssitzungen für ein weiteres Jahr. Während dieser Phase zog Katerina in eine andere Stadt, wo sie eine Arbeit fand und finanziell unabhängig wurde, erfolgreich neue soziale Beziehungen aufbaute und individuelle psychologische Unterstützung suchte, während sie in Zusammenarbeit mit ihrem Psychiater eine niedrig dosierte Arzneimitteltherapie fortsetzte. Irgendwann geriet sie in eine neue Krise, die offenbar mit den stressigen Arbeitsbedingungen zusammenhing. Sie kehrte für drei Wochen zu ihrer Familie zurück, wir boten ihr und ihren Eltern einige Sitzungen an, während die psychologische und psychiatrische Unterstützung intensiviert wurde. Katerina und ihre Familie konnten den schwierigen Moment überwinden, sie kehrte an ihren Arbeitsplatz zurück, und es kam zu keiner weiteren Krise, wie wir drei Jahre später von dem überweisenden Psychiater erfuhren. Wie Katerina in einer Familiensitzung erklärte: »*konnte ich nach jeder Krise einen Schritt nach vorne machen und mich weiterentwickeln*«.

III Internationale Konzepte

Die Zusammenarbeit mit Familien, in denen bei einem Mitglied eine Psychose diagnostiziert wurde, stellt eine Herausforderung für das therapeutische Team dar, das sich bemüht, pathologisierende Diskurse und psychiatrische Erklärungen (»es ist die Krankheit, die Katerina dazu bringt, sich so zu verhalten«) und medizinisierende Prognosen (»sie wird ihr ganzes Leben lang Medikamente nehmen müssen, um einen Rückfall zu vermeiden«) zu dekonstruieren. Die therapeutische Position ist nicht einfach: Wie kann man ein Klima der Hoffnung und des Wandels schaffen, wie kann man Chronifizierung und Invalidität verhindern, ohne die psychiatrische Hilfe abzuwerten – im Gegenteil, sie so weit wie möglich aufzuwerten – und ohne in eine Oppositionsbeziehung zum vorherrschenden, medizinisierenden Diskurs zu treten? Dies ist durchaus herausfordernd für ein Team, das in ein psychiatrisches Umfeld mit vorherrschender biologischer Orientierung eingebettet ist, selbst wenn dieses offen für die Beiträge psychotherapeutischer Ansätze ist.

16.3 Multifamilientherapie: Hintergrund

Die Multifamilien-Gruppentherapie (MFGT) wurde definiert als »ein von der Gruppentherapie und der Familientherapie inspirierter Ansatz, der darin besteht, mehrere Familien mit einer bestimmten Psychologie oder vergleichbaren Pathologien in einem therapeutischen Kontext und mit einem therapeutischen Ziel zu gruppieren« (Mertens de Wilmars 2017, S. 150; eigene Übersetzung). Dieser Ansatz kombiniert Techniken der Einzel-Familientherapie mit Prinzipien von Selbsthilfegruppen, z. B., dass Menschen mit ähnlichen Problemen ihre Erfahrungen austauschen und voneinander lernen. Im Gegensatz zu Selbsthilfegruppen unterstützen in der MFGT mehrere Therapierende den Prozess der therapeutischen Veränderung (Asen und Schuff 2006). Einer der Pioniere der MFGT war Peter Laqueur, ein Psychiater und Familientherapeut, der in einem großen psychiatrischen Krankenhaus in New York arbeitete. Seit den späten 1950er Jahren entwickelte sich die MFGT vor allem in psychiatrischen Einrichtungen mit dem Ziel, die inner- und zwischenfamiliäre Kommunikation und Interaktion zu verbessern, was wiederum zu einer Verbesserung der sozialen Funktionsfähigkeit und des allgemeinen psychischen Zustands der Patientinnen führte. Darüber hinaus lernen die Familienmitglieder bei der MFGT von den Erfahrungen anderer und sind eher in der Lage, dysfunktionale Muster in anderen Familien zu beobachten, was sie wiederum dazu veranlasst, über ihre eigenen Beziehungen nachzudenken (Laqueur et al. 1969). Die von Garcia Badaracco in Buenos Aires entwickelte »Multifamilien-strukturierte psychoanalytisch-therapeutische Gemeinschaft« zielte darauf ab, der Vorstellung von »unheilbaren« psychisch Kranken entgegenzuwirken und einen sozialisierenden Rahmen zu bieten, der die pathogene Interdependenz zwischen den Mitgliedern einer einzelnen Familie mit Hilfe und Unterstützung der Therapeuten kontrastiert (Borgogno 2010). Elemente der Psychoedukation, wie die Verbesserung der Kommunikation, die Vermeidung von Kritik gegenüber der Patientin und die Problemlösung, sind in multifamiliären Ansätzen häufig vorhanden (siehe Mc Farlane 1983, 2016). Der Ansatz von McFarlane basiert auf einem Manual und seine Wirksamkeit wurde in den letzten Jahren durch mehrere Studien belegt (McFarlane 2016; Gelin et al. 2017)[21]. Genuin systemische MFGT-Ansätze in Gemeinschaftsdiensten wurden im Vereinigten Königreich im Marlborough Family Service in London von Alan Cooklin und Eia Asen und in Spanien von Javier Sempere und Claudio Fuenzalida entwickelt. In multifamiliären Gruppen werden mehr unterschiedliche Perspektiven generiert als in der Therapie mit einer einzelnen Familie, und die Teilnehmenden lassen sich leichter auf Gespräche über Veränderungen ein (Asen und Schuff 2006). Der Austausch von Erfahrungen und der Ausdruck von Emotionen in einem sicheren gemeinsamen Raum der Solidarität erleichtern den interfamiliären Lernprozess, wenn die Teilnehmenden ihre eigene Familiendynamik im Spiegel anderer Familien beobachten und reflektieren. Die Rolle der Therapierenden/Moderierenden besteht darin, den Familien zu helfen, sich miteinander zu verbinden (Sempere und Guenzalida 2017; Garcia del Castillo et al. 2021).

Verschiedene MFGT-Ansätze wurden auch für andere psychiatrische Störungen wie Essstörungen, Depressionen bei Erwachsenen, Stimmungsstörungen bei Kindern und Depressionen bei Jugendlichen entwickelt (Gelin et al. 2015).

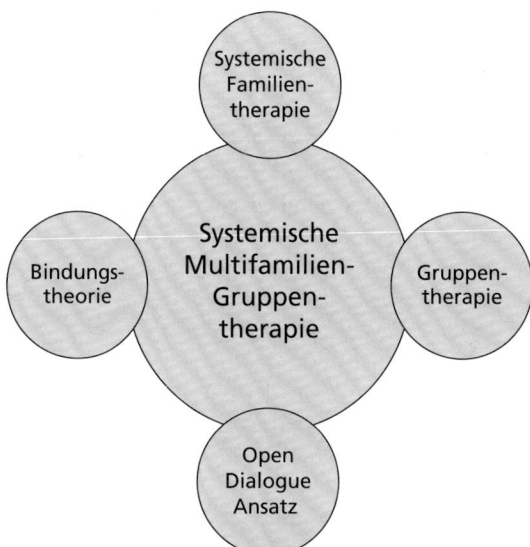

Abb. 16.1: Theoretischer Hintergrund des A-MFGT

---

21 Auf der Grundlage dieses Modells wurde in Oslo (Fjell et al. 2007) und kürzlich in Singapur (Loh et al. 2021) ein speziell für Patientinnen nach FEP konzipiertes MFGT-Programm eingeführt.

16.4 Das Athener Multifamilien-Gruppentherapieprogramm (A-MFGT)

Nach drei Jahrzehnten klinischer Erfahrung in der Arbeit mit einzelnen Familien junger Erwachsener mit FEP hatten sich die Zahl der Überweisungen und die Wartezeit für eine erste Sitzung stark erhöht. Die Zusammenarbeit mit der Längsschnittstudie »Athens FEP Project«, die darauf abzielte, den Einfluss genetischer und umweltbedingter Faktoren auf das Psychoserisiko zu untersuchen (Xenaki et al. 2020), führte dazu, dass noch mehr Familien von Jugendlichen im Alter von 18 bis 30 Jahren mit FEP an unsere Einrichtung verwiesen wurden, sodass die Notwendigkeit, ihnen therapeutische Unterstützung zu bieten, Druck und Motivation erzeugte, neue Therapieformen zu erproben. Dies führte im Jahr 2017 zum Athener Multifamilien-Gruppentherapieprogramm (A-MFGT) (Selakovic et al. 2020), das aus der Zusammenarbeit zwischen drei Einrichtungen entstand: dem AFP (wie oben beschrieben), der psychiatrischen Klinik des »Sismanoglio«-Krankenhauses und EPAPSY, einer nichtstaatlichen, gemeinnützigen Einrichtung, die psychische Gesundheitsversorgung in der Gemeinde anbietet (Stilianidis 2016). Die Zusammenarbeit zwischen den drei Einrichtungen ergab sich aus den gemeinsamen Erfahrungen und dem theoretisch-systemischen Hintergrund von drei der Autorinnen[22] und ihrem Willen, ein systemisches Multifamilientherapieprojekt in Griechenland ins Leben zu rufen. Der Vorschlag wurde von den drei Institutionen angenommen und ein formelles Protokoll der Zusammenarbeit wurde offiziell genehmigt. Das Programm wird jedoch immer noch auf freiwilliger Basis von Therapierenden und Supervisorinnen durchgeführt, während seine formelle Aufnahme als eines der therapeutischen Instrumente im Rahmen der neuen Zentren für Frühintervention bei Psychosen, die kürzlich vom griechischen Gesundheitsministerium genehmigt wurden, geplant ist. Außerdem ist der multidisziplinäre Charakter des anfänglichen Teams hervorzuheben, das aus einer Psychologin, einer Psychiaterin und einem Sozialarbeiter bestand. Mit der Zeit kamen weitere Fachleute – darunter eine psychiatrische Krankenschwester – hinzu, entweder als Therapeutin, als Praktikantin oder als Forscherin.

Die Ziele des Programms sind:

- Bereitstellung einer systemischen Familienintervention für eine größere Anzahl von Familien nach einer FEP mit dem Ziel, sowohl die Symptom- und Funktionsremission der IP als auch die Lebensqualität der Familienmitglieder zu verbessern
- Verkürzung der Wartezeit und sofortige Unterstützung für Jugendliche mit psychotischen Krisen und ihrer Familien

---

22 Valeria Pomini, Mirjana Selakovic und Dimitris Galanis. Sie alle hatten bereits Erfahrungen und eine Ausbildung in der Multifamilientherapie.

- Vorbeugung von Rückfällen und neuen Krankenhausaufenthalten
- Bekämpfung der sozialen Stigmatisierung im Zusammenhang mit der klinischen Erkrankung und der sozialen Isolation der Familien
- Erprobung des Multifamilientherapiemodells in einer griechischen klinischen Population
- Vergleich der Multifamilientherapie, einer potenziell weniger kostspieligen Intervention, mit der Systemischen Therapie von einzelnen Familien und mit der »treatment as usual«, um die Wirksamkeit des Modells zu bewerten
- Bereitstellung eines Kontexts für die Ausbildung in Multifamilientherapie für andere systemisch Therapierende, die sich für dieses Modell interessieren

Das Programm A-MFGT funktioniert in Zusammenarbeit mit der APF und den beiden anderen Institutionen, nicht nur in Bezug auf die Organisation der klinischen und der Forschungsaspekte, sondern auch im Hinblick auf die Überweisungen: Die Familien, die an der Multifamiliengruppe teilnehmen, werden hauptsächlich von einem der drei Partner überwiesen, es werden drei Kriterien angelegt: a) Platz in der Gruppe, b) Zeitpunkt der Überweisung, d. h. bevor eine Gruppe beginnt, und c) Verfügbarkeit der Betroffen und mindestens eines Familienmitglieds für die Teilnahme am Programm A-MFGT. Vor der Überweisung werden die Familien über die Ziele, die Regeln und die Methodik des Programms informiert. Sie können völlig frei wählen, ob sie an dem Programm teilnehmen möchten, und es wird kein Druck auf sie ausgeübt, sich für eine Therapie im Einzel- oder Mehrfamilien-Setting zu entscheiden[23].

Sechs Familiengruppen wurden seit dem Jahr 2017 bis zum Juni des Jahres 2022 durchgeführt und abgeschlossen. Bis dahin nahmen 22 junge Menschen mit FEP und ihre Angehörigen teil. Ihr Durchschnittsalter betrug 23,7 Jahre, 14 (63,6 %) von ihnen waren männlich, alle begannen die MFGT nach der Entlassung aus der stationären Behandlung. Die Gesamtzahl der Teilnehmenden war 71. Zurzeit läuft eine neue Gruppe online. Die Sitzungen dauern zwei Stunden und finden von September bis Juni alle zwei Wochen statt, während einmal im Monat Supervisionssitzungen angeboten werden.

Von Beginn des Programms an wurde ein Bewertungsplan erstellt, der die klinische Bewertung der IPs, die Bewertung der Funktionsfähigkeit der Familie, die in der nahen oder vergangenen Zeit erlebten traumatischen Ereignisse oder Situationen in der Familie (sowohl bei den Eltern als auch bei den Kindern), die Reflexionsfähigkeit der Familienmitglieder sowie offene Fragen zu Meinungen, Gedanken und Vorschlägen der Teilnehmenden über ihre Erfahrungen als Mitglieder der Gruppe umfasste. Die Erhebung erfolgt zu Beginn, in der Mitte der Therapie, am Ende der Therapie, nach sechs und nach zwölf Monaten. Die Follow-up-Sitzungen sind nicht nur für die Evaluation, sondern auch für ein Gruppennachbereitungs-

---

23 Bislang werden Familien, die am A-MFGT teilnehmen, aus Forschungsgründen nicht in die Einzelfamilientherapie einbezogen und umgekehrt, um die beiden Behandlungen zu vergleichen. Die Erfahrung des Teams legt jedoch nahe, dass gemischte Modalitäten für einige der Familien nützlich wären.

treffen vorgesehen, das manchmal mit einer sozialen Aktivität (z. B. einem gemeinsamen Abendessen) endet.

Die klinische Bewertung der IPs wird anhand der PANSS (Positive and Negative Syndrome Scale; Opler et al. 2007) zu Beginn (in der Regel nach der Entlassung aus dem Krankenhaus), am Ende des Programms und bei der Nachbeobachtung nach einem Jahr beurteilt (Selakovic et al. 2020). Bewertet werden Symptomremission, funktionelle Remission und Rückfall.

Die Familien werden durch Überweisungen von anderen Diensten der drei kooperierenden Einrichtungen rekrutiert, hauptsächlich während der Behandlungsphase der IP oder bei deren Entlassung. Einschlusskriterien sind: a) Familien mit einem jungen Menschen, bei dem vor kurzem eine FEP oder höchstens eine zweite Psychose-Episode aufgetreten ist, b) die Zustimmung der Familienmitglieder zur Teilnahme (mindestens eines Familienmitglieds und der IP) und c) die Teilnehmer sind frei von schwerwiegenden strafrechtlichen Maßnahmen. Jede Familie wird von einer der Therapeutinnen kontaktiert und es findet ein erstes Treffen statt, bei dem Informationen über das Multifamilien-Therapieprogramm gegeben werden und, falls sie mit der Teilnahme einverstanden sind, grundlegende Informationen über die Familie und das vorliegende Problem gesammelt werden, wie z. B. demografische Daten, die Familiengeschichte und die klinische Vorgeschichte der IP. In manchen Fällen wird ein zweites Treffen vereinbart, wenn die Familie oder die Therapeutin dies wünscht. Während des ersten Treffens müssen die Teilnehmenden eine schriftliche Einverständniserklärung unterschreiben, in der die Regeln für ihre Teilnahme an der Gruppe, die Beschreibung des Programms und seines Forschungsteils sowie ihre Verpflichtung zur Teilnahme am Programm festgelegt sind. Das Dokument enthält auch eine Erklärung zum Datenschutz und zur Vertraulichkeit in Bezug auf alle Informationen, die in der Gruppe ausgetauscht werden. Bei der ersten Sitzung werden auch Basisfragebogen ausgeteilt.

Die Gruppenregeln beziehen sich auf das Verhalten der Teilnehmenden, z. B. ist jede Art von verbaler oder körperlicher Aggression verboten, sexuelle Beziehungen zwischen den Teilnehmenden sind nicht erlaubt, Vertraulichkeit ist obligatorisch, die Kommunikation sollte immer respektvoll sein, der Dialog und die aktive Mitarbeit aller Teilnehmenden werden gefördert.

Die Sitzungen werden von zwei Therapierenden geleitet, eine dritte Therapeutin ist als Praktikantin und Protokollantin anwesend. Allmählich, im Laufe der Therapie, nimmt auch die dritte Therapeutin aktiv am Prozess teil, in vielen Fällen ermutigt durch die Mitglieder der Gruppe, die sie direkt einbeziehen. Alle Therapierenden sind in systemischer Familientherapie ausgebildet. Daher beziehen sie sich auf die im Kasten in ▶ Kap. 16.2 beschriebenen Ansätze, angereichert mit MFGT-Prinzipien und -Techniken (Asen und Schuff 2006; McFarlane 2016; Sempere und Fuenzalida 2017) (▶ Abb. 16.1). Die Therapierenden haben die Rolle von Vermittlerinnen des Dialogs zwischen den Teilnehmenden, indem sie den Austausch von Erfahrungen fördern und gleichzeitig einen sicheren Kontext gewährleisten, in dem Kritik oder negative Kommentare nicht erwünscht sind. Sie respektieren persönliche Schwierigkeiten beim Engagement und bei der Selbstoffenbarung, ohne jemanden unter Druck zu setzen, wobei sie die Mitglieder zum aktiven Zuhören und zur Teilnahme ermutigen. Drei Hauptelemente kennzeichnen das Funktionieren der Gruppe:

1. offener Dialog: nicht pathologisierender Diskurs, Toleranz gegenüber Ungewissheit, ständige Reflexion, Polyphonie – die Stimmen aller Teilnehmenden werden gehört (Seikkula et al. 2006)
2. Selbsthilfe: gegenseitige Unterstützung durch den Austausch von persönlichen Erfahrungen, Wissen, Sorgen, Ängsten und Bewältigungsstrategien
3. Psychoedukation: Informationen und Aufklärung durch die Therapierenden über den Zustand der Psychose, individuelle, familiäre und soziale Risikofaktoren, die Rolle der pharmazeutischen Behandlung, die Beziehung zu psychiatrischen Diensten usw.

Auf den ersten Blick scheint die Haltung der Therapierenden bei 1. und 3. konträr zu sein, doch ist vielmehr die Verlagerung von einer eher dialogischen zu einer eher direktiven Rolle und umgekehrt eine der komplexen Aspekte, die bei der Koordinierung der Gruppe erforderlich sind.

16.4.1 Phasen der Therapie und Techniken

Die Dauer der einzelnen Gruppen wurde auf neun Monate festgelegt, von Oktober bis Juni. Die Gruppen wurden als geschlossene Gruppen konzipiert, die bis zum Ende dieselben Familien umfassten. Diese Entscheidung wurde getroffen, um die Kommunikation zwischen den Teilnehmenden zu erleichtern und ein Maß an Vertrauen zu erreichen, das die Offenlegung schwieriger Gefühle und den Austausch schwieriger Familienthemen erleichtern würde. Familien, die sich entschließen, nach der ersten oder zweiten Sitzung nicht mehr an der Gruppe teilzunehmen, werden durch eine neue Familie ersetzt; verlässt eine Familie die Gruppe später, erfolgt kein Ersatz.

Die MFGT wird in drei Hauptphasen durchgeführt: die Anfangsphase (Sitzungen 1–4), die mittlere Phase (Sitzungen 5–15) und die Abschlussphase (Sitzungen 16–20). In der Anfangsphase geht es um die Festlegung von Regeln, die Beschreibung des Programms, das anfängliche Engagement, das Kennenlernen untereinander und der Therapierenden, die Festlegung von Zielen, die Bereitstellung von Informationen über den Zustand der Psychose, die Zeit nach dem Krankenhausaufenthalt, die Medikation, die Bewältigung dringender Probleme und die Bemühungen um die Einbeziehung etwaiger fehlender Familienmitglieder. Häufig wird bereits in der ersten Phase die Erfahrung des Krankenhausaufenthalts und der Diagnose besprochen, da es sich dabei um eine neue und oft traumatische Erfahrung für die IP handeln kann (Dunkley et al. 2015; Rodrigues und Anderson 2017), ebenso wie für den Rest der Familie – insbesondere, wenn die Behandlung, wie in den meisten Fällen, nicht auf einer freiwilligen Einweisung beruht. Fragen zu den Symptomen, dem Gefühl der sozialen Stigmatisierung im Zusammenhang mit der Erkrankung, Fragen zur medikamentösen Behandlung, zur zukünftigen Entwicklung und zur Rückfallprävention sind in dieser Phase oft zentral.

In der mittleren Phase des Programms (Sitzungen 5–15), wenn ein gutes Maß an Vertrauen, Zuversicht und positiver Kommunikation unter den Teilnehmenden und mit den Therapierenden erreicht ist, wird jede Familiengeschichte anhand des Familiengenogramms analysiert, soweit die Mitglieder ihre Geschichte mitteilen möchten. Dabei handelt es sich in der Regel um einen anstrengenden Behandlungsprozess, bei dem Familienthemen wie jüngste und vergangene traumatische Ereignisse und ihre Auswirkungen auf die Gegenwart sowie Familienmuster über Generationen hinweg zur Sprache kommen. Die Gruppe fungiert als reflektierendes Team (Andersen 1987), als Chor, der neue Bedeutungen für die gegenwärtigen Situationen im Zusammenhang mit der Vergangenheit vorschlägt und, was noch wichtiger ist, Vorschläge macht, wie die Dinge in Zukunft anders laufen könnten. Eine entpathologisierende Sprache wird von den Therapierenden gefördert, die es vorziehen, die Symptome und emotionalen Zustände der Mitglieder zu beschreiben, ohne auf diagnostische Terminologie zurückzugreifen. Die Therapierenden haben einerseits die Rolle einer Katalysatorin und Moderatorin des Treffens, die die Entstehung verschiedener Perspektiven und Interaktionen zwischen den Teilnehmenden fördert, andererseits können sie eine eher direktive Rolle einnehmen und auf Fragen antworten, die an sie als Expertinnen gerichtet werden (Asen und Schuff 2006).

Häufig werden Rollenspiele eingesetzt, an denen alle Mitglieder aktiv teilnehmen. Der Anlass könnte eine Familie sein, die über eine schwierige Situation berichtet, die sie in den letzten Wochen erlebt hat. Die Therapeutin könnte anderen Teilnehmenden vorschlagen, die beschriebene Situation zu spielen, sodass eine Mutter, ein Vater und ein Kind oder sogar ein Geschwisterkind aus anderen Familien ihre Rolle (oder die Rolle eines anderen, z. B. ein Kind in der Rolle eines Elternteils) übernehmen. Die Familie, die die Situation geschildert hat, erhält die Möglichkeit, ihr Verhalten und ihre Gefühle, die von anderen gespielt werden, aus einer privilegierten, beobachtenden Position heraus »live« zu beobachten. Dies kann ihre Reflexionsfähigkeit über die Geschehnisse verbessern und ihnen helfen, andere Wege der Interaktion zu finden. Gleichzeitig haben die Gruppenteilnehmenden, die die Familienrollen gespielt haben, die Erfahrung einer Situation, die sie selbst betroffen haben könnte; andere Gruppenteilnehmende können ermutigt werden, über das, was das Rollenspiel dramatisiert hat, nachzudenken und Vorschläge für Strategien und mögliche Lösungen zu machen.

Untergruppentreffen sind ebenfalls Teil des Programms, wobei manchmal ein anderer (virtueller) Raum genutzt wird, wie unten beschrieben. Es gibt viele Möglichkeiten für die Zusammensetzung der Untergruppen: Eltern und Kinder, Männer und Frauen, nur Mütter, nur Väter, nur Nachkommen. Sie treffen sich gleichzeitig für einen Teil der Sitzung, während die Themen, die Erfahrungen und alle anderen Fragen anschließend im Plenum vor Abschluss der Sitzung diskutiert werden. Es gibt viele Kombinationsmöglichkeiten für verschiedene Zwecke: ein Mitglied der Nachkommengruppe könnte als Zeitzeuge in der Elterngruppe auftreten und dann den anderen berichten, oder umgekehrt, eine Untergruppe sitzt in der Mitte des Raumes und alle anderen sind Beobachtende usw. Besonders heikle Themen sind Gruppendiskussionen und Übungen zu elterlicher Überbeteiligung und Hyperprotektion, Hypermentalisierung (Asen und Fonagy 2011), Konflikt- und Krisenmanagement, Kommunikationsmustern, negativen Haltungen und Verhaltensweisen wie Aggressivität, Feindseligkeit und Kritik, Bindungsproblemen über Generationen und Differenzierungsmöglichkeiten. Die Therapierenden ermutigen dazu, sich mehr auf Lösungen als auf Schwierigkeiten zu konzentrieren, mit Wärme und positiven Bemerkungen zu kommunizieren, die widerstandsfähigen Aspekte jedes Teilnehmenden und jeder Familie hervorzuheben, sich auf Aktivierung, soziale Aktivitäten, Arbeit und Studium zu konzentrieren, nicht nur in Bezug auf die IPs, sondern auch auf andere Familienmitglieder, die in ihrer Entwicklung festzustecken scheinen. Die Gruppe kann den Familien helfen, ihre sozialen Fähigkeiten zu verbessern und die soziale Isolation zu überwinden, während die Vielfalt der Familiengeschichten ihnen hilft, ihre Perspektiven zu erweitern und dabei voneinander zu lernen (Lemmens et al. 2007). Die Therapierenden heben alle Aspekte hervor, die eine Verbesserung der Differenzierung und Autonomie von IP zeigen, sowie alle Signale für eine größere Offenheit und Normalisierung des Familienlebens.

In der dritten und letzten Phase begleiteten die Therapierenden die Gruppe bis zu ihrem Abschluss. Ziele sind vor allem, bereits erreichte Verbesserungen zu festigen, Rückfälle vorzubeugen und die Familien dabei zu unterstützen, mögliche frühe Anzeichen von Krisen zu erkennen und diese erfolgreich zu bewältigen. In der Regel treten gemischte Gefühle auf: auf der einen Seite das Gefühl der Zufriedenheit über das gemeinsam Erreichte und die Arbeit in der Gruppe sowie die Anerkennung der erreichten Veränderungen, auf der anderen Seite ein Gefühl der Unsicherheit in Bezug auf die Zukunft, das Bedauern, den Kontakt zu Mitgliedern anderer Familien zu verlieren und die Angst, die Unterstützung der Therapierenden zu verlieren. Gefühle des Verlustes und der Unsicherheit für die Zukunft werden in der Regel vor allem von den Eltern geäußert, die auch diejenigen sind, die häufig eine Fortsetzung der Gruppe fordern. Die während der MFGT aktivierten sozialen Beziehungen zwischen den Familien werden von den Therapierenden auch nach Abschluss der Gruppe gefördert. Die Folgetreffen haben manchmal als Katalysator für die Vernetzung der Familien fungiert[24].

16.4.2 Online-Programm A-MFGT

Zwei Jahre nach dem Start des A-MFGT-Programms, während der Durchführung der dritten Multifamiliengruppe, brach die COVID-19-Pandemie aus und das Team

---

24 Im Herbst des Jahres 2021 beschloss das Team auf dringenden Wunsch einiger Familien, die an früheren Gruppen teilgenommen hatten, parallel dazu eine zweite Gruppe für jene Familien anzubieten, die weiteren Unterstützungsbedarf angemeldet hatten. Interessanterweise wurde die »zweite Runde« von A-MFGT in fast allen Fällen nur von den Eltern besucht, während die Kinder nur in wenigen Fällen während der Sitzungen auftauchten. Die Erfahrung der »zweiten Runde« ist noch zu jung und zu kurz und betrifft nur eine kleine Anzahl von Familien, um ihre Merkmale und ihren Nutzen zu erörtern, aber es ist eine Tatsache, dass die IPs – junge Erwachsene – keine Bereitschaft zeigen, weiterzumachen, da sie nicht mehr so sehr an der Teilnahme an der Gruppe interessiert sind, sondern sich im Gegenteil mit neuen externen Aktivitäten beschäftigen. Die elterliche Unterstützung, die die Gruppe bietet, scheint jedoch auch dem Kind und seinen Bemühungen um mehr Autonomie und Differenzierung zugute zu kommen.

musste einen Weg finden, um die am Programm beteiligten Familien weiterhin zu unterstützen. Das Team beschloss sofort, mit der Online-Behandlung über eine Videokonferenz-Plattform zu experimentieren (Borcsa et al. 2021), da dies die einzige Möglichkeit war, die Kontinuität der Betreuung dieser Familien während der Schließung zu gewährleisten[25]. In weniger als zehn Tagen stellten sich die Therapierenden und die Gruppenmitglieder auf die Online-Modalität ein. Anfängliche Schwierigkeiten waren vor allem mit technischen Problemen verbunden: Einige der Teilnehmenden verfügten nicht über digitale Kompetenzen, das Wi-Fi-Netz war in einigen Fällen nicht ausreichend, in anderen Fällen waren die Geräte nicht geeignet (Borcsa und Pomini 2017). Nichtsdestotrotz fand jede Familie einen Weg, die Hauptschwierigkeiten zu überwinden, und wie erwartet übernahmen die Kinder oft die Führung und kümmerten sich um technologische Fragen und unterrichteten die Eltern über deren Funktionsweise. Einige IPs übernahmen die Rolle der Expertin, die einen unerfahrenen Elternteil unterstützte, eine Erfahrung, die an sich ein neues Muster in der Familie schuf und die Motivation der IPs zur Teilnahme an der MFGT-Gruppe erhöhte.

Rückblickend ist es erstaunlich, wie schnell sich die Einstellung zur Online-Kommunikation und Online-Behandlung änderte, und zwar nicht nur bei den Therapierenden, sondern auch in der Gruppe der Teilnehmenden. Alle akzeptierten die Fortsetzung als Online-Behandlung – vielleicht sogar mit noch größerer Begeisterung als die Behandlung offline – da sie damals die einzige Möglichkeit darstellte, in einer schwierigen sozialen Notsituation in Verbindung zu bleiben und soziale und psychologische Unterstützung zu erhalten (Pomini 2021; Brown et al. 2020)[26].

Die Besonderheiten einer Online-Multifamiliengruppe sind vielfältig: Zunächst einmal unterscheidet sie sich deutlich von einer individuellen Online-Sitzung (Therapeutin und Klientin) sowie von einer Online-Familiensitzung (ein oder zwei Therapierende und einige Familienmitglieder). Bei der Online-MFGT ist jede Therapeutin von ihrem eigenen Raum und Gerät aus verbunden und hat einen Bildschirm vor sich, der in eine variable Anzahl von Fenstern unterteilt ist. Die Familienmitglieder können selbst entscheiden, wie sie an der Sitzung teilnehmen möchten. So kann eine Familie beschließen, gemeinsam vor einem Bildschirm zu sitzen, der sich in einiger Entfernung von ihr befinden muss, damit alle anwesenden Mitglieder einbezogen werden können. Auf der anderen Seite können die Familienmitglieder beschließen, sich je von einem separaten Gerät aus zu verbinden, vielleicht sogar von einem anderen Ort im Haus oder von außerhalb. Wiederum könnten einige Familienmitglieder, z. B. die Eltern, gemeinsam im selben Fenster erscheinen, während das Kind oder die Geschwister dies von einem anderen Ort aus tun, oder dies könnte in verschiedenen Kombinationen von Familienmitgliedern geschehen. Es ist interessant festzustellen, dass in Online-Familiensitzungen (und in

---

25 In Griechenland wurden in den Jahren 2020 und 2021 zwei lange Zeiträume (drei und sechs Monate) für Maßnahmen zur Vermeidung von sozialen Kontakten angewandt.
26 Es ist erwähnenswert, dass das A-MFGT-Programm bis heute (Stand Januar des Jahres 2023) online durchgeführt wird, einerseits aufgrund der Vorteile der digitalen Modalität, andererseits wegen der Ungewissheit bezüglich der Ansteckung mit COVID-19.

Online-MFGT) die Themen Privatsphäre und Vertraulichkeit eine andere Bedeutung haben: Während es in individuellen Online-Sitzungen für die Klientin (und die Therapeutin) entscheidend ist, sich von einem sicheren Ort aus zu verbinden, an dem die Privatsphäre gewährleistet ist (was zu Hause schwierig sein könnte), ist dieses Problem in Online-Familiensitzungen geringer, da die Teilnahme aller Familienmitglieder gefördert wird; außerdem kann die Sitzung eine Gelegenheit sein, ein »widerstrebendes« Familienmitglied, das vor dem Bildschirm vorbeigeht, einzubeziehen. Die einzige Regel, die von den Therapierenden aufgestellt wird, ist, dass die Familie alle Beteiligten immer darüber informieren muss, wer sich im Raum befindet, auch wenn sich diese Person dafür entscheidet, nicht auf dem Bildschirm zu erscheinen.

Wie bereits bei Online-Familiensitzungen nachgewiesen, bietet die Videokonferenzmodalität die Möglichkeit, die Wohnungen der Gruppenmitglieder zu »betreten«, mehr Informationen über den Kontext jeder Familie zu sammeln und einige Aspekte ihrer Umgebung zu kommentieren, während die Teilnehmenden das Gefühl haben, sich in ihrem eigenen therapeutischen Raum zu befinden, was ihnen ein größeres Gefühl der Kontrolle und Sicherheit vermitteln kann. Im Fall von MFGT gibt es mehrere Häuser, die jeder Teilnehmer »besucht«, einschließlich des Raums, den die Therapeutin wählt, um eine Verbindung herzustellen, die sich von ihrem institutionellen Raum unterscheiden kann.

Wie allgemein bei Online-Familiensitzungen müssen Therapierende Regeln und Strategien für den Fall plötzlicher Konflikte zwischen Teilnehmenden derselben Familie festlegen, um gefährliche Eskalationen zu vermeiden, da die Therapeutin physisch nicht sofort eingreifen kann. Dieses wichtige Thema muss von der ersten Online-Sitzung an klar angesprochen werden, indem die Familienmitglieder aufgefordert werden, sich zu verpflichten, eine konflikthafte Eskalation zu vermeiden.

Die Ergebnisse der qualitativen Analyse der von den Gruppenteilnehmern gegebenen Antworten in Bezug auf die Online-Modalität zeigten überwiegend positive Bemerkungen (Pomini et al. 2017). ▶ Tab. 16.1 enthält eine Zusammenfassung der Meinungen der Teilnehmenden zu den Vor- und Nachteilen der Online-Modalität.

Tab. 16.1: Vor- und Nachteile der Online-A-MFGT nach Angaben der Teilnehmer

Wahrgenommene Vorteile	Wahrgenommene Nachteile
• Vermeidung von Langstreckentransfers • Flexibilität in Bezug auf den Ort • Bequemlichkeit	Verringerung oder Fehlen der nonverbalen Kommunikation
Zeit- und Kostenersparnis	Langsame oder instabile Internetverbindung und häufige Unterbrechungen
Kontinuität der Versorgung	Technische Fragen, die sich aus der Online-Plattform ergeben
• Kontrast zur sozialen Isolation • Verbesserung der Kommunikation/Geselligkeit	

16.5 Abschließende Betrachtungen

Der systemische Ansatz bietet einen wertvollen Rahmen für therapeutische Interventionen mit Familien junger Erwachsener nach FEP. Die systemische Einzelfamilientherapie ermöglicht es, die psychotischen Krisen in den Beziehungskontext einzuordnen, erleichtert die Kommunikation zwischen den Familienmitgliedern, befasst sich mit dem Trauma und dem Stress, den FEP und Krankenhausaufenthalte bei den Jugendlichen und ihrer Familie auslösen, hebt die möglichen Bedeutungen der Symptome im Zusammenhang mit der Familiengeschichte hervor, spricht traumatische Ereignisse oder Situationen an, die die Familie in der Vergangenheit erlebt hat und die mit der Gegenwart verbunden sein könnten, entwickelt wirksame Strategien zur Bewältigung von Krisen und verhindert Rückfälle. Sie zielt auch darauf ab, die Entwicklungsressourcen der Familie als Ganzes und der einzelnen Personen zu erschließen, die Differenzierung der Mitglieder zu fördern und ihre Autonomie zu verbessern.

Die systemische Multifamilientherapie bietet durch die Schaffung eines Raums des Dialogs und des Austauschs für mehrere Familien die Möglichkeit, die soziale Isolation zu überwinden, die die FEP-Erkrankung oft mit sich bringt, Emotionen, Schwierigkeiten, Ängste, aber auch Ressourcen auszutauschen, voneinander zu lernen, die Mentalisierungsfähigkeit der Teilnehmenden zu steigern, die Psychose besser zu bewältigen und Rückfälle zu verhindern. Junge Erwachsene, die eine FEP hinter sich haben, könnten in MFGT eine Unterstützung durch Gleichaltrige finden, die ihre Bereitschaft zur Teilnahme und aktiven Mitwirkung stärkt. Nach fünf Jahren Erfahrung scheint es, dass A-MFGT im griechischen Kontext der gemeindepsychiatrischen Dienste eine praktikable und lohnenswerte Einrichtung ist. Darüber hinaus scheint die Umsetzung des MFGT in der Online-Modalität sehr ähnlich zu funktionieren wie die Face-to-Face-Modalität, während sie einige oben beschriebene praktische Vorteile trotz einiger Nachteile bietet.

16.6 Zukünftige Richtungen in Forschung und Praxis

Trotz einiger Studien sind weitere Forschungsarbeiten erforderlich, um die Wirksamkeit systemischer Ansätze, entweder der Einzelfamilientherapie oder der Multifamilientherapie, bei der Frühintervention für Personen mit FEP und ihrer Familien zu belegen. Untersuchungen, die sowohl die klinischen Ergebnisse als auch das soziale Funktionieren von Personen vergleichen, die in den beiden Modalitäten behandelt wurden, und sie auch mit der üblichen Behandlung konfrontieren, würden zusätzliche Erkenntnisse über die Kostenwirksamkeit der beiden therapeutischen Modelle liefern. Die Inhalte und der Prozess der Therapie in beiden Modalitäten könnten besser definiert und in einer manualisierten Form organisiert werden, was die Möglichkeit bieten würde, dasselbe Modell in verschiedenen

Kontexten zu testen und die Replikation zu erleichtern. Darüber hinaus gibt es noch wenig Literatur über die Durchführung von Online-Einzeltherapie und Online-MFGT. Viele Erfahrungen, die während der COVID-19-Pandemie gemacht wurden, werden jedoch auch danach weitergeführt. Daher sind sowohl quantitative als auch qualitative Studien über die Online-Modalitäten dieser Ansätze erforderlich. Der Bereich der psychischen Gesundheit hat durch das Internet seine Fähigkeit erweitert, Betreuung und Unterstützung in schwierigen Situationen anzubieten und Menschen zu erreichen, die sonst aus verschiedenen Gründen keinen Zugang zu einer Behandlung hätten. Systemisch Therapierende müssen sich in diese Richtung bewegen und neue Praktiken erproben, ohne dabei die hohe Behandlungsqualität und die ethischen Standards zu vernachlässigen.

Referenzen

Andersen T (1987) The reflecting team: dialogue and meta-dialogue in clinical work. Family Process 26(4): 415–28. doi: https://doi.org/10.1111/j.1545-5300.1987.00415.x

Asen E, Schuff H (2006) Psychosis and multiple family group therapy. Journal of Family Therapy 28: 58–72.

Asen E, Fonagy P (2011) Mentalization-based therapeutic interventions for families. Journal of Family Therapy 34(4): 347–370. https://doi.org/10.1111/j.1467-6427.2011.00552.x

Borcsa M, Pomini V (2017) Editorial: Virtual relationships and systemic practices in the digital era. Contemporary Family Therapy 39(4): 239–248. https://doi.org/10.1007/s10591-017-9446-6

Borcsa M, Pomini V, Saint Mont U (2021) Digital systemic practices in Europe: A survey before the COV-SARS-2 pandemic. Journal of Family Therapy 43: 4–26. https://doi.org/10.1111/1467-6427.12308

Brown E, Gray R, Monaco SL, O'Donoghue B, Nelson B, Thompson A, ... McGorry P (2020) The potential impact of COVID-19 on psychosis: A rapid review of contemporary epidemic and pandemic research. Schizophrenia Research. Advance online publication. http://dx.doi.org/10.1016/j.schres.2020.05.005

Burbach F (2018) Family therapy and schizophrenia: A brief theoretical overview and a framework for clinical practice. The British Journal of Psychiatry Advances 24(4): 225–234. https://doi.org/10.1192/bja.2017.32

Claxton M, Onwumere J, Fornells-Ambrojo M (2017) Do Family Interventions Improve Outcomes in Early Psychosis? A Systematic Review and Meta-Analysis. Frontiers in Psychology 8. https://doi.org/10.3389/fpsyg.2017.00371

Duhig M, Patterson S, Connell M, Foley S, Capra C, Dark F, ... Scott J (2015) The prevalence and correlates of childhood trauma in patients with early psychosis. Australian & New Zealand Journal of Psychiatry 49(7): 651–659. https://doi.org/10.1177/0004867415575379

Dunkley JE, Bates GW, Findlay BM (2015) Understanding the trauma of first-episode psychosis. Early Intervention in Psychiatry 9(3): 211–220. https://doi.org/10.1111/eip.12103

Galanis D, Selakovic M, Feretzaki A, Pomini V (2020) Multiple family group therapy in an early intervention setting for psychosis: A pilot group in a public hospital. Systemic Thinking & Psychotherapy 17: 55–71.

Galletly C, Castle D, Dark F, Humberstone V, Jablensky A, Killackey E, ... Tran N (2016) Royal Australian and New Zealand College of Psychiatrists clinical practice guidelines for the management of schizophrenia and related disorders. Australian & New Zealand Journal of Psychiatry 50: 410–472.

Gelin Z, Cook-Darzens S, Hendrick S (2018) The evidence base for Multiple Family Therapy in psychiatric disorders: a review (part 1). Journal of Family Therapy 40(3): 302–25.

Isobel S, McCloughen A, Goodyear M, Foster K (2021) Intergenerational trauma and its relationship to mental health care: A qualitative inquiry. Community Mental Health Journal 57(4): 631–643. https://doi.org/10.1007/s10597-020-00698-1

Jongsma HE, Gayer-Anderson C, Lasalvia A, Quattrone D, Mulè A, ... Szöke A (2018) Treated Incidence of Psychotic Disorders in the Multinational EU-GEI Study. JAMA Psychiatry 75(1): 36. https://doi.org/10.1001/jamapsychiatry.2017.3554

Kollias K, Xenaki LA, Vlachos I, Dimitrakopoulos S, Kosteletos I, Nianiakas N, Stefanatou P, Stefanis NC (2020) The development of the Early Intervention in Psychosis (EIP) outpatient unit of Eginition University Hospital into an EIP Network. Psychiatriki 31: 177–182.

Laqueur HP, Wells CF, Agresti M (1969) Multiple-Family Therapy in a State Hospital. Psychiatric Services 20(1): 13–20. https://doi.org/10.1176/ps.20.1.13

Lemmens GMD, Eisler I, Migerode L, Heireman M, Demyttenaere K (2007) Family discussion group therapy for major depression: a brief systemic multi-family group intervention for hospitalized patients and their family members. Journal of Family Therapy 29: 49–68.

Loh C, Liang W, Lee H, Tang C (2021) Development of Multi-Family Therapy for First Episode Psychosis in Singapore. Journal of Family Therapy. https://doi.org/10.1111/1467-6427.12329

Lucksted A, McFarlane W, Downing D, Dixon L (2011) Recent Developments in Family Psychoeducation as an Evidence-Based Practice. Journal of Marital and Family Therapy 38(1): 101–121. https://doi.org/10.1111/j.1752-0606.2011.00256.x

McFarlane W (2016) Family Interventions for Schizophrenia and the Psychoses: A Review. Family Process 55: 460–482.

Mertens de Wilmars S (2017) Interfamily Therapy From Family Therapy to Therapy among others. In: Deloyer J, Fond-Harmant L (Hrsg.) Employment, Training and Research in Psychiatry and Mental Health: An innovative Tutoring Project in Europe. Paris: L'Harmattan. S. 149–162.

National Institute for Health and Care Excellence (2014) Psychosis and schizophrenia in adults: Treatment and management. CG178. (http://www.nice.org.uk)

Opler MG, Yang LH, Caleo S, Alberti P (2007) Statistical validation of the criteria for symptom remission in schizophrenia: Preliminary findings. BMC Psychiatry 7: 35. https://doi.org/10.1186/1471-244X-7-35

Pomini V, Legaki EM, Mellos L, Pantazi Z, Pappa X, Soldatou M, Tomaras V (2017) Families and therapists in the face of the socio-economic crisis in Greece: Challenges and opportunities. Systemic Thinking & Psychotherapy 10: 3–24.

Read J, van Os J, Morrison AP, Ross CA (2005) Childhood trauma, psychosis and schizophrenia: a literature review with theoretical and clinical implications. Acta Psychiatrica Scandinavica 112(5): 330–350. https://doi.org/10.1111/j.1600-0447.2005.00634.x

Seikkula J, Aaltonen J, Alakare B, Haarakangas K, Keränen J, Lehtinen K (2006) Five-year experience of first-episode nonaffective psychosis in open-dialogue approach: Treatment principles, follow-up outcomes, and two case studies. Psychotherapy Research 16(02): 214–228. https://doi.org/10.1080/10503300500268490

Selakovic M, Galanis D, Frankiadaki E, Theodoropoulou P, Pomini V (2020) Athens Multifamily Therapy Project. Schizophrenia Bulletin, 46 (Suppl 1): S303. https://doi.org/10.1093/schbul/sbaa029.747

Sempere J, Fuenzalida C (2017) Terapias multifamiliares: El modelo interfamiliar: La terapia hecha entre todos. Madrid: Psimatica Editorial.

Sexton TL, Lebow J (Hrsg.) (2016) Handbook of Family Therapy. New York: Routledge.

Solmi M, Radua J, Olivola M, Croce E, Soardo L, Salazar de Pablo G, ... Fusar-Poli P (2021) Age at onset of mental disorders worldwide: large-scale meta-analysis of 192 epidemiological studies. Molecular Psychiatry. https://doi.org/10.1038/s41380-021-01161-7

Stylianidis S (Hrsg.) (2016) Social and Community Psychiatry. Cham: Springer.

Tomaras V, Pomini V (2002) The interlocking of therapy and supervision: the Athenian experience from the viewpoint of supervisors and supervisees. In: Campbell D, Mason B (Hrsg.) Perspectives on supervision. London: Karnac. S. 81–90.

Xenaki L-A, Kollias CT, Stefanatou P, Ralli I, Soldatos R-F, Dimitrakopoulos S, ... Stefanis NC (2020) Organization framework and preliminary findings from the Athens First-Episode Psychosis Research Study. Early Intervention in Psychiatry 14(3): 343–355. https://doi.org/10.1111/eip.12865

IV Verzeichnisse

Autorinnen und Autoren

Barth, Inken, Dr. med.
Geschäftsführerin
SYSTHEB UG und sysba solutions GmbH
Grünstraße 19, 45525 Hattingen
inken.barth@systheb.de

Baumann, Sebastian, Dipl. Psych.
Psychologischer Psychotherapeut (ST)
Lösungsraum Mannheim
D6, 3, 68159 Mannheim
baumann@loesungsraum-mannheim.de

Borcsa, Maria, Prof. Dr. phil.
Professur für Klinische Psychologie
Institut für Sozialmedizin, Rehabilitationswissenschaften und Versorgungsforschung (ISRV)
Hochschule Nordhausen
Weinberghof 4, 99734 Nordhausen
borcsa@hs-nordhausen.de

Borge Skakstad, Mariane
Psychiatric nurse, family therapist, Leader of the family department
Modum Bad Psychiatric Center
Badeveien 287, 3370 Vikersund
Norway
mariane.skakstad@modum-bad.no

Borst, Ulrike, Dr. rer. nat.
Leiterin (bis 2019)
Meilener Institut Zürich
Stockerstraße 45, 8002 Zürich
borst@meilener-institut.ch
und
Psychologische Psychotherapeutin
Praxis im Lohnerhof
Bleicherstr. 20, 78467 Konstanz
borst@lohnerhof-konstanz.de

Deister, Arno, Prof. Dr. med.
Apl. Professur der Universität Kiel
Winkelkamp 3, 25524 Itzehoe
arno.deister@t-online.de

Dillo, Wolfgang, Dr. med.
Freiberuflicher Supervisor und Coach
Niedersächsisches Institut für Systemische Therapie
Gartenallee 14, 30449 Hannover
dillo@systemischepraxis-hannover.de

Feretzaki, Afrodite
Systemic Family therapist (EFTA), Social Worker
Psychiatric house of Sismanogleio General Hospital of Athens
Isaak Solomou 9, 15127 Melissia, Athens
Greece
afroditeferetzaki@gmail.com

Furgał, Mariusz, Dr. med. habil.
Head of the Family Therapy and Psychosomatics Department
Collegium Medicum Jagiellonian University, Krakow
ul. Kopernika 21A, 31-501, Krakow
Poland
mariusz.furgal@uj.edu.pl

Galanis, Dimitris, MSc
Social Worker
Association For Regional Development and Mental Health (EPAPSY)
Salaminos 36, Maroussi, 14126 Athens
Greece
d.galanis@epapsy.gr

Gdowska, Katarzyna, MA
Psychotherapist, Family Therapy and Psychosomatics Department
Collegium Medicum Jagiellonian University, Krakow
ul. Kopernika 21A, 31-501, Krakow
Poland
gdocha@gmail.com

Geigges, Werner, Dr. med.
Chefarzt der Rehaklinik Glotterbad i. R.
Im Mättle 7, 79194 Heuweiler
w.geigges@t-online.de

Greve, Nils, Dipl. Psych.
Facharzt für Psychiatrie und Psychotherapie, Lehrender für Systemische Therapie

und Beratung (viisa/SG), Vorsitzender des Dachverbands Gemeindepsychiatrie
Richartzstraße 12, 50667 Köln
greve@psychiatrie.de

Hepp, Urs, Prof. Dr. med.
Präsident Trägerverein und Dozent
Meilener Institut Zürich
Stockerstraße 45, 8002 Zürich
hepp@hin.ch
www.hepp-health.ch

Hunger-Schoppe, Christina, Prof. Dr. phil.
Lehrstuhl für Klinische Psychologie und Psychotherapie III
Universität Witten/Herdecke
Fakultät für Gesundheit
Department für Psychologie und Psychotherapie
Alfred-Herrhausen-Str. 50, 58448 Witten
christina.hunger-schoppe@uni-wh.de

Immel, Nina, Dr.
Wissenschaftliche Mitarbeiterin am Lehrstuhl für Klinische Psychologie und Psychotherapie III
Universität Witten/Herdecke
Alfred-Herrhausen-Straße 50, 58448 Witten
nina.immel@uni-wh.de

Ochs, Matthias, Prof. Dr. sc. hum.
Fachgebiet »Psychologie und Beratung«, Fachbereich Sozialwesen
Hochschule Fulda – University of Applied Sciences
Leipziger Straße 123, 36037 Fulda
matthias.ochs@sw.hs-fulda.de

Oestereich, Cornelia, Dr. med.
Psychotherapeutin, Psychiaterin, Systemische Lehrtherapeutin (SG), Lehrende Supervisorin (SG)
NIS Hannover (Nds. Institut f. Systemische Therapie und Beratung Hannover e.V.)
Leisewitzstr. 26, 30175 Hannover
cornelia.oestereich@gmx.de

Pomini, Valeria, PhD
Scientific Coordinator, Family & Couple Therapy Unit
First Department of Psychiatry National & Kapodistrian University of Athens
Vass. Sophias Avenue 72–74, 11528 Athens
Greece
vpomini@med.uoa.gr

Prestin, Elke, Dr. phil.
Bundesnetzwerk Selbsthilfe seelische Gesundheit e.V. (NetzG)
prestin@web.de
http://elke-prestin.de

v.Schlippe, Arist, Univ.-Prof., Dr. phil.
Lehrstuhl Führung und Dynamik von Familienunternehmen
Wittener Institut für Familienunternehmen (WIFU)
Universität Witten/Herdecke
Alfred-Herrhausen-Straße 50, 58448 Witten
schlippe@uni-wh.de

Schomerus, Georg, Prof. Dr. med.
Klinik für Psychiatrie und Psychotherapie
Universitätsklinikum Leipzig
Department für psychische Gesundheit
Semmelweisstraße 10, 04103 Leipzig
georg.schomerus@medizin.uni-leipzig.de

Selakovic, Mirjana, MD, MSc
Consultant Psychiatrist, Family Therapist
Department of Psychiatry
General Hospital »Sismanogleio« Athens
Doukisis Plakentias 17, 15127 Athens
Greece
ilektra.mira@gmail.com

Speerforck, Sven, Priv. Doz. Dr. med.
Klinik für Psychiatrie und Psychotherapie
Universitätsklinikum Leipzig
Department für psychische Gesundheit
Semmelweisstraße 10, 04103 Leipzig
sven.speerforck@medizin.uni-leipzig.de

Tilden, Terje, PhD
Family therapist, clinical social worker (CSW), senior researcher, PhD in couple and family therapy
Senior researcher at the Research Institute, Modum Bad Psychiatric Center
Badeveien 287, 3370 Vikersund
Norway
terje.tilden@modum-bad.no

Whittaker, Kristoffer, PhD Candidate
Institute of Psychology, University of Oslo
Research Institute at Modum Bad Psychiatric center

Badeveien 287, 3370 Vikersund
kristoffer.whittaker@modum-bad.no

Wilms, Bettina, Dr. med.
Chefärztin
Klinik für Psychiatrie, Psychotherapie und Psychosomatik
Carl-von-Basedow-Klinikum Saalekreis gGmbH
Vor dem Nebraer Tor 11, 06268 Querfurt
b.wilms@klinikum-saalekreis.de

Zartaloudi Afroditi, MSc, PhD
Assistant professor in Mental Health Nursing, Department of Nursing
University of West Attica
Ag. Spyridonos Str., Egaleo, 12243 Athens
Greece
azarta@uniwa.gr

Sachwortregister

0

§ 64b SGB V   151, 154

A

Affektlogik   32, 37
Anerkennung   49, 51, 61, 106, 116, 117, 120, 128, 131, 132, 134, 141, 145, 151, 179, 254, 309
Anreize   64, 71, 83, 85–87, 121, 152, 154, 202, 204
Anteilnehmende Neugier   48, 50, 59
Antipsychiatrie   31, 34
Antrag   131, 134, 137–139, 219, 237, 283
Assertive Community Treatment   90, 185
Ästhetik   261, 263
Ätiologisches Modell   132, 134, 140
Auftraggeber   204
Auftrags- und Zielklärung   44, 46, 52, 53
Auftragslagen   17, 48, 63, 64, 66, 71–73, 111
Auftragsmuster   223

B

Bedürfnisangepasste Behandlung   33, 155, 213, 246, 247
Behandlung
– Behandlungsbudget   152, 154–156
– Behandlungsleitlinie   21
– Behandlungsplan   47, 133, 134, 137, 138
– Behandlungsprogramm   263, 268, 270
– Behandlungsqualität   86, 272, 276, 313
Bewältigungsstrategien   190, 226, 267, 307
Bindungstheorie   274, 296
Biopsychosoziales Modell   16, 31, 224, 225, 247
Biopsychosoziales System   29, 46

C

Case Management   84, 185, 214
Chronifizierung   36, 64, 67, 91, 112, 153, 168, 224, 302
Compliance   45, 46, 51, 174, 211
Coping   188, 189, 230, 275
COVID-19-Pandemie   309, 313
Crisis Resolution Team   184, 186

D

Datenverläufe   276
Desintegriertheit des Helfersystems   221
Destabilisierung   98
Diagnose   17, 46, 49, 53, 75, 134, 138–140, 147, 168, 188, 210, 225, 295
Diskurs
– medizinisierend   302
– pathologisierend   302

E

Ehekonflikte   267, 285
Eingliederungshilfe   37, 69, 78, 202, 208, 210
Einwegspiegel   25, 245, 251, 265, 268, 280, 297
Emotionsfokussierte Paar- und Familientherapiemodelle (EFT)   266, 271
Empathie   96, 138, 234, 245, 251, 253
Empathische Neutralität   60
Empowerment   67, 84, 86, 103, 158, 212, 215, 241, 243, 244, 249, 255
Erklärungsmodell   113, 134, 135, 137, 138, 167
Evaluation   84, 103, 106, 118, 215, 254, 287, 305
Evidenzbasierung   35, 132, 146, 221
– Evidenzbasierte Behandlungsansätze   265
– Evidenzbasierte Praxis   266

F

Fallkonzeption 37, 134, 137, 138, 149, 150
Familienkonflikte 267
Familienrehabilitation 237
Feedback 102, 146, 148, 162, 265, 266, 270
Finanzierungssystem 74, 81, 82, 87, 185
Fragebogen 102, 264, 266, 268, 306
Fürsorge 33, 45, 77, 170, 200, 223, 241, 243, 244

G

G-BA 132, 141, 146, 244
Gefährdung der Erwerbsfähigkeit 67, 221, 222, 232
Gemeindepsychiatrie 33, 78, 82, 87, 184, 196, 200, 204, 212, 215, 312
Gemeinsame Wirklichkeitskonstruktionen 228
Gemeinsames Fallverständnis 46, 196
Gemischte Kontexte 45
Genogrammarbeit 25, 38, 52, 55, 60, 65, 98, 161, 223, 231, 285, 308
Gesundheitsförderung 74, 85, 111, 117, 119
Gesundheitswesen 74, 75, 81, 83, 85, 106, 128, 132, 244
Gruppentherapie 96, 162, 224, 244, 294, 295, 302

H

Haltung des Nicht-Wissens 55, 148, 211
Herstellung von Kooperation 9, 34, 38, 46, 51, 52, 60
Home Treatment 33, 34, 39, 88, 90, 186
Humanistische Psychotherapie 23, 244, 247, 249
Hypothesenbildung 211, 287

I

ICF-Rehabilitationsdiagnosen 225
Idiografische Ebene 276
Innere Landkarte 50, 54
Innovation 85, 92, 153
Intervision 104, 164, 209
IQWiG (Institut für Qualität und Wirtschaftlichkeit im Gesundheitswesen) 106, 133

K

Klinische Beurteilung 273
Kommunikationsmuster 135, 168, 173, 222, 233, 309
Komplexe Systeme 74, 83, 99, 266
Konstruktionismus 28, 34, 50, 97, 296
Konstruktivismus 27, 34, 245
Konsultationsgespräche 60, 68, 91, 158, 162, 230, 279, 289
Kontraindikation 96, 98
Krankheitserleben 5, 248, 250
Krankheitsmodell 229, 246, 248
KSVPsych-Richtlinie 152
Kybernetik 23, 24, 27, 245
– erster Ordnung 210, 245, 247, 250
– zweiter Ordnung 171, 211, 245

L

Langzeittherapie 134, 137
Lebenserzählung 55, 58, 230

M

Magersucht 98, 288
Manualisierung 312
Medikation 25, 32, 52, 94, 112, 160, 208, 307
Mehrpersonen-Setting 27, 40, 54, 73, 98, 133, 142, 146
Menschlichkeit 244, 251, 253
Mentalisieren 287
Mentalisierungsbasierte Familientherapie 296
Meta-Theorie 141, 146
Modularisierung 121
Multifamilientherapie 39, 237, 302, 304, 305, 312
– Athener Multifamilien-Gruppentherapieprogramm (A-MFGT) 304, 309
Multimodales Behandlungsprogramm 221, 227, 228, 237
Multiprofessionelles Team 33, 51, 52, 59, 61, 68, 90, 114, 128, 164, 185, 196, 200, 213, 216

N

Netzwerkgespräche 33, 69, 71, 73, 91, 154, 206, 207, 213–215
Niederlassung 131, 134, 140, 143, 202
Nomothetische Ebene 276
Nutzerinnen 68, 151–153, 157, 164

O

Open Dialogue 33, 155, 159, 196, 213, 296, 307

P

Paartherapie 97, 100, 236, 268, 274, 281, 284, 287, 290
PANSS (Positive and Negative Syndrome Scale) 306
Partizipation 77, 212, 226, 253, 255
Polyphonie 28, 209, 212, 307
Positive Konnotation 124, 232, 233, 236
Praxisorientierte Forschung 52, 266, 269, 273
Problemsystem 28, 43
Psychiatrie-Enquête 184, 200
Psychiatrische Dienste 33, 185, 213, 307
Psychische Erkrankungen 75, 80, 167, 220, 240
Psychodynamischer Ansatz 134, 281, 284, 287
Psychoedukativer Ansatz 39, 268, 280, 295
Psychose 32, 43, 145, 165, 170, 174, 185, 249, 253, 264, 279, 294, 295, 297, 298, 302, 304, 306, 307, 312
- Intervention 36, 89, 156, 183, 195
- Psychotische Krise 298, 304, 312
Psychosoziale Therapie 33, 34, 184, 202
PT-RL (Psychotherapie-Richtlinie) 131, 134, 139, 141, 142, 145

Q

Qualität 83–85, 104, 106, 117, 184, 201, 214, 269, 288
- Qualitätssicherung 75, 118, 163, 232

R

Reflecting Team 38, 52, 59, 172, 231, 245, 251
Reframing 54, 66, 100, 122, 250
Region 80, 85, 87, 88
- Regionale Verantwortung 151, 158
Rehabilitation 63, 64, 66, 68
Relevante Systeme 64
Resilienz 21, 84, 113, 188
Ressourcenorientierter Ansatz 5, 51, 117, 169, 179, 226, 238
Risikofaktoren 111–113, 118, 307

Routinemäßige Ergebnisüberprüfung (ROM) 103, 266, 271, 272, 275
Rückfallprävention 295, 307

S

Safewards 174
Schnittstellen 5, 64, 66, 71, 73
Sektorunabhängigkeit 86, 154, 155, 157
Selbstähnlichkeit der Muster 233
Selbstbestimmtheit 80, 111, 209, 243, 253
Selbsthilfe 33, 39, 81, 84, 126, 240, 248, 254, 302, 307
Selbstorganisation 28, 35, 119
Selbstzahlerpraxis 140
Sense of Coherence 190
Sinnfindung 241, 242, 248, 249
Skulpturenarbeit 25, 58, 98
Slow-Open-Verfahren 266
Soteria 32, 174, 185
Stationäre Behandlung 82, 87, 152, 159, 186, 192, 236, 261
Stationsäquivalente Behandlung 34, 152, 154, 186
Steuerung 74, 83, 89, 132, 202, 212
Stress
- Multimodales Stressmanagement 118
- Stressbewältigungskompetenzen 117
- Systemisch-kognitives Stressmanagement 119, 120
Stundenkontingent 131, 134
Subsysteme 24, 115, 152, 161, 224, 267
Suizidalität 98, 194, 253
Supervision 16, 30, 40, 104, 106, 143, 145, 157, 163, 164, 168, 230, 234, 265, 280, 281, 284, 287–289, 305
SYMPA 38, 39, 52, 175, 214
Symptomverschlechterung 94, 96, 98, 177
Synergetik 28, 29, 147
Systemanalyse 135, 138, 231
Systemebenen von Erkrankung
- disease-illness-sickness 47
Systemisch
- Systemische Ver-Handlungskultur 52
- Systemischer Umgang mit Diagnosen 53
- Systemisches Gesundheitscoaching 119, 128

T

Tagesklinik 33, 51, 71, 151, 157, 185, 205, 288
Therapeutische Beziehung 36, 96, 101, 160, 194, 244, 245, 251, 252, 254

Therapeutische Gemeinschaft 32, 279, 302
Timeline 58, 161
Totale Institution 30, 39
Transparenz 26, 36, 48, 68, 84, 173, 214, 232, 297
Triadisches Contracting 223
Trialog 31, 34, 84, 211

U

Übergangsritual 231, 232
Überweisungskontext 222, 223, 235
Universitätsklinik 5, 6, 78, 151, 280, 282, 288, 291

V

Veränderungsmechanismen 271
Veränderungsmodelle 114
Veränderungspfade 271
Versorgungsbereich 64, 66, 70, 88, 238
Versorgungsmodell 152, 184, 264
Verstrickung 232, 286

Z

Zirkularität 23, 25, 54, 60, 151, 174, 228, 233
- Zirkuläres Denken 43, 46, 47, 97
- Zirkuläres Fragen 38, 48, 54, 65, 98, 161, 179, 281
Zwangskontext 169, 171, 173, 222